高等医学院校康复治疗学专业教材

Evaluation and Assessment
For Rehabilitation Therapy

康复疗法评定学

（第二版）

 恽晓平　主编

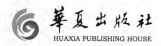
华夏出版社
HUAXIA PUBLISHING HOUSE

高等医学院校康复治疗学专业教材（第二版）
组织委员会与编写委员会名单

组织委员会

顾　　　问	吕兆丰
主 任 委 员	李建军
常务副主任	董　浩　线福华
副主任委员	王晓民　高文柱　张　通　梁万年　励建安
委　　　员	李义庭　付　丽　张凤仁　杨祖福　陆学一
	马小蕊　刘　祯　李洪霞

编写委员会

学术顾问	卓大宏　周士枋　南登昆　吴宗耀
主　　审	纪树荣　王宁华
主　　编	李建军
副 主 编	董　浩　张　通　张凤仁
编　　委 （以姓氏笔画为序）	
	江钟立　刘克敏　刘　璇　纪树荣　华桂茹
	朱　平　乔志恒　李建军　李胜利　陈立嘉
	陈小梅　陈之罡　张　琦　金　宁　赵辉三
	恽晓平　贺丹军　桑德春　敖丽娟　付克礼

办公室主任　杨祖福　　**副主任**　李洪霞

《康复疗法评定学》(第二版)编委会名单

主　编　恽晓平　首都医科大学康复医学院
编　委　(以姓氏笔画为序)

丁伯坦　中国康复研究中心
于兑生　中国康复研究中心
王　志　中国康复研究中心
刘　璇　中国康复研究中心
吴卫红　首都医科大学康复医学院
张　通　首都医科大学康复医学院
张慧丽　首都医科大学康复医学院
庞　红　中国康复研究中心
徐　扬　济宁市第一人民医院
恽晓平　首都医科大学康复医学院
胡雪艳　中国康复研究中心
郭华珍　首都医科大学康复医学院

高等医学院校康复治疗学专业教材
再版序言

高等医学院校康复治疗学专业教材第一版是由首都医科大学康复医学院和南京医科大学第一临床学院联合组织编写,一大批具有丰富临床和教学经验、有高度责任感、有开创精神的老教授和康复医学工作者参与了教材的创建工作。本套教材填补了我国这一领域的空白,满足了教与学的需要,为推动康复治疗学专业快速发展做出了巨大贡献。

经过自 2002 年以来的各届学生使用后,根据教学反馈信息、康复医学的发展趋势和教育教学改革的要求,首都医科大学康复医学院又组织在临床教学、科研、医疗第一线的中青年教授、学者,尤其以康复治疗学专业一线的专家为主,继承和发扬老一辈的优良传统,借鉴国内外康复医学教育教学的经验和成果,对本套教材进行修订和改编,力争使修订后的第二版教材瞄准未来康复医学发展方向,参照国际 PT 和 OT 教育标准,以培养高素质康复治疗专业人才为目标,以满足教与学的需求为基本点,在阐述康复治疗学理论知识和专业技能的同时,紧密结合临床实践,加强了教材建设改革和创新的力度,形成了具有中国特色的康复治疗学专业教材体系。

二版教材的修订和编写特点如下:

● 在对教师和学生广泛与深入调研的基础上,总结和汲取了第一版教材的编写经验和成果,尤其对一些不足之处进行了大量的修改和完善,充分体现了教材的科学性、权威性与创新性,并考虑其在全国范围的代表性与在本土的适用性。

● 第二版教材坚持了“三基(基本理论、基本知识、基本技能)、五性(思想性、科学性、启发性、先进性、适用性)和三特定(特定对象、特定要求、特定限制)”的原则,以“三基”为重心、以临床应用为重点、以创新能力为培养目标,在继承和发扬第一版教材优点的基础上,保留经典且注重知识的更新,删除了陈旧内容,增补了新理论、新知识和新技术。

● 第二版教材的内容抓住了关键,突出了重点,展示了学科发展和教育教学改革的最新成果,体现了培养高素质康复治疗学专业人才的目的。因其层次分明,逻辑性强,结构严谨,图文并茂,并且做到了五个准确——论点准确、概念准确、名词术语和单位符号准确、语言文字准确、数据准确且材料来源可靠,所以属于现阶段的精品教材。

● 第二版教材共计 19 种,根据康复治疗学专业要求,新增《职业关联活动学》1 种。

1.《康复医学导论》由李建军教授主编,主要介绍康复与康复医学的基本概念、基础理论知识、康复医学的基本方法、康复医疗服务体系、康复专业人员教育和培养,以及残疾人康复事业等相关问题,是学习康复医学的入门教材。

2.《人体发育学》由江钟立教授主编,是国内第一部以新的视角论述人体发育与康复治疗理论的专著。

3.《运动学》由刘克敏主任医师和敖丽娟教授主编,是康复治疗理论的基础教材,内容包括:生物力学、正常人体运动学、运动障碍学、运动生理学、运动生化学、运动心理学。

4.《物理疗法与作业疗法概论》由桑德春主任医师主编,主要介绍物理疗法和作业疗法的发生、发展过程,与之有关的基本概念、基本理论、基本特点及学习、运用的基本方法。

5.《康复疗法评定学》由恽晓平教授主编,全书系统介绍康复评定学概念及理论、相关基础知识、评定原理、评定所需仪器设备和方法,以及临床结果分析,理论与临床操作相结合,兼顾学科新进展,是国内外首部,也是唯一一部全面、详尽论述康复评定理论与实践的专业著作。

6.《运动疗法技术学》由纪树荣教授主编,是国内第一部运动疗法技术学专著,详细介绍运动疗法技术的基本理论、常用的各种治疗技术及其在实际工作中的应用方法。

7.《临床运动疗法学》由张琦副教授主编,根据国际上运动疗法发展的新理念,结合国内运动疗法及其临床应用编写而成,是国内目前内容最全面的临床运动疗法学教材。

8.《文体疗法学》由金宁主任技师主编,主要介绍利用体育、娱乐项目对患者进行治疗的方法,是PT和OT的补充和延伸,也是国内第一部文体康复治疗的专著。

9.《理疗学》由乔志恒教授和华桂茹教授主编,内容包括物理疗法概论、各种电疗法、光疗法(含激光)、超声疗法、磁场疗法、温热疗法、水疗法和生物反馈疗法等。

10.《基础作业学》由陈立嘉主任医师主编,主要介绍现代作业疗法的基本理论、基本技术和基本方法,也是第一部此领域的专著。

11.《临床作业疗法学》由陈小梅主编,国内和日本多位具有丰富作业疗法教学和临床治疗经验的专家共同撰写,涵盖了作业疗法的基本理论、评定和治疗方法等内容,并系统地介绍了脑卒中、脊髓损伤、周围神经损伤、骨科及精神障碍等不同疾患的康复特点和作业治疗方法,内容全面,具有很强的实用性。

12.《日常生活技能与环境改造》由刘璇副主任技师主编,是我国国内有关残疾人日常生活动作训练,以及患者住房和周围环境的无障碍改造的第一部专著。

13.《康复心理学》由贺丹军主任医师主编,从残疾人的角度入手,论述其心理特征及康复治疗手段对康复对象心理的影响,将心理治疗的理论和技术运用于心理康复,是国内第一部康复心理学方面的专著。

14.《假肢与矫形器学》由赵辉三主任医师主编,内容包括:与假肢装配有关的截肢,截肢者康复的新观念、新方法,常用假肢、矫形器及其他残疾人辅具的品种特点、临床应用和装配适合性检验方法。

15.《中国传统康复治疗学》由陈之罡主任医师主编,内容主要包括中国传统医学的基本理论、基本知识,以及在临床中常用且比较成熟的中国传统康复治疗方法。

16.《言语治疗学》由李胜利教授主编,借鉴国际言语康复的现代理论和技术,结合国内言语康复的实践经验编写而成,是国内第一部内容最全面的言语治疗学教材。

17.《物理疗法与作业疗法研究》由刘克敏主任医师主编,是国内第一部指导PT、OT专业人员进行临床研究的教材,侧重于基本概念和实例分析,实用性强。

18.《社区康复学》由付克礼研究员主编,是PT、OT合用的教材,分上、中、下三篇。上篇主要介绍社区康复的最新理论、在社区开展的实践活动和社区康复管理知识;中篇主要介绍社区实用的物理疗法技术和常见病残的物理治疗方法;下篇主要介绍社区实用的作业疗法技术和常见病残的作业治疗方法。

19.《职业关联活动学》由吴葵主编,主要介绍恢复和提高残疾人职业能力的理论和实践方法。

在本套教材的修订编写过程中,各位编写者都本着精益求精、求实创新的原则,力争达到精品教材的水准。但是,由于编写时间有限,加之出自多人之手,难免出现不当之处,欢迎广大读者提出宝贵的意见和建议,以便三版时修订。

本套教材的编写得到日本国际协力事业团(JICA)的大力支持,谨致谢忱。

高等医学院校
康复治疗学专业教材编委会
2011 年 6 月

《康复疗法评定学》
再版前言

　　第一版《康复疗法评定学》于 2005 年出版,至今已近 8 年。其间,该教科书于 2006 年 12 月荣获首都医科大学优秀教材一等奖;2008 年,以该教科书为基本教材的物理疗法评定学被评为首都医科大学精品课程。

　　康复医学的发展日新月异,新技术不断问世,知识不断更新。为此,我们对本教科书进行重新修订,增加了已发表的、成熟的知识点和操作技术。再版中,对第十章《肌张力的评定》、第十三章《平衡功能评定》、第十四章《步态分析》、第十七章《感觉功能的评定》及第二十五章《社会心理技能和心理成分的评定》等章的内容进行了部分更新与补充;对第八章《肌力的仪器评定》、第十六章《表面肌电图》以及第十八章《疼痛的评定》进行了重新编写(由于更换作者)。希望新版教材能够教导本科生紧跟本专业发展前沿,掌握先进的康复医学评定知识。

　　康复评定是康复医学的重要组成部分,也是实践循证医学不可或缺的关键环节。因此,希望本书也能成为临床康复医生和治疗师的良师益友。

　　感谢一直支持我们的亲人、朋友和同事,感谢热爱这本教科书的忠实读者。

恽晓平

2014 年 1 月 6 日

目　录

第一章　总　论

学习目标

1. 理解有关康复评定及障碍学诊断的基本概念。
2. 掌握康复评定的类型和常用康复评定方法的概念。
3. 了解信度和效度检验的概念与方法。
4. 掌握评定方法选择的原则。

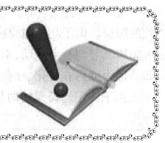

　　康复疗法评定,是在康复医学临床工作中针对物理疗法与作业疗法所实施的评定,属于操作意义上的概念。康复疗法评定学是康复医学临床专业的基本课程,其任务是使学生掌握康复评定的基本理论、基本技能和临床思维方法,学会采集、归纳、综合分析客观资料,提出符合障碍本质的结论,为预防和治疗功能障碍提出依据,也为康复医学临床中各种疗法的实施奠定基础。

第一节　概　述

一、康复评定的基本概念

　　在康复医学实践中,evaluation 和 assessment 是两个有所区别的概念。前者是指为制订、修改治疗计划和制订出院计划所进行的采集、分析以及解释数据和资料的一个连续过程,是检查者在收集资料(包括病史、症状、体征、疾病诊断、各种检查测量结果等)的基础上对障碍进行综合判定的过程。assessment 则是指在 evaluation 过程中所采用的具体的检查或测量项目和方法,是对具体障碍特征的定性、定量评估,如平衡功能的检查、日常生活活动能力评定等。

　　康复评定(rehabilitation evaluation),是收集评定对象的病史和相关资料,提出假设,实施检查和测量,对结果进行比较、综合、分析、解释,最后形成结论和障碍诊断的过程。康复评定的对象包括所有需要接受康复治疗的功能或能力障碍者。通过康复评定,发现和确定障碍的部位、范围或种类、性质、特征、程度以及障碍发生的原因、预后,为预防和制订明确的康复目标和康复治疗计划提供依据。广义的康复评定还包括康复目标的设定和制订治疗计划。

二、康复评定的三个层面

　　根据 1980 年世界卫生组织(WHO)《国际残损、残疾和残障分类》第 1 版(ICIDH－1)的分类方法,将障碍分为三个层面:①残损(impairment):由疾病、外伤或发育障碍所致的解剖结构以及生理、心理功能的异常变化,这些变化影响组织、器官或系统的正常功能,因而表现为功能障碍。功能障碍可以是暂时的,也可以是永久的。②残疾(disability):即能力障碍,为个体水平的障碍。根据障碍的程度分为活动受限和残疾两个层次。活动受限指障碍者不能按照多数人的方式完成某种活动或任务,常为功能障碍的结果。当障碍者的许多功能受限并且不能承担(胜任)家庭、社区、休闲、社会和工作活动中的角色时活动受限就转变成为残疾。残疾以个体在特定角色中的实际表现能力与社会关于"正常"的期望值或标准之间的不一致性或差距为特征。③残障(handicap):各种环境(自然、社会、态度等)不利因素所导致的障碍。由于功能障碍或能力障碍(活动受限或残疾),不但个人生活不能自理,而且限制或阻碍其参与社会活动、承担正常角色(如不能重返教师工作岗位)。残障是个体的功能障碍或能力障碍在文化、社会、经济和环境方面的反映和后果,因此属于社会水平的障碍。一个人由于使用轮椅或辅助具,即便其功能独立,也仍然有可能要面对社会对残疾人的负面态度。

康复评定涵盖上述三个障碍层面的内容,评定者根据患者情况,分别从不同层面上对患者进行全面的评定。康复评定是从功能、能力和各种环境因素角度全面考察患者作为一个完整的社会人的生存状况和质量。因此,康复评定是综合性的、跨学科的评定。不同的专业负责相关的专科评定。

1996 年,WHO 制订了新的残疾分类系统,称为《国际残损、活动和参与分类》(International Classification of Impairment, Activity, and Participation, ICIDH - 2)。经过多年的修改测试,2001 年,WHO 将上述分类修改为《国际功能、残疾和健康分类》(International Classification of Functioning, Disability, and Health, ICF)。在 ICF 分类中,"功能"(function)一词是躯体功能和结构、活动、参与的概括性术语,它表示个体与其所处的背景性因素(环境和个体因素)之间相互作用的积极方面。"残疾"(disability)一词是损伤、活动受限以及参与受限的一个概括性术语,它表示个体与其所处的背景性因素(环境和个体因素)之间相互作用的消极方面。图 1-1 用图示说明功能与残疾的相互作用、转化和演进的模式。示意图说明了个体的功能或残疾被认为是健康状况(疾病、损伤、创伤、障碍等)与背景性因素之间动态的相互作用和复杂联系的结果,而这种相互作用和复杂联系是双向的。该分类不再将残疾视为个体的障碍,而被认为由社会环境所影响而建立的一种复合概念。新的分类概念的建立,为临床康复医学工作模式、为实施残疾人全面康复提供了坚实的理论框架与指南。康复评定不

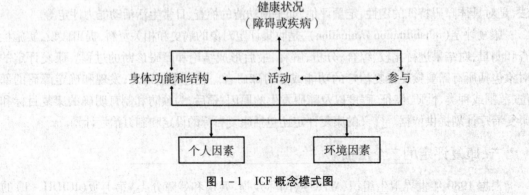

图 1-1 ICF 概念模式图

仅涉及功能障碍与活动受限方面的评定,还包括对于影响患者参与、回归社会的非个体因素即环境因素的评定。三个障碍层面的评定是实现全面康复的前提与基础工作。

三、康复评定在康复临床决策过程中的作用

形成和实施康复治疗方案是一个临床决策的过程。康复医学临床决策(clinical decision making)过程是康复医师或治疗师制订治疗计划的工作思路或模式,按照这种模式进行操作,将使康复医师或治疗师能够根据患者的病因、障碍点和康复目标制订出有效、切实可行的康复治疗计划。临床决策模式包含了一系列相互关联的步骤,大致分为五个阶段:①康复评定。②建立康复的长期目标和短期目标。③形成和制订治疗计划。④实施治疗计划。⑤评估康复疗效。根据疗效评定结果决定是否修改、继续或结束康复治疗。

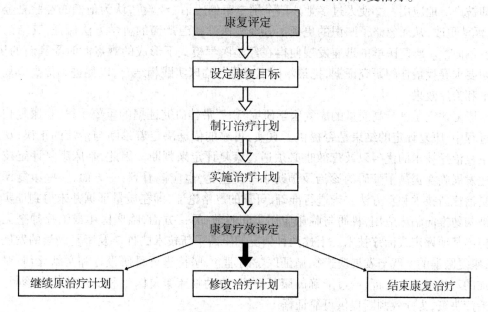

图1-2 康复医学临床决策模式示意图

图1-2清楚地显示,康复评定是临床决策过程中的重要组成部分。康复治疗的过程实际上是一个通过定期的康复评定来制订、实施、修改和完善治疗方案的过程。康复评定贯穿于康复治疗的全过程。任何一个治疗方案的产生和确定均以康复评定结果和结论为依据。在经过一段治疗后进行疗效评定时,根据患者障碍有无改善或改善多与少决定是继续或进一步修改治疗计划,还是结束原治疗方案。当康复评定所使用的方法和结果分析正确时,康复治疗朝正确的方向进行,使障碍得到及时、合理的治疗和处理,从而达到及时中断障碍的发展进程、早期康复的目的;反之,康复治疗可能成为无的放矢,以致贻误最佳康复治疗时机,甚至造成不良后果。因此,正确、准确的康复评定是制订正确康复治疗原则、计划和具体实施方案的前提和基础。确定以证据为基础的治疗计划、治疗指导原则和治疗方法与步骤,从而取得最佳治疗效果,是建立以患者为中心的康复治疗模式的根本理念和发展趋势。

四、康复评定与循证医学

循证医学(evidence based medicine,EBM)是近十余年来国际临床医学领域中迅速发展

起来的一门新学科。1992年加拿大著名临床流行病学专家David Sackett等正式提出了循证医学的概念,将其定义为"慎重、准确、明智地应用当前所能获得的最佳研究证据,结合临床医生的个人专业技能和多年临床经验,同时考虑患者的价值和愿望,将三者完美地结合来制订患者的治疗措施"。EBM的核心思想是:在临床医疗实践中,应最大限度地利用科学的证据指导临床实践,制订患者的诊治决策,以减少医疗实践中的不确定性。循证医学的内涵主要体现在思维理念的更新和对患者及疾病更深层的认识上。它倡导医疗决策的科学化,强调以证据为基础的医学应当将医疗活动置于理性、可靠、完备、严谨的学术基础之上。

在康复治疗专业领域里,治疗师的治疗实践主要根据个人经验、上级高年资治疗师的指导、教科书和医学刊物上零星的研究报道对患者进行处理,其结果导致:①使一些真正有效的方法被长期搁置而不为公众所知,而一些理论上推断可能有效而实际无效甚至有害的方法却被广泛地应用。②使人过多地迷信个别专家的所谓"经验",认为他们的经验是金科玉律,无法更改,从而忽略了知识的更新。③经验医学缺乏严谨的科学方法保证,其结论常常带有偏向性。康复医学的迅速发展使得在经验医学模式下形成的观点时时受到新的挑战,迫切要求寻找最佳的研究证据,把最新研究成果与临床实践相结合,以促进和提高康复治疗水平和治疗效果。

康复评定是进行高质量的康复医学研究、积累最佳研究证据的重要手段;在康复临床决策过程中,康复评定的结果是否提供了真实、可靠的依据决定着诊断与治疗的正误;观察某种康复治疗技术的优劣以及疗效也必须通过康复评定来判断。因此,临床康复评定技术的迅速发展确实提高了障碍的诊治及预防水平。但是,也应该看到:一方面,一些康复评定或康复治疗新技术和新方法并未进行准确、可靠的严格论证,即在质量证据并未得到证实之前就被匆匆推向临床应用,科研与临床应用之间脱节;另一方面,临床医生或治疗师毫无根据地拒绝某项评定或治疗技术。上述两种情况均阻碍了新技术的推广及康复医学的发展。因此,康复医学的实践与发展应遵循循证医学的理念,坚持进行科研设计和文献评估,对不断增加的新技术进行验证,通过准确的康复评定,协助临床康复医生和治疗师作出诊断、预防和治疗决策,为疗效判断提供可靠证据。

根据循证医学的理念,康复临床诊疗决策应通过如下步骤作出:①根据患者的病史、体征、实验室检查以及康复评定结果提出需要解决的问题,例如功能障碍、障碍的原因、鉴别诊断、预后、康复治疗以及预防等;②查询回答所提问题的最佳研究证据;③严格评价研究证据即证据的真实性、可靠性和适用性;确定是否依据查得文献所获得的结论作出诊治决策。④结合患者的具体情况和临床专业知识将现有最好的成果应用于患者的诊断及治疗决策中。最后对实施效果(即疗效)进行追踪和再评定,由此提高康复临床实践的水平。

循证医学将推动21世纪的康复医学从理论知识加个人经验的旧模式向遵循科学证据的新模式的转变。康复评定在这个转变过程中承担着重要角色。

五、康复评定的目的

康复评定贯穿于康复治疗的全过程。因此,在运用各种疗法进行康复治疗的过程中,不同时期的评定有着不同的目的。从总体来讲,可以归纳为以下几点:

(一)发现和确定障碍的层面、种类和程度

通过评定,评定者得以准确地掌握现存障碍发生在哪个层面、障碍的种类以及障碍的严

重程度等信息。为评定康复疗效建立基线。

- 通过功能障碍的评定,确定患者在人体测量学方面的特征、关节功能、肌肉功能、运动功能控制、姿势与平衡、步态、反射与感觉、认知或有氧运动能力等方面的变化。
- 通过对能力障碍进行评定,可确定患者在实际生活中各种能力(自理能力、工作和学习能力、休闲活动能力)在哪些方面受限以及受限的程度。
- 通过对各种环境障碍(家庭环境、社区环境、工作环境、社会环境)进行评定,从中找出影响患者康复的外界环境因素。

(二)寻找和确定障碍发生的原因

准确地判断组织、器官或系统损伤与症状、功能障碍之间的因果关系。功能障碍与活动受限之间的关系是康复评定的核心工作。通过仔细寻找和分析阻碍患者功能恢复、回归家庭生活与社会的内在和外在因素,方能制订合理的康复目标以及有效的康复治疗计划。

(三)确定康复治疗项目

在康复评定的基础上,根据患者存在的障碍、种类及其程度,特别是针对障碍发生的原因选择药物、手术、运动疗法、理疗、作业疗法、语言疗法、心理治疗、文体治疗以及康复工程疗法(如假肢或矫形器的设计和制作)。

(四)指导制订康复治疗计划

评定的结果作为客观依据,为治疗人员提出正确的康复目标、制订康复治疗计划(方法、原则及具体实施方案)提供第一手资料。

1. 指导设定康复目标 确定了问题及其发生的原因后,首先要设定与之相关的康复目标。康复目标设定分为远期目标设定和近期目标设定。远期目标(long – term goal),又称长期目标,是康复治疗结束或出院时所达到的效果,也应是患者通过康复治疗可能达到的最佳状态。近期目标(short – term goal),又称短期目标,是实现远期目标的基础和具体步骤,是实现远期目标过程中的一个又一个的阶段性目标。随着康复的进展,近期目标不断出新,逐步接近并最终达到远期目标。切合实际的远期与近期康复目标来源于正确的判断即康复评定。康复评定结果的模糊和不准确,不仅会使康复医师在制订康复治疗目标时发生根本性的错误,也会使患者期望值过高、抱有幻想,或悲观失望、对治疗失去信心。

2. 指导制订康复治疗计划 不同原因导致的障碍需要选择不同的治疗措施与方法。以关节活动受限为例,如果关节活动受限是由于皮肤、关节或肌肉组织因长期制动所造成的短缩所引起,牵张短缩的组织就是改善和扩大关节活动范围的主要手段;如果活动受限是因水肿、疼痛、痉挛或肌力下降所致,主要治疗则应是纠正基础病变,同时预防由于基础病变使关节制动并由此而继发关节活动范围的减小与丧失;如果活动受限的原因是由于骨性关节强直和长期挛缩所致,则非手术治疗均无效,康复治疗将以教给患者代偿技术或方法为主。

由此可见,正确的康复治疗计划和方案来源于正确的康复评定。中枢神经系统损伤后采用肌力强化训练而导致痉挛、异常运动模式的出现就是基于错误评定的错治例证。

(五)判定康复疗效

在单项治疗过程中,经过一个阶段或疗程治疗后进行再次评定,通过与上一次评定的结果和正常值比较可以判断疗效优劣、治疗方法是否正确、下一阶段中是否需要修改治疗计划等。而康复疗效的综合判定是以康复治疗前后功能性活动(日常生活活动、工作、休闲活动)

的独立状况或程度的变化作为标准进行判断的。

（六）判断预后

由于损伤部位、范围或程度不同,同一种疾病的康复进程和结局可以不同。通过对障碍进行全面评定,治疗人员可以对患者的康复进行预测判断,为制订更加切实可行的康复目标和治疗计划提供依据,也使患者及其家属对未来有一个预期值和心理准备,既不悲观,也不盲目乐观,使患者更积极地参与和配合治疗。

（七）预防障碍的发生和发展

有的患者因功能障碍而就诊,但经各种检查也不能确定病因、作出疾病诊断。此时通过定期的康复评定,针对其功能障碍及时采取干预措施,可以最大限度地减少或阻止功能障碍的进展。此外,有些患者虽尚未出现明显的功能障碍,但通过康复评定,可及早知道其已处于边缘状态,并据此判断今后可能发生的问题,如及时采取有效的预防措施和安全措施,将能够阻止功能障碍或残疾的发生和进展。对老年人进行平衡功能的评定可以预测易摔倒的危险程度。

（八）评估投资－效益比

康复的最终目的是使残疾人最大限度地回归家庭与社会生活。是否在最短的时间里、用最低的成本达到最佳的疗效,即达到上述目标是评估或衡量康复医疗机构医疗质量与效率的一个重要手段。通过对一定时间内患者日常生活活动能力的恢复程度进行评定,即根据治疗后与治疗前日常生活活动能力评分之差与治疗天数之比对康复疗效进行判定,可以有效地对一个康复医疗机构的投资－效益比进行评估:数值越大,康复效率越高。

（九）为残疾等级的划分提出依据

通过对伤者治疗后临床症状稳定时的器官损伤、功能障碍、日常生活、工作、学习和社会交往能力的丧失程度及其对医疗和护理依赖的程度进行评定,将伤残者的残疾程度划分等级。

第二节　康复评定的工作流程与内容

康复评定分为收集资料、整理分析资料和解释结果三个阶段(图1－3)。此外,康复小组定期组织召开评定会也是康复评定过程中的重要内容。

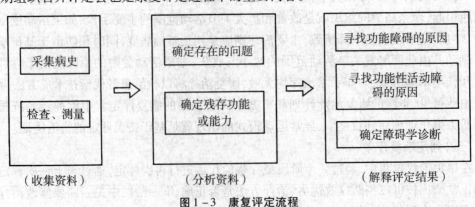

图1－3　康复评定流程

一、收集资料

收集资料包括采集病史及检查与测量。

（一）采集病史

采集病史包括患者的主诉、现病史和相关的既往史,各种实验室检查、特殊检查、临床诊断、临床治疗过程及并发症等。患者的功能史也是必须着重了解的内容,包括进食、梳洗、修饰、洗澡、如厕、穿着、床上运动、转移、移动、交流等。对于它的了解有助于康复医师或治疗师了解特定疾病导致的残疾特点和残留的功能。此外,患者的生活方式、康复目标和期望、职业和家庭状况在康复评定中亦不可忽视。图1-4显示了通过采集病史可以获得多种信息。采集病史的途径除参阅既往病历、与患者面谈外,必要时也可向家属了解情况。有关面谈的方法与技巧将在第二、三章中加以介绍。

（二）检查与测量

检查与测量是收集患者资料的重要手段,包括物理检查以及各种功能障碍、功能性活动能力障碍和社会参与障碍的评定。物理检查是对身体某部分进行视诊、触诊、测量和听诊。通过物理检查,可达到两个目的:①确定患者的主诉,即将患者的主诉与特殊的解剖部位与结构联系起来;②证实患者的主诉,包括主诉的特点、程度和确定它与运动功能和功能性活动能力的关系。对于任何一种疾病或创伤并需要给予康复医疗支持的患者或残疾者,都需要从障碍学的三个层面上进行评定(表1-1)。通过对功能、能力和社会参与性的全面考察,制订出个性化、整体性的康复治疗计划与方案。

表1-1 三个层面的康复评定

功能障碍的评定	能力障碍的评定	社会性障碍的评定
• 人体形态	• 自理等日常生活活动	• 居住环境
• 关节功能(活动度、可动性与稳定性)	• 生产性活动(含工作、家务管理、学生学习和发育期婴幼儿玩耍)	• 社区环境
• 肌肉功能(肌力、爆发力、耐力)		• 社会人文环境
• 运动发育	• 休闲活动	• 生活质量
• 运动控制(肌张力、反射、姿势与平衡、运动协调性、运动模式、步态)		
• 感觉		
• 有氧运动能力(循环与呼吸)		
• 神经心理学(认知、语言、情绪、行为)		

物理治疗师与作业治疗师根据患者的具体情况,分别从各自专业的角度选择不同的评定项目和特异性评定方法。所选择的检查项目亦因疾病种类而异。对于肘关节以上截肢的患者,不仅需要进行肢体残端的形态测量、关节活动度的测量、残端肌力的测定,还需要进行与上肢功能密切相关的日常生活活动能力的评定;对于中枢性瘫痪的患者,功能障碍评定可能包括上下肢功能、平衡、步态、感觉、认知、语言等,此外还需进行日常生活活动能力、环境以及生活质量的评定。

本书所讲述的评定内容是多种疾病所导致的具有共性的障碍以及最基本的评定方法。一些专科性较强的评定技术将在毕业后的实践中逐步掌握。

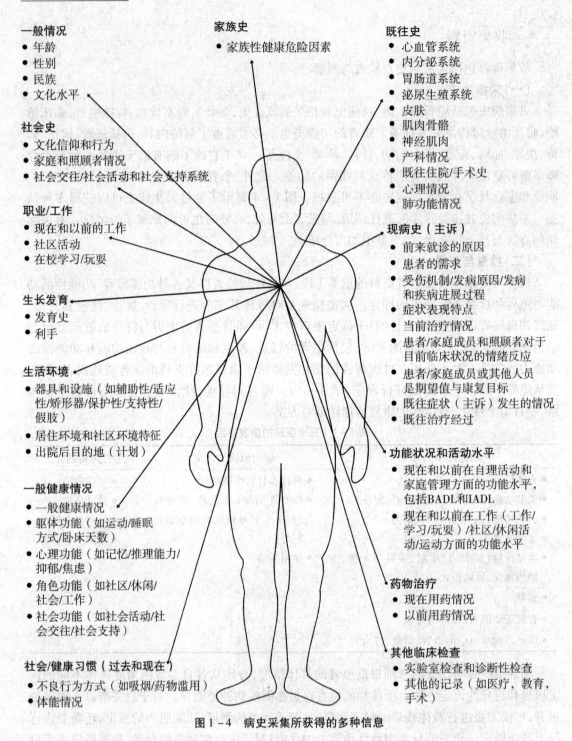

一般情况
- 年龄
- 性别
- 民族
- 文化水平

社会史
- 文化信仰和行为
- 家庭和照顾者情况
- 社会交往/社会活动和社会支持系统

职业/工作
- 现在和以前的工作
- 社区活动
- 在校学习/玩耍

生长发育
- 发育史
- 利手

生活环境
- 器具和设施（如辅助性/适应性/矫形器/保护性/支持性/假肢）
- 居住环境和社区环境特征
- 出院后目的地（计划）

一般健康情况
- 一般健康情况
- 躯体功能（如运动/睡眠方式/卧床天数）
- 心理功能（如记忆/推理能力/抑郁/焦虑）
- 角色功能（如社区/休闲/社会/工作）
- 社会功能（如社会活动/社会交往/社会支持）

社会/健康习惯（过去和现在）
- 不良行为方式（如吸烟/药物滥用）
- 体能情况

家族史
- 家族性健康危险因素

既往史
- 心血管系统
- 内分泌系统
- 胃肠道系统
- 泌尿生殖系统
- 皮肤
- 肌肉骨骼
- 神经肌肉
- 产科情况
- 既往住院/手术史
- 心理情况
- 肺功能情况

现病史（主诉）
- 前来就诊的原因
- 患者的需求
- 受伤机制/发病原因/发病和疾病进展过程
- 症状表现特点
- 当前治疗情况
- 患者/家庭成员和照顾者对于目前临床状况的情绪反应
- 患者/家庭成员或其他人员是期望值与康复目标
- 既往症状（主诉）发生的情况
- 既往治疗经过

功能状况和活动水平
- 现在和以前在自理活动和家庭管理方面的功能水平，包括BADL和IADL
- 现在和以前在工作（工作/学习/玩耍）/社区/休闲活动/运动方面的功能水平

药物治疗
- 现在用药情况
- 以前用药情况

其他临床检查
- 实验室检查和诊断性检查
- 其他的记录（如医疗，教育，手术）

图1-4 病史采集所获得的多种信息

二、分析资料

（一）确定问题

进行结果分析前,治疗师将收集到的资料(病史和检查测量结果)进行归纳和分类整理。将患者存在的问题分为三类,即功能障碍、能力障碍及社会参与障碍。功能形态障碍可进一步分为直接损害、间接损害、复合损害。以脑卒中患者为例,直接损害为病损的直接结果,如偏身感觉丧失、认知障碍、偏瘫、运动计划和协调性异常;间接损害为多系统继发损害或并发症,多由于长期不活动、治疗不当或未及时进行康复治疗所致,如废用性肌萎缩、挛缩、压疮或肺炎;复合损害指由多种原因(包括直接和间接原因)引起的障碍,如平衡障碍、肩痛等。将临床资料进行分类的意义在于系统、全面地找出患者存在的问题,为选择和确定康复治疗方案打下基础。

(二)确定残存功能或能力

在找出障碍点后,还应当通过分析检查结果,确定患者哪些功能或能力仍保留。在康复治疗中,除进行功能或能力恢复训练外,还需要加强患者的这些残存功能或能力。通过强化训练,为患者提供积极而成功的体验,这种成功的体验有助于提高患者学习和训练的主动性,改善与治疗师的配合。

三、解释评定结果

(一)分析障碍产生的原因

制订正确的治疗计划、判断疗效以及预测疗程和预后,均以发现问题并正确地认识和理解其病理改变为基础。因此,发现障碍所在并将其进行分类并不是障碍学诊断的全部工作,而仅仅是对于问题的确定,康复评定更重要和更有价值的工作是要进一步分析为什么会出现这些障碍,也即分析和确定障碍发生的原因。它既是康复评定的工作步骤,也是建立障碍学诊断的重要的临床思维方法。不进行深入的病因分析,必然会导致治疗的盲目性,最终影响康复疗效。障碍原因的分析从功能障碍发生的原因和功能性活动能力障碍发生的原因两个层面进行。

1. 寻找功能障碍的原因 多种因素可以导致共同的功能障碍,换句话说,某种功能障碍可由多种因素所致。例如,平衡功能障碍可由于下肢本体感觉障碍、踝足扭伤或骨折和前庭功能障碍等因素引起。偏瘫患者的肩痛可以是肩关节周围肌肌力弛缓、肌张力低下、肩关节长期不活动所致,也可以是周围软组织损伤的结果。确定哪些因素是引起某种特定障碍如肩痛的主要原因,理解症状体征与障碍之间的内在联系,对于采取对因治疗,制订治疗方案具有直接的实际指导意义。在因果关系不十分清楚时,也可通过试验性治疗证实或否认临床分析,并通过复查评定来观察疗效,如果效果不明显,则需要重新整理思路。

2. 寻找功能性活动障碍的原因 多系统功能整合是人体完成各种功能性活动的基础。因此,相关组织、器官或系统的功能损伤最终将影响日常生活活动。一种功能障碍可影响多种日常生活活动的完成。以手部关节活动受限为例,由于手部关节活动受限必将影响手的抓握功能和灵巧性,其结果是使进食、梳洗、系扣、写字等多种日常生活能力受到影响。此外,多种病理损害可以引起某一种日常生活活动能力障碍。例如,类风湿性关节炎患者不能用勺进食可以是手指关节急性炎症所致,也可以是手指关节挛缩畸形的结果等。脑血管意外患者,其日常生活活动能力不仅与肢体功能状况有关,也与认知与知觉功能水平相关,如果仅仅注意肢体的偏瘫而忽略认知功能障碍等问题,将会影响肢体功能康复的治疗效果。因此,在对障碍进行分层、分类的基础上,治疗师除了分析引起功能障碍的病因,还要进一步分析功能结构损伤与能力障碍之间是否存在因果关系,对某种能力障碍背后的不同原因加以识别,正确地指出能力障碍的发生原因。只有认清障碍发生的原因,才能制订出有效的治疗方案。

通过整理和分析所有资料,治疗师还可以获得以下几方面的信息:①现存问题的严重程度及复杂性;②多部位或多系统受累的可能性;③原有疾病的状况及目前的稳定性;④预后预测,包括功能和能力障碍持续存在的可能性,潜在的出院计划和外部环境的支持等。

(二)形成障碍学诊断

诊断名称可用于描述患者的不同异常情况,从最基础的细胞水平到最高级的、作为一个社会人的功能水平。疾病诊断(临床诊断)是对疾病、紊乱或细胞、组织、器官、系统水平的异常情况的定性诊断,即通过病史、症状、体征以及其他医学检查手段来判断疾病的本质和确定病变的名称。因此,疾病诊断是在详细了解和观察病情的基础上推断出来的,诊断的名称是解剖学与病理学相结合的产物,如脑出血、脑梗死、十二指肠球部溃疡等。障碍学诊断是在医学诊断的基础上确定疾病或外伤的功能性后果,是阐明组织、器官、系统水平的异常对于系统功能水平(尤其是运动系统)和对于作为一个社会人的整体功能水平的影响的诊断。康复医学以独特的审视角度对患者的功能障碍、能力障碍、环境障碍进行判定。例如,功能障碍——关节活动范围受限、平衡功能障碍、异常步态等;能力障碍——ADL 能力受限等。在临床诊断的基础上,尚需进一步作出障碍学诊断。临床诊断(疾病诊断)与障碍学诊断的区别见表1-2。由于诊断目的是要确定患者所期望的水平与患者实际水平之间的差距从而确定有效的治疗方案,因此,障碍学诊断除了明确障碍的种类,在可能的情况下,还应对当前障碍的程度给予评估。

表1-2 疾病诊断与障碍学诊断的区别

项目	疾病诊断	障碍学诊断
诊断性质	诊断疾病或细胞、组织、器官、系统水平异常	诊断细胞、组织、器官、系统水平的异常对系统功能的影响
诊断目的	确定疾病种类;制订疾病的治疗方案	确定患者期望水平与实际水平之间的差距即障碍的程度;制订功能障碍的康复方案
诊断种类	病因诊断、病理解剖诊断、病理生理诊断	功能障碍诊断、功能性活动障碍诊断、社会参与性障碍诊断
诊断对象	疾病或外伤者	需要康复的患者

障碍学诊断是康复评定的核心。正确的康复治疗计划的制订以障碍学诊断为基础,治疗师当尽早确定诊断以便于及时治疗。暂时不能确定诊断时,可根据经验先行实验性治疗,如果疗效不明显,则需要重新进行评定,探究其原因。

(三)设定康复目标和制订康复治疗计划

确定诊断后,明确了患者的障碍所在、障碍的程度以及预后的判断,这就为患者设定切合实际的长期目标和短期目标提供了可能,并在此基础上选择和制订适当的治疗方案。物理疗法治疗师和作业疗法治疗师应当根据患者的具体情况以及各自专业的特点,选择制订治疗计划,从不同的专业角度对患者进行康复。

四、记录

（一）记录的目的

物理疗法与作业疗法康复治疗记录是关于患者障碍的特征、发展变化、转归和诊疗情况的系统记录。康复治疗记录不仅记录障碍的情况，而且也记录治疗师对障碍的分析、判断、诊断、治疗过程以及对预后的估计。因此，康复治疗记录既是障碍情况的实际记录，也是医疗质量和学术水平的反映。康复治疗记录为医疗、教学和科研提供了极其宝贵的基本资料，也是涉及医疗纠纷及诉讼的重要依据。

（二）记录的基本要求

1. 内容真实、可靠。
2. 描述精练、重点突出。
3. 记录格式规范、系统。
4. 记录及时。
5. 保持记录的连续性。

（三）记录方法与记录时间

物理疗法和作业疗法的康复治疗记录均采用由 Weed(1971)提出的"问题导向医疗记录（problem - oriented medical record,POMR）"。POMR 由四个相互密切联系的部分组成：①建立资料库，包括病史、体检、实验室以及初期康复评定项目、方法及结果。②列出具体问题即问题点，包括因疾病或继发损伤所致的各种障碍（躯体、心理、社会及职业或功能、功能性活动能力及社会参与方面的障碍）。③制订康复计划，包括为每一个具体问题制订短期目标及针对每一个目标的治疗对策。④针对具体问题的治疗情况做记录。前三部分内容在首次建立病历时完成，治疗记录的时间间隔根据各医疗机构的要求而可以不同。但在治疗师接管患者时、治疗过程中及结束康复治疗时必须书写正式的医疗记录。治疗记录按照 SOAP 格式进行书写，即记录主观资料（S）、客观资料（O）、评定（A）以及治疗计划（P）。

S（subjective）：指主观资料，是患者及其亲属的陈述。

O（objective）：指客观检查所见，是检查者所观察、检查或测量的结果。

A（assessment）：评定，包括对主观和客观资料的专业分析判断、制订长期目标和短期目标。

P（plan）：计划，包括总体治疗计划和具体治疗方案。

POMR 突出数据库与治疗计划之间的关系，从而使患者的问题作为治疗的重点在治疗计划中体现。

五、评定会制度

评定会在实施和完成康复评定的基础上进行。评定会是由康复医生负责组织的、针对某一位具体患者的问题与康复治疗计划进行讨论和决策的康复小组会议。康复小组成员包括康复医师、运动疗法师、作业疗法师、语言治疗师、心理医生、矫形技师及工程师、护士、社会工作者，必要时营养师也参加评定会议。评定会通常在每次评定结束后进行。在评定会上，运动疗法师或作业疗法师各自从不同的专业角度报告评定结果并提出康复治疗计划，包括远期目标和近期目标、治疗方法与具体的实施方案；同时听取其他专业的报告。通过沟通和讨论,使康复小组成员对患者的情况有一个全面的了解,有助于加深对患者存在的问题的理解;对不适当的治疗计划进行必要的修改,有助于各专业之间相互协调、合作,提高全面康复的效果,最终使患者受益。

不能将评定片面地理解成一项检查或是一次会议,不仅要将评定贯穿在康复的始终,而且要做到评定与疗法一致,随时用评定的观点验证疗法的有效性。只有正确地理解并严格地做好评定工作,才能使康复治疗有计划、有步骤、有效地进行。

六、康复评定的时期

定期进行康复评定以及定期召开评定会是康复评定的重要工作。根据不同的时期,将康复评定分为初期评定、中期评定、末期评定及随访。

(一)初期评定

初期评定是首次对患者进行的评定。初期评定的目的是确定患者的功能水平,通过评定确定其正常功能、患者的需要以及存在的问题或障碍,建立障碍诊断,即发现患者在上述三个层次上存在的障碍点、障碍水平、原因以及了解患者的需求,为制订远期、近期目标和治疗方案提供依据;也为中、末期评定判断疗效提供客观指标。治疗师在接到治疗通知单24小时内即开始对患者进行初期评定。

(二)中期评定

患者经过一段时间治疗后进行的再次评定。一般在患者出现新的临床变化或患者对治疗无反应时进行中期评定。评定的过程同初期评定,但重点或目的是对前一阶段的康复治疗进行总结,判断障碍是否有改善、改善的程度以及治疗方案有无调整必要。通过将中期评定结果与初期评定结果进行比较,检查初期评定以来的变化或进步是否与近期目标相符合从而判断疗效。如果所得进步已达到近期目标,则可重新设计康复目标;如果进步不大,治疗效果不显著,或变化与目标不相符合,提示治疗措施或方法不当,则需要及时更改。也可以根据患者康复进展情况的需要组织多次中期评定。

(三)末期评定

末期评定通常在患者出院前结束治疗时进行。目的在于判定康复治疗效果如何、是否达到预期目标,对遗留问题提出进一步解决的方法和建议。

(四)随访

随访指对出院后回归社区家庭的患者进行的跟踪随访。随访的目的是了解患者功能和能力状况,即是否仍保持已获得的进步还是退步;是否需要继续治疗。评定的对象多为治疗进步缓慢,但不需要接受常规康复治疗者,如中风(脑卒中)后偏瘫恢复期的患者。随访可2～3个月、半年甚至1年进行一次。随访也常用于科研中。

第三节　康复评定的类型与实施方法

本节讲述康复评定的类型以及治疗师在进行康复评定(各种功能障碍、功能性活动能力障碍和社会参与障碍的评定),即在实施"检查与测量"时常用的方法。

一、康复评定的类型

康复评定分为定性评定、半定量和定量评定。它们在方法、对象、适用情况及结果上各具特征。

(一)定性评定

认识某种事物(或障碍),首先要认识这个对象所具有的性质特征,以便把它与其他对象区别开来。所以,定性分析评定是一种最根本、最重要的分析研究过程。它从整体上把握研究对象"质"的特性,即对研究对象进行"质"的分析。定性分析运用归纳和演绎、分析与综合以及抽象与概括等方法,对获得的各种资料进行思维加工,去粗取精、去伪存真、由此及彼、由表及里,达到认识事物本质、揭示内在规律,从而通过定性分析解决研究对象"有没有"或者"是不是"的问题。因此,定性分析不仅可以从各个不同的角度与层面观察事物、事例,找出共同性的联系和特点,同时研究事物的特殊性,找出相异之处及其原因。

定性分析有两种不同的层次:一种是定性评定的对象是反映事物"质"的规律性的描述性资料而不是"量"的资料,即研究的结果本身就是定性的描述材料,主要适用于个案研究和比较研究中的差异描述。描述性定性评定容易受到研究者和被研究者主观因素的影响,从而影响分析的客观性,使研究结果带有很大程度的模糊性和不确定性;另一种是建立在严格的定量分析基础上的定性分析。任何研究或分析一般都是从研究事物的质的差别开始,然后再去研究它们的量的规律,在量的分析的基础上,再作最后的定性分析,从而得出更加可靠的结论。

康复评定中常用的描述性定性评定资料主要通过观察和调查访谈获得。方法包括肉眼观察和问卷调查。通过观察和调查,对评定结果进行归类分析,通过与正常人群的表现特征进行比较,可以大致判断患者是否存在障碍及存在何种障碍。在临床康复医学工作中,定性评定方法常作为一种筛查手段对患者进行初查,找出问题,如对偏瘫患者进行的运动模式的评定(屈肌联带运动、伸肌联带运动、分离运动等)、异常步态的目测分析法等。定性评定常常是定量评定的前期工作。其优点是在很短的时间内就可以对患者的情况作出大致的判断,不需要昂贵的仪器设备,检查不受场地限制。作为一种筛查手段,定性分析为进一步详查限定了范围,提高了评定的针对性。由于描述性定性分析具有一定的主观性,因此不同的检查者所得印象可能不尽相同,使结论的客观性和准确性受到影响,而基于定量分析基础上的定性评定结果则更加科学、准确。

(二)半定量评定

半定量评定是将定性分析评定中所描述的内容分等级进行量化,即将等级赋予分值的方法。半定量分析所产生的结果要比定性评定更加明确、突出,但分值并不精确地反映实际情况或结果。

康复评定中所采用的半定量评定方法是将障碍的水平分为若干级别、阶段或将等级赋予分值进行评定。临床上通常采用标准化的量表评定法。偏瘫上、下肢及手的功能分为 Brunnstrom 六个阶段、上田敏 12 级、Fugl - Meyer 总积分法等;徒手肌力检查法采用 0 ~ 5 级的六级分法;日常生活活动能力的评定采用 Barthel 指数、FIM 等。视觉模拟尺评定亦属于半定量评定。半定量评定能够发现问题所在,并能够根据评定标准大致判断障碍的程度;由于评定标准统一且操作简单,因而易于推广,是临床康复中最常用的评定方法。

(三)定量评定

定量分析的对象是"量"的资料,这些资料常通过测量获得并以数量化的方式说明其分析结果。定量分析的目的在于更精确地定性,通过定量分析可以使人们对研究对象的认识进一步精确化,以便更加科学地揭示规律,把握本质,理清关系,预测事物的发展趋势。分析的质量取决于数据的准确性和完整性。

定量康复评定将障碍的程度用数值来表示。所得数据一般用度量衡单位表示,如关节活动度以度(°)、等速运动肌力检查以牛顿·米(N·m)、身体重心偏移及重心摆动轨迹以厘米(cm)、步态分析中的步速以米/秒(m/s)以及步幅、步宽、跨步长均以厘米(cm)表示。定量评定的最突出优点是将障碍的程度量化,因而所得结论客观、准确;便于进行治疗前后的比较。定量评定是监测和提高康复医疗质量、判断康复疗效的最主要的科学手段。

对事物的定性分析必然导致定量分析。定性分析与定量分析是统一、互补的。定性分析是定量分析的基本前提,而没有定性的定量是一种盲目的、毫无价值的定量;定量分析使定性更加科学、准确,并促使定性分析得出广泛而深入的结论。

二、常用的康复评定实施方法

(一)观察法

观察法是观察者凭借感觉器官或其他辅助工具,对患者进行有目的、有计划的考察的一种方法。观察可以在实际环境和人为场所的情境中进行。观察法具有观察对象的自然性、观察的客观性和直接性等特点,而其最大优点是由于观察过程一般不被患者知晓,因而保持了被观查者表现的自然性而不附加人为的影响,方法简便易行。其缺点是只能了解表现的事实,不能直接解释其发生的原因。观察法属于定性分析法,因而具有一定的主观性。为弥补肉眼观察之不足,可用摄像机将观察内容记录下来,以便反复观察和进行再次评定时的比较。

(二)调查法

调查法是以提出问题的形式收集被检查者的有关资料的一种方法。从回答问题的形式是否预先设计,可分为结构性调查和非结构性调查。前者指所提问题为闭合式,即回答问题的形式以预先确定所有可能的答案和设计好的固定模式出现,被调查者只需从中选择一个答案即可,如回答"是"与"否"、"不疲劳、有点疲劳、疲劳、非常疲劳"等。后者指所提问题为开放式,即被调查的问题允许被调查者用自己的语言自由回答,不做范围的限制。一般来说,在需要了解人的真实想法时,常采用开放式问题。闭合式问题由于预先规定了所有答案,所以便于将结果列表、做数量化处理和分析。调查法的优点是能够在较短时间内获取大量的有关被调查者的第一手资料。但容易因被调查者的文饰而使调查结果失真。调查的方式可分为问卷法和谈话法。

问卷法以书面形式收集资料,是康复评定常用的方法。康复评定中调查问卷的问题多采用闭合式问题,经过专门培训的调查者根据标准化设计的调查表对患者进行面对面的询问,亦可通过电话、电子邮件完成。在患者因各种原因不能回答时,可由家属或陪护代为回答,但一定要在评定记录中注明。问卷调查主要用于功能性活动能力如 BADL、IADL、生活质量的评定以及情绪障碍的诊断等。

(三)量表法

量表法是运用标准化的量表对患者的功能进行测定的方法。康复评定中常用等级量表法和总结量表法。

1. 等级量表法 等级量表(ordinal scale)是将功能按某种标准排成顺序,故又称顺序量表。常采用数字或字母将功能情况进行定性分级。例如,将某一种检查评定的结果按 A、B、C、D,或 1、2、3、4,或 Ⅰ、Ⅱ、Ⅲ、Ⅳ进行分级。等级量表法为半定量评定,评定所产生的资料为等级分组资料。标准化的徒手肌力检查法即是等级量表评定的例子。等级量表的主要缺点是无法确切地将等级间隔均等地划分,即等级之间没有相等单位。例如,Lovett 肌力检查法从异常到正常将肌力分为 0、1、2、3、4、5 级,即 5 级正常,4 级比 5 级肌力弱一些,3 级又比 4 级弱,但究竟弱多少就不知道了。因此,在进行同一项评定时如行走能力的评定,如果将两个在不同等级上的患者的结果进行比较,不能提示这种量的不同是否等值。虽然这种量表比较粗糙,但也能对功能的特征进行一定程度的度量。

2. 总结量表法 总结性量表(summary or additive scale)又称累加性量表,其内容由一系列技能或功能活动组成,根据被检查者的表现,对每一项技能或功能活动进行评分(小分)。有两种小分计算方法,一种是每一个分项为一个固定分值,如 Fugl – Meyer 肢体运动功能评分,每完成一个动作得 2 分;另一种是对每一分项检查做等距评分如 Barthel 指数,进食、穿衣、上楼梯等项目的评分中可独立完成为 10 分、需要帮助为 5 分。无论何种记分方式,最后将小分相加得出总分。功能状况以占总分比例表示。例如,Barthel 指数总分 100 分,65～100 分提示患者基础性日常生活活动基本不需要帮助。总结性量表的优点是能数量化地反映被检查者的功能障碍水平和特点。但是,由于两个分数相同的患者其功能障碍可以不同,他们可在不同的活动中得分或丢分,因此,不同患者之间的功能活动的潜在差异可能被掩盖。

量表法的有效性在很大程度上取决于评定量表的可靠性。

(四)仪器测量法

仪器测量法指借助于各种仪器设备对被检查者的某一生物或功能性变量(如关节活动范围、运动时最大耗氧量等)进行实际、客观的直接测量而获得绝对的量化记录的方法。仪器测量法最突出的优点在于能够将某种功能状况精确地量化,通过控制检查条件,不仅能获得客观数据,而且能探究障碍发生的原因。仪器法主要用于器官或系统损伤引起的功能障碍检查,如关节活动度测量、等速运动肌力测定、静态与动态平衡功能评定、步态分析、心肺运动负荷测验等。

(五)视觉模拟尺法

视觉模拟尺法(visual analog scale)是通过使用一条标有刻度的直线(长度为 10cm、15cm 或 20cm)来定量评定某种障碍或症状的一种方法。直线的两端点标明为某种症状的两个极端表现。以疼痛为例,左端点为"无痛",右端点为"非常痛",中间区域为从无痛到非常痛的过渡情况。要求被检查者根据自觉症状程度在直线范围内进行选择,然后检查者测量"零点"至被检查者选择点间的距离。视觉模拟尺法可用于各种症状或障碍的评定,是一种用途很广的评定方法。

第四节 检查与测量方法的评估

任何康复评定技术和设备应用于临床必须具有临床实用性和科学性。临床实用性要求其具有临床价值,易为医患接受;科学性要求信度、效度好,灵敏度高。测量工具的性能直接影响测量质量。因此,设计、评估或选用测量工具时必须首先评价工具的性能。信度和效度是考察测量工具或方法优劣的重要指标。许多临床康复工作者对于如何评价某一种评定工具缺乏认识。本节将对相关概念进行讨论。

一、信度

信度(reliability)又称可靠性,是指测量工具或方法的稳定性、可重复性和精确性。一种测量方法的高信度在测量结果的可靠性和多次测量结果的一致性上得以体现。以尺子为例,用一个由弹性材料制成的皮尺测量一张桌子的长度时,即便是由一个人测量,每一次用它都可以测量出不同的结果;如果用一把木制的尺子测量一张已知长度为 1m 的桌子时,即使分别让 100 个人测量,也会得出相同的测量结果。由此可见,测量工具的可靠性将影响测量的结果。如果一种功能评定方法、测量工具(如评定量表、电子关节角度计)或分析方法(如步态观察表)不可信,患者的真实情况或治疗效果就会被掩盖起来。因此,在使用一种新的测量或评定方法之前,尤其当为观察治疗效果而需要进行多次评定,或在治疗过程中不得已而由多人进行评定时,有必要首先对该测量工具或方法的可信度进行检验。临床中常用的信度检验包括测试者内部信度检验和测试者间信度检验。

(一)测试者内部信度检验

测试者内部信度检验(intra – rater reliability),是通过同一测试者在间隔一定时间后重复同样的测量来检验测量结果的可信程度。该检验是检验时间间隔对评定结果稳定性的影响,因此,重复测量时,要注意两次测量的时间间隔要恰当。如果时间间隔太久,可能会发生一些变故,如两次步态分析期间因发生膝关节损伤而影响被检查者的结果,导致前、后两次测量结果出现很大的差异,而这种差异并非测量工具本身的因素所致。

(二)测试者间的信度检验

测试者间的信度检验(inter – rater reliability)是检验多个测试者采用相同的方法对同一种测试项目进行测量所得结果的一致性。在测量工具的标准化程度较低的情况下尤其要进行该检验。不同测试者的结果存在较大差异时,提示该测量方法的使用将受到质疑或限制。设计康复评定量表时最容易出现忽视测试者间信度的问题。

一种测量方法的可信程度用信度相关系数表示,系数越大,说明测量方法的可信程度越大,测量结果越可靠、越稳定。一个好的测量方法,无论由一个测试者对一个项目进行多次测量,还是由多个测试者测量同一个项目,测试结果之间都应当具有高度的相关性。例如,用电子角度计测量一个关节角度,结果为 60°,如果连续两个月在每周一的早上测量,其结果均为 60°,说明该角度计具有高可信度。反之,如果第一周测量结果为 60°,第二周为 30°,第三周为 40°,则说明这个角度计是不可靠的,信度极低。要使一个评定量表达到高稳定性、高重复性和高精确性,设计和使用时必须做到:①评分标准要明确并具有相互排他性;②量表适用范围明确;③评定项目的定义严谨、操作方法标准;④测试者应当定期接受应用技术的培训,以确保操作熟练和一致。

二、效度

效度(validity)又称准确性,指测量的真实性和准确性,即测量工具在多大程度上反映测量目的。效度越高,表示测量结果越能显示出所要测量的对象的真正特征。效度根据使用目的而具有特异性。仍以尺子为例,用尺子测量物体的长度会得到很准确的结果。然而,如果用它测量物体的重量,则因为它和待测物之间毫无关系而使得这把尺子变得无效。由此可以看出,不同测量工具用于不同的目的,测量工具的有效性亦随之变化。因此,在选择测量方法时,应根据使用的独特目的选用适当的效度检验。

效度是一个多层面的概念,它相对于特定的研究目的和研究侧面而言。因此,检验效度必须针对其特定的目的、功能及适用范围,从不同的角度收集各方面的资料分别进行。常用效度检验的方法大体有三种,即效标关联效度、内容效度和构想效度。

(一)效标关联效度

效标关联效度(criterion related validity)是指测量结果与效标的相关程度。所谓效标就是检验某种检查或测量有效性的一种参照标准,通常用一种公认的、比较可靠或权威的测量结果(又称黄金标准)表示。在对同一种现象或概念进行测量时,可以使用多种测量工具,每种测量工具与效标的一致性就成为效标关联效度。在康复评定中,效标关联效度检验将新提出的评定方法的评定结果和用效标评出的结果相比较。效标关联效度采用测量结果和效标测量结果间的相关系数来表示。通过效标关联效度,可以对被检测现象进行定量化的分析比较,其意义直观,易于被理解和接受。

根据时间跨度的不同,效标关联效度可分为同时效度和预测效度。同时效度(concurrent validity)探讨评分或测量结果与公认标准或已知效度的测量工具所测结果的关系即相关程度。在检验一项新测量方法的有效性时多采用同时效度检验,即将新方法与已知高效度的测量方法进行比较。例如,一个新的 ADL 评定方法可与 Barthel 指数进行比较以验证新方法的效度。

预测效度是指测量结果与未来的相关能力(指标)表现之间的相关程度。故对患者的预后判断可提供重要的信息。例如,ADL 量表评定得分高的患者,其功能恢复也好,两者的相关程度高。

同时效度和预测效度在取得效标值的时间上有所不同,前者的效标值已经存在或与新测量方法的数据同时收集,后者则在新法测量隔一段时间之后收集获得;此外,两种检验的目的亦不同,前者估计当前的状况,后者预测未来的表现。

(二)内容效度

检验内容效度(content validity)旨在系统地检查内容的适当性,即测量内容反映某一种主题的程度。换言之,内容效度是说明所选项目是否有准确性、代表性和真实性的指标。康复评定中,所选的项目要与评定目的相符合。例如,治疗师欲测量安装上肢假肢患者的日常生活活动能力状况,必须首先确定哪些活动应当作为检查项目。如果他仅调查了患者起床、穿衣活动就做出结论,则该调查是无效的,因为反映日常生活活动能力的许多其他活动在该调查中被忽略。因此,内容效度实质上是判断:①测量工具所测量的是否正是测试者所想要测量的内容;②测量工具是否提供了有关测量内容的适当样本。以设计问卷为例,为了建立具有内容效度的问卷,研究者必须遵循相关理论框架,收集所有相关问题与参数,并从中选择能够完整涵盖所界定的研究范围的问题,如此才能够使问卷具备充分的内容效度。内容效度没有量化的指标,它的确定主要是由专家采用逻辑分析方法进行判断。

(三)构想效度

构想效度(construct validity)寻求和检验理论概念与具体测量工具或测量方法的一致性。构想效度反映编制某种测量工具所依据理论的程度,即测量结果能够依据某种理论框架加以解释的程度。这种方法常常在理论研究中使用。构想效度是效度的理论形式。由于它是通过与理论假设相比较来检验的,因此构想效度也被称为理论效度。构想效度分为会聚效度和区分效度。因此,构想效度通过会聚效度和区分效度进行检验。会聚效度(convergent validity)检验理论基础相同或相近的两种测量方法之间的相关程度。具有相同理论基础的检查或测量方法之间应当具有高度的相关性。例如,一项以运动功能概念为基础的运动功能检查应当与其他以相同概念或相近概念为基础的检查和测量具有高度的相关性(如灵巧性和协调性)。两者间的高相关性就是会聚效度的证据。会聚效度用于欲测量现象缺乏黄金标准参考时。区分效度(discriminate validity)检验无共同或相关理论基础的两种测量方法之间的相关程度。理论基础不相同或不相近的两种测量方法之间一般呈低相关性。例如,一个以关节活动范围理论或概念为基础的检查或测量与一个以有氧运动理论为基础的检查与测量之间必然存在低相关性。因此,区分效度通过检验新测量方法与不同性质的其他测量的无相关性,验证新测量方法没有受到无关因素的影响。

采用多项特性－多项方法(multitrait－multimethod approach)分析建立会聚效度和区分效度。此外,相关分析、前后两次测量对照比较、内部一致性分析、因素分析亦可以获得构想效度的证据。

在上述三种方法中,如能找到效标或黄金标准宜首选;如无适当的效标,可采用构想效度检验;在上述两种方法中的参照标准均无的情况下,则采用内容效度检验方法。

三、信度与效度之间的关系

信度是效度的必要条件,但不是充分条件。两者之间的关系归纳如下:

1. 信度低,效度不可能高   因为如果测量的数据不精确,也就不能有效地说明所研究的对象。

2. 信度高,效度未必高   例如,一个体重计指针在零体重情况下总是指在 2 公斤处,因而每次所测得体重都要比实际高出 2 公斤。结果虽然一致、稳定,但它却是错误的。换言之,一种测量工具无效或效度低时,其信度却可以很高。

3. 效度高,信度也必然高   信度与效度两者之间的关系可以用打靶射击的例子生动地来说明。当手枪射击者的 10 发子弹虽然都击中靶子但弹落点四处分散时,说明该手枪既不准确也不精确;如果弹落点均在一个直径 3cm 的范围内,虽然未集中分布在靶心,说明手枪不准确但十分精确;如果 10 发子弹均落在 10 环内,则手枪的质量最好,既准确又精确。

四、灵敏度与特异性

(一)灵敏度

应用一种评定方法评定有某种功能障碍的人群时,可能出现真阳性(有功能障碍且评定结果亦证实)和假阴性(有功能障碍但评定结果未能证实这一结论)两种情况。灵敏度是指在有功能障碍或异常的人群中,真阳性者的数量占真阳性与假阴性之和的百分比。灵敏度检验也是检验效度的一种有效方法。

(二)特异性

应用一种评定方法评定无某种功能障碍的群体时,可能出现真阴性(无功能障碍且评定结果亦证实这一结论)和假阳性(无功能障碍但评定结果显示有功能障碍)两种情况。特异性是指在无功能障碍或异常的人群中,评为真阴性者的数量占真阴性与假阳性之和的百分比。特异性检验也是检验效度的一种有效方法。

五、临床研究结果的可靠性分级

根据循证医学的观点,在康复临床评定、诊断、制订治疗方案和选择最佳治疗方法的决策过程中,应最大限度地利用科学的证据去指导康复临床实践,通过寻找最新、最佳的研究成果和临床证据,来帮助康复医师和治疗师选择最佳的检查与治疗方案。循证医学强调真实、可靠的临床证据。因此,检验临床证据的质量就成为能否将研究成果应用到实践中去的关键环节。循证医学专家根据美国肿瘤临床协会提出的分级方法,将临床证据的可靠性分为下列 5 个级别(表 1−3),其中 Ⅰ、Ⅱ 级被认为是"金标准"。

表 1−3 临床证据的可靠性分级

级 别	标 准
Ⅰ	研究结论来自对所有设计良好的随机对照试验(randomized controlled trial,RCT)的 Meta 分析及 RCT 大样本、多中心临床试验
Ⅱ	研究结论至少来自一个设计良好的 RCT
Ⅲ	研究结论来自设计良好的准临床试验,如非随机、单组对照的、前后队列、时间序列或配对病组对照系列
Ⅳ	研究结论来自设计良好的非临床试验,如比较相关描述及病例研究(无对照组的系列病例观察)
Ⅴ	病例报告和临床总结及专家意见

第五节 康复评定的原则与注意事项

在康复评定的实施过程中,治疗师必须掌握一定的原则和注意事项才可能确保康复评定操作正确,结果准确、客观。

一、选择评定方法与评定工具的原则

临床中存在许多评定障碍的同类评定量表或仪器设备。尽管如此,不同的评定方法仍各有侧重,并且与特定的治疗方法有着密切的联系。因此,在使用时需要比较各种评定工具的同异和优劣之处以进行选择。需要阐明的是,没有一种评定工具能够适用于所有的患者,也没有一种评定方法(工具)能够包罗万象,评定患者所有的问题。例如,一种评定量表可以对基础性日常生活活动进行详细的调查和评定,但它不能对完成日常生活活动的心理或社会影响因素进行考察。在选择评定方法时应遵循以下原则。

1. 选择信度、效度高的评定工具　可以通过查阅文献了解某种特定评定工具的信度、效度水平;如果无从考证,则应首先对该检查或测量工具进行信度、效度检验以判断其可否在临床中应用。在满足评定目的的前提下,选择信度、效度水平高的方法。

2. 根据实际情况选择具体评定方法　进行功能评定时,通常采取谈话、观察、量表检查及仪器测量等手段来获取第一手资料。在进行某一项功能评定时,要根据本单位现有条件选择评定手段。如肌力评定,有徒手肌力检查法和使用设备如等速运动肌力评定法;对平衡功能进行评定时可采用平衡检查量表和平衡功能专用测定仪器的评定方法等;进行步态分析时,既可以采用简易的评定量表,又可以运用高科技的运动分析系统。

3. 根据评定目的在同类工具中进行选择　康复医生在门诊检查患者,上级医生查房或会诊时,需要对障碍的范围、程度、性质以及治疗方向进行判断。因此,应选择简单、快捷、敏感、定性好的筛查方法。为了详细和深入地了解和判断患者障碍的水平,制订训练计划,比较治疗方法的有效性或修改治疗方案,应选择量化、精确度和灵敏度较高、特异性较强的评定方法。例如对偏瘫患者的步态进行评定时,前者可采用观察法,仅用 2～3 分钟就可以大致判断患者的步态存在的主要问题;为了准确地判断障碍的程度和障碍发生的原因,制订有的放矢的治疗计划,应当采用生物力学分析方法。

4. 评定与训练方法的一致性　许多评定方法与治疗方法密切相关,如对偏瘫运动功能的评定,Brunnstrom 法是在其训练方法的理论基础上设计的。根据评定结果又制订出治疗方案,即患者所处不同的阶段,训练方法完全不同。而 Bobath 评定方法是从运动模式进行分析,与 Brunnstrom 评定的角度完全不同。因此,如果使用 Bobath 训练方法而用 Brunnstrom 评定方法进行评定往往会导致康复评定与康复训练脱节。

5. 根据障碍的诊断选择具有专科特点的评定内容　小儿的康复与老年人的康复、中枢性瘫痪与周围性瘫痪、骨关节损伤的运动系统康复与呼吸、循环系统疾病各有不同的特点,应根据各自障碍诊断的特点选择科学的、合理的评定内容。例如,对中枢性瘫痪的患肢运动功能不宜使用徒手肌力检查法;虽然日常生活作的内涵对于人体都是一致的,但小儿脑瘫的日常生活能力评定量表应根据小儿的发育和生活特点予以设计;小儿脑瘫的运动功能评定虽然与成人中枢性瘫痪性质相似,但应对神经反射发育和运动发育进行重点评定。

6. 选择与国际接轨的通用方法　同类的评定方法中有些是在世界范围内使用多年的标准化的方法,有些是在某个国家或某些地区使用较多的方法;有些方法则可能是某个作者发表的研究结果,尚未被国际同行所接受。因此,在选择评定方法时,应首选国际通用、标准化的方法以便于国际学术交流。有些评定方法虽然具有地域的局限性,但如果其评定结果

与国际认可的标准化检查方法具有高度的相关性,仍然是可取的。例如,上田敏的偏瘫运动功能评定方法在日本使用较普遍。其综合评定表中评定结果可以与 Brunnstrom 评定结果相互转换。上田敏的评定方法既可变换成 Brunnstrom 的阶段,又较好地解决了 Brunnstrom 评定方法灵敏度差和各阶段标准不明确的缺憾。因此,也被越来越多的同行所接受。

7. 考虑时间因素 时间也是选择评定方法时需要考虑的因素。时间过长,患者往往难以耐受而最终放弃。因此,一个易于推广、普及的评定工具或方法,除具备上述条件外,操作简单、所用时间合理也是重要的指标。

二、康复评定的注意事项

1. 选择标准化评定方案时需进行严格的培训。
2. 检查应从筛查开始,如有必要,则应在筛查的基础上进行深入的详查。
3. 避免滥用检查,尽量避免不必要的检查。
4. 重视和提高交流与沟通能力,包括与患者、患者家属以及其他专业人员的沟通。只有良好的沟通,才可能获得更多、更准确的情报和资料。

小 结

康复评定学的教学不是"一次性"教学即可完成的,它贯穿于康复医学教学课程的全过程中。只有在各科临床康复的教学中继续加深理解,才能达到教学大纲所规定的基本要求。

思考题

1. 疾病诊断与障碍学诊断有何区别与共同点?
2. 障碍学诊断包括哪几个层面的诊断?
3. 何谓定性评定、半定量评定、定量评定?

(恽晓平 于兑生)

第二章　物理疗法评定

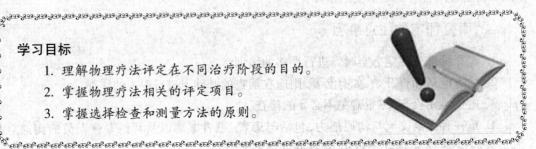

学习目标

1. 理解物理疗法评定在不同治疗阶段的目的。
2. 掌握物理疗法相关的评定项目。
3. 掌握选择检查和测量方法的原则。

物理疗法(physical therapy, PT)是在功能障碍的层面上对因疾病、外伤、遗传等因素所造成的躯体功能异常进行改善和重建以及预防躯体残疾的专业。物理疗法评定是在物理疗法康复治疗过程中贯穿始终的重要环节。为了科学有效地实施康复治疗,治疗师必须全面掌握康复评定的理论与基本技能,并做到康复评定与治疗一致。

第一节　概　述

物理疗法评定是一个形成功能障碍诊断的过程。根据患者的不同情况,治疗师选择一定的项目进行评定,在康复评定的基础上明确障碍诊断、确定物理疗法治疗目标、制订康复计划、设计治疗方法。

一、评定目的

准确判断功能损伤(impairment)和能力受限(functional limitation)之间的因果关系是物理疗法评定的核心。不同的时期,评定的目的有所不同。

1. 初期评定目的　确定功能障碍状况、建立物理疗法诊断及预后判断;并根据诊断制订物理治疗计划。确定治疗前的功能障碍程度,用于治疗前后变化的比较。

2. 中期评定目的　观察比较患者治疗前后的功能变化;判断疗效;为修改治疗方案提供依据,包括选择辅助器具或矫形器。一般在出现新的临床资料或患者对治疗无反应时进行中期评价。必要时可多次进行中期评定。

3. 末期评定目的　评定患者终止物理治疗时的状况,制订追踪计划或提出继续治疗的建议。

二、评定项目分类

美国物理疗法协会于 2001 年在《物理治疗师实践指南》(guide to physical therapist practice)中列出物理治疗师需要掌握的 24 项检查技术，包括对肌肉骨骼系统、神经肌肉系统、心血管系统、呼吸系统以及皮肤状况的评定技术(表 2-1)。本教科书中有关物理疗法评定的教学内容与授课顺序见本章附录。

表 2-1 物理疗法评定项目分类指南(美国物理疗法协会，2001)

序 号	检查与测量项目
1	有氧能力/耐力
2	人体形态学测量
3	觉醒、注意和认知
4	辅助和适应性设备
5	循环(动脉、静脉、淋巴)
6	颅神经和外周神经完整性
7	环境、家庭、工作(职业、学校、游戏)障碍
8	工效学与人体力学
9	步态、行进、平衡
10	皮肤完整性
11	关节完整性与可动性
12	运动功能(运动控制与运动学习)
13	肌肉功能(包括肌力、爆发力、耐力)
14	神经运动发育与感觉整合
15	矫形器、保护和支持性设备
16	疼痛
17	姿势
18	假肢
19	关节活动度(包括肌力)
20	反射整合
21	自理和家务(包括 BADL 和 IADL)
22	感觉整合
23	通气与呼吸/气体交换
24	工作(职业、学校、游戏)、社区、休闲活动(包括 IADL)

第二节 物理疗法评定的流程、步骤与方法

本节所介绍的评定流程、步骤与方法是遵循物理疗法专业思维模式和理论框架所进行的实践模式。初学者要在理解的基础上掌握。

一、评定的工作流程

以科学、规范的工作流程开展康复治疗工作，是克服治疗的盲目性、解决康复过程中不

同阶段的难点、提高康复疗效的重要保证。PT 师在接到治疗申请后,便可开始进入本专业的工作程序(图2－1)。

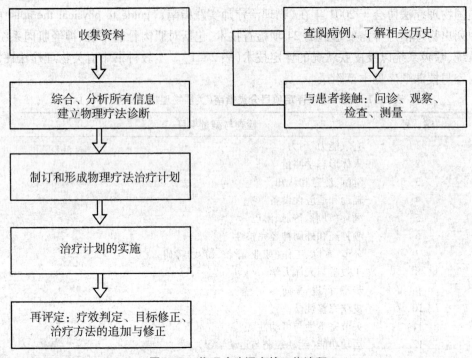

图2－1 物理疗法评定的工作流程

二、评定步骤

物理疗法评定包括收集资料、整理和解释所获得的资料、建立物理疗法诊断和制订治疗计划。收集资料的方法按步骤分为查阅病历、面谈、检查与测量。

三、评定方法

以下就初期评定的内容与方法进行讨论。物理疗法初期评定的目的是:①确定存在问题及原因。②建立物理疗法诊断。③制订个体化治疗目标和治疗计划。

(一)查阅病历

治疗师可直接查阅住院患者的病历,了解的内容包括患者的病史、实验室检查、疾病诊断、治疗经过以及其他专业的评定等。特定的功能损伤及其部位与疾病种类密切相关。因此,通过阅读病历,对患者可能存在的功能障碍可以初步形成轮廓。例如,一位老年妇女,患有帕金森病。该疾病诊断提示老人可能存在多种功能障碍:运动控制丧失、关节活动受限、姿势与步态异常、耐力下降等。因此,治疗师可利用"帕金森病"这一医学诊断信息在头脑中形成一些"假设",并根据假设选择检查测量方法。此外,通过了解病史和疾病诊断,可以使治疗师提前考虑在评定与治疗的过程中应注意的问题从而避免发生不良反应。例如,对于类风湿性关节炎患者,治疗师要特别注意患者的疼痛和疲劳水平;对于心肌梗死恢复期患者,必须清楚哪些活动是加重心脏负荷的。然而,病历仅仅为治疗师提供了有关患者的病史和疾病诊断,要获得与物理疗法专业有关的资料还需与患者和其家属或照顾者进行交谈。

(二)面谈

面谈指治疗师在阅读病历的基础上,与患者或家属等人进行的谈话。

1. 面谈的重要性和目的 面谈的目的可以分为两个方面。其一是通过问诊获得有关信息,其二是通过面谈培育和建立与患者和谐的关系。

(1)通过问诊获得相关的信息资料 有些情况无法通过阅读病历或观察获得。因此通过问诊来听取患者关于过去、现在和将来的情况以及对未来的需求和想法等是采集病史的重要手段。关于患者的需求或想法等也可以通过其他方式如通过书面提问的方式进行收集,但通过面对面的谈话,可以从患者的表情、语气、态度、动作等获得书面答题所不能得到的丰富的信息。一个具有深厚医学知识和丰富的临床经验的治疗师,常常在问诊中就能对患者存在的问题作出相当准确的障碍诊断。忽视问诊,将可能使病史采集粗疏,造成不准确的临床判断;对病情复杂而又缺乏典型症状和体征的患者,深入细致的问诊就更为重要。

(2)培育和建立与患者和谐、信赖的关系 由于对医疗环境的生疏或就诊时的紧张,患者在与治疗师开始交谈时往往不能顺畅有序地陈述自己的感受和病情经过以及对未来的想法。再者,初诊患者内心隐藏着各种各样的疑问,如:什么是物理疗法?治疗时疼吗?可怕吗?我的身体状况能承受吗?能治好吗?能尽快重返工作岗位吗?将来生活能自理吗?等等。治疗师应当能够清楚地预测或了解到患者的这些心态,主动创造一种宽松、和谐的环境氛围以解除患者的不安和疑惑。通过面谈,建立治疗师与患者情感上的交流与沟通;帮助患者对治疗产生欲望,在理解运动疗法的基础上满怀信心地共同完成训练的计划。因此,治疗师与患者第一次见面的瞬间,康复治疗即已开始。

2. 面谈与问诊 问诊是面谈过程中的一个主要组成部分。在临床医学中,问诊是临床医生通过对患者或有关人员的系统询问而获取医学临床资料的诊法。在康复医学特别是物理疗法与作业疗法中,问诊的范围更加广泛,不仅包括医学方面的病史,还包括个人的功能史、居住环境、社会及文化方面的信息。这些信息对于治疗师判断预后、制订治疗计划具有重要的价值。

3. 面谈的方法与技巧

(1)面谈的流程 由于面谈的时期不同,方法也就各异。现将初诊面谈的基本流程介绍如下:

1)对话的导入:这是问诊前的一个过渡性交谈。包括对患者表示问候,自我介绍,询问患者对康复的理解和对康复治疗的要求等,简明扼要地介绍本专业能为患者提供的服务,并表达愿意为其解除痛苦和满足患者的要求尽自己所能。通过以上交谈,可以很快缩短医患之间的距离,改善互不了解的生疏局面;使患者感到治疗师的亲切与可信,随之就会产生愿意提供真实详细的病史,愿意配合检查和康复治疗的心态,这对顺利进行提问十分重要。

2)问诊:治疗师通过对患者或有关人员的系统询问来获得有关资料。问诊是采集病史的重要手段。在提问中除了了解主诉、现病史、既往史、治疗过程等医疗方面的信息外,治疗师还要注意对患者的功能史、社会状况进行了解。这是康复医学不同于临床医学的特点之一。信息的完整性和准确性对障碍的诊断和康复治疗有很大的影响。

3)结束面谈:面谈结束时对患者的配合表示感谢,安排和说明随后将要进行的各种检查和时间安排等。

(2)问诊的方法 进行面谈时,通过提出问题来获得信息。提问的方法和态度会影响到面谈的质量和可获得的信息量。提问可采用开放式和闭合式两种方法。首先用开放式提问接近患者最关心的问题,然后采用闭合式提问探出具体症状的表现特点。

1)开放式提问:所提问题需要患者说明、解释或理解后自由发挥回答,是回答何时、何地、出现什么问题、如何出现等一类的问题。例如,你哪里不舒服?什么时候开始的?多长时间了?请描述一下你的感受?有哪些因素可加重或减轻不适?接受过哪些治疗?疗效如何?通过开放式提问,可以了解到患者的主诉、忧虑或期望。

2)闭合式提问:提问非常具体,如能独立行走吗?行走过程中出现疼痛吗?患者只需对具体提问进行肯定或否定的简单回答。因此,闭合式提问是回答"是不是、能不能"等一类的问题。通过闭合式提问可以了解具体的症状或问题的特点。

(3)与面谈相关的其他技巧

● 目光 面谈过程中,治疗师的目光要注视着患者。患者眼睛的转动、闪光、眨眼、目光的呆滞等都可以微妙地表现出患者的情感。换言之,患者的自信、乐观、失望、忧郁或痛苦都可以通过眼神反映出来,即所谓"眼睛像嘴一样会说话"。此外,患者发现治疗师没有看着自己的眼睛时就会得出"这个治疗师没有听我讲话,不关心我提出的问题,对我的治疗、训练不热心"等印象。为此,面谈中要尽量少记录,多倾听。倾听是至关重要的,为了使患者能够感受到你在倾听,治疗师要通过各种表情、态度、言语或将患者所说内容再陈述一遍等方式来传达或表示对谈话者的注意和理解。

● 语言要素 治疗师在倾听患者叙述时,要注意其语速、音量、音调等因素;治疗师讲话声音的大小、语调的高低、速度的快慢、语气的抑扬、说话的方式等因素都有可能对患者回答问题产生影响。

● 姿势和态度 治疗师不仅要全神贯注地听患者叙述,对非语言的表现也要注意观察。患者也同样在观察治疗师的非语言表现。因此,治疗师切忌摆出傲慢无礼的姿势和态度,最好是取身体稍前屈的倾听姿势。

● 治疗师与患者的距离 距离太近会使患者产生压迫感,稍离开一些可以减少紧张。

● 面谈的环境 用于面谈的工作室的面积、照明、墙壁的颜色、窗户的高度等都会对谈话产生微妙的影响。应精心设计一间适合面谈的专用房间,使面谈达到最理想的效果。

4. 面谈注意事项

● 创造一种宽松和谐、可让患者自由叙述的氛围。

● 面谈时治疗师要遵守社会交往中的一般原则:接人待物态度诚恳、友善,尊重对方,语言文明礼貌,服装整洁。

● 避免诱导提问和逼问或质问。诱问和逼问多出现在闭合式提问中。当患者的回答与治疗师的想法有距离或回答缓慢时,不应诱导和逼问以免患者为满足治疗师而随声附和。

● 避免重复提问。提问时应注意系统性、层次性、目的性和必要性,治疗师全神贯注地倾听患者的回答。问了又问和杂乱无章的提问是漫不经心的表现,会降低患者对治疗师的信任和期望。

● 避免使用有特定意义的专业术语。如分离运动、制动、挛缩、间歇性跛行等,以免患者发生错误理解,致使所提供的资料不准确,干扰治疗师的诊断思维。

●关于个人隐私如婚姻、家庭成员、住房情况、学历、职业经历、经济状况等询问时要慎重。

●患者有交流障碍或认知障碍或患者为小儿时,可向患者亲属或照料者收集有关信息。

5. 面谈的内容　在提问中除了了解主诉、现病史,既往史、治疗过程等有关医疗方面的信息外,治疗师还要注意收集与患者康复相关的各种信息。这些内容都与患者能否很好地配合训练或治疗师设计和制订计划时的具体内容有密切的关系。表2-2将问诊的内容分类列出。

表2-2　问诊内容

问诊项目	包 含 的 内 容
功能史	进食、穿衣、梳洗、洗澡、如厕、床上活动、转移、移动(轮椅、行走、机动车)、上下楼梯等
个人背景	受教育背景(学历、专业)、职业(具体行业、工作环境、上下班的方式如乘公共汽车、骑自行车、开车、步行等)、兴趣、爱好、每日生活规律和生活方式
家庭背景	家庭成员、患者在家庭中的地位、作用以及与家人的关系和睦与否
居住环境	住宅的结构、房间的面积、布局、居住地周围的环境
经济状况	经济收入与来源、经济负担等
医疗费用	当地政策、法规,医疗费用支付情况(保险种类、公费、自费)

通过患者对提问的回答,治疗师可大致判断存在的问题是否需要或可以通过物理疗法解决。但是,通过面谈所得信息的准确性依赖于患者对问题的感知程度,因此该类资料为主观性资料。欲获得客观性资料或信息,还需进一步做实际观察和检查。

(三)观察

治疗师观察与功能障碍有关的一些体征,如体态、皮肤颜色、声音、身体对线、姿势对称性及功能表现等。出现异常表现常常提示存在某种病理情况,因此,除了需要区别异常情况外,治疗师还要进一步推断并提出假设。例如,在患者第一次走进治疗室时,治疗师就发现患者的右肩高于左肩。这是继发于双下肢不等长?还是由于骨盆倾斜或脊柱侧弯所致?结合病史记载和谈话结果,治疗师对导致功能障碍的病因可初步形成判断,形成诊断假设。病因学的判断和诊断假设为进一步检查和测量奠定了基础和提供了方向,治疗师将据此选择具体方法对患者进行评定。

(四)检查与测量

一种检查或测量方法通常产生特异的信息,如肌力检查和关节活动度的测量。在提出诊断假设的基础上,治疗师将选择特异性检查或测量方法对患者进行检查,对假设进行验证。其检查结果用来证实或排除引起病损和功能受限的原因,建立诊断、判断预后、制订计划和选择治疗方法。因此,在首次评定中所采用的检查和测量项目应是能够证实或驳回诊断假设的项目。此外,检查及测量结果也能够支持物理治疗师对治疗目标、方法和结果的临床判断。本章最后列出的授课内容即为检查测量项目,治疗师应当根据不同的病理情况选择和采用不同的项目与检查方法。

治疗师应具备熟练的检查操作技能和丰富的临床知识用以分析、解释检查测量结果。

(五)整理和解释资料

治疗师运用所掌握的解剖学、生理学、运动学、神经学和病理学知识对获得的信息、数据进行分类和过滤。将所有的数据或资料与一种功能缺损模式进行比较:如果该患者症状、体征与检查结果符合某一种特定的功能缺损模式,则诊断成立;如果检查结果与所假设的功能缺损不一致,则需要继续寻找新证据进行进一步的解释。

(六)建立物理疗法诊断

物理疗法诊断以功能障碍为诊断名称,如果形成障碍的原因明确则将障碍产生的原因亦包括在内。该诊断不仅仅是一个"标签",而且是直接对治疗策略提出导向。医学诊断或疾病诊断(如脑卒中)不能为选择物理治疗方法提供任何信息,而物理疗法诊断则有助于治疗师制订物理疗法治疗计划。例如,一位脑卒中患者的物理疗法诊断为:"左侧偏瘫 - Brunnstrom 第3阶段:患肢痉挛并处于联带运动阶段"。这一诊断为确定治疗原则提供了非常明确的方向:缓解痉挛、抑制异常运动模式、诱发分离运动出现。一位肩关节损伤患者的物理疗法诊断包括"肩关节活动受限"和""关节囊型活动受限"两部分,提示肩关节活动受限是由于关节囊损伤所致,需要采用关节松动技术进行治疗。

(七)制订治疗目标和治疗计划

在物理疗法临床工作中,有些问题是可以通过物理疗法解决或"治愈"的。例如,肱骨上髁炎(网球肘)。然而,物理治疗师所要处理的大多数问题是无法治愈的。例如,完全性脊髓损伤引起的运动功能丧失至今无"治愈"的方法。尽管如此,治疗师仍然可以教给患者维持残存肌力和代偿运动功能的方法。治疗师根据障碍诊断提出切合实际的康复目标和计划,并将检查结果以及有关的治疗计划向患者说明,既要避免患者对前景抱有过高的期望,也要避免其悲观失望,力争获得患者的配合,使康复治疗效果最大化。

(八)病历记录

病历记录包括初期评定记录和治疗经过记录。

1. 初期评定记录　记录内容如下:

(1)主诉

(2)现病史

(3)既往史

(4)家族史

(5)功能活动史

(6)物理疗法评定所见及结果

(7)合并症

(8)问题点

(9)治疗目标(远期目标、近期目标)

(10)治疗计划

2. 治疗经过记录　按照 SOAP 格式进行记录。举例如表 2 - 3。

表 2 - 3　治疗经过记录举例(肩手综合征患者)

日　期	
2005/3/20	S(subjective):腰痛,活动受限
	O(objective):脊柱轻度侧弯、右侧腰肌僵硬、屈曲伸展活动受限、直腿抬高试验阳性
	A(assessment):MRI 检查显示 L_5、S_1 椎间盘向后膨出,腰间盘突出症
	P(plan):关节松动技术手法治疗,麦肯基疗法

小 结

从走进诊室前听到患者的声音,在分诊接待室里看到等待就诊的患者戴着踝关节支具,或去病房看新接诊的患者之前拿起治疗单的那一时刻起,物理治疗师就启动了信息的选择、归纳、分类、提取、综合,最后确定诊断的思维过程。这一过程不仅仅是一个形成诊断的思维过程,也是确定治疗目标、选择治疗方法、修正治疗计划的思维过程。初学者不但要掌握收集资料的各种方法,还要具备处理和分析信息的能力,并且培养和建立良好的物理疗法诊断的临床思维方法。

附:物理疗法专业评定学授课内容与顺序

授课顺序	授课内容	本书章序
1	总论	第一章
2	物理疗法评定	第二章
3	基本生理指标的测量	第四章
4	人体形态学测量	第五章
5	关节活动度的测量	第六章
6	徒手肌力检查	第七章
7	肌力的仪器评定	第八章
8	肌张力的评定	第十章
9	反射检查	第九章
10	发育性反射与反应的评定	第十一章
11	协调运动障碍的评定	第十二章
12	平衡功能的评定	第十三章
13	步态分析	第十四章
14	临床肌电图与神经传导检查	第十五章
15	表面肌电图	第十六章
16	感觉功能的评定	第十七章
17	疼痛的评定	第十八章
18	肌肉骨骼系统损伤的评定	第十九章
19	运动控制障碍的评定	第二十章
20	心肺功能的评定	第二十一章
21	耐力的评定	第二十二章
22	日常生活活动能力的评定	第二十三章第二节
23	高级脑功能障碍的评定	第二十四章

思考题

1. 面谈的内容、方法与技巧有哪些?
2. 在工作中如何选择不同的测量及评定方法?
3. 与物理疗法相关的常规评定项目有哪些?

(于兑生)

第三章　作业疗法评定

学习目标

1. 理解作业疗法评定在不同治疗阶段的目的。
2. 掌握作业疗法相关的评定项目。
3. 掌握选择检查和测量方法的原则。

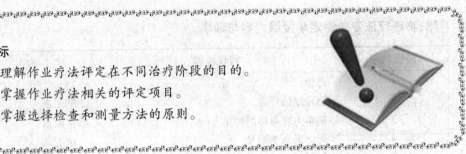

作业疗法(occupational therapy,OT)是运用有目的的、经过选择的作业活动作为主要治疗手段来维持、改善和补助患者功能的专门学科。它面向所有因躯体、精神疾患或发育障碍造成的暂时性或永久性残疾所导致作业活动障碍或具有潜在作业活动障碍的患者,为其提供与作业活动相关的康复治疗服务,最大限度地改善与提高其自理、工作及休闲娱乐等功能性活动能力,提高生活质量,使之真正回归家庭与社会。由于人们每天都是在特定环境中进行着各种作业活动的,因此作业疗法主要是在能力障碍(残疾)和环境障碍(残障)的层面上帮助患者(图3-1)。作业治疗专业的评定也就围绕患者有关作业活动方面存在的问题开展。

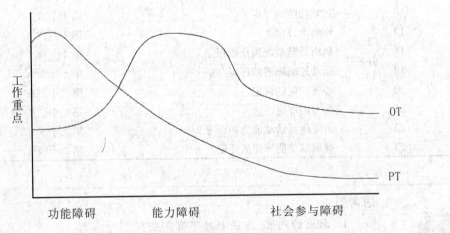

图3-1　作业疗法与物理疗法工作重点示意图

第一节　概　述

作业疗法的工作围绕作业(occupation)进行。英文"occupation",直译为"职业",但在作业疗法中,它不是简单地指某一工种,而是指在一定的时间与空间条件下,一个人所进行的、对其生活赋予意义的所有活动。在作业疗法专业中将这些活动统称为作业活动(occupational performance)。作业活动既是作业疗法的治疗手段,又是作业疗法康复的目标。

一、作业活动及其分类

作业活动是指一个人在其特定的发育阶段和生活环境中每天必须完成的活动或承担一定角色所从事的各种活动。例如,一位女性可以在生命的不同时期甚至在一天当中的不同时间里承担多种不同的角色。作为母亲,她要做与照料孩子有关的一切活动;作为家庭主妇她要承担管理家务的责任;而作为职业妇女,如果是医生就要完成查房、会诊、检查、诊断、书写病历、开医嘱等工作。每一个人都要通过参加各种活动来建立个人形象和自信心,理解生活的意义和价值。因此,无论是健康人还是残疾人,参与活动是提高生活质量、体现生命价值的根本途径。

从作业疗法的角度将作业活动分为三大类,即自理活动、工作或生产性活动、休闲活动。作业疗法的工作目标就是要帮助残疾者成功而且满意地实施上述这些作业活动。

(一)自理活动

自理活动(self-care)是指为了保持生存与健康,人们每天都要进行的常规活动,包括进食、梳洗修饰、洗澡、口腔清洁、穿脱衣、上厕所、吃饭、移动、使用交通工具、钱的管理、购物、做饭、服药、维护日常安全等活动。自理活动在一天中所占的时间并不多(2~3小时),却十分重要。为了生存与保持身体健康,人必须进食和排泄;为了保持心理健康与符合社会生活的要求,还必须遵守卫生、衣着及社会形象的要求。为了工作,人必须吃、喝、穿、梳洗打扮,所以自理活动也是其他作业活动的基础。

(二)工作/生产性活动

工作或生产性活动(work/productivity)指通过提供物质与服务,能够对社会、对家庭做出贡献或对自己有益的那些活动,是体现个人价值的角色活动,如有报酬的工作、志愿者服务、学习受教育、家务管理、抚养子女、照顾他人等。家庭妇女虽然没有参加工作、直接服务于社会,但在家相夫教子和管理家务,可以使其丈夫不必为家务分心而得以全身心投入工作,并将子女培养成为对社会有用之人,她对社会做出的贡献是长远而不可低估的。生活中的每个人都在各自不同的角色中实现个人价值的最大化。

(三)休闲活动

休闲活动(leisure)通常指那些有趣的、能给人们带来轻松、愉悦或惬意感的娱乐消遣活动,如体育运动、艺术活动、制作各种手工艺品、种花养鸟、各种爱好、俱乐部或集体活动、各种交流活动、温泉和桑拿浴、参观博物馆及画廊、阅读书报、做各种游戏、欣赏表演等。参与这些活动的目的是为了在精神上放松、缓解压力、满足兴趣、保持身体健康、和家人或友人增进感情以及增加自我表现的机会。虽然参加休闲活动并不需要承担义务,是一种自由的选择,但它有助于扩展个人的知识与技能范围,有助于发展正常生理与心理空间,是身心健康者生活中不可缺少的组成部分。

一个人要达到真正意义上的健康,不仅需要完成自理活动、从事各种角色活动,也不能忽视必要的休闲活动,并使三者之间的比例达到一种平衡。其比例随不同的生理时期而发生变化(图3-2)。

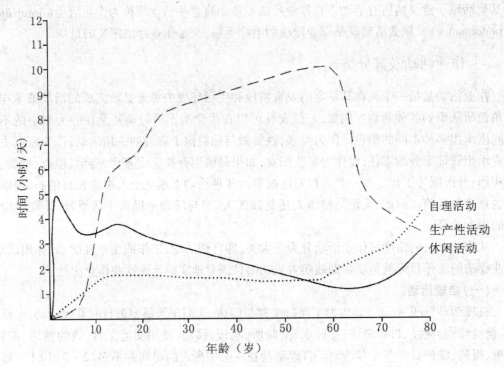

图3-2　自理、工作、休闲活动比例在不同的生理时期的变化特点

二、影响作业活动的因素

能否完成作业活动或在作业活动中能够有尚佳表现,有赖于身心和环境两方面的支持。任何一个方面出现问题都会对作业活动的质与量产生影响。

(一)影响作业活动的自身因素

根据美国作业疗法协会于1994年发表的《作业疗法统一术语》第3版,影响作业活动的自身或内在的因素包括躯体(感觉运动)、认知、心理社会技能和心理成分,它们从不同的角度,在不同的时期(年代顺序、发育阶段、生命周期以及残疾状况)或阶段起着积极、促进或消极、妨碍的作用。

1. 躯体功能因素　包括各种感觉、关节活动范围、肌力、肌张力、反射、粗大与精细运动协调性、耐力、姿势控制、姿势对线、软组织完整性、运动控制等。

2. 认知功能因素　包括知觉与认知功能,情绪、社会行为、应对和适应能力以及动机等。

3. 心理社会技能及心理因素　包括心理成分(价值、兴趣、自我概念)、社会性技能(角色行为、社会性行为、人际交往技能、自我表达)和自我管理技能(心理应对技能、时间管理、自我控制)。

这些因素与作业活动的实施关系密切并影响作业活动的质与量。例如,因烧伤瘢痕导致利手的关节活动范围受限,有可能影响一个农民抓握农具而影响耕作(躯体功能因素影响生产性活动);由于不能识别危险的特征和采取安全措施而不能独自在家将影响其进行各种自理、休闲及生产性活动(认知因素影响自理、生产性活动、休闲活动);如果一个人对任何事情都失去兴趣就不会参加休闲活动,如果对生产性活动的结果不满意,则会产生自责感(心理社会因素影响休闲活动和生产性活动)。在临床工作中,治疗师往往只考虑和重视躯体功能因素而忽略其他因素对作业活动质量的影响,这种倾向应予纠正。

(二)影响作业活动的环境因素

作业疗法中习惯于将影响作业活动实施的个人以外的因素称为环境因素。环境因素是一个人从事并完成有目的作业活动的外在条件,人们每天在特定环境中进行各种作业活动。存在环境障碍会阻碍残疾者最佳作业活动能力的发挥,而提供环境支持则有利于并会促进和帮助其发挥最佳的作业活动能力。《作业疗法统一术语》中将影响作业活动的环境分为物质环境、社会环境、文化环境。这些环境都可能从不同角度对残疾者参与社会生活起着阻碍或支持作用。

1. 物质环境(physical environment) 指个人以外的环境,包括各种建筑和设施(家居、社区以及公共设施),交通工具,各种可利用的空间、设备、家具、工具及物品等。

2. 社会环境(social environment) 包括配偶、朋友、照顾者以及公众的态度;也包括较大的社会群体对于建立标准和社会常规所产生的影响。

3. 文化环境(cultural environment) 指一个特定社会群体所具有或接受的习俗、信仰、活动方式、行为标准与期望。包括家庭结构与状况、受教育环境、自身文化与周围文化的相关性;包括受到文化环境的熏陶或影响所表现出的对待疾病与健康、治疗与处理残疾的态度;包括有关政治和法律(如政府对健康保健及服务的支持,政府对残疾人的支持,用于为残疾人、残疾人家属及社区服务的政府基金,残疾人选举和被选举的权利等);也包括受教育、就业和获得经济支持的机会。

三、人-环境-作业活动模式

图3-3用图解的方式分别表述了世界卫生组织概念模型(1980)和美国作业疗法协会的《作业疗法统一术语》(1994)概念模型中关于人-环境-作业活动三者之间的关系,这是一种相互依存、相互影响又相互作用的关系。一个人得以完成自理活动、生产性活动或休闲活动而承担一定的社会角色,取决于自身生理与精神功能的正常和赖以生存的各种环境的支持。这种关系模式为作业疗法实践提供了坚实而丰厚的理论基础。在作业疗法实践中,OT师遵循作业疗法所特有的决策思维方法来选择适合患者的具体方法(图3-4)。

四、作业疗法评定的分类

治疗决策以评定为基础,作业疗法专业关注患者的作业活动功能状况,无论患者因何种疾病导致何种功能受限或残疾,作业治疗师的工作目标都是要帮助患者重新参与对其来说十分重要的日常活动。因此,作业治疗师评定工作的重点是确定患者有关作业活动方面存

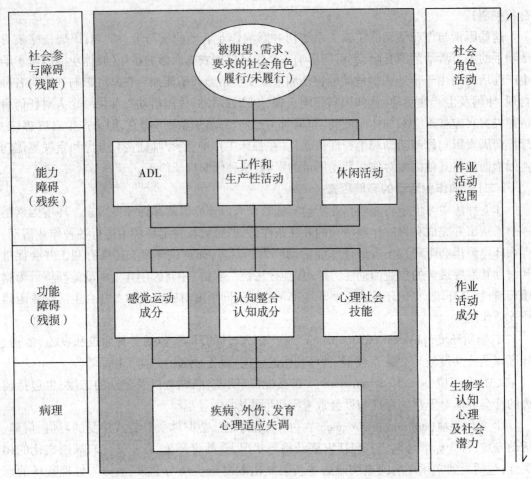

左侧（从上到下）：社会参与障碍（残障）；能力障碍（残疾）；功能障碍（残损）；病理

右侧（从上到下）：社会角色活动；作业活动范围；作业活动成分；生物学认知心理及社会潜力

上部椭圆：被期望、需求、要求的社会角色（履行/未履行）

中上三方框：ADL；工作和生产性活动；休闲活动

中下三方框：感觉运动成分；认知整合认知成分；心理社会技能

底部方框：疾病、外伤、发育心理适应失调

= 行为或作业活动的时空背景
时（间）背景包括：年代、发育阶段、生命周期、残疾情况
空（间）背景包括：物质环境、社会环境、文化环境

图 3 - 3　人 – 环境 – 作业活动的概念模式

在的问题。当患者不能完成特定的作业活动时，治疗师要进一步寻找限制完成该活动的原因。例如，当肌力下降限制了日常生活活动（进食、穿衣、梳洗、行走购物、上下楼梯等）的完成时，作业治疗师有必要对肌力减弱的程度和分布情况进行检查。所以影响作业活动完成的内、外因素也是作业疗法专业的重要评定内容。

作业疗法评定工作内容根据人 – 环境 – 作业活动模式的理论框架进行分类，包括作业活动评定、影响作业活动的躯体功能、高级脑功能和环境因素的评定。

1. 作业活动的评定　①ADL。②工作和生产性活动。③休闲活动。

2. 影响作业活动的躯体功能的评定　①感觉。②运动功能。

3. 影响作业活动的神经心理与心理社会因素的评定　①知觉与认知。②心理社会因素。

4. 环境的评定　①居住环境。②社区环境。③公共场所。④工作环境。

本教材将按照上述分类方法和顺序介绍和讲解作业疗法评定的有关内容（见本章附录）。作业疗法专业的学生应当在学习作业疗法评定方法的过程中，掌握作业疗法所特有的理念和逻辑思维方式。

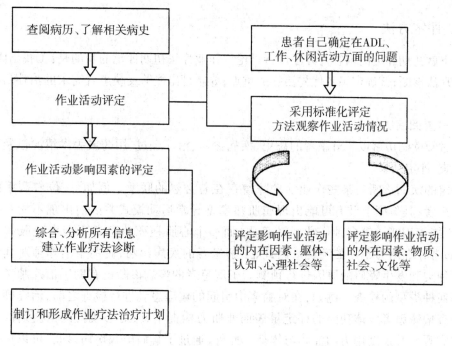

图 3 - 4　作业疗法临床决策的思维方法及评定流程图

第二节　作业疗法评定的流程、步骤与方法

本节所介绍的评定流程、步骤与方法是遵循作业疗法专业思维模式和理论框架所进行的实践模式。初学者要在理解的基础上掌握它。

一、评定的工作流程

作业疗法评定的工作流程与物理疗法的工作流程在总体上基本相同,即收集、归纳分析资料、作出诊断和制订治疗计划,但在某些环节上体现出作业疗法专业的特点。在收集资料时,首先对患者的作业活动能力进行评定;在此基础上展开对于影响作业活动的各种因素,包括躯体因素、精神因素以及各种环境因素的评定;通过全面检查,发现哪些日常生活活动受到影响,找出原因,进而提出针对性的治疗计划。作业疗法评定的工作流程如图 3 - 4 示意。

二、评定步骤

如上所述,确定患者存在哪些作业活动障碍以及发生障碍的原因是作业疗法评定的主要内容。作业治疗师通过各种渠道或采取多种方法收集相关信息与资料以确定问题所在。无论初期、中期或末期评定,这一评定的过程或步骤包括:①查阅病历;②与患者面谈;③观察患者的作业活动完成情况;④评价影响作业活动完成的功能障碍因素;⑤综合总结所得信息,进行作业疗法诊断;⑥制订治疗计划。

三、评定方法

以下就初期评定的内容与方法进行讨论。作业疗法初期评定的目的是：①找出问题、建立作业疗法诊断；②确定患者优先治疗的重点；③制订出能够反映患者需求的治疗目标和治疗计划。

(一)查阅病历

通过阅读病历可以了解患者的病史、疾病诊断、治疗经过、用药或手术情况以及其他专业的检查、评定结果。

特定的疾病诊断与某些作业活动障碍存在着必然的联系。例如，一位右利手的左侧脑卒中患者，其偏瘫上肢有可能出现屈肌痉挛型异常运动模式并因而出现不能双手端碗吃饭，不能使用筷子等多种作业活动障碍；而一个心肌梗死的患者不会出现肢体功能障碍，但通常存在耐力不足的问题。因此，了解患者的疾病诊断，有助于治疗师对其作业活动障碍种类和发生障碍的原因进行预测。了解患者的疾病诊断也有助于治疗师考虑下一步选择何种类型的检查。例如，在对脑卒中引起的偏瘫患者进行检查之前，治疗师会准备有关检查偏瘫患者肢体功能的评定量表而非肌力检查用具；对心肌梗死恢复期的患者会重点注意观察其过度用力的症状与体征。此外，通过了解病史和疾病诊断，可以使治疗师提前考虑在评定与治疗的过程中应注意的问题，从而避免发生不良反应。对于类风湿性关节炎患者，治疗师要特别注意患者的疼痛和疲劳水平；对于心肌梗死恢复期的患者，治疗师必须清楚哪些活动会加重心肌梗死恢复期患者的心脏负荷。然而，病历仅仅为治疗师提供了有关患者的病史和疾病诊断，要获得与作业疗法专业有关的问题还需与患者和其家属或照顾者进行交谈。

(二)与患者面谈

面谈是在特定的环境下与患者面对面进行的。从广义上说，在一般场合与患者的交谈如检查、测量中或作业活动训练中与患者的交流，在食堂、休息室里的聊天等均可视为面谈的方式，治疗师应充分、有效地利用这些机会与患者进行沟通。本节所强调的是在患者初诊时的正式场合下，作业疗法工作流程中的面谈。

1. 面谈的目的与意义　面谈的目的可以分为两个方面。

(1)听取患者关于过去、现在和将来的情况以及对未来的需求和想法等　OT师与患者交谈时需要重点了解的内容包括：①患者以往所承担的角色以及特定角色所承担的任务和今后所期望实现的角色；②患者的感受；③患者是否愿意参加治疗以及治疗的期望值、兴趣；④相关的家庭、社会、教育和职业背景。通过谈话了解其认知情况。这些情况不可能通过阅读病历或观察获得。关于患者的需求或想法等也可以通过其他方式如通过书面提问的方式进行收集，但通过面对面的谈话，可以从患者的表情、语气、态度、动作等获得书面答题所不能得到的内容。

(2)培育和建立与患者的和谐关系，利用交谈对患者进行治疗。

2. OT师在面谈时应注意的技巧　以治疗为目的(如心理疗法)的谈话，应遵循特定的原则与技术；在评定患者的社会心理技能时更要求OT师具备一定的谈话技能，有关内容将在第二十五章中专述。与以躯体障碍为主或以精神障碍为主的患者面谈时，由于谈话对象的障碍性质不同而具有不同的意义和重要性。在此不涉及面谈对象的具体障碍,而是根据作业疗法专业特点,对面谈的基本原则进行讨论。

●面谈应从自我介绍开始。此外,患者往往对作业疗法是什么专业,能够帮助他/她解决哪些问题,用什么特有的治疗手段解决问题等并不十分清楚,为此,有必要将作业疗法这一专业向患者做简明扼要的介绍和解释。

●OT 与患者之间可能会在文化、社会、教育、宗教等背景或价值观上有所不同,但重要的是不要拘于成见,不要将治疗师自己的价值观强加给患者,在谈话中要尽量注意回避可能会使患者感到有不同观点的语言。

●希望了解的内容要在面谈前整理好,即预先组织谈话内容。可采用加拿大作业活动测量(the Canadian occupational performance measure, COPM)表与患者进行交谈(见第二十三章)。提问时不要机械、生硬地一项一项追问,而要从容地、声调和缓地提问。当患者对提问发生抵触或出现无言状态时,应转换到与提问内容无关的话题上,切忌急于求成。当有时间限制或是发现患者出现疲劳、混乱或强烈抵触时要考虑终止谈话,改日继续进行。

●提问的方法、治疗师的目光、语态、姿势、态度、谈话时与患者的距离、面谈的环境,面谈注意事项以及面谈的内容等请参考第二章第二节。

以上面谈中的注意事项,作为初学者应加以训练但不必刻意设计成为正式的"面谈技术训练"场景,可以在日常生活中与亲友、朋友聚会时进行交谈练习。初学者要有意识地进行自我训练,达到能够自然地并有目的地与患者进行面对面的交谈,把握谈话的进度、广度和深度,并在面谈中逐渐赢得患者的信任,打下合作的基础。

除了与患者交谈之外,还应与患者的家人进行交流。治疗师可以从中了解他们对患者恢复的期望目标、残疾对患者日常生活的影响、对患者性格的影响以及对家庭的影响。

(三)观察

治疗师通过与患者交谈了解到其能做什么、不能做什么、期望能做什么以及优先考虑的治疗目标后,需要进一步观察患者实际完成这些作业活动的情况。在观察的过程中,治疗师要注意活动障碍种类和为完成日常生活活动所需要帮助的水平(即帮助量)。可以使用标准化的 ADL 评定量表进行观察。第二十三章将对不同的评定方法和量表进行介绍。

在患者不能完成特定的作业活动时,治疗师要进一步寻找限制完成该活动的原因,即哪些躯体或精神功能缺损是导致特定作业活动发生障碍的原因。这种假设是在对作业活动进行分析的基础上提出的。一个人能够成功地完成作业活动取决于构成该活动的基础功能正常并根据不同的作业活动需要能够将这些功能协调地整合在一起。穿一件套头毛衣时,上肢要具备一定肌力和关节的灵活性并需要一定的躯干控制功能和平衡功能;要能够区别领孔和袖孔之间有何不同,知道身体的哪个部分伸进哪个孔里;穿着的过程中能够感觉到各"孔"的位置和每个"孔"的不同用处才不至于穿错。此外,还应当能够判断在某一天、某种场合下穿这件毛衣是否合适。由此可以看出,尽管穿套头毛衣是非常简单的活动,但需要具备正常的运动、感觉、知觉以及认知功能并能够将其协调地整合在一起。患者不能独立完成该活动时的表现特点(种类)可以提示某种特定的功能缺损。患者由于不能举起一侧上肢而无法独立地完成穿套头毛衣时提示该上肢肌力、关节活动范围或感觉异常;如果患者能够举双上肢过头,但表情困惑地拿着毛衣,则提示患者有可能存在认知或知觉障碍。

(四)检查相关的功能障碍因素

对哪些功能障碍进行检查,是治疗师在了解了病史、疾病诊断之后,并在与患者交谈以及亲自观察的基础上作出的选择。一旦确定作业活动障碍的方面或种类并提出导致作业活动障碍的可能原因,治疗师需要进一步通过具体的评定来检验自己的假设或判断是否正确。例如,治疗师在观察一个患者的饮水动作时看到患者虽然能够拿起一只较重的陶瓷杯子,却不能送到嘴边。这种情况提示患者上肢的肌力可能不是引起动作受限的原因,而关节活动范围不足则是限制完成进食动作的重要因素。治疗师据此将选择做上肢肌力和关节活动度的检查。有关影响作业活动的躯体功能、认知功能以及心理社会成分的评定详见本章附录。

(五)建立作业疗法诊断

在综合、归纳和总结所有资料的基础上,提出作业疗法诊断。作业疗法诊断包括各种作业活动障碍和影响作业活动完成的各种相关因素。例如,一位脑卒中患者的作业疗法诊断包括如下内容:

1. 作业活动障碍　①进食障碍;②梳洗障碍;③穿衣障碍;④上下楼梯障碍。

2. 影响作业活动的因素

(1)躯体运动功能障碍　①患侧上肢痉挛、联带运动(病理性协同运动)模式;②下肢部分分离运动。

(2)认知障碍　①记忆障碍;②单侧忽略。

(3)环境障碍　①住宅内门的宽度不允许轮椅自由进出;②住宅入口处无斜坡、扶手。

建立作业疗法诊断后,为了确定治疗重点,治疗师还需要对种种作业活动障碍按照重要程度的先后顺序进行一些调整,使之与患者的考虑和需求一致。为此,治疗师要与患者及其家属坐在一起,从作业疗法诊断的角度向他们介绍患者存在的问题,并提出治疗目标。作业治疗师必须清楚,一个患者可能存在多种作业活动障碍,但是只有那些对患者来说是重要的活动才是治疗师需要优先、重点帮助解决的。如果一位脑外伤的主妇由于判断力、记忆力以及序列思维受损而不能做饭,但她的家里常年雇着保姆而并不需要她做饭,那么做饭这一项障碍就不必列入诊断和治疗中。如果患者的要求不切实际,治疗师则需耐心疏导、解释,帮助患者建立安全、可实现的治疗目标。

作业疗法的治疗目标一定要紧紧围绕提高作业活动的独立性来制订。例如,"扩大肩关节活动度至160°"不是作业疗法的治疗目标,而"扩大肩关节运动范围使患者能够用手摸到头,从而达到独立地洗头和梳头的目的"才是作业疗法所要实现的目标。

(六)病历记录

病历记录包括初期评定记录和治疗经过记录。

1. 初期评定记录　记录内容如下:

(1)主诉

(2)现病史及治疗经过

(3)既往史

(4)家族史

(5)职业史

（6）作业活动史

（7）作业疗法评定所见及结果

（8）合并症

（9）问题点

（10）治疗目标（远期目标、近期目标）

（11）治疗计划

2. 治疗经过记录　按照 SOAP 格式进行记录。举例如表 3 - 1。

表 3 - 1　治疗经过记录举例（肩关节半脱位患者）

日期	
2005/3/20	S（subjective）：患侧上肢不能活动
	O（objective）：肩峰下可触及凹陷
	A（assessment）：X 线检查肩关节正位片可见肩肱关节解剖异常，如肩峰下缘与肱骨头上缘间隙增大，提示肩关节半脱位
	P（plan）：使用肩吊带，对冈上肌、三角肌中后部纤维进行刺激，在反射性抑制体位下完成作业活动

小　结

作业活动既是作业疗法的治疗手段，又是作业疗法康复的目标。因此，作业疗法评定围绕作业活动展开，包括作业活动状况的评定、影响作业活动的内在因素与外在因素的评定。作业疗法评定的流程反映了作业疗法的理念与思维方法；评定内容反映了作业疗法的工作特点。初学者必须建立清晰的概念，才能以正确的方向指导实施作业疗法。

思考题

1. 面谈的内容、方法与技巧有哪些？

2. 在工作中如何选择不同的测量及评定方法？

3. 与作业疗法相关的常规评定项目有哪些？

附：作业疗法专业评定学授课内容与顺序

授课顺序	授课内容		本书章序
1	总论		第一章
2	作业疗法评定		第三章
3	作业活动的评定		第二十三章
4	影响作业活动的躯体功能因素的评定	(1)基本生理指标测量	第四章
		(2)人体形态学测量	第五章
		(3)关节活动度的测量	第六章
		(4)徒手肌力检查	第七章
		(5)肌张力的评定	第十章
		(6)发育性反射与反应的评定	第十一章
		(7)协调运动障碍的评定	第十二章
		(8)感觉功能的评定	第十七章
		(9)疼痛的评定	第十八章
		(10)运动控制障碍的评定	第二十章
		(11)耐力的评定	第二十二章
		(12)吞咽障碍的评定	第二十六章
5	影响作业活动的认知与社会心理成分的评定	(1)高级脑功能障碍的评定	第二十四章
		(2)社会心理技能和心理成分的评定	第二十五章
6	影响作业活动的环境因素的评定		第二十七章
7	生活质量的评定		第二十八章

（恽晓平）

第四章　基本生理指标的测量

学习目标
1. 了解各种生理指标的基本概念和影响因素。
2. 熟练掌握各种生理指标的测量方法。
3. 掌握各生理指标的正常范围。

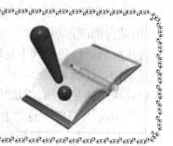

生命体征的测量是一般体格检查中的重要组成部分,其测量结果对于治疗师在了解患者当前状态、判断运动量、协助制订康复治疗计划以及判断康复治疗效果等方面均具有重要作用。治疗师应熟练掌握这一基本功,掌握体温、脉搏、呼吸、血压变化在康复治疗中的意义。

第一节　基本概念

生命体征包括体温、脉搏、呼吸和血压,这些体征是身体生理状况的重要指征,并且可以反映身体内部器官的功能。当身体生理状况发生改变时,生命体征也随之发生变化。在测量生命特征时,应明确其正常值范围,同时,定期监测生命体征可以得到患者病情的变化情况并显示对治疗的反应。很多因素影响生命体征的测量,如昼夜节律、运动、年龄、性别、代谢状况、一般身体状况、疼痛、用药等。

一、体温

体温是指机体深部的平均温度,表示身体产热和散热的平衡。人体体温保持相对恒定,不随外部环境改变而改变。

(一)体温调节系统

机体通过体温调节系统的作用使体温保持相对恒定,从而使体内正常细胞和组织器官能够正常工作。体温调节系统主要包括三部分:温度感受器、体温调节中枢、效应器。

1. 温度感受器　温度信息通过外周或中枢温度感受器传入到体温调节中枢。外周温度感受器主要为分布在皮肤表面的神经末梢,分为冷觉感受器和温觉感受器。中枢温度感受器位于脊髓、延髓、脑干网状结构及下丘脑中,视前区 – 下丘脑前部最为重要,存在热敏神经元和冷敏神经元。

2. 体温调节中枢　视前区 – 下丘脑前部是体温调节的基本中枢,其功能为协调产热与散热,以稳定体温。通过影响效应器,下丘脑体温调节中枢在产热与散热之间达到精确的平衡。在健康人,体温被精确调节在 37℃(98.6°F),即调定点温度。当体温低于调定点温度时,温度信息通过传入神经输送到下丘脑体温调节中枢,经中枢整合后调节产热反应,使体温升高。相反,当体温高于调定点温度时,机体散热,体温降低。这些反应经过躯体神经和自主神经系统通路将信息输送至效应器。

3. 效应器 效应器的功能是增加或降低机体产热,主要包括皮肤血管舒缩反应、分泌内分泌激素调节代谢率、骨骼肌反应(寒战)、汗腺分泌。

(二)机体产热与散热机制

1. **体温降低时** ①信息传至下丘脑后激活交感神经,使全身表皮血管收缩,血流量减少,因此向周围散热减少。②减少或禁止汗腺活动,从而减少热量散发。③寒战。寒冷信息通过皮肤感受器传导到下丘脑,激活交感神经系统,导致骨骼肌活动频率增加,出现寒战,产热量增加。④激素调节。内分泌激素也影响产热,去甲肾上腺素和肾上腺素通过增加细胞代谢使机体热量增加,但维持时间短,甲状腺素使产热缓慢增加,但维持时间长。

2. **体温升高时** 身体通过体温调节系统被激活来散热,主要通过四种方式散热:辐射、传导、对流、蒸发。辐射是通过电磁波的形式将热量转移到周围。传导是热量通过液体、固体或气体从一个物体转移到另一个物体,需要两个物体直接接触。对流是热量通过空气或液体的运动来转移。蒸发是指液体转变为蒸气的散热方式,通常经过呼吸道或皮肤排汗来散热。体温调节机制见图 4 - 1。

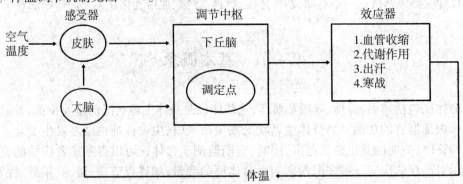

图 4 - 1 体温调节机制

(三)影响体温的因素

正常体温在不同个体之间略有差异,且受机体内、外环境因素的影响稍有波动。

1. **昼夜节律** 体温在 24 小时内发生有规律的变化,清晨(2AM～6AM)体温最低,午后(1PM～6PM)体温最高。体温波动一般不超过 1℃。

2. **年龄** 婴儿由于体温调节系统发育不完善,体温高于成人,容易受外界温度的影响。儿童的体温也高于成人。老年人的体温降低,因为其代谢率降低、皮下组织减少、活动减少、饮食减少。

3. **运动** 运动对体温的影响非常重要,剧烈运动由于增加代谢率会明显增加体温,肌肉收缩可使产热增加。在运动中,体温与运动的负荷量有关。

4. **性别** 女子的基础体温随月经周期发生波动,在排卵期体温会增加 0.3℃～0.5℃,体温升高直至月经期,而后体温降至正常。妊娠由于机体代谢增加,体温增加大约 0.5℃,产后体温恢复正常。

5. **外部环境温度** 外部环境温度升高,体温会相应升高;相反,环境温度降低,体温会相应降低。如在高温环境下机体不能及时散热,容易导致中暑。

6. 其他 体温测量位置、精神紧张、情绪激动、进食等因素会使体温波动。

二、脉搏

脉搏是左心室收缩时动脉内的血流波动在血管壁的体现。在左心室每一次收缩时,血液被泵入主动脉,主动脉壁的弹性使动脉扩张接受泵入的血液,血液在全身动脉内波动,这种波动被称为脉搏。

脉搏在一定程度上反映循环系统的功能状态,如心率、心缩力量、动脉管壁性能等,也间接反映机体的功能状态。所有影响心率和心输出量的因素均可以影响脉搏。

1. 年龄 胎儿的脉率为每分钟 120 ~ 160 次,新生儿的脉率为每分钟 70 ~ 170 次,平均每分钟 120 次,随年龄增加脉率逐渐降低,直至在成年时稳定,为每分钟 60 ~ 100 次。老年人脉率减慢,约为每分钟 55 ~ 60 次。

2. 性别 男性脉率要稍低于女性。

3. 情绪 情绪激动时,交感神经兴奋,脉率会相应增加。

4. 运动 在运动时,骨骼肌的耗氧量增加,毛细血管开放增多,心率增加以使更多的血液流入肌肉,满足耗氧量增加的需求。监测患者的脉率是物理治疗师评定患者对训练反映的一个重要方法,当训练量增加时,脉率增加。

5. 其他 进食、体温升高、血压增高会影响脉搏。

三、呼吸

呼吸指空气通过鼻腔和咽部进入体内,在鼻咽部被温暖、过滤和湿润后,经过喉、气管、支气管、细支气管,到达终末细支气管、肺泡,进行气体交换。呼吸包括吸气和呼气,吸气通过膈肌和肋间外肌收缩来完成,当吸气肌收缩时,膈肌下降,肋间外肌上提肋骨、胸骨向上、向外,胸腔容积因此增加,肺扩张。平静呼吸时,呼气为被动过程,吸气肌放松,胸骨、肋骨回到原来位置,肺回缩。用力呼吸时,呼气是主动的,呼气肌主要包括肋间内肌和腹壁肌,肋间内肌和腹壁肌收缩,肋骨、胸骨下移,膈肌上移,胸腔容积减少,肺容积复原。

(一)调节机制

呼吸的调节功能是一个复杂的过程,包含神经和化学因素以及心血管系统的参与。呼吸由位于延髓腹外侧的呼吸中枢控制,呼吸肌由运动神经控制,呼吸中枢控制呼吸速度和深度,以反映机体的代谢情况。

1. 化学因素对呼吸的调节 化学感受器分为中枢性和外周性化学感受器。中枢性化学感受器位于延髓腹外侧,对动脉血内二氧化碳和氢离子浓度改变非常敏感,二氧化碳和氢离子浓度增加将刺激呼吸增加。外周性化学感受器位于颈动脉体和主动脉体,它对动脉血氧分压非常敏感,当动脉血氧分压降低时,将传入冲动到呼吸中枢,刺激呼吸肌的运动神经元增加潮气量,或增加呼吸速度使呼吸加深加快。但是,只有当动脉血氧分压降低至 60mmHg(正常值为 90 ~ 100mmHg)以下时,外周化学感受器才促进呼吸。

2. 呼吸的反射性调节 呼吸也受保护性牵张反射(也称为 Hering – Breuer 反射)影响,牵张感受器通过监测进入肺内的空气量来影响呼吸,当牵张过度时,感受器发出冲动至呼吸中枢阻止进一步吸气。

(二) 影响因素

许多因素能够改变正常呼吸,代谢率的增加会导致呼吸速度的增加,相反,代谢率降低,呼吸也随着降低,许多影响因素,如年龄、体形、身高、运动和体位等都可以影响呼吸。

1. 年龄　新生儿的呼吸速度为每分钟 30～60 次,随着年龄增长,呼吸减慢,成人为每分钟 12～18 次,老年人的呼吸速度增加是由于肺的弹性降低及其交换效率降低所致。

2. 性别　男性肺活量要大于女性,成人大于未成年人和儿童。

3. 体形　瘦高体形的人肺活量要大于肥胖体形的人。

4. 运动　运动对呼吸影响较大,应注意观察患者训练时的呼吸速度和深度,呼吸速度和深度随着氧耗量和二氧化碳产生量增加而增加。

5. 体位　仰卧位容易造成气体停滞,胸部压迫和胸内血流量增加会限制肺容积的增加。

四、血压

血压是指血液对血管壁的压力,由于血液从高压处流向低压处,血压在动脉里最高,毛细血管次之,静脉最低。通常血压指的是动脉血压。在心室收缩时,主动脉压急剧升高,在收缩期的中期达到最高值,称为收缩压,心室舒张时主动脉压下降,在舒张期末期达到最低值,称为舒张压,收缩压和舒张压的差值称为脉压。

(一) 调节机制

血压主要由心血管运动中枢调节,在安静状态下,心血管运动中枢产生低频冲动至交感缩血管纤维,使血管平滑肌保持一定的收缩度,在血压波动时,心血管运动中枢产生冲动至交感缩血管纤维,使血管平滑肌收缩程度减低或增强。心血管运动中枢通过接受感受器传入的不同冲动来调节血压,感受器包括动脉压力感受器和化学感受器。动脉压力感受器是位于颈动脉窦与主动脉弓血管外膜下的感觉神经末梢,感受血管壁的机械牵张程度,当血压升高时,动脉管壁被牵张的程度升高,动脉压力感受器传入的神经冲动增多,心血管运动中枢产生冲动增多,使迷走神经紧张度增高,交感神经和交感缩血管纤维紧张度减弱,导致心率减慢,心输出量减少,外周血管阻力降低,故血压下降,在一定范围内,压力感受器的传入冲动频率与动脉管壁的扩张程度成正比。反之,当血压下降时,动脉压力感受器传入的神经冲动减少,使迷走神经紧张度减弱,交感神经和交感缩血管纤维紧张度增强,导致心率增快,心输出量增加,外周血管阻力增高,故血压回升。化学感受器位于颈总动脉分叉处和主动脉弓区域,被称为颈动脉体和主动脉体化学感受器,主要感受血液的某些化学成分变化,如:缺氧、二氧化碳分压过高、氢离子浓度过高等,化学感受器受到刺激后,其感觉冲动传入至延髓心血管运动中枢和呼吸运动中枢,其产生的主要效应是呼吸加深加快,从而改变心率、心输出量和血管紧张度。血压还受体液调节的影响,通过肾素－血管紧张素系统,肾上腺素、去甲肾上腺素、血管升压素的影响而升高或降低。

(二) 影响因素

许多因素影响血压,包括血流量、血管直径、血管壁弹性、心输出量、年龄等。

1. 血流量　体内的循环血量直接影响血压,血流量减少(如贫血)会使血压降低,血流量增加(如输血)会使血压升高。

2. 血管直径和血管壁弹性　血管直径的大小和血管壁弹性会影响外周血管阻力,从而引起收缩压和舒张压的变化。血管壁的扩张和收缩会引起外周阻力的降低和增加。如果心输出量不变而外周阻力加大,舒张压将明显升高,但收缩压的升高不如舒张压升高明显,脉压也相应减少。反之,当外周阻力减少时,舒张压的降低比收缩压降低明显,脉压增大。一般情况下,舒张压的高低主要反映外周阻力的大小。

3. 心输出量　在外周阻力不变的情况下,心输出量增加,血压升高,主要为收缩压升高,舒张压升高不多,脉压增大。心输出量减少,血压降低,主要为收缩压降低,脉压减少。一般情况下,收缩压的高低主要反映心输出量的多少。

4. 年龄　血压随年龄变化,出生以后血压随年龄增长而升高,到 17~18 岁时达到成人血压,正常成人血压通常为 120/80mmHg。老年人的动脉管壁硬化,动脉弹性减弱,故收缩压明显升高,舒张压明显降低,脉压增大。

5. 运动　运动会增加心输出量,从而导致血压升高,血压升高与运动负荷大小有一定关系。

6. 其他　测试时上臂的位置、情绪变化等都可能影响血压。

第二节　检查方法

生命体征(体温、脉搏、呼吸和血压)的测量方法较多,在此介绍物理治疗师容易掌握和实施的测量方法。其中,体温和血压的测量需要相应的仪器,如体温计和血压计,脉搏和呼吸的测量不需仪器,可在康复训练中随时随地进行,测量较为方便。

一、体温

测量体温的方法包括腋测法、口测法和肛测法。物理治疗师一般采用腋下或口腔测量体温。

1. 腋测法　在确保患者舒适的情况下,暴露腋窝,将腋窝汗液擦干(有汗会使体温降低),将体温计放于腋窝深处,置于上臂和躯干之间,用上臂夹紧,放置 10 分钟后读数。

2. 口测法　在确保患者舒适的情况下,将消毒过的体温计放入患者舌下,嘱患者紧闭口唇,不要将体温计移位,放置 5 分钟后读数。

二、脉搏

测量脉搏时,多采用位于骨表面易于触及的浅表动脉,如桡动脉,在特殊情况下,也可检查颞动脉、颈动脉、肱动脉、股动脉、足背动脉。测量时,治疗师应并拢示指、中指、环指,将三指指腹置于手腕桡动脉处,仔细感觉脉搏搏动情况,应计数 30 秒,以计数脉率,并感觉脉律、脉搏强度。

三、呼吸

在测量呼吸时,应注意不要被患者注意到正在测量,因为一旦被注意到,呼吸特征可能被改变。因此,在测量脉搏后,可将手指继续置于桡动脉上,同时测量呼吸。在测量呼吸时,应同时观察胸廓运动。计数 30 秒,注意观察呼吸的频率、节律及特征。正常成人静息状态下呼吸频率为 16~18 次/min,呼吸与脉搏之比为 1∶4,节律均匀而整齐。

四、血压

测量血压需要应用血压计。血压计有汞柱式、弹簧式和电子血压计,以汞柱式最为常用。测量血压时,嘱患者休息5～10分钟后,协助患者采取坐位或仰卧位,暴露前臂,肘部应与心脏在同一水平,上臂伸直并轻度外展。将袖带在肱动脉表面皮肤处缚于上臂,袖带中心与肱动脉在一直线上,袖带下缘于肘弯横纹上2～3cm。检查血压计的汞柱位于0刻度上,在肘窝处触知肱动脉搏动,再将听诊器胸件置于肘窝处肱动脉上,轻压听诊器胸件与皮肤密切接触,既不可压得太重,又不得与袖带接触,更不可塞在袖带下。然后,向袖带内充气,边充气边听诊,待肱动脉搏动消失,再将汞柱升高2.6～4.0kPa(20～30mmHg)后,开始缓慢放气,两眼平视汞柱缓慢下降,听到第一次声响时的汞柱数值为收缩压,继续放气,声音消失时的汞柱数值为舒张压,收缩压与舒张压之差为脉压。测试方法见图4－2。

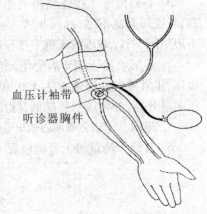

血压计袖带
听诊器胸件

图4-2 血压测量方法

第三节 结果记录与结果分析

在测量生命体征(体温、脉搏、呼吸和血压)后,需要读出测量结果,并与相应的正常值进行比较,以决定其正常或异常,若为异常,物理治疗师需要对其进行分析,以找出异常原因。并且,需要进行多次测量,进行前后对比,以评价治疗效果。

一、体温

(一)正常和异常体温

正常成年人清晨安静状态下的腋窝体温为36℃～37℃,口腔体温为36.3℃～37.2℃。体温超过正常体温范围均为异常体温。

1. 体温升高 机体温度升高通常被称为发热,是指致热原直接作用于体温调节中枢、体温中枢功能紊乱或各种原因引起的产热过多、散热减少,导致体温升高超过正常范围的情形。按体温状况,发热可分为:低热:37.3℃～38℃;中等热:38.1℃～39℃;高热:39.1℃～41℃;超高热:41℃以上。发热原因可分为各种病原体所致感染性发热和非感染性发热两种。发热的过程分三个阶段:体温上升期、高热期、体温下降期。发热的临床症状随不同病因而不同,症状主要包括:一般不适感、头痛、脉搏增加、呼吸加快、畏寒、寒战、缺乏食欲、皮肤苍白等,体温升高达高峰一段时间后,可出现意识混乱、抽搐或昏迷,这些症状尤其在5岁以下儿童易发生,可能与体温调节中枢发育不完善有关。

2. 体温过低 体温过低是指暴露于低温环境时导致低体温。暴露于低温环境时,机体代谢率降低,体温逐渐降低。当机体体温低于34.4℃时,体温调节中枢功能将会严重受损,当体温低于29.4℃时,体温调节中枢功能将会丧失。体温过低的症状包括:脉搏降低、皮肤苍白、发绀、皮肤感觉降低、反应降低、昏睡,直至昏迷,如果治疗延误,会导致死亡。

(二)康复训练注意事项

康复训练时,应使患者感觉温度舒适,避免外界温度对体温的影响,康复训练室内应有空调设备,以控制室温。体温超过38℃的发热患者禁忌进行康复训练,在体温正常2~3天后患者一般情况良好的情况下可恢复训练。对体温低于38℃的低热患者在训练时应降低训练强度,同时注意观察体温情况。

二、脉搏

(一)正常和异常脉搏

检查脉搏时应注意脉搏的速率、节律、强弱、波形等情况,两侧均需触诊,以作对比,正常人两侧差异很小,难以察觉。但在某些疾病时,两侧脉搏会出现明显差异。检查脉搏时,必须注意脉搏的脉率、脉律、强弱、波形等。

1. 脉率 是每分钟心跳的次数,正常成年人安静状态下脉率为每分钟75次(正常范围为60~100次),与心率相一致。有许多因素影响脉率,如:年龄、性别、情绪、身体活动状况。体形也影响脉率,瘦高体形的人通常脉率要低于肥胖体形的人。病理情况下,脉搏可增快或减慢,增快(>100次/分)可见于发热、贫血、疼痛、甲状腺功能亢进、心力衰竭等;减慢(<60次/分)可见于伤寒、甲状腺功能减退、病态窦房结综合征或服用某些药物(心得安、地高辛等)。另外,要注意脉率和心率是否一致,正常人脉率和心率相等。某些心律失常时,如心房颤动,脉率少于心率,这种现象又称为脉搏短绌。

2. 脉律 是指心脏搏动之间的间歇,是心脏搏动节律的反映。正常人脉律是规整的,其心搏之间的间歇是相等的。在心律失常时,脉律出现不规整,如心房颤动时脉律完全无规律,Ⅱ度房室传导阻滞时心房激动不能下传心室,出现脉搏脱落,脉律不规则,称为脱落脉。

3. 脉搏强弱 取决于每次心室收缩时流经动脉的血流量。血流量多时,脉搏增强,称为洪脉,多见于发热、甲状腺功能亢进、主动脉瓣关闭不全;血流量减少时,脉搏减弱,称为细脉,见于心力衰竭、主动脉瓣狭窄和休克等。

4. 波形 正常脉搏波形包括升支、波峰和降支,升支陡直,降支较平缓,降支上有一切迹,继之一小的波峰。重搏脉是指脉搏降支后的小波峰增大,能够被触及,即收缩期和舒张期各触及脉搏一次,脉搏重复见于伤寒、长期发热。交替脉是指节律正常而强弱交替出现的脉搏,见于急性心肌梗死、高血压性心脏病、主动脉瓣关闭不全等。奇脉是指吸气时脉搏减弱而呼气时脉搏恢复的现象,多见于缩窄性心包炎、心包积液、心包填塞。正常人吸气和呼气时脉搏强弱无明显变化。脉搏波形见图4-3。

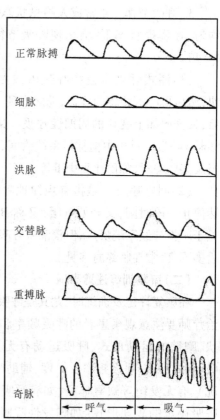

图4-3 正常和异常脉搏波形

（二）康复训练注意事项

在康复训练中,应将运动训练对于心率及脉率的影响作为观察康复疗效的一个指标进行常规监测。安静时脉搏超过 100 次/min 的患者应禁忌进行康复训练。在心率和脉率一致的前提下,可通过观察脉率来判断运动强度。一般来说,一个健康成人在训练15~30min的后期其最大脉率不应超过其预测最大脉率的 60%。训练后患者的脉搏比平时加速 30% 以上,脉搏增快超过 120 次/min,心律失常超过 10 次/min,应停止训练。

三、呼吸

（一）正常和异常呼吸

正常人在静息状态下呼吸运动稳定而有节律,正常情况下吸气为主动运动,呼气为被动运动。

1. 呼吸频率　正常成人静息状态下,呼吸为 16~18 次/min,呼吸与脉搏之比为1:4。呼吸频率超过 24 次/min 称为呼吸过速,见于发热、疼痛、贫血、甲状腺功能亢进等,呼吸频率低于 12 次/min 称为呼吸过缓,见于麻醉剂或镇静剂过量和颅内压增高等。

2. 呼吸深度　呼吸浅快见于呼吸肌麻痹、腹水、肥胖以及肺部疾病,如肺炎、胸膜炎等。呼吸深快见于剧烈运动时、情绪激动、紧张,以及代谢性酸中毒、糖尿病酮症酸中毒、尿毒症酸中毒等,这种深快的呼吸又称为 Kussmaul 呼吸。

3. 呼吸节律　正常成人静息状态下,呼吸节律均匀,在病理状态下,会出现呼吸节律的变化(图 4-4)。

（1）潮式呼吸　是指呼吸由浅慢逐渐变为深快,然后再由深快转为浅慢,随之出现一段呼吸暂停后,又开始如上变化的周期性呼吸。又称 Cheyne - Stokes 呼吸。见于中枢神经系统疾病,如脑炎、脑膜炎及某些中毒,如巴比妥中毒等。

（2）间停呼吸　是指有规律地呼吸几次后,突然停止一段时间,又开始呼吸,又称 Biots 呼吸。多见于中枢神经系统疾病,但较潮式呼吸更为严重,预后多不良,常在临终时多见。

（二）康复训练注意事项

在康复评定及训练时,尤其是呼吸训练时,物理治疗师要注意观察患者的呼吸频率和节律、胸廓形状、胸壁的运动形式、呼吸运动有无异常(腹式呼吸、胸式呼吸、呼吸频率及幅度、辅助呼吸肌参与情况)、有无发绀等缺氧体征,如有呼吸困难,要注意呼吸困难的表现形式(如阵发性呼吸困难、端坐呼

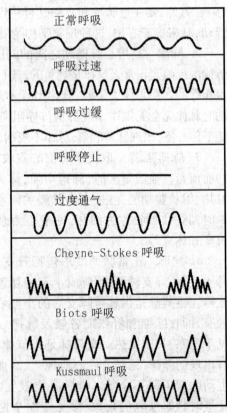

正常呼吸

呼吸过速

呼吸过缓

呼吸停止

过度通气

Cheyne-Stokes 呼吸

Biots 呼吸

Kussmaul 呼吸

图 4-4　正常和异常呼吸模式

吸等),以根据患者的具体病情制订康复计划。在康复训练时,若患者出现呼吸急促或呼吸困难等症状,应立即停止训练。

四、血压

(一)正常和异常血压

1. 正常人安静状态下血压标准 收缩压<18.6kPa(140mmHg),舒张压<12.0 kPa(90mmHg),脉压标准为4.0~5.3 kPa(30~40mmHg)。

2. 高血压 收缩压为18.6kPa(140mmHg)或以上,和(或)舒张压为12.0kPa(90mmHg)或以上,称为高血压。其症状可包括:头痛、头晕、烦躁、恶心、呕吐及心、脑、肾等器官损害。多见于原发性高血压、其他疾病继发的高血压,如肾脏疾病、甲状腺功能亢进、肾上腺皮质和髓质肿瘤等。

3. 低血压 血压低于12.0/8.0kPa(90/60mmHg)时,称为低血压。症状为:面色苍白、烦躁不安、皮肤湿冷、脉细而快甚至晕厥,多见于休克、心肌梗死、心力衰竭、肾上腺皮质功能减退等。

4. 脉压增大和减少 脉压≥5.3kPa(40mmHg),称为脉压增大,见于主动脉瓣关闭不全、动脉导管未闭、甲状腺功能亢进等。脉压≤3.9kPa(30mmHg)称为脉压减少,多见于主动脉瓣狭窄、心力衰竭、低血压、心包积液等。

(二)康复训练注意事项

在康复训练过程中,应严密监测体位(仰卧或直立)以及运动训练对血压的影响。对血压不正常(安静时舒张压在120mmHg以上或收缩压在200mmHg以上),有临床症状(如心力衰竭失代偿状态,有心源性哮喘状态、呼吸困难、全身浮肿、胸水、腹水等症状;心肌疾患发作在10日以内;重度心律不齐;安静时有心绞痛发作;持续的或不稳定型心绞痛;发作后处于不稳定状态的心肌梗死等)的患者应禁忌进行康复训练。长期卧床的患者静脉管壁的紧张度降低,血压可扩张性增高;在由仰卧位突然转换为直立位时,可因大量血液积滞在下肢,回心血量过少而出现血压下降,即直立性低血压,严重时可出现晕厥;脊髓损伤者由于长期处于卧位或坐位,在康复训练时,尤其是在进行体位变换时,物理治疗师应注意观察患者血压情况,若血压反应显著异常应停止训练,在训练过程中要密切观察病人反应。正常情况下,训练时的收缩压随运动负荷的增加而逐步升高,舒张压一般保持不变或轻度下降。在运动过程中,血压变化的观察能够提供有价值的临床信息,在发生高血压性反应(收缩压>200mmHg,舒张压>110mmHg),或收缩压下降10~20mmHg,出现头痛、头晕、烦躁、恶心、面色苍白、呼吸困难等症状时,应立即停止训练,给以必要的处理。每次训练包括准备活动、训练活动和整理活动,准备活动和整理活动,都要通过逐渐增加运动强度使心血管系统逐渐适应,有助于减少心律失常的发生。

小 结

通过监测生命体征,物理治疗师可以获得很多有关患者生理状况的重要信息。这些测量结果可协助物理治疗师了解患者身体状况,从而制订相应的治疗计划和评价患者对康复治疗的反应。关于生命体征的测量方法在本章里已经描述,但是由于许多因素影响生命体征的测量结果,所以应该定期测量生命体征,并将其记录在专门的表格里,以获得患者具体的、系统的测量信息,便于进行前后对比,了解康复治疗的效果。

思考题

1. 测量血压的方法与注意事项有哪些?
2. 在什么情况下脉搏与心率不一致?

（胡雪艳）

第五章 人体形态学测量

学习目标
1. 掌握不同部位的体表标志。
2. 掌握身长指标的测量方法和周径测量方法。
3. 了解皮下脂肪厚度的测量方法。
4. 掌握姿势的观察方法。

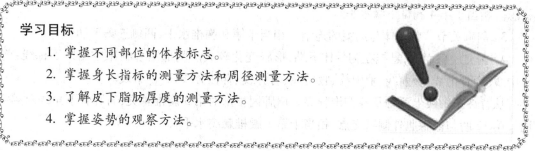

人体形态学测量(anthropometric measurement)指测定身体整体与局部的长度、周长、距离和容积,内容包括身长、体重、坐高、胸围、腹围、头围、指距、四肢长度和周径、皮下脂肪厚度以及人体姿势等。

根据年龄、性别、发育状况的不同,人体身体形态各有差异,并受遗传、疾病、外伤、障碍的影响不断发生变化。为了了解因发育、伤病所致的身体形态方面的变化,客观地表现形态障碍如截肢、肢体浮肿或下肢不等长等对于功能状态的影响程度,临床上有必要进行准确、客观的测量和记录,以协助疾病的诊断和为制订康复治疗方案、判断康复效果提供依据。

第一节 测量标志点

测量肢体的长度、周径等项目时,测量的部位不同,数值相差很大,尤其是肌肉丰满或粗细变化较大的部位更为突出,如大腿与小腿的周径、胸围、腹围等。

为了使测量更加准确以提高其可比性,测量时将体表的突起和凹陷作为标志点。在解剖学上根据突起的大小、形态及明显程度可分为突、棘、隆起、粗隆、结节、角、嵴等,长骨两端可分为头、小头、髁、上髁及踝等。骨面的凹陷又分别称为窝、凹、沟、压迹、切迹等等。

一、颅区体表标志

颅区分为颅顶和颅底两部。在临床上有实用意义的体表标志有:
1. 头顶点　顶骨后方的最凸隆点,也称顶结节。
2. 眉弓　在眉毛下方,为一条状骨性隆起。
3. 颧弓　位于外耳道开口前方的水平线上。
4. 下颏隆起　下颌骨前面正中部,呈上下的线状隆起。

5. 乳突　在耳垂后方,为一圆锥形隆起。

6. 枕外隆突　枕骨外面的隆起。

二、胸部体表标志

胸骨上宽下窄,位于胸前壁正中,可分胸骨柄、胸骨体、剑突三部分。

1. 胸骨颈静脉切迹　胸骨柄上缘正中。

2. 胸骨角　胸骨柄与胸骨体连接处,向前突出。两侧连接第 2 肋骨,可作为计数肋骨的标志。相当于第 4 胸椎下缘水平。

3. 剑胸关节　胸骨体与剑突的连结。相当于第 9 胸椎水平,两侧连第 7 肋骨。

4. 剑突　扁而薄,悬挂在胸骨体下端,形状变化较大。胸部结合临床常用以下标线:前正中线、锁骨中线、腋前线、腋中线、腋后线、肩胛线、脊柱旁线、后正中线。

从背部正中线上可触及各胸椎棘突。肩胛冈根部对第 3 胸椎棘突,肩胛骨下角约对第 7 肋。第 12 肋与骶棘肌外侧缘交点,相当于第 1 腰椎棘突水平。

三、腹壁体表标志

骨性标志,上方有胸骨剑突、肋弓、第 11 肋前端;下方有耻骨联合、耻骨结节、髂前上棘、髂嵴与髂结节。脐的位置不恒定,约相当于第 3 ~ 4 腰椎之间水平。腹前壁移行于大腿处为腹股沟,在深部有腹股沟韧带。

四、骨盆体表标志

在皮下可触及耻骨联合及其外侧的耻骨结节,髂嵴及其前端的髂前上棘、骶骨和尾骨。男性在阴囊根部的后方可触及耻骨下缘和耻骨弓。

五、上肢体表标志

在肩部可以摸到锁骨全长、肩胛冈。上肢近端顶部可能触及肩峰。外侧部可见三角肌的圆形隆起。上臂前面可见肱二头肌隆起,肱二头肌两侧可触及肱二头肌内、外侧沟。上臂下端两侧可摸到肱骨内、外上髁和鹰嘴,腕部两侧可摸到桡骨茎突及尺骨茎突,手掌两侧可见大鱼际肌和小鱼际肌。

六、下肢体表标志

髂嵴全长均可摸到,前端为髂前上棘,后端为髂后上棘。股骨大转子位于大腿外上方。膝部可以触到髌骨,股骨内、外上髁和胫骨内、外侧髁,胫骨粗隆及腓骨小头。踝关节可以摸到内、外踝。足部最末端为跟骨点,最前端为足尖。

人体形态测量常用的标志点如图(图 5 - 1)。

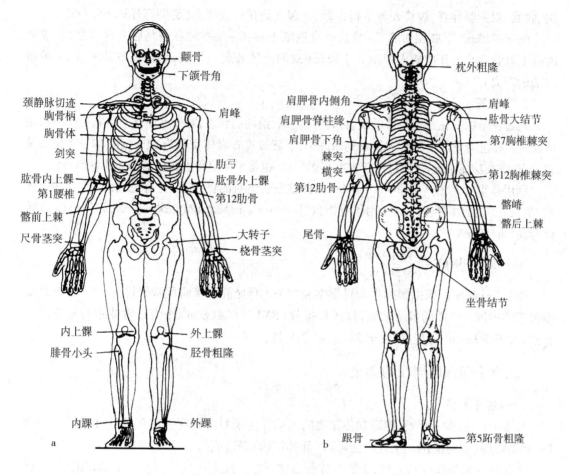

图 5 - 1　人体形态测量常用体表标志

a. 前面观;b. 背面观

第二节　测量内容与方法

测量包括身长指标(身长、四肢长、残端长)、体重和周径(躯干与四肢)指标、皮下脂肪厚度以及姿势的观察。

一、身长与体重的测量

(一)身长

身长是骨骼发育情况的主要指标。此外,临床中还根据身长评价肺活量,计算体表面积及拐杖的长度等。

身长因时间不同而有所差别,人的身长一般在清晨较高、傍晚较低。这是因为经过一天的活动和身体重力的作用,足弓变浅,脊柱椎体间隙变小,椎间盘变薄,脊柱的弯曲度也会略微增加。经过一夜的休息后身长又复原。所以,身长测量应在相同的时间、条件下,用同一方法进行测量,以减少误差。一般定为上午 10 点左右测量。测量时,应保持头正、颈直、挺胸、收腹、双下肢伸直,被检查者不得穿鞋,足跟并拢在一条线上,足尖打开约 30°~40°。

随年龄增长,下肢相对变长,身长中点逐渐下移:6~7 岁时在脐与耻骨联合之间,成年时降至耻骨联合。正常成人指距等于身长(双侧上肢外展,肘、腕、手指关节伸展,两侧手指末端的距离)。

(二)体重

通过体重的变化掌握身体的发育、营养、萎缩、消耗的状态,对于儿童还可以根据体重决定服药量。在进行平衡功能测试和康复训练中,了解被检查者体重将有助于判断其身体重心及其分布、平衡功能状况,为制订治疗方案提供依据,也是平衡障碍生物反馈的重要观测指标。

利用体重计测量体重(body weight)。体重没有绝对的正常值,更有意义的是体重比(体重/身长)。目前国际上广泛使用体重指数(body mass index, BMI)这一概念,即体重(kg)除以身高(m)的平方:

$$体重指数(BMI) = \frac{体重(kg)}{[身高(m)]^2}$$

单位是 kg/m^2。根据国际生命科学学会中国人群肥胖与疾病危险研讨会 2001 年 6 月最新公布的中国人肥胖的最新标准,将体重指数(BMI)为 $24kg/m^2$ 作为正常体重与超重的分界点,大于 $24kg/m^2$ 为超重;大于 $28kg/m^2$ 为肥胖。

二、躯干与四肢周径的测量

(一)躯干周径

1. 胸围　胸围是呼吸、循环功能重要的间接评定项目。胸廓扩张度差往往是因形态障碍、运动障碍(颈髓损伤)、生理功能障碍(肺部疾病)等造成的。

测量体位取坐位或站立位,上肢在体侧自然下垂。成人用皮尺测量三个部位的周径,即腋窝高、乳头高、剑突高。测量小儿胸围时取平乳晕下缘与肩胛骨下角水平的胸部周径。

深呼气与深吸气的胸围之差可以反映胸廓扩张度。正常成人剑突处的胸廓扩张差一般在 5cm 以上。

2. 腹围　为了解营养吸收的状态或观察腹水、肠梗阻等病人腹胀的消长情况常需要测量腹围。此外,腰围是反映脂肪总量和脂肪分布的综合指标。

测量时取站立位,双脚分开 25~30cm,上肢在体侧自然下垂,体重均匀分配。测量位置在第 12 肋骨下缘和髂前上棘连线的中点即最细的部位。将测量尺紧贴软组织,但不能压迫。

测量腹围时,要注意腹围的大小与消化器官内容物充满和膀胱充盈程度有关。男性正常的腰围大于 85cm 提示肥胖,而女性的腰围大于 80cm 即为肥胖。

3. 臀围　取站立位,双侧上肢在体侧自然下垂。测量大转子与髂前上棘连线中间臀部最粗的部分。

(二)四肢周径

四肢周径用皮尺测量。皮尺应与四肢长轴垂直呈直角,不可倾斜。测量周径时,皮尺围绕肢体的松紧度以皮尺在皮肤上可稍移动为宜。测量单位为 cm,通常每隔 5cm 测量一次。测量部位、体位及测量点总结于表 5-1 中。

如果因肱二头肌萎缩而难以确定最大膨隆部分时,测量上臂周径宜取肘屈曲位。解剖结构与临床病理改变不同,测量点的选择亦有所区别。例如,了解膝关节肿胀程度,应选择髌骨上缘测量;通过测量髌骨上缘 5~10cm 处的大腿周径反映出股内侧肌和股外侧肌的情况(萎缩或肿胀);髌骨上缘 15cm 以上则为大腿全部肌群的情况。因此,记录中需注明测量点。此外,观察水肿变化时,应在每天或每周同一时间进行测量。

表 5-1　四肢周径的测量部位、体位与测量点

测量部位	测量体位	测量点
上臂最大周径 (肘伸展位)	上肢在体侧自然下垂,肘伸展	上臂中部、肱二头肌最大膨隆部(肌腹)
上臂最大周径 (肘屈曲位)	肘关节用力屈曲(即肘屈肌呈最大 收缩状态)	同上
前臂最大周径	前臂在体侧自然下垂	前臂近侧端最大膨隆部
前臂最小周径	同上	前臂远端最细的部位
大腿周径	仰卧位,下肢稍外展,膝伸展	大腿中央部、髌骨上缘及上方 5、10、15、20cm 处
小腿最大周径	同上	小腿最粗的部位
小腿最小周径	同上	内、外踝上方最细的部位

三、四肢长度的测量

使用皮尺测量四肢长度。测量时取四肢左右对称的自然伸展位,骨盆无倾斜。为减少测量误差,必须选择并将皮尺放置在正确的解剖标志点上。必要时要画出标记,测量单位 cm,每隔 0.5cm 记录一次。上、下肢长的测量部位与测量点参见图 5-2、3 及表 5-2。

下肢长度的测量包括真性长度测量和外观长度测量。在观察步态中注意到患者下肢不等长时,应进行下肢真性长度的测量。下肢长度的真正差异是由于胫骨或股骨短缩所致。患者仰卧,双膝屈曲,双足平放在检查台上。通过正面观察双侧膝关节是否同高来判断下肢不等长的原因。肢体短的一侧膝关节低,提示腿的长度差异是由于胫骨短缩所致;肢体短的一侧膝关节低并且较另一侧靠后(正面观),提示下肢短缩是由于股骨长度变短所致(图 5-4)。外观长度差异多由于髋关节屈曲或内收畸形,或骨盆倾斜所致。

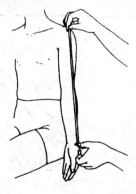

图 5-2　上肢长的测量点

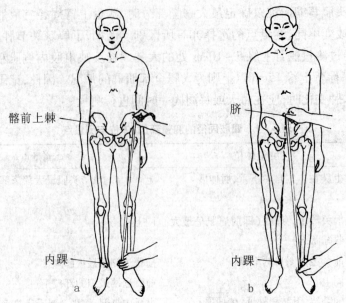

图 5 - 3　下肢长的测量点

a. 真性长；b. 外观长

表 5 - 2　四肢长测量部位、体位与测量点

测量部位	测量体位	测量点
上肢长	坐位或立位，上肢在体侧自然下垂，肘关节伸展，前臂旋后，腕关节中立位	肩峰外侧端到桡骨茎突的距离
上臂长	同上	肩峰外侧端到肱骨外上髁的距离
前臂长	同上	肱骨外上髁到桡骨茎突的距离
手长	手指伸展位	桡骨茎突到尺骨茎突的连线起始到中指末端的距离
下肢真性长	仰卧位，骨盆水平，下肢伸展，髋关节中立位	髂前上棘到内踝的最短距离，或大转子到外踝的距离
下肢外观长	仰卧位，双下肢对称伸展	脐到内踝的距离
大腿长	同上	股骨大转子到膝关节外侧关节间隙的距离
小腿长	同上	膝关节外侧间隙到外踝的距离
足长	踝关节中立位	足跟末端到第 2 趾末端的距离

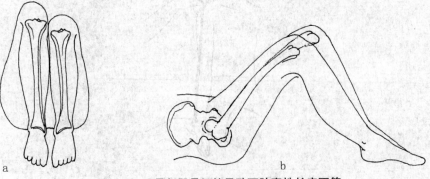

图 5 - 4　胫骨与股骨短缩导致下肢真性长度不等

四、截肢残端的测量

(一)截肢残端周径

测量目的是为了判断残端的浮肿状态、判定断端成熟度以及与假肢接受腔的适合程度。截肢术前及术后均应在相同的标志点测量。由于接受腔的适合程度与断端周径有密切的关系,因此测量时要尽量减少误差。由于一天当中大腿周径可有 5 ~ 10mm、小腿周径可有10 ~ 15mm 的变化,应注意记录评定时间(上、下午)。

截肢残端周径的测量在选择测量标志点时与非截肢者的标志点不同,具体方法参见图5 – 5 ~ 8 和表 5 – 3。

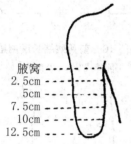

图 5 – 5 上臂残端周径测量

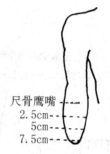

图 5 – 6 前臂残端周径测量

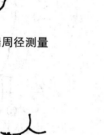

图 5 – 7 大腿残端周径测量

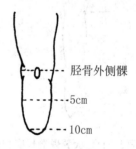

图 5 – 8 小腿残端周径测量

表 5 – 3 截肢残端周径的测量

测量部位	测量体位	测量方法(测量点)
上臂残端	站和坐位	从腋窝每隔 2.5cm 测量一次,直至断端
前臂残端	同上	从尺骨鹰嘴向下每隔 2.5cm 测量一次,直至断端
大腿残端	站立位	从坐骨结节开始每隔 5cm 测量一次,直至断端
小腿残端	坐位	从膝关节外侧关节间隙起每隔 5cm 测量一次,直至断端

(二)截肢残端长度

截肢者上肢或下肢残端长度的测量是设计假肢时不可缺少的数值。其测量时采用的标志点与非截肢者的测量点不同,具体方法参见图 5 – 9 ~ 12 和表 5 – 4。

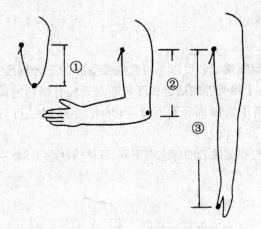

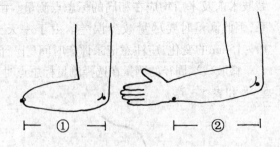

图 5 - 9　上臂残端长度测量

①上臂残端长(实长);②上臂长;③上肢实长

图 5 - 10　前臂残端长度测量

①前臂残端长;②前臂长

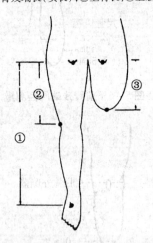

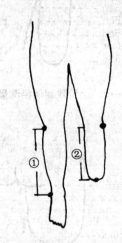

图 5 - 11　大腿残端长度测量

①下肢实长;②大腿长;③大腿残端长

图 5 - 12　小腿残端长度测量

①小腿长;②小腿残端长

表 5 - 4　截肢残端长度的测量

测量部位	测量体位	测量方法(测量点)
上臂残端长	站和坐位	测量腋窝前缘至残端末端的距离
前臂残端长	同上	测量尺骨鹰嘴沿尺骨至残端末端的距离
大腿残端长	站立位	测量坐骨结节(沿大腿后面)至残端末端的距离
小腿残端长	坐位	测量髌韧带中央至残端末端的距离

(三)残端左右径与前后径

残端长度分实长和有效长两种。在决定接受腔形状时使用有效长(长、中、短)。残端的有效长为残端的实长与其左右径或前后径之比。

1. 残端左右径　测量大腿截肢残端左右径时,患者取立位,在坐骨结节水平从大腿内侧水平位至大腿外侧面的距离(图 5 - 13a)。测量小腿截肢残端左右径时,患者取坐位,测髌韧带中央部的宽度(图 5 - 13b)。

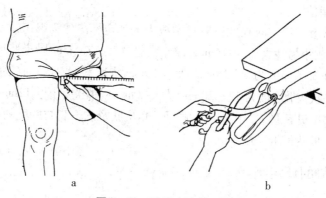

图 5 – 13 残端左右径测量

2. 残端前后径 大腿截肢的患者一般测从长收肌到坐骨结节的距离:令患者坐在硬面的平台上,测量长收肌肌腱的前缘到台面的距离。也可以测量从股直肌到臀大肌的距离,即将测量器放在臀大肌和股直肌处,令患者完成等长收缩,用测量器轻轻按在上面可以测出前后径(图5–14a)。小腿截肢的测量方法是患者取坐位,测量髌韧带中央到腘窝的距离(图5–14b)。

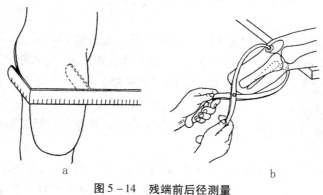

图 5 – 14 残端前后径测量

五、脂肪厚度的测量

人体的脂肪大约有2/3贮存在皮下组织。通过测量皮下脂肪的厚度,不仅可以了解皮下脂肪的多与少,判断人体的肥瘦情况,而且还可以用所测的皮脂厚度推测全身脂肪的数量,评价人体组成的比例。对相同体重者,通过测量脂肪厚度,可确定体型(肌肉型、肥胖型或消瘦型)。此外,脂肪厚度的动态观察也有助于判断健身锻炼或减肥的效果。

(一)测量方法

被测量者自然站立。测定皮下脂肪厚度时,通常用拇指和示指将被检查者的皮肤和皮下脂肪捏起,然后用卡尺或皮脂厚度计来测量。测量单位为 mm。测量部位选择如下:

1. 上臂部 右上臂肩峰至尺骨鹰嘴(桡骨头)连线中点,即肱三头肌肌腹部位。皮肤捏起的方向与肱骨长轴平行。

2. 背部 右肩胛下角下方5cm处,该处皮肤和皮下脂肪沿肩胛骨内侧缘被捏起并与脊柱成45°角。

3. 腹部 右腹部脐旁1cm处。

（二）正常参考值

我国尚无正常参考值。故在此以对日本成人的评定标准作为参考。肱三头肌处被捏起的皮肤皱襞厚度：成年男性大于 10.4mm、成年女性大于 17.5mm 属于肥胖。正常成年男性腹部被捏起的皮肤皱襞厚度为 5～15mm，大于 15mm 为肥胖，小于 5mm 为消瘦；正常成年女性腹部被捏起的皮肤皱襞厚度为 12～20mm，大于 20mm 为肥胖，小于 12mm 为消瘦。对 40 岁以上妇女测量此部位更有意义。正常成人肩胛下角皮肤及皮下脂肪厚度的平均值为 12.4mm，超过 14mm 就可诊断为肥胖。

六、人体姿势的评定

姿势检查是对患者的静态观察。正常的姿势有赖于肌肉、韧带、筋膜、关节、平衡功能的正常以及良好的姿势习惯。通过对姿势的观察，可以获得结构方面的相关信息。姿势的观察包括对头颈、肩胛骨、脊柱、骨盆、髋关节、膝关节、足的观察。

评定人体姿势时，通常采用铅垂线进行观察或测量。所谓铅垂线，是将铅锤或其他重物悬挂于细线上，使它自然下垂，沿下垂方向的直线被称为铅垂线，它与水平面相垂直。姿势正常时，铅垂线与一系列或若干个标志点在同一条直线上。

（一）后面观

1. 正常所见　正常人跟骨底与跟腱在同一条与地面垂直的线上，双侧内踝在同一高度，胫骨无弯曲，双侧腘窝在同一水平线上，大粗隆和臀纹同高，双侧骨盆同高，脊柱无侧弯，双侧肩峰、肩胛下角平行，头颈无侧倾或旋转（图 5-15）。

2. 检查方法与内容

（1）铅垂线通过的标志点　枕骨粗隆→脊柱棘突→臀裂→双膝关节内侧中心→双踝关节内侧中心。

（2）观察内容　从足部观察开始，足有无内外翻畸形、扁平足；双侧胫骨是否同高，胫骨是否弯曲；膝关节有无内外翻，双侧腓骨头高度是否一致；双侧股骨大转子高度是否同高；观察骨盆，双侧髂嵴是否在同一个高度；脊柱有无侧弯；双侧肩胛骨是否与脊柱距离相等，是否同高，是否一侧呈翼状；头颈部有否侧偏、旋转或向前。

（二）正面观

1. 正常所见　双足内侧弓对称；髌骨位于正前面，双侧腓骨头、髂前上棘在同一高度。肋弓对称，肩峰等高，斜方肌发育对称，肩锁关节、锁骨和胸锁关节等高并对称。头颈直立，咬颌正常（图 5-16）。

2. 检查方法与内容　从足部开始观察，有无足内翻、扁平足、足大趾外翻。胫骨有无弯曲，腓骨头、髌骨是否同高，是否有膝反张、膝内外翻。手放在双侧髂嵴上观察骨盆是否对称。如果脊柱侧弯，观察肋弓、旋转的角度和侧方隆起。肩锁和胸锁关节是否等高。头颈部有无向前或倾斜等。

（三）侧面观

1. 正常所见　足纵弓正常，膝关节 0°～5°屈曲，髋关节 0°，骨盆无旋转。正常人脊柱从侧面观察有四个弯曲部位，称为生理性弯曲。即颈椎前凸；胸椎后凸；腰椎有较明显的前凸；骶椎则有较大幅度的后凸。头、耳和肩峰在同一条与地面垂直的线上（图 5-17）。

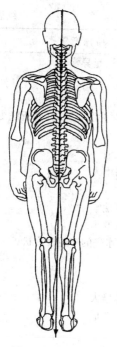
图5-15 正常后面观

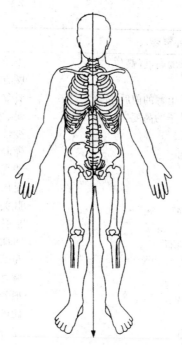
图5-16 正常前面观

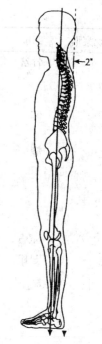
图5-17 正常侧面观

2. 检查方法与内容

（1）铅垂线通过的标志点 外耳孔→肩峰→大转子→膝关节前面（髌骨后方）→外踝前约2cm。

（2）观察内容 足纵弓有否减小，踝关节有无跖屈挛缩；膝关节是否过伸展；注意髂前上棘和髂后上棘的位置关系：若髂前上棘高，提示骨盆后倾或髋骨向后旋转；若髂后上棘高，则提示骨盆前倾或髋骨旋前。腰椎前凸是否增大，腹部有否凸出；胸椎弯曲有否增大，躯干是否向前或向后弯曲，背部变圆、变平或驼背；头是否向前伸。

（四）结果记录与结果分析

记录上述观察所见。将垂线与标志点不一致的部分用直尺测量，量化后填入评定表格。

姿势的对线发生改变继发于结构畸形、关节退变、关节不稳、重力的改变、不良姿势习惯或疼痛等。脊柱发育畸形、风湿性关节炎、强直性脊柱炎等均可改变正常的姿势；胸部结核可致脊椎后凸增加，形成驼背畸形；由于髋关节的固定或屈曲畸形，致使腰椎前凸增加而形成前凸畸形；脊柱侧弯过多，可造成侧突畸形。不同侧面的观察所见及分析参见表5-5。

表5-5 立位姿势的评定

观察面	部位	评定要点	临床意义
从后方观察	肩	肩峰的左右差	侧弯（向高侧凸）
		肩胛骨的位置	肩胛骨周围肌萎缩
	脊柱	有无侧弯	腰椎间盘突出
		皮肤皱纹	脊柱旋转
		侧倾	侧倾方向下肢短缩
			侧倾方向髋关节外展肌肌力低下
			脊柱弯曲的凸侧（骨盆下降侧）

观察面	部位	评定要点	临床意义
	骨盆	髂嵴的高度（高位）	下肢不等长，踝、足异常
			腰方肌短缩
		髂后上棘的前后差	骨盆旋转异常
	髋	大转子的高度	足、膝无异常时为股骨短缩（骨折病史，膝变性）所致
	膝	外翻	髂胫韧带的短缩
			股骨颈前倾角增大
			足内旋异常
		内翻	膝关节内侧变性
			股骨颈前倾角变小
	小腿	肌萎缩	可能为 S_1、S_2 水平的神经根症状
	足跟	外翻	足部内旋位
			膝外翻
			股骨颈前倾角增大
			跟踵内侧弓状变形
		内翻	足外旋位
			股骨颈前倾角变小
			跟踵外侧弓状变形
从侧面观察	头部	向前突出	颈椎前凸增大
			腰椎后凸增大
	肩	向前突出	胸椎后凸，胸部前侧肌群短缩
	脊柱	曲线异常	前屈增大或减少
	骨盆	髂前上棘与髂后上棘的前后差	髂骨向前旋转：髂前上棘低 < 髂后上棘高
			髂骨向后旋转：髂前上棘高 > 髂后上棘低
	膝	过伸展	骨盆前倾，腰椎前屈增大
			踝关节背屈受限
		过屈曲	踝关节跖屈受限
			半月板损伤
从前面观察	头部	位置异常	有无斜颈
	肩	肩峰上翘变形	肩锁关节脱臼
	骨盆	髂嵴左右差	髂前上棘左右差
		腰方肌短缩	下肢长度差
	髋关节	变形	屈曲挛缩，前倾角增大
	髌骨	高度	低位：髌韧带短缩
			高位：股四头肌短缩
		内侧移位	股骨颈前倾角增大
		X 型腿	胫骨外旋
		外侧移位	股骨颈前倾角变小
		O 型腿	胫骨内旋
	足部	足部异常	足大趾外翻
			足内旋

七、注意事项

1. 检查项目的选择要有针对性　人体形态学测量的内容较多,检查时应根据疾病、障碍的诊断对相关的内容予以详尽的记录,如与小儿发育有关的疾病应对小儿身长、身长中点、小儿坐高、头围、胸围、体重等进行测量。而对肢体水肿的患者则应重点测量肢体的周径等。

2. 测量应按规定的方法操作　测量方法不正确会直接影响测量结果的精确性。为了使评定准确、客观,治疗师必须熟悉各人体解剖的体表标志,严格按照测量的方法进行操作。

3. 向被测量者说明测量目的和方法,以获得充分配合。

4. 使用仪器测量时,每次测量前应对仪器进行校正。使用皮尺进行测量时,应选择无伸缩性的皮尺。

5. 被测量者着装以宽松、不厚重为原则,被测量部位应充分暴露。

6. 在测量肢体周径或长度时,应做双侧相同部位的对比以保证测量结果可靠。重复测量时,测量点应固定不变。

7. 评定表格设计科学,记录方法严格统一　为了防止遗漏,应对不同障碍诊断设计出不同的评定表格,如对运动功能障碍的患者进行身体重心线的测量与记录;对截肢的患者应详细填写截肢残端评定表。并且对评定表的诸项予以认真填写,以便动态观察患者指标的变化,为调整康复治疗方案提供依据。

小　结

人体形态学测量包括身长、体重、胸围、腹围、头围、指距、四肢长度和周径、皮下脂肪厚度以及人体姿势等。物理治疗师应掌握各种指标的测量方法和检查注意事项,掌握各种测量的适应证,并根据测量结果判断身体结构的损伤状况或康复进展情况。

思考题

1. 如何测量身长、四肢长、残端长?

2. 如何测量躯干与四肢的周径?

（于兑生）

第六章　关节活动度的测量

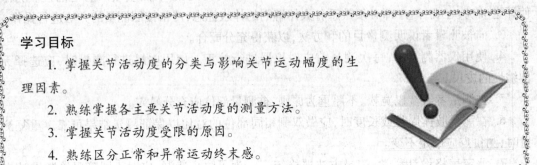

学习目标

1. 掌握关节活动度的分类与影响关节运动幅度的生理因素。

2. 熟练掌握各主要关节活动度的测量方法。

3. 掌握关节活动度受限的原因。

4. 熟练区分正常和异常运动终末感。

关节是骨骼的间接连接。典型的关节应包括关节面及其关节软骨、关节囊、关节腔等。关节腔内有少量滑液,以利于两骨骼间的活动。在正常情况下各关节保持其特有的形态及各种不同范围的运动功能。准确地测量关节活动度是骨科疾病康复的必要环节,物理治疗师必须掌握各关节的活动范围和功能活动范围,学会和熟练掌握关节活动度的测量方法。

第一节　关节活动度

本节对关节活动度的相关知识进行讨论,包括关节活动度的定义、分类、影响关节活动度的生理因素、评定目的以及适应证与禁忌证等。

一、定义

关节活动度(range of motion,ROM)或关节活动范围是指一个关节的运动弧度。关节活动度是衡量一个关节运动量的尺度。关节活动的范围分为全范围、外侧范围、中间范围和内侧范围。图6-1以肘关节为例,说明各种关节活动范围的概念。

全范围(full range):肌肉收缩从完全伸展位到最大短缩位。

外侧范围(outer range):肌肉收缩从完全伸展位到全范围的中点位。

内侧范围(inner range):肌肉收缩从全范围的中点位到肌肉最大短缩位。

中间范围(middle range):肌肉收缩从外侧范围中点到内侧范围中点的部分。

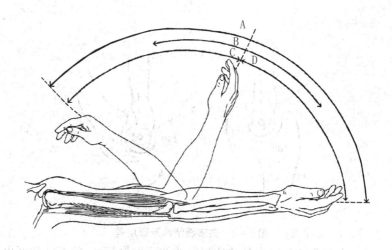

图 6 - 1　关节活动度(范围)

A. 全范围:肱二头肌和肱三头肌;B. 中间范围:肱二头肌和肱三头肌;C. 内侧范
围:肱二头肌;外侧范围:肱三头肌;D. 内侧范围:肱三头肌;外侧范围:肱二头肌

二、关节活动度的分类

关节活动度分为主动关节活动度和被动关节活动度。因此,关节活动度测量亦有主动和被动关节活动度测量之分。

(一)主动关节活动度

主动关节活动度(active range of motion,AROM)指关节运动通过人体自身的主动随意运动而产生。因此,测量某一关节的 AROM 实际上是考察被检查者肌肉收缩力量对关节活动度的影响。

(二)被动关节活动度

被动关节活动度(passive range of motion,PROM)是指关节运动时通过外力如治疗师的帮助而产生。正常情况下,被动运动至终末时产生一种关节囊内的、不受随意运动控制的运动。因此,PROM 略大于 AROM。通过 PROM 的测量可以判断被检查者的关节活动受限程度,更主要的目的是通过 PROM 检查来判断该关节运动终末感的性质,从而确定是否存在限制关节运动的异常结构变化。

三、影响关节活动度的生理因素

四肢的主动运动功能是在神经的协调下由肌肉、肌腱带动关节的活动来完成的,其中任何一个环节受到损害,都会引起运动功能障碍或异常运动。

● 关节的解剖结构　构成关节的两个关节面的面积比例以及关节面之间的符合程度决定着两个关节面弧度差的大小。弧度差实际上反映的是两个关节面边缘相互阻挡的情况。两个关节面弧度差越大,该关节活动度也越大。例如,肱尺关节由肱骨滑车与尺骨滑车切迹构成。肱骨滑车的弧度为 320°,尺骨半月切迹弧度为 180°,肱尺关节在屈伸方向上的弧度差为 320° - 180° =140°,即肱尺关节的活动度为 140°(图 6 - 2)。

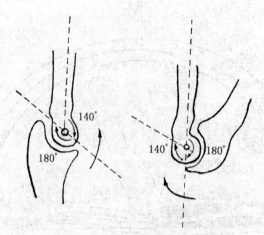

图 6-2　关节面结构及弧度差

● 肌肉力量　主动肌的收缩力量和拮抗肌的伸展力量越大,关节活动度也越大。

● 关节周围软组织的性质　有些关节的活动度并不受关节解剖结构的影响,而关节周围软组织的结构特点则成为影响关节活动度的主要因素。关节囊厚、紧,韧带和筋膜多、强,肌肉的伸展性和弹性差、肌肉长度短,关节活动度就小;反之,关节活动度大。

四、测量目的

在关节活动度的测量目的上,物理疗法与作业疗法具有共性,同时基于其自身专业特点,在测量的目的上又各显其特殊性。

(一)物理疗法的测量目的

物理疗法以提高和改善粗大生理运动功能为主要目标,因此在进行关节活动度测量时,通常测量与粗大运动功能有关的大关节并在测量中达到以下目的:

1. 确定活动受限的关节部位。

2. 确定关节受限的程度。

3. 寻找和确定关节活动受限的原因或因素。

4. 为确定治疗目标和选择适当的治疗方法提供客观依据。

5. 保持连续记录,以便治疗前后对比和疗效判定。

(二)作业疗法的测量目的

某种日常生活活动或动作的完成是以人体诸关节不同活动度的组合为基本前提的(表6-1)。因疾病或外伤而致其中某一关节的结构或关节周围组织改变将使该关节活动范围改变,并由此影响作业活动的完成。由于完成某些特定的作业活动并不需要关节活动达到最大范围,因此作业治疗师应首先确定影响功能活动即作业活动完成的、严重活动受限的关节。就测量关节活动度而言,作业治疗师更关注的是作业活动能力与关节活动范围之间的关系。当考虑到患者不能完成某种特定的作业活动项目与关节活动范围受限有关时,作业治疗师就需要对相关关节的 ROM 进行测量,了解受限程度,分析受限原因,从而为制订相应的作业治疗计划提供依据,也为日后跟踪疗效建立数据库。

表 6 – 1   ADL 与 ROM 的关系举例

ADL 项目	ROM
拧毛巾	腕关节背伸 0° ~15°/掌屈 0° ~20°，前臂旋前旋后 0° ~45°/肘关节屈曲 65° ~80°/肩关节屈曲 25° ~45°
洗澡动作	腕关节背伸 30° ~50°/前臂旋前 0° ~45°/肘关节屈曲 80° ~120°/肩关节屈曲 10° ~15°/肩关节外展 5° ~10°
擦、洗脸	腕关节背伸 40°/前臂旋后 70°/肘关节屈曲 40° ~135°/肩关节屈曲 15° ~25°
穿脱套头衫	腕关节背伸 40°/肘关节屈曲 120°/肩关节屈曲 70°/肩关节外展 0° ~45°/内外旋 45°
用玻璃杯喝水	腕关节背伸 15° ~20°/肘关节屈曲 130°/肩关节屈曲 30° ~45°
梳头	腕关节背伸 0° ~20°/掌屈 0° ~40°/前臂旋前 30° ~50°/肘关节屈曲 110°/肩关节屈曲 70°/肩关节外展 110°/外旋 30°
用手从地上捡起东西	髋关节屈曲 115°/外展 30°/外旋 25°/膝关节屈曲 120°
从椅坐位站起和再坐下	髋关节屈曲 90°/外展 20°/外旋 15°/膝关节屈曲 90°

五、适应证与禁忌证

(一)适应证

当关节水肿、疼痛,肌肉痉挛、短缩,关节囊及周围组织的炎症及粘连、皮肤瘢痕等发生时,影响了关节的运动功能,均需要进行 ROM 测量。ROM 测量是关节的炎症、痛风、脱位、骨折、截肢、关节周围软组织损伤以及关节继发性损害患者的必查项目。

(二)禁忌证

1. 关节脱位或骨折未愈合。
2. 刚刚经历肌腱、韧带、肌肉手术后。
3. 骨化性肌炎。

第二节   测量方法与步骤

关节活动度检查是在特定的体位下,测量关节可以完成的最大活动范围。测量者应熟练掌握测量关节活动度的实用技术。本节包括测量方法、测量步骤以及测量中的注意事项等内容。

一、测量方法

本节主要介绍美国骨科学会关节运动委员会(Committee of Joint Motion, American Association of Orthopedic Surgeon)推荐的测量方法。

(一)测量工具

测量工具有多种如量角器、电子角度计、皮尺等。必要时也可以拍 X 线片或用摄像机拍摄进行测量分析。皮尺用于特殊部位的测量如脊柱活动度、手指活动度等。临床上最常采用量角器测量。量角器是通过对关节的近端和远端骨运动弧度的测量而获得量化的结果。

1. 量角器的构成 量角器(又称关节角度尺)由一个带有半圆形或圆形角度计的固定臂及一个普通长度尺(称为移动臂)组成,两臂的交点用铆钉固定,原称为轴心,现称为量角器的中心。固定臂与移动臂以轴心为轴,可自由转动,随着关节远端肢体的移动,在量角器刻度盘上读出关节活动度(图6-3)。由于量角器使用简单,携带方便,在临床中广为应用。量角器可由金属或塑料制成,其规格不等。

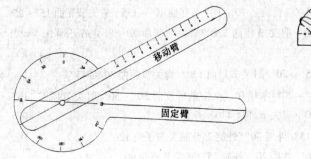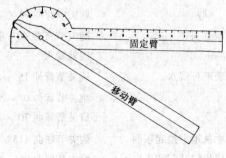

图 6-3 量角器

2. 量角器的选择 量角器臂的长度从 7.5~40cm 不等。检查者应根据所测关节的大小,选择适合的量角器。如测量膝关节、髋关节等大的关节时应选择40cm长臂的量角器,而测量手或是趾关节时,应选用7.5cm短臂的量角器。

3. 量角器的摆放 测量时,量角器的轴心(中心)应对准关节的运动轴中心;固定臂与构成关节的近端骨的长轴平行,移动臂与构成关节的远端骨的长轴平行(当患者有特殊运动障碍时可以变化)。例如,测量肩关节屈曲时,量角器轴心位于肱骨头中心点的外侧面,固定臂与腋中线平行,移动臂与肱骨长轴平行。治疗师应熟练掌握各关节测量时轴心、固定臂、移动臂的具体规定。日本2001年出版的《物理疗法评定》教科书中对量角器的使用方法加

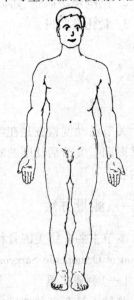

以改进,日本学者认为关节活动度测量方法中应去除"轴心"的概念,在测量中不再需要考虑轴心位置的问题;测量的准确性与两个臂的位置关系更为密切,即在摆放好固定臂与移动臂的位置后,轴心的位置便自然确定。为了适应运动,量角器的轴心(中心)可以移动,必要时移动臂可做平行移动。但本章第三节《各关节活动度的具体测量》中仍对量角器轴心的位置做介绍供读者在使用中参考。

(二)体位

确定关节运动范围的方法采用由美国骨科学会关节运动委员会推荐的中立位法,即将解剖学立位(图6-4)时的肢位定为"零"起始点。测量旋转度时则选正常旋转范围的中点作为"零"起始点。

此外,不同的体位,关节周围软组织(关节、韧带、肌腱)的紧张程度不同。因此,在不同的体位下测量的结果往往出现差异。检查者要保证被检查者体位舒适,测量在全关节活动范围不受

图 6-4 解剖学立位姿势

限的解剖位上进行。本章对各关节的测量都规定了推荐体位，一般情况下均应按要求操作。例如，测量前臂旋前、旋后角度时，应取坐位，上臂紧靠躯干，肘关节屈曲 90°，前臂呈中立位。可让被检查者手中与地面垂直地握一支笔，以确认体位的正确。

（三）固定

被测量的关节在运动时，如果其他关节参与，将会出现代偿动作，其结果产生一个较大的 ROM。为了防止这样的假象发生，应在构成关节的远端骨运动时充分固定近端骨。固定的方法可以借助于被检查者的体重、体位以及测量者所施加的外力。本章对各关节运动时容易出现的代偿动作，均提出相应的固定方法。由于检查者操作时一手测量，一手协助固定，会有一定难度，故须反复练习，熟练掌握。

二、测量步骤

1. 向被检查者简单扼要地解释 ROM 测量目的与方法，消除紧张和不安，取得合作。
2. 暴露被检查部位，确定测量体位。
3. 固定构成关节的近端部分，要求被检查者受累关节进行各种主动运动（如屈、伸、收、展等）。治疗师首先示范该关节应如何运动。
4. 测量 AROM　主动运动过程中如出现 ROM 受限，治疗师继续被动运动该关节。如果被动运动时较容易达到该关节正常运动范围终点，提示 AROM 受限。测量 AROM 并记录。除了观察和测量主动运动范围，还要注意观察：①疼痛：运动中是否出现疼痛，疼痛何时发生，疼痛的程度，患者对疼痛的反应等。②运动模式与运动质量。③是否存在其他关节的联合运动或代偿运动。④AROM 受限的原因。如果患者能够完成全关节活动范围的运动且无疼痛不适等症状，一般来说，无需测量 PROM。
5. 测量 PROM　在运动终末时要体会运动终末感的性质。如被动运动不能达到该关节正常运动范围的终点，提示 PROM 受限。测量 PROM 受限程度并记录。此外，治疗师还需判断 PROM 受限的原因（如疼痛、痉挛、粘连等）、运动质量（如关节运动不平滑、肌张力增高、僵硬等）。

三、关节活动度测量的一般原则与注意事项

- 为防止出现错误的运动姿势和代偿运动，减少测量结果的误差，测量时被检查者须保持正确体位并给予有效的固定。
- 根据测量部位选择适当的关节角度测量尺。检查者应熟练掌握关节角度尺的操作，关节角度尺的固定臂和移动臂要严格按规定方法使用。测量时角度尺轴心的位置可忽略不计。尺与身体的接触要适度，不得影响关节的运动。原则上角度尺应放在患者被测关节的外侧。
- 为了提高测量的可靠性，首次和再次测量的时间、地点、测量者以及所用测量工具应保持一致。
- 被动运动关节时手法要柔和，速度缓慢均匀，尤其对伴有疼痛和痉挛的患者不能做快速运动。
- 读取量角器刻度盘上的刻度时，刻度应与视线同高。
- 对活动受限的关节，AROM 与 PROM 均应测量并在记录中注明，以便分析受限的

原因。

- 测量的同时注意观察和记录关节是否存在变形、浮肿、疼痛、挛缩,有否存在痉挛、肌萎缩、皮肤瘢痕、外伤及测量时患者的反应等。关节疼痛时,要注意疼痛的部位和范围并作记录。
- 肢体 ROM 的检查结果应进行健、患侧比较。尽管根据人群调查已经总结了各关节 ROM 的正常值,但由于性别、年龄、职业和健康状况的不同,个体间 ROM 亦有差别,因而仅供参考,应谨慎使用。治疗师在测量受累关节 ROM 之前,须首先测量和记录未受累肢体 ROM 以确定被检查者的正常 ROM。
- 有下列情况存在时,AROM 和 PROM 测量操作应特别谨慎:①关节或关节周围炎症或感染。②关节半脱位。③关节血肿,尤其是肘、髋或膝关节血肿。④怀疑存在骨性关节僵硬。⑤软组织损伤如肌腱、肌肉或韧带损伤。
- 注意药物对 ROM 测量结果的影响。被检查者服用镇痛剂时可能会抑制患者对疼痛的反应;患者服用肌松弛剂期间,关节运动度可能过大。
- 当患者有明显的骨质疏松或骨的脆性增加时,应避免 PROM 测量。

第三节　各关节活动度的具体测量

如前所述,物理疗法对运动功能障碍的康复,以提高粗大运动功能即以大肌群参与的肢体和躯干的运动为主要目标,包括翻身、坐起、从坐到站、从站到坐、行走、上下楼梯、跑步等。因此,在进行关节活动度测量时,通常测量与上述各种运动有关的大关节。

由于各种作业活动与上肢功能密切相关(如梳洗、进食、写字等),因此作业疗法专业更着重检查上肢和手部关节 ROM。当然,下肢关节对于完成某些日常生活活动如上下楼梯、站起和坐下等也是十分重要的,作业治疗师亦应熟悉下肢功能活动相关的关节活动范围和测量方法。

需要指出的是,关节活动范围因种族、性别、年龄、检查体位不同等而有所差异。本章最后附表介绍不同作者测量所得结果供参考。本节主要介绍美国骨科学会关节运动委员会推荐的测量方法及参考值范围。

一、上肢

(一)肩肱关节

1. 屈曲　被检查者体位为坐位、立位、仰卧位、侧卧位。肩关节无外展、内收、旋转,前臂中立位,手掌朝向体侧。

关节角度尺摆放(图6-5):

- 固定臂:腋中线。
- 移动臂:肱骨长轴。
- 轴心:肩峰。

运动终末感:结缔组织抵抗。喙肱韧带后束、关节囊后部、小圆肌、大圆肌以及冈下肌紧张所致。

运动方式:沿冠状轴在矢状面上肢向前上方运动。检查时应固定肩胛骨,防止出现代偿动作(复合运动时固定胸廓防止脊柱伸展)。

参考值范围:0°~180°。

可能出现并应避免的代偿运动:躯干伸展和肩关节外展。

2. 伸展 被检查者体位为坐位、立位、俯卧位、侧卧位。

关节角度尺摆放:

- 固定臂:腋中线。
- 移动臂:肱骨长轴。
- 轴心:肩峰。

运动终末感:结缔组织抵抗。喙肱韧带的前部、关节囊前部紧张所致。如肩的复合运动则是胸大肌锁骨部纤维、前锯肌紧张所致。

运动方式:在矢状面上肢向后上方运动,检查时应固定肩胛骨(图6-6)。防止出现代偿动作(复合运动时固定胸廓防止脊柱前屈)。

参考值范围:0°~60°。

可能出现并应避免的代偿运动:肩胛骨前倾、上抬、外展。

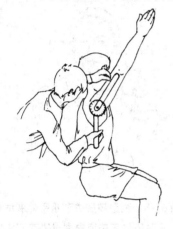 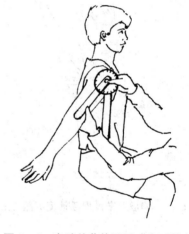

图6-5 肩肱关节屈曲活动度测量方法　　图6-6 肩肱关节伸展活动度测量方法

3. 外展 被检查者体位为坐位。肩关节屈曲、伸展均呈0°位,前臂旋后,手掌向前方,使肱骨充分外旋,防止因肱三头肌紧张限制运动的完成。

关节角度尺摆放:

- 固定臂:通过肩峰与地面垂直的线(前、后面)。通过肘关节,与冠状面垂直的线。
- 移动臂:肱骨长轴。
- 轴心:肩肱关节前方或后方。

运动终末感:结缔组织抵抗。肱韧带的中部与下部纤维、关节囊的下部、背阔肌、胸大肌紧张所致(复合运动时为大、小菱形肌、斜方肌的中部及下部纤维紧张所致)。检查者左手固定肩胛骨,右手将上肢外展,当肩胛骨出现向外侧移动时,即为肩肱关节外展的运动终末。

运动方式:沿矢状轴运动(图6-7)。检查时应固定肩胛骨(复合运动时固定胸廓防止脊柱侧屈)。

参考值范围:0°~180°。

可能出现并应避免的代偿运动:肩关节上抬、外旋。

4. 内收 被检查者体位、测量尺的摆放位置、运动方式与肩关节外展测量相同。

参考值:0°。

如肩关节处于20°~45°屈曲位时,上肢可从前方向内做内收运动。

参考值范围:0°~45°。

5. 水平外展 被检查者体位为坐位。肩关节90°屈曲,内旋。

关节角度尺摆放(图6-8):

- 固定臂:与肱骨长轴平行并与躯干垂直(呈水平位)。
- 移动臂:肱骨长轴。
- 轴心:肩峰顶部。

运动方式:肱骨沿垂直轴在水平面上向后移动。

参考值范围:0°~90°。

可能出现并应避免的代偿运动:躯干旋转或屈曲。

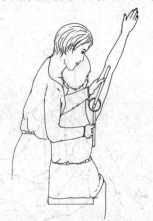

图6-7 肩肱关节外展活动度测量方法

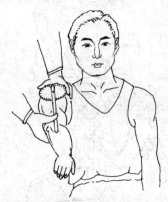

图6-8 测量肩肱关节水平外展活动
度时体位与关节角度尺摆放方法

6. 水平内收 被检查者体位为坐位。肩关节外展90°,内旋。

关节角度尺摆放:

- 固定臂:与肱骨长轴平行并与躯干垂直(呈水平位)。
- 移动臂:肱骨长轴。
- 轴心:肩峰顶部。

运动方式:上肢沿垂直轴在水平面上做跨中线运动(图6-9)。

参考值范围:0°~135°。如起始位与水平外展起始位相同,则参考值范围:0°~45°。可能出现并应避免的代偿运动:躯干旋转。

7. 内旋 被检查者体位为坐位。肩关节外展90°,肘关节屈曲90°,前臂旋前并与地面平行(图6-10)。仰卧位或俯卧位均可(图6-11、12)。

关节角度尺摆放:

- 固定臂:通过肘关节,与冠状面垂直的线。

- 移动臂:尺骨。
- 轴心:尺骨鹰嘴。

运动终末感:结缔组织抵抗。关节囊的后部,冈下肌、小圆肌紧张所致(复合运动时大小菱形肌、斜方肌中部与下部肌束紧张所致)。

运动方式:前臂在矢状面上向下肢的方向运动(图6-11)。固定肱骨远端,防止肩胛骨上抬和外展(复合运动时需固定胸廓,防止躯干屈曲)。

参考值范围:0°~70°。

可能出现并应避免的代偿运动:躯干屈曲,肘关节伸展,肩胛骨上抬、外展。

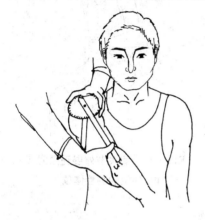 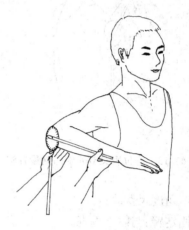

图6-9 肩肱关节水平内收活动度测量方法 　　图6-10 坐位肩关节内旋测量方法

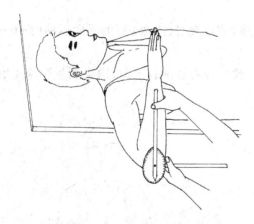 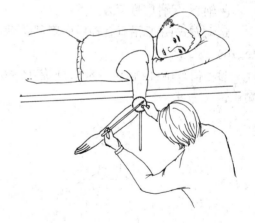

图6-11 仰卧位肩关节内旋测量方法 　　图6-12 俯卧位肩关节内旋测量方法

8. 外旋　被检查者体位、关节角度尺的摆放位置与测量内旋的方法相同。

运动终末感:结缔组织抵抗。肱韧带的三条束、喙肱韧带、关节囊的前部、肩胛下肌、胸大肌、背阔肌、大圆肌紧张所致(复合运动时因前锯肌和小圆肌紧张所致)。

运动方式:前臂在矢状面上沿冠状轴向头部方向运动(图6-13)。测量时应固定肩胛骨,防止出现肩胛下角下撤、内收(复合运动时固定胸廓,防止运动终末时脊柱伸展)。

参考值范围:0°~90°。

可能出现并应避免的代偿运动:躯干屈曲,肘关节伸展,肩胛骨下撤、内收。

9. 肩关节内旋/外旋的其他测量方法 若肩关节外展受限,患者不能采用上述开始体位测量内外旋角度时,可选择采用如下方法进行测量:

被检查者体位为坐位。上臂置于躯干侧方(或肩关节外展15°),肘关节屈曲90°,前臂中立位(图6-14)。

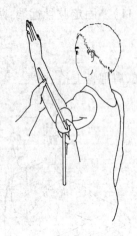 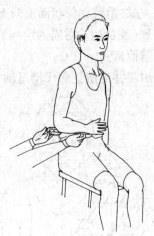

图6-13 坐位肩关节外旋的测量方法   图6-14 肩关节外展受限时
内、外旋的测量体位

关节角度尺摆放:
- 固定臂:与躯干垂直。
- 移动臂:与尺骨纵轴一致,指向尺骨茎突。
- 轴心:尺骨鹰嘴下方。

运动方式:手掌沿垂直轴做向腹部移动(内旋)或远离身体(外旋)的平面运动(图6-15、16)。

参考值范围:内旋0°~80°,外旋0°~60°。被检查者腹部较大时,内旋测量结果不够精确。

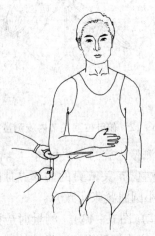 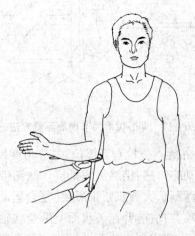

图6-15 肩关节外展受限时内旋的测量方法   图6-16 肩关节外展受限时外旋的测量方法

(二)肘关节

1. **屈曲** 被检查者体位为坐位,上肢紧靠躯干,肘关节伸展,前臂解剖中立位。

关节角度尺摆放:

- 固定臂:与肱骨纵轴平行,指向肩峰。
- 移动臂:与桡骨纵轴平行,指向桡骨茎突。
- 轴心:肱骨外上髁。

运动终末感:软组织抵抗,前臂肌腹与肱骨肌腹接触所致;或结缔组织抵抗,由关节囊后部和肱三头肌紧张所致;或骨抵抗,由尺骨的冠突与肱骨的冠突窝以及桡骨头与肱骨的桡骨窝间的接触所致。

运动方式:在矢状面上前臂沿冠状轴从前方做接近肱骨方向的运动(图6-17)。

参考值范围:0°~150°。

可能出现并应避免的代偿运动:肩关节屈曲。

2. **伸展** 被检查者体位、关节角度尺摆放位置与屈曲测量方法相同。

运动终末感:骨抵抗:由尺骨鹰嘴与肱骨的鹰嘴窝接触所致;或结缔组织抵抗:关节囊的前部、侧副韧带、肱二头肌、肱肌紧张所致。

参考值:0°。

可能出现并应避免的代偿运动:肩关节屈曲。

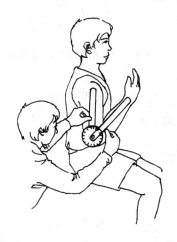

图6-17 肘关节屈曲活动度测量方法

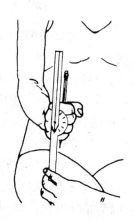

图6-18 前臂中立位

(三)前臂

1. **旋前** 被检查者体位为坐位,上臂紧靠躯干,肩关节无屈曲、伸展、外展、内收、旋转,肘关节屈曲90°,前臂呈中立位(图6-18)。

关节角度尺摆放:

- 固定臂:与地面垂直(与肱骨长轴平行)。
- 移动臂:桡骨茎突与尺骨茎突的连线(掌侧面)。
- 轴心:尺骨茎突的外侧。

运动终末感:骨抵抗:由桡骨与尺骨的接触所致;或结缔组织抵抗:由下尺桡关节背侧的尺桡韧带、骨间膜、旋后肌、肱二头肌紧张所致。

运动方式:在水平面上,以垂直轴为轴进行拇指向内侧,手掌向下的运动(图6-19),上臂紧靠躯干,防止肩关节代偿。

参考值范围:0°~80°。

可能出现并应避免的代偿运动:肩关节外展、内旋。

2. 旋后 被检查者体位、角度尺的摆放与旋前相同(图6-20)。

运动终末感:结缔组织抵抗:下尺桡关节掌侧的尺桡韧带、斜索、骨间膜、旋前圆肌、旋前方肌紧张所致。

运动方式:拇指向外侧,手掌向上的运动。

参考值范围:0°~80°。

可能出现并应避免的代偿运动:肩关节内收和外旋。

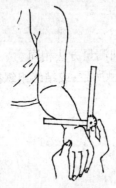 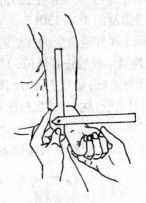

图6-19 前臂旋前测量方法   图6-20 前臂旋后测量方法

(四)腕关节

1. 掌屈 被检查者体位为坐位,肩关节外展90°,肘关节屈曲90°,前臂置于桌面上,手掌与地面平行手指轻度伸展。腕关节不得出现桡、尺偏及手指屈曲,以免影响腕关节活动。

关节角度尺摆放:

* 固定臂:与尺骨长轴平行。
* 移动臂:与第5掌骨长轴平行。
* 轴心:尺骨茎突稍向远端,或桡骨茎突。

运动终末感:结缔组织抵抗:由背侧、桡侧腕韧带和背侧关节囊紧张所致。

运动方式:手掌在矢状面上沿冠状轴向前臂屈侧靠近。检查时应固定尺、桡骨,防止前臂的旋前、旋后(图6-21)。

参考值范围:0°~80°。

可能出现并应避免的代偿运动:腕关节桡偏或尺偏。

2. 伸展(背伸) 被检查者体位、角度尺摆放方法与掌屈测量相同。

运动终末感:结缔组织抵抗:桡腕掌侧韧带和掌侧关节囊紧张所致。

运动方式:在矢状面上,手掌向前臂伸侧靠近。检查时除固定前臂外,还应防止手指伸展,以免因指浅屈肌和指深屈肌的紧张限制腕关节的运动(图6-22)。

参考值范围:0°~70°。

可能出现并应避免的代偿运动:腕关节桡偏或尺偏。

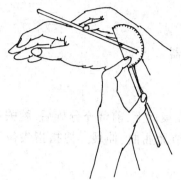

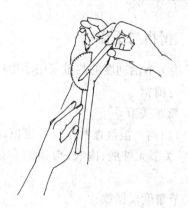

图 6 - 21 腕关节掌屈活动度测量方法　　　　图 6 - 22 腕关节背伸活动度测量方法

3. 桡偏　被检查者体位与腕关节屈曲检查相同。

关节角度尺摆放:

● 固定臂:前臂背侧中线。

● 移动臂:第 3 掌骨背侧纵轴线。

● 轴心:腕关节背侧中点(第 3 掌骨基底部)。

运动终末感:骨抵抗:因桡骨茎突与舟状骨接触所致;结缔组织抵抗:因腕尺侧副韧带、关节囊尺侧紧张所致。

运动方式:冠状面运动。检查时应固定桡骨、尺骨远端,防止前臂的旋前、旋后及肘关节的过度屈曲。治疗师一手固定固定臂,另一手托住被检手的掌骨,防止腕关节掌屈或背屈(图 6 - 23)。

参考值范围:0°~25°。

可能出现并应避免的代偿运动:腕关节伸展。

4. 尺偏　被检查者体位、关节角度尺摆放位置与桡偏测量相同。

运动终末感:结缔组织抵抗:由桡侧副韧带与关节囊的桡侧紧张所致。

运动方式:冠状面运动。检查者一手固定前臂维持肘关节 90°屈曲,另一手握被检查者的第 2、3 掌骨,防止腕关节出现掌屈或背屈(图 6 - 24)。

参考值范围:0°~30°。

可能出现并应避免的代偿运动:腕关节伸展、屈曲。

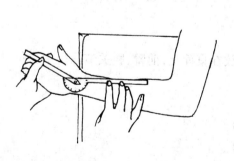

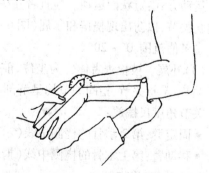

图 6 - 23 腕关节桡偏测量方法　　　　图 6 - 24 腕关节尺偏测量方法

二、拇指与手指

手指关节活动度的测量采用小型(长7.5cm)量角器。

(一)拇指

1. 腕掌关节

(1)屈曲 被检查者体位为坐位,将前臂和手放在桌面上,前臂充分旋后,腕关节中立位,腕掌关节无外展、内收,拇指的掌指关节,指间关节无屈曲、伸展。拇指指尖位于示指指腹。

关节角度尺摆放:

● 固定臂:与桡骨长轴平行。

● 移动臂:与第1掌骨长轴平行。

● 轴心:腕关节桡侧第1掌骨基底部和大多角骨的结合部。

运动终末感:结缔组织抵抗因关节囊背侧、拇短伸肌、拇短展肌紧张所致。

运动方式:拇指在冠状面划过掌心的运动(图6-25、26)。

参考值范围:0°~15°。

(2)伸展 被检查者体位、关节角度尺摆放方法与屈曲测量相同。

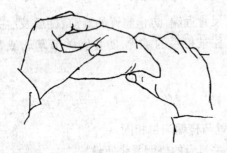 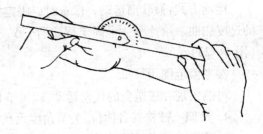

图6-25 拇指腕掌关节屈曲运动的手法　　　**图6-26 拇指腕掌关节屈曲测量方法**

运动终末感:因关节囊的掌侧、拇短屈肌、拇收肌、拇对掌肌、骨间肌紧张而产生的结缔组织抵抗。

运动方式:冠状面运动。检查者左手固定第1掌骨,向外侧牵引的同时完成伸展。右手固定腕关节,以防出现桡偏和掌屈(图6-27)。

参考值范围:0°~20°。

(3)外展 被检查者体位为坐位,前臂和手放在桌面上,前臂、腕关节均呈中立位,拇指腕掌关节、掌指关节、指间关节均呈解剖0°位。

关节角度尺摆放:

● 固定臂:第2掌骨的桡侧中线(示指纵轴)。

● 移动臂:第1掌骨的桡侧中线(拇指纵轴)。

● 轴心:腕关节。

运动终末感:因拇指与示指间的深筋膜和皮肤的紧张或拇收肌、骨间肌紧张而产生的结缔组织抵抗。

运动方式:矢状面运动。检查者用右手固定被检查者的第 2 掌骨,左手的拇指,示指捏住腕掌关节,在与掌面呈垂直的面上做与示指分离方向的运动(图 6 - 28)。

参考值范围:0° ~70°。

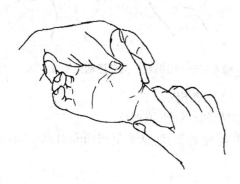 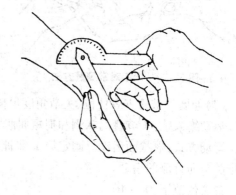

图 6 - 27 拇指腕掌关节伸展运动的手法   **图 6 - 28 拇指腕掌关节外展活动度测量方法**

(4)对掌 被检查者体位为坐位,前臂和手放在桌面上并充分旋后,腕关节中立位,拇指和小指的指间关节无屈曲、伸展。

测量:一般测量对掌不使用量角器,而用直尺测出拇指指尖与小指指尖(或小指的掌指关节)的距离(图 6 - 29)。

运动终末感:大鱼际肌肌腹与手掌接触时产生的软组织抵抗,或关节囊、拇短伸肌、腕横韧带的紧张而产生的结缔组织抵抗。

运动方式:运动为屈曲、外展、内旋的复合运动,检查者用右手固定第 5 掌骨,防止腕关节的代偿运动,并使小指的掌骨和第 1 节指骨保持对掌位,左手拇指按压第 1 掌骨的同时使其完成对掌运动。

参考值范围:拇指末端与小指末端接触。

2. 掌指关节(MP)

(1)屈曲 被检查者体位为坐位,前臂和手放在桌面上,前臂充分旋后。腕关节中立位。拇指的腕掌关节呈解剖 0°位,拇指的指间关节无屈曲、伸展。

关节角度尺摆放:

- 固定臂:第 1 掌骨(纵轴)背侧中线。
- 移动臂:近节指骨(纵轴)背侧中线。
- 轴心:掌指关节背侧。

运动终末感:近节指骨与第 1 掌骨掌侧面接触而产生的骨抵抗或关节囊背侧、侧副韧带、拇短伸肌紧张而产生的结缔组织抵抗。

运动方式:拇指沿矢状轴在冠状面上划过手掌并指向尺侧。检查时应固定第 1 掌骨,防止出现腕关节、拇指腕掌关节屈曲和对掌运动(图 6 - 30)。

参考值范围:0° ~50°。

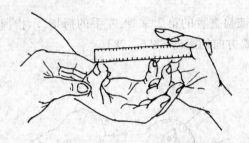

图 6 – 29　拇指对掌测量方法

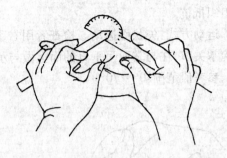

图 6 – 30　拇指掌指关节活动度测量方法

（2）伸展　被检查者体位、关节角度尺摆放与屈曲检查相同。

运动终末感：关节囊的掌侧和拇短屈肌紧张而产生的结缔组织抵抗。

运动方式：冠状面运动。固定第 1 掌骨，防止出现腕关节、腕掌关节屈曲和对掌。完成掌指关节向背侧的运动。

参考值范围：0°～10°。

3. 指间关节（IP）

（1）屈曲　被检查者体位为坐位，前臂和手放在桌面上，前臂充分旋后，腕关节中立位，拇指腕掌呈解剖 0°位，拇指掌指关节无屈曲、伸展。

关节角度尺摆放：

• 固定臂：近端指骨背侧中线。

• 移动臂：末节指骨背侧中线。

• 轴心：拇指指间关节背侧面（图 6 – 31）。

运动终末感：侧副韧带和关节囊背侧紧张而产生的结缔组织抵抗或末节指骨与掌侧纤维软骨板、近端指骨掌侧面的接触而产生的骨抵抗。

运动方式：冠状面运动。固定近节指骨，防止出现腕掌关节的屈曲和伸展。完成远节指骨向掌侧的运动。

参考值范围：0°～80°。

（2）伸展　被检查者体位、关节角度尺摆放方法与指间关节屈曲测量方法相同。

运动终末感：关节囊的掌侧与掌侧纤维软骨板紧张而产生的结缔组织抵抗。

运动方式：除末节指骨完成向伸侧运动外，均与屈曲运动相同。

参考值范围：0°～10°。

（二）手指

1. 掌指关节（MP）

（1）屈曲　被检查者体位为坐位，腕关节中立位，前臂放在桌面上，被检手指无内收、外展。

关节角度尺摆放：

• 固定臂：掌骨背侧中线。

• 移动臂：指骨背侧中线。

• 轴心：掌指关节背侧。

运动终末感：因指骨与掌骨掌侧面的接触而产生的骨抵抗，或关节的背侧和侧副韧带紧张而产生的结缔组织抵抗。

运动方式:掌指关节的矢状面运动。检查者一手固定掌骨维持腕关节的中立位,另一手固定指骨及移动臂,做手指向掌侧的运动(图 6-32)。

参考值范围:0°~90°。

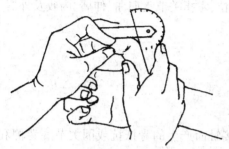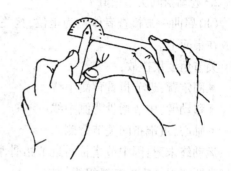

图 6-31　拇指指间关节屈曲活动度测量方法　　　　图 6-32　掌指关节屈曲测量方法

(2)伸展　被检查者体位、关节角度尺摆放方法与屈曲检查相同。

运动终末感:因关节囊掌侧和掌侧纤维软骨紧张而产生的结缔组织抵抗。

运动方式:矢状面运动。其余各指掌指关节呈屈曲位,固定被检手指的掌骨,令手指完成向背侧的运动(图 6-33)。

参考值范围:0°~45°。

(3)外展　被检查者体位为坐位,腕关节中立位,前臂旋前,手掌放在桌面上,掌指关节无屈曲、伸展。

关节角度尺摆放:

- 固定臂:所测量手指的掌骨背侧中线。
- 移动臂:被测量手指的近节指骨背侧中线。
- 轴心:掌指关节背侧。

运动终末感:因掌指关节侧副韧带、手掌的深筋膜、掌侧骨间肌紧张而产生的结缔组织抵抗。

运动方式:示指、无名指和小指在冠状面上做离开中指的运动。固定掌骨,防止腕关节运动(图 6-34)。

参考值范围:0°~20°。

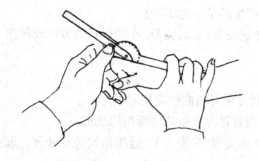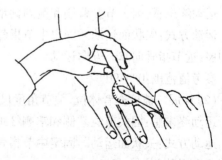

图 6-33　掌指关节伸展测量方法　　　　　　图 6-34　掌指关节外展活动度的测量方法

（4）内收　被检查者体位、关节角度尺摆放方法与外展测量相同。

运动方式:示指、无名指和小指在冠状面上做向中指靠拢的运动。

参考值范围:0°~20°。

2. 近端指间关节（PIP）

（1）屈曲　被检查者体位为坐位,腕关节中立位,掌指关节无屈曲、伸展、内收及外展,前臂放在桌面上。

关节角度尺摆放:

• 固定臂:近节指骨背侧中线。

• 移动臂:中节指骨背侧中线。

• 轴心:近端指间关节背侧。

运动终末感:因中节指骨与近节指骨掌侧面接触而产生的骨抵抗或因关节囊背侧和侧副韧带紧张而产生的结缔组织抵抗。

运动方式:矢状面运动。固定近端指骨,完成手指向掌心方向的运动(图6-35)。

参考值范围:0°~100°。

（2）伸展　被检查者体位、关节角度尺的摆放方法与屈曲检查相同。

运动终末感:因关节囊的掌侧和掌侧纤维软骨紧张而产生的结缔组织抵抗。

运动方式:在矢状面上,手指向背侧方向运动。

参考值范围:0°。

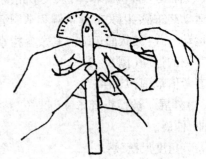

图6-35　指间关节屈曲活动度测量方法

3. 远端指间关节（DIP）

（1）屈曲　被检查者体位为坐位,前臂和手置于桌面,前臂、腕关节均呈中立位,掌指关节无屈曲、伸展、内收、外展,近端指间关节屈曲约70°~90°。

关节角度尺摆放:

• 固定臂:中节指骨背侧中线。

• 移动臂:远节指骨背侧中线。

• 轴心:远端指间关节背侧面。

运动终末感:因关节囊背侧和侧副韧带紧张产生的结缔组织抵抗。

运动方式:矢状面运动。固定中节指骨,防止腕关节、掌指关节、近端指间关节出现屈曲和伸展,远节指骨向掌心方向运动。

参考值范围:0°~90°。

（2）伸展　被检查者体位、关节角度尺的摆放方法与屈曲检查相同。

运动终末感:因关节囊掌侧和掌侧纤维软骨板紧张而产生的结缔组织抵抗。

运动方式:矢状面运动。固定中节指骨,防止腕关节、掌指关节、近端指间关节伸展。远节指骨向手伸侧方向运动。

参考值范围:0°~10°。

（三）其他测量方法

1. 直尺测量法

（1）拇指外展度测量　在拇指充分外展时,用直尺测量第一掌骨头中点到第二掌骨头中点的距离即"虎口"的距离(图6-36)。

（2）手指总屈曲度测量

1）PIP 和 DIP 屈曲:使用直尺(刻度为厘米)测量指尖到远端掌横纹的距离(图6-37),可综合判定 PIP 和 DIP 屈曲的总体功能状况。

2）MP、PIP、DIP 屈曲:使用直尺测量手指尖到手掌基底部的距离(图6-38)来综合判定 MP、PIP、DIP 屈曲的总体功能状况。

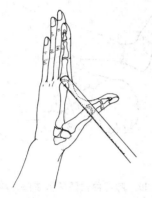

图6-36　用直尺测量拇指外展功能

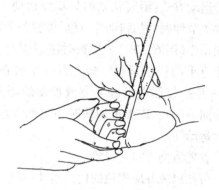

图6-37　用测量尺测量 PIP 和 DIP 屈曲

（3）手指总伸展度测量　将手背紧贴桌面,手指尽量伸直,用直尺测量指尖到桌面的垂直距离,可反映手指各关节的总伸展度。

2. 手指活动度综合判断　MP、PIP、DIP 关节屈曲角度代数和与伸展受限角度代数和之差为某一手指实际综合的或总关节运动范围。计算公式如下:

　　TAM 或 TPM ＝（MP＋PIP＋DIP 屈曲）－（MP＋PIP＋DIP 伸展受限）

其中,TAM 为总主动运动范围;TPM 为总被动运动范围。

3. 圆锥体测量法　拇指外展－伸展情况可通过

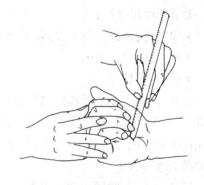

图6-38　用直尺测量 MP、PIP 和 DIP 屈曲

测量第一指蹼间隙的大小加以评定。让患者用拇指和示指握住圆锥体,测量其周径。多用于患者治疗前后的比较。

4. 力－角度关系测量　是一种对手指被动关节活动度的比较精确的测量方法。将100g、150g、200g 等重量的砂袋呈90°悬吊放置在待测关节的远端,在关节与作用力之间的距离不变的前提下,不同的重量(力)与一定的关节角度存在着对应关系。关节僵硬时,这种关系发生变化。

三、下肢关节

(一)髋关节

1. 屈曲 被检查者体位为仰卧位,躯干无侧弯,髋关节无内收、外展、内旋、外旋。

关节角度尺摆放:

- 固定臂:通过大转子,与躯干腋中线平行。
- 移动臂:股骨纵轴。
- 轴心:大转子。

运动终末感:大腿前群肌肉与下腹部接触产生的软组织抵抗。

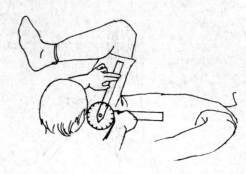

运动方式:沿冠状轴的矢状面运动。先完成膝关节伸展的抬腿动作,然后做膝关节屈曲、抬腿动作(图6-39)。检查时注意固定骨盆,防止躯干的代偿运动。检查者一手放在骨盆上,一手扶持屈曲的膝关节做被动的屈曲(但不得向下压)。髋关节屈曲时当出现骨盆后倾即为运动终末。

参考值范围:0~125°。

可能出现并应避免的代偿运动:腰椎屈曲。

图6-39　膝屈曲位髋关节屈曲活动度测量方法

2. 伸展 被检查者体位为俯卧位,躯干无侧弯,髋关节无内收、外展、内旋、外旋。膝关节伸展位。双足放在诊查床缘外。

关节角度尺摆放:

- 固定臂:通过大转子,与躯干腋中线平行。
- 移动臂:股骨纵轴。
- 轴心:大转子。

运动终末感:关节囊前部、髂股韧带、耻股韧带的紧张产生的结缔组织抵抗。也会因髂腰肌、缝匠肌、股肌、阔筋膜张肌、长收肌等髋关节屈肌的紧张产生结缔组织抵抗。检查者一手托被检查者股骨远端,另一手置于同侧的髂前上棘,将下肢向后上方抬起,当骨盆出现前倾时即为运动终末。

运动方式:矢状面运动。检查时应固定骨盆,防止出现前倾和旋转(图6-40)。

参考值范围:0°~30°。

可能出现并应避免的代偿运动:腰椎伸展。

3. 外展 被检查者体位为仰卧位,髋关节无屈曲、伸展、旋转,膝关节伸展位。

关节角度尺摆放:

- 固定臂:两侧髂前上棘连线。
- 移动臂:股骨纵轴(髂前上棘与髌骨中心连线)。
- 轴心:髂前上棘。

运动终末感:因关节囊内侧、耻股韧带、髂股韧带下束紧张而产生的结缔组织抵抗。大收肌、长收肌、短收肌、耻骨肌、股薄肌的紧张也会限制关节的活动。检查者一手握住被检侧

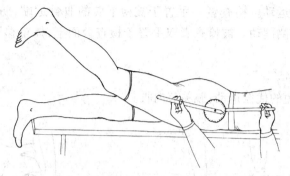

图 6-40 髋关节伸展活动度测量方法

踝关节,向外展方向牵引,同时防止髋关节外旋,另一
手置于髂前上棘上方,当下肢向侧方移动,骨盆出现向
侧方倾斜和脊柱侧屈时,即为运动终末。

运动方式:沿矢状轴做冠状面运动(图 6-41)。

参考值范围:0°~45°。

可能出现并应避免的代偿运动:髋关节外旋。

4. 内收 被检查者体位为仰卧位,髋关节无屈
曲、伸展、旋转,膝关节伸展位,对侧下肢呈外展位。

关节角度尺摆放:

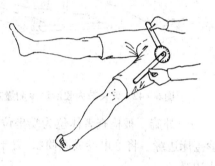

图 6-41 髋关节外展活动度测量方法

● 固定臂:两侧髂前上棘连线。

● 移动臂:股骨纵轴(髂前上棘与髌骨中心连
线)。

● 轴心:髂前上棘。

运动终末感:因关节囊外侧和髂股韧带上束的紧张而产生的结缔组织抵抗。臀中肌、臀
小肌及阔筋膜张肌的紧张也是限制髋关节内收的因素。检查者一手固定骨盆,另一手使下
肢保持内收位。当骨盆出现侧方倾斜时即为运动终末。

运动方式:冠状面运动(图 6-42)。

参考值范围:0°~30°。

可能出现并应避免的代偿运动:髋关节内旋。

5. 内旋 被检查者体位为端坐位,髋关节屈曲 90°,无外展及内收;膝关节屈曲 90°置于
诊查床边缘。将毛巾卷成圆筒状,置于股骨远端(也可取仰卧位、俯卧位)。双手固定于诊查
床边缘(图 6-43)。

关节角度尺摆放:

● 固定臂:通过髌骨中心的垂线,与地面垂直。

● 移动臂:胫骨纵轴。

● 轴心:髌骨中心。

运动终末感:因关节囊后部和坐股韧带的紧张而产生的结缔组织抵抗。闭孔外肌、闭孔
内肌、上孖肌、下孖肌、股方肌、臀中肌后部纤维、臀大肌的紧张也会限制髋关节的内旋。当
髋关节内旋出现脊柱侧屈时即达到运动终末。

运动方式:水平面运动。检查者一手置于被检下肢的股骨远端,防止髋关节屈曲和内收,另一手使小腿向外侧摆动。被检查者双手置于检查台面上,体重移至被检侧臀部,以协助固定。

参考值范围:0°~45°。

可能出现并应避免的代偿运动:髋关节内收。

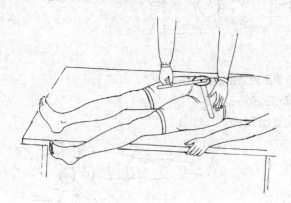 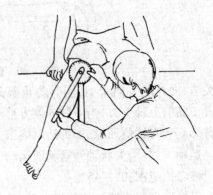

图 6-42　髋关节内收活动度测量方法　　　　图 6-43　髋关节内旋活动度测量方法

6. 外旋　被检查者体位为端坐位,髋关节屈曲 90°,无外展及内收;膝关节屈曲 90°置于诊查床边缘。将毛巾卷成圆筒状,置于股骨远端(也可取仰卧位,俯卧位)。双手固定于诊查床边缘。

关节角度尺摆放:

- 固定臂:通过髌骨中心的垂线,与地面垂直。
- 移动臂:胫骨纵轴。
- 轴心:髌骨中心。

运动终末感:因关节囊前部、髂股韧带、股韧带紧张而产生的结缔组织抵抗。臀中肌前部纤维、臀小肌、大收肌前部纤维、臀小肌、大收肌、长收肌、耻骨肌的紧张也会限制髋关节的外旋。

运动方式:水平面运动。检查者一手置于被检下肢的股骨远端,防止髋关节的屈曲和外展。另一手置于踝关节上方,将小腿向内侧摆动,被检查者双手置于检查台面上,重心移向被检侧臀部,另一侧下肢膝关节屈曲以免妨碍被检侧下肢向内侧摆动(图 6-44)。

参考值范围:0°~45°。

可能出现并应避免的代偿运动:髋关节外展。

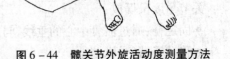

图 6-44　髋关节外旋活动度测量方法

(二)膝关节

1. 伸展(图 6-45)　被检查者体位为俯卧位,髋关节无内收、外展、屈曲、伸展及旋转。

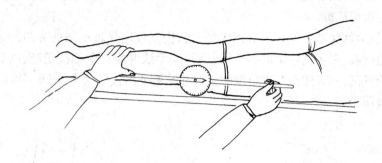

图 6-45 膝关节屈伸活动测量时测量尺摆放方法
及伸展活动度测量方法

关节角度尺摆放:

- 固定臂:股骨纵轴。
- 移动臂:腓骨小头与外踝连线。
- 轴心:股骨外侧髁。

运动终末感:因关节囊后部、腘斜韧带、侧副韧带、前交叉韧带和后交叉韧带紧张产生的结缔组织抵抗。

运动方式:矢状面运动。完成足跟远离臀部方向的运动。检查时应固定大腿,防止髋关节出现旋转、屈曲、外展的代偿动作。

参考值:0°。

可能出现并应避免的代偿运动:髋关节旋转、屈曲、外展。

2. 屈曲 被检查者体位、关节角度尺摆放方法与伸展测量相同。

运动终末感:小腿、大腿后群肌肉或是足跟与臀部的接触而产生的软组织抵抗。股直肌的紧张也会限制膝关节屈曲活动度。

运动方式:矢状面运动。检查者一手固定被检侧大腿,防止髋关节的旋转、屈曲、外展。另一手扶持踝关节上方,完成足跟靠近臀部的运动(图 6-46)。

参考值范围:0°~135°。

可能出现并应避免的代偿运动:髋关节旋转、屈曲、外展。

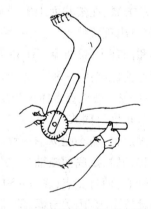

图 6-46 膝关节屈曲活动度的测量方法

(三)踝关节

1. 背屈(图 6-47) 被检查者体位为坐位,膝关节屈曲 90°,踝关节无内翻及外翻。

关节角度尺摆放:

- 固定臂:腓骨小头与外踝的连线(腓骨外侧中线)。
- 移动臂:第五跖骨长轴。
- 轴心:第五跖骨与小腿纵轴延长线在足底的交点(外踝下方大约 1.5cm 处)。

运动终末感:因关节囊后部,跟腱、三角韧带胫跟部、后距腓韧带、距跟骨间韧带的紧张而产生的结缔组织抵抗。

运动方式:沿冠状轴在矢状面上完成足尖从中立位向靠近小腿的方向的运动。检查者左手固定小腿远端,右手托着足底向上推,施被动手法时应避免推按足趾,以免造成腓肠肌和比目鱼肌的抵抗,同时注意不得出现膝关节和髋关节的代偿动作(图6-48)。

参考值范围:0°~20°。

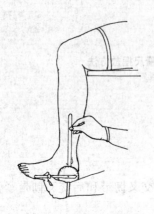 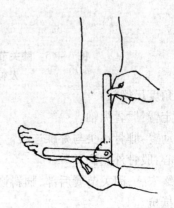

图6-47 踝关节背屈与跖屈活动度测量时　　图6-48 踝关节背屈活动度测量方法
　　　　的体位与测量尺摆放方法

2. 跖屈　被检查者体位、关节角度尺摆放方法与背屈测量方法相同。

运动终末感:因关节囊前面,三角韧带前部、距腓前韧带、胫骨前肌、踇长伸肌的紧张产生的结缔组织抵抗或因距骨后结节与胫骨后缘的接触而产生的骨抵抗。

运动方式:在矢状面上完成向足底方向的运动。检查者一手固定小腿远端,防止膝关节、髋关节出现代偿动作,另一手向下方正直按压被检侧的足背使其跖屈,但不得对足趾产生压力和出现内翻、外翻(图6-49)。

参考值范围:0°~50°。

3. 内翻　被检查者体位为坐位,膝关节90°屈曲,髋关节无内收、外展及旋转。

关节角度尺摆放:

● 固定臂:与小腿纵轴一致。

● 移动臂:足底面横轴。

● 轴心:两臂交点(图6-50)。

运动终末感:因关节囊,前、后距腓韧带,跟腓韧带,前、后、外侧的距跟韧带、跟骰背侧韧带,背侧距舟韧带,分歧韧带,骰舟背侧韧带和楔舟、楔间、楔骰、跟骰、跗跖关节的背侧、底侧骨间的各种韧带,腓骨长肌,腓骨短肌的紧张造成的结缔组织抵抗。

运动方式:冠状面运动。检查者一手固定被检查者小腿远端,防止膝关节、髋关节的运动,另一手做踝关节的外旋、内收、跖屈的复合运动。

参考值范围:0°~35°。

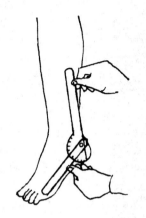
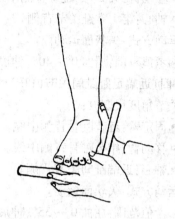

图 6-49　踝关节跖屈活动度测量方法　　　　图 6-50　踝关节内翻测量方法

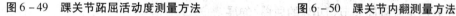

4. 外翻　被检查者体位、关节角度尺摆放方法与内翻测量相同。

运动终末感:跟骨与距骨之间的接触产生的骨抵抗,或因关节囊,三角韧带,内侧距跟韧带,底侧跟舟韧带,跟骰韧带,背侧跟舟韧带,分歧韧带内侧束,骰舟、楔间、楔骰各关节背侧、底侧,骨间各韧带及后胫骨肌紧张产生的结缔组织抵抗。

运动方式:组成踝关节的诸关节共同完成的内旋,外展,背屈的组合运动,检查时应固定患者小腿远端,防止出现膝关节的屈曲与外旋。

参考值范围:0°~15°。

四、跗趾与足趾

(一)跗趾掌趾关节(MP)的屈曲/伸展
关节角度尺摆放:
- 固定臂:第 1 跖骨长轴。
- 移动臂:第 1 趾骨长轴。
- 轴心:第 1 掌趾关节。

运动方式:矢状面运动。

参考值范围:屈曲 0°~45°,伸展 0°~70°。

(二)跗趾趾间关节(IP)的屈曲/伸展
关节角度尺摆放:
- 固定臂:第 1 近端趾骨长轴。
- 移动臂:第 1 远端趾骨长轴。
- 轴心:第 1 趾间关节。

运动方式:矢状面运动。

参考值范围:屈曲 0°~90°,伸展 0°。

(三)足趾掌趾关节(MP)的屈曲/伸展
关节角度尺摆放:
- 固定臂:第 2~5 跖骨背侧中线。

- 移动臂:第2~5趾骨背侧中线。
- 轴心:第1掌趾关节背侧。

运动方式:矢状面运动。

参考值范围:屈曲0°~40°,伸展0°~40°。

(四) 近端足趾趾间关节(PIP)的屈曲/伸展

关节角度尺摆放:

- 固定臂:近节趾骨背侧中线。
- 移动臂:中节趾骨背侧中线。
- 轴心:近端趾间关节背侧。

运动方式:矢状面运动。

参考值范围:屈曲0°~35°,伸展0°。

(五) 远端足趾趾间关节(DIP)的屈曲/伸展

关节角度尺摆放:

- 固定臂:中节趾骨背侧中线。
- 移动臂:末节趾骨背侧中线。
- 轴心:远端趾间关节背侧。

运动方式:矢状面运动。

参考值范围:屈曲0°~60°,伸展0°。

五、脊柱

(一) 颈椎

1. 屈曲　被检查者体位为坐位,胸腰椎紧靠在椅背上,颈椎无旋转及侧屈。

关节角度尺摆放:

- 固定臂:与地面垂直。
- 移动臂:外耳道与鼻尖的连线。
- 轴心:两臂交点(图6-51)。

运动方式:矢状面运动。检查者左手将被检查者后头部向前下方压,右手扶持患者下颏向胸部按压,同时控制其胸部,防止胸腰椎的屈曲。

参考值范围:0°~45°。

可能出现并应避免的代偿运动:胸腰椎屈曲。

2. 伸展　被检查者体位、关节角度尺摆放方法与屈曲测量相同。

运动方式:矢状面运动。检查者右手扶持被检查者下颏部,左手扶持后头部,防止颈椎的旋转与侧屈。胸腰椎紧靠椅背,防止出现伸展的代偿动作(图6-52)。

参考值范围:0°~45°。

可能出现并应避免的代偿运动:胸腰椎伸展。

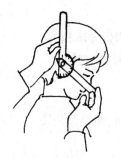 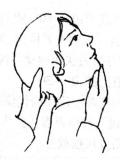

图 6-51 颈椎屈曲的关节活动度测量方法 **图 6-52 颈椎伸展的关节活动度测量体位**

3. 侧屈 被检查者体位为坐位,胸腰椎紧靠椅背,颈椎无屈曲、伸展及旋转。

关节角度尺摆放:

● 固定臂:沿胸椎棘突与地面垂直。

● 移动臂:以枕外粗隆为标志点与后头部中线一致。

● 轴心:与第 7 颈椎棘突一致。

运动方式:冠状面运动。固定被检查者肩胛骨,防止胸腰椎侧屈(图 6-53)。

参考值范围:0°~45°。

可能出现并应避免的代偿运动:胸腰椎侧屈。

4. 旋转 被检查者体位为坐位、胸腰椎紧靠椅背,颈椎无屈曲、伸展及侧屈。

关节角度尺摆放:

● 固定臂:与两侧肩峰连线平行。

● 移动臂:头顶与鼻尖连线一致。

● 轴心:头顶中心点(图 6-54)。

运动方式:在水平面上以垂直轴为轴进行运动。固定肩胛骨防止躯干旋转。

参考值范围:0°~60°。

可能出现并应避免的代偿运动:躯干旋转。

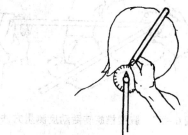 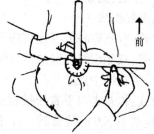

图 6-53 颈椎侧屈的关节活动度测量方法 **图 6-54 颈椎旋转测量时量角器的使用方法**

(二)胸椎与腰椎

1. 屈曲 被检查者体位为立位,胸、腰椎无屈曲及旋转。

关节角度尺摆放:

● 固定臂:通过第 5 腰椎棘突的垂直线。

● 移动臂:第 7 颈椎棘突与第 5 腰椎棘突连线的平行线。

● 轴心:第 5 腰椎棘突。

运动方式:矢状面运动。检查时应注意固定骨盆,防止髋关节屈曲。也可测量 $C_7 \sim S_1$ 之间直立位与屈曲位距离的差(图 6-55)。

参考值范围:0°~80°,或约10cm。

2. 伸展 被检查者体位、关节角度尺摆放方法与屈曲测量方法相同。

运动方式:矢状面运动。检查时应注意固定骨盆,防止骨盆后倾。

参考值范围:0°~30°。

可能出现并应避免的代偿运动:骨盆后倾。

3. 侧屈 被检查者体位为立位,颈椎、胸椎、腰椎无屈曲、伸展及旋转。

关节角度尺摆放:

● 固定臂:髂嵴连线中点的垂直线。

● 移动臂:第7颈椎棘突与第5腰椎棘突连线。

● 轴心:第5腰椎棘突。

运动方式:冠状面运动。检查时应固定骨盆,防止向侧方倾斜(图6-56)。

参考值范围:0°~35°。

可能出现并应避免的代偿运动:骨盆侧倾。

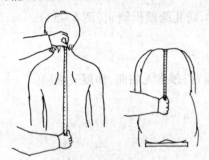

图6-55 腰椎屈曲活动度的皮尺测量方法

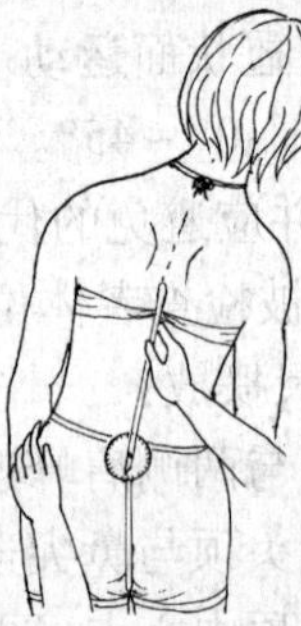

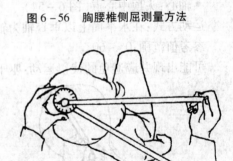

图6-56 胸腰椎侧屈测量方法

4. 旋转 被检查者体位为坐位。为防止影响躯干的旋转,不得使用带靠背的椅子。颈椎、胸椎、腰椎无屈曲、伸展、侧屈。

关节角度尺摆放:

● 固定臂:双侧髂嵴上缘连线的平行线。

● 移动臂:双侧肩峰连线的平行线。

● 轴心:头顶部中点。

运动方式:检查者双手置于被检查者骨盆的髂前上棘,固定骨盆,防止其旋转。在水平面上以垂直轴为轴,完成最大限度的胸腰椎左、右旋转运动(图6-57)。

图6-57 胸腰椎旋转活动度测量方法

参考值范围:0°~45°。

可能出现并应避免的代偿运动:骨盆旋转。

第四节　结果记录与分析

每一关节的ROM测量后,要及时记录,对于活动受限关节要做进一步分析。结合其他检查的结果,作出障碍学诊断。

一、结果记录

结果记录包括以下内容并采用如下记录方法：

1. 记录测量日期、肢体关节（名称、左右）、主动关节活动度（AROM）和被动关节活动度（PROM）。

2. 记录结果以度（°）为单位。

3. 记录关节运动范围。关节运动范围是指一种运动开始时的角度和运动结束时的角度，如0°~90°。结束时的角度即是运动受限的位置。

记录测量开始位至终止位之间的范围时，如果被检查者不能从解剖0°位（中立位）开始运动，应准确记录实际开始位角度。结合特定关节的正常运动范围，判断其运动受限的情况。以膝关节屈曲运动范围各种测量结果为例，0°~150°提示无关节活动受限；20°~150°提示膝关节伸展受限；0°~120°提示膝关节屈曲受限；20°~120°提示膝关节屈曲与伸展均受限。

4. 当被测量者的某关节出现非正常过伸展情况时，可采用"-"，即负号表示。如膝关节"-20°"，表示膝关节20°过伸展。

5. 在正常情况下可做双向运动的关节由于病变而只能进行单向运动时，受限方向的运动范围记录为"无"。例如，腕关节掌屈15°~80°（15°屈曲挛缩）者，腕关节不能达到解剖"0°"位或不能伸展，因此，腕关节伸展一栏应记录为"无"。

6. 测定时应对浮肿、疼痛、肌紧张、肌萎缩、皮肤状况、有无外伤、其他等情况在评定表中予以记载。

上肢、手指、下肢、足趾、颈、躯干关节活动度检查结果可分别记录在表6-2、3中。

表6-2　上肢、手指关节活动度检查记录表

左　侧						部位	检查项目	正常值（°）	右　侧					
月	日	月	日	月	日				月	日	月	日	月	日
A	P	A	P	A	P				A	P	A	P	A	P
						肩关节	屈曲	0~180						
							伸展	0~60						
							外展	0~180						
							水平外展	0~90						
							水平内收	0~135						
							外旋	0~90						
							内旋	0~70						
							外旋（另选）	0~60						
							内旋（另选）	0~80						
						肘关节	屈曲	0~150						
							旋前	0~80						
							旋后	0~80						

续表

左　侧						部位	检查项目	正常值(°)	右　侧					
月　日		月　日		月　日					月　日		月　日		月　日	
A	P	A	P	A	P				A	P	A	P	A	P
						腕关节	掌屈	0～80						
							背伸	0～70						
							尺偏	0～30						
							桡偏	0～20						
						拇指	CM 屈曲	0～15						
							CM 伸展	0～20						
							MP 屈伸	0～50						
							IP 屈伸	0～80						
							外展	0～70						
							对掌(cm)							
						示指	MP 屈曲	0～90						
							MP 伸展	0～45						
							PIP 屈曲	0～100						
							DIP 屈曲	0～90						
							外展	0～20						
							内收	0～20						
						中指	MP 屈曲	0～90						
							MP 伸展	0～45						
							PIP 屈曲	0～100						
							DIP 屈曲	0～90						
							外展	0～20						
							内收	0～20						
						无名指	MP 屈曲	0～90						
							MP 伸展	0～45						
							PIP 屈曲	0～100						
							DIP 屈曲	0～90						
							外展	0～20						
							内收	0～20						
						小指	MP 屈曲	0～90						
							MP 伸展	0～45						
							PIP 屈曲	0～100						
							DIP 屈曲	0～90						
							外展	0～20						
							内收	0～20						

表6-3　下肢、颈、躯干关节活动度检查记录表

左　　侧						部位	检查项目	正常值（°）	右　　侧					
月　日		月　日		月　日					月　日		月　日		月　日	
A	P	A	P	A	P				A	P	A	P	A	P
						髋关节	屈曲	0～120						
							伸展	0～30						
							外展	0～45						
							内收	0～30						
							外旋	0～45						
							内旋	0～45						
						膝	屈曲	0～135						
							伸展	0						
						踝关节	背屈	0～20						
							跖屈	0～50						
							内翻	0～35						
							外翻	0～15						
						足趾	MP屈曲	0～40						
							MP伸展	0～40						
							PIP屈伸	0～35						
							DIP屈伸	0～60						
						颈	前屈	0～45						
							后伸	0～45						
							旋转	0～60						
							侧屈	0～45						
						躯干	屈曲	0～80						
							伸展	0～30						
							旋转	0～45						
							侧屈	0～35						

二、结果分析

（一）结果的信度分析

关节活动度的测量是一项非常严格的评定技术，有较高的信度要求。其高信度表现在同一检查者对同一关节多次测量，其数值的一致性，以及不同检查者对同一关节的测量结果的一致性。影响量角器测量的可靠性的因素包括：①量角器摆放位置的准确性。②被检查者相关的因素，如对疼痛的恐惧、疲劳、紧张或压力情绪。③其他因素，如测量时间、室内温度、所用量角器的类型、治疗师的经验和操作精确性等。因此，治疗师在分析关节活动受限

的可能原因之前,应首先检查是否存在可能会对测量结果的可靠性产生影响的因素,并尽量排除干扰因素以提高结果的可靠性。

(二)关节活动受限的原因

伴随着年龄增大,人体老化,关节的形态也在发生变化,如退行性脊柱炎、退行性关节炎、骨质疏松等,这些退行性变化可使关节活动范围下降。

疼痛、关节骨性解剖结构异常;关节周围软组织病变,如关节囊粘连、韧带损伤、肌腱挛缩、异位骨化、主动肌无力、拮抗肌张力过高均可以引起关节活动受限。治疗师应注意分析判断活动受限是由于组织结构变化所致,还是肌力下降所致。此外,石膏固定、配戴支具也会阻碍关节活动。

1. AROM < PROM 由于 AROM 通过人体自身的主动运动而产生,因此,检查某一关节 AROM 实际上是对被检查者肌力的考察。AROM < PROM 时提示关节活动受限是带动该关节运动的主动肌肌力减弱的结果。除了肌力大小对 AROM 的影响外,AROM 的大小也与被检查者的活动意愿、协调性以及意识水平有关。

2. PROM < 正常 ROM PROM < 正常 ROM 范围时提示关节活动受限是由于皮肤、关节或肌肉等组织的器质性病变所致。运动受限的原因可以是关节疾病(如类风湿性关节炎)或关节损伤(如骨折)引起的水肿、疼痛、痉挛、皮肤紧张或瘢痕形成(如烧伤),也可以因制动引起肌肉和肌腱短缩;肌力下降或脂肪组织过多等。因此,在确定存在 ROM 受限后,还应该进一步检查和分析关节活动受限是由于疾病本身的影响,还是继发于关节制动、废用所致。

从挛缩的分类中可以推测关节活动受限的原因。挛缩可以分为关节性、软组织性、肌性。关节挛缩分为关节软骨损伤和不适合性关节、滑膜增生、关节囊纤维化等不同类型。软组织挛缩包括皮肤及皮下组织、肌腱和韧带、关节周围组织的炎症、外伤。肌性挛缩主要是由于外伤、炎症、变性、痉挛、弛缓性瘫痪以及主动肌与拮抗肌的力量失衡所致。

(三)运动终末感

不同关节特有的解剖结构决定了其 PROM 的运动方向与幅度。正常关节在被动运动至运动终末时是由于受到其周围的肌肉、筋膜、皮肤、韧带或关节囊被牵伸,软组织附着或骨与骨直接碰触等产生的抵抗而终止。因此,不同关节的被动活动范围因其特有的解剖结构而定。在病理情况下如关节疾病或外伤时,由于关节及关节周围结构发生病理性改变而使 PROM 受限。

因此,在检查 PROM 时,治疗师要注意 ROM 是充分还是受限。借助于运动终末感(end feel),分析和判断何种结构异常导致关节运动受限。所谓运动终末感是在被动运动的关节达到最末端时治疗师所获得的手感即抵抗感。不同的解剖结构所产生的抵抗感亦不相同。当关节的解剖结构正常以及 ROM 充分时,检查者手中所体会到的是一种正常的或生理性运动终末感(表6-4)。理解和正确体验正常运动终末感将有助于认识和分析异常关节活动受限的原因。当解剖结构发生病理变化,或 ROM 下降或增加时即出现异常的或病理性运动终末感。表6-5分析总结了各种不同终末感的产生原因,从表中可见,异常终末感可以提示限制关节运动的结构异常原因。

检查 PROM 时,治疗师应根据不同的关节特点掌握施加外力的大小,注意被检查关节的运动是否过早地受到了限制或抵抗,如出现了运动的抵抗,应仔细体会和判断这种抵抗是生理的(正常的)运动终末感,还是病理性的(异常的)运动终末感。通过反复的实践,积累体验,掌握各种限制与其产生的原因。

表6-4　生理性运动终末感

性　质	手　感	原　因	举　例
软组织抵抗	运动终止时软组织被挤压感	运动终止时身体表面相接触(即软组织间的接触)	被动屈曲膝关节时大腿与小腿后部肌群的接触
结缔组织抵抗	运动终止时硬而富有弹性感	肌肉被牵伸	膝关节伸展下被动背屈踝关节时腓肠肌的紧张
	运动终止时坚硬但有少许弹性感,类似拽一块皮子的感觉	关节囊被牵伸	被动伸展手指掌指关节时关节囊前部的紧张
	同上	韧带被牵伸	被动前臂旋后时掌侧桡尺韧带、骨间膜、斜索的紧张
骨抵抗	运动终止突然发生,坚硬感	骨与骨的接触	被动伸展肘关节时尺骨鹰嘴与肱骨鹰嘴窝的接触

表6-5　病理性运动终末感

性　质	手　感	原　因
软组织抵抗	软,踩踏沼泽地感	软组织肿胀、滑膜炎
结缔组织抵抗	硬,运动终末有弹性感,或坚硬但有少许弹性感	肌紧张增加,肌肉、关节囊、韧带短缩
骨抵抗	坚硬,骨与骨接触而运动终止时突然的坚硬感,或粗糙关节面接触并移动时的骨摩擦感	骨软化症、退行性关节疾病、骨性关节炎、关节内游离体、骨化性肌炎、骨折
虚性抵抗	患者因疼痛而在 PROM 终末之前即要求停止,故未产生运动终末抵抗感	急性滑囊炎、关节炎症、关节外脓肿、新生物(肿瘤)、骨折,心理反应
弹性抵抗	反跳感	关节内紊乱如半月板撕裂
痉挛抵抗	PROM 突然终止且有坚硬感,常伴有疼痛	急性或亚急性关节炎、严重的活动性损伤或骨折,无疼痛的痉挛抵抗提示中枢神经系统损伤引起的肌张力增高

小　结

关节活动度的测量是物理疗法与作业疗法评定的重要内容,也是治疗师必须掌握的基本功之一。量角器测量方法操作简便,是临床上最常使用的方法。操作方法的正确和准确性直接影响测量结果的可靠性。因此,检查者应严格掌握测量工具的使用方法、不同关节的测量方法及操作中的注意事项。测量结束并非评定工作已完成,更重要的工作是判断测量结果异常与否,如所测得结果显示关节活动范围异常(受限或过大),应寻找引起异常的原因,从而为下一步制订康复治疗计划提供依据。

附表1 关节活动度参考值一览

关节	运动方向	1*	2*	3*	4*
肩	屈曲	130	150	170	180
	伸展	80	40	30	60
	外展	180	150	170	180
	内收	45	30		75
	内旋	90	40	60	80
	肩外展90°内旋				70
	外旋	40	90	80	60
	肩外展90°外旋				90
肘	屈曲	150	150	135	150
	伸展	0	0	0	0
前臂	旋前	50	80	75	80
	旋后	90	80	85	80
腕	屈曲		70	70	80
	伸展	90	60	65	70
	桡偏	15	20	40	20
	尺偏	30	30	20	30
拇指	CM 屈曲				15
	MP 屈曲	50		50	50
	IP 屈曲	90		75	80
	CM 伸展				20
	MP 伸展	10	60	5	0
	IP 伸展	10	80	20	20
	外展	50		55	70
手指	MP 屈曲		90	90	90
	PIP 屈曲		100	100	100
	DIP 屈曲	90	70	70	90
	MP 伸展	45			45
	PIP 伸展				0
	DIP 伸展				0
髋	屈曲	120	100	110	120
	伸展	20	30	30	30
	外展	55	40	50	45
	内收	45	20	30	30
	内旋				45
	外旋				45
膝	屈曲	145	120	135	135
	伸展	10			10
踝	背屈	15	20	15	20
	跖屈	50	40	50	50

续表

关节	运动方向	1*	2*	3*	4*
踇趾	MP 屈曲		30	35	45
	IP 屈曲		30		90
	MP 伸展		50	70	70
	IP 伸展		0		0
足趾	MP 屈曲		30		40
	PIP 屈曲		40		35
	DIP 屈曲		50		60
	MP 伸展				
	PIP 伸展				
	DIP 伸展				
颈部	屈曲		30		45
	伸展		30		45
	侧屈		40		45
	旋转		30		60
胸腰部	屈曲		90		80
	伸展		30		20~30
	侧屈		20		35
	旋转		30		45

注:1* 引自:《A System of Joint Measurements》,Clark，Mayao Clinic，1920。

2* 引自:日本躯体伤残医学评级委员会,1958。

3* 引自:美国加州医学委员会和加州工业事故委员会,1960。

4* 引自:美国骨科学会关节运动委员会,1965。

思考题

1. 测量 ROM 的适应证与禁忌证有哪些?

2. 测量 ROM 注意事项有哪些?

3. 如何正确记录 ROM 测量结果?

（于兑生）

第七章 徒手肌力检查

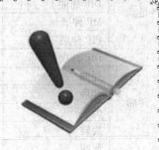

学习目标

1. 掌握肌的分类、肌收缩类型、影响肌力的因素等基本概念、应用徒手肌力检查的一般原则。
2. 熟练掌握各主要肌群肌力的检查方法。
3. 掌握肌力评级标准。
4. 熟悉肌力异常的病因分析。

肌力检查是物理疗法与作业疗法评定的重要内容。徒手肌力检查(manual muscle testing，MMT)是用来评定由于疾病、外伤、废用所导致的肌力低下的范围与程度的主要方法。随着科学技术的发展，电子技术与力学、生物力学、人体解剖与生理学相结合，使肌力的计算机化评定得以实现并应用于临床工作中。但是，具有国际公认标准的徒手肌力检查法仍被认为是一种操作简单、实用，在临床工作中应用最广泛的评定方法。

第一节　肌　力

一、定义

肌力(muscle strength)指在肌肉骨骼系统负荷的情况下，肌肉为维持姿势、启动或控制运动而产生一定张力的能力。肌肉力量的临床评定是在肌力明显减弱或功能活动受到影响时检查相关肌肉或肌群的最大收缩力量。

肌无力(muscle weakness)指一块肌肉或一组肌群产生张力的能力下降或丧失。肌力减弱常见于下运动神经元损伤、原发性肌病、神经疾病，引起肌肉废用或长期制动的情况如烧伤、关节炎、截肢等也可以引起肌力下降。

二、肌的分类

任何一个动作都不是一块肌肉完成的，而是通过一组肌群共同作用而完成的。这些肌群来自关节的不同方位，使关节具有不同方向的运动，根据它们所发挥的作用不同分为原动肌、拮抗肌和协同肌等。

（一）原动肌（agonist）

又称主动肌，是指发起和完成一个动作的主动作肌或肌群，如股四头肌是伸膝的原动肌。

（二）拮抗肌（antagonist）

是指与原动肌作用相反的肌。例如膝关节伸展时，股二头肌使膝关节屈曲，是股四头肌的拮抗肌。在主动肌收缩时，拮抗肌必须同时等量放松。

（三）协同肌（synergist）

是配合原动肌并随原动肌一同收缩的肌或肌群。根据作用，将协同肌分为三种类型，即产生与原动肌相同功能的肌（联合肌）、限制原动肌产生不必要的运动的肌（中和肌）以及具有固定功能的肌或肌群（固定肌），共同保证完成特定运动。

1. 联合肌（副动肌） 2~3块肌肉一起收缩产生特定运动。例如，伸腕时，为了防止出现腕关节桡偏或尺偏，桡侧腕长、短伸肌和尺侧腕伸肌必须同时收缩。

2. 中和肌 一组肌群收缩以消除原动肌收缩时在中间关节产生的不必要的运动。例如，指长屈肌分别跨越腕关节和指间关节。因此，当指长屈肌收缩产生屈指时，为了防止出现屈腕，此时腕伸肌群随指长屈肌一起收缩。

3. 固定肌 肌收缩时固定近端关节，为远端关节运动提供稳定的基础，使原动肌工作得更有效。例如，上肢提起物体时，肘关节屈肌收缩。此时肩胛骨和肩关节周围肌收缩以稳定肩胛骨和肩关节，从而为肘关节屈肌（肱二头肌）收缩，有力地提起物体提供一个稳定的基础。

一般来说，当负荷非常小的关节运动时，仅原动肌产生收缩。如果负荷稍增加，固定肌收缩，固定近端关节，随着负荷增加协同肌参与援助，当负荷过大时，拮抗肌也被调动起来固定关节。

三、肌收缩类型

（一）等长收缩（isometric contraction）

肌肉收缩时，肌张力明显增加，但肌长度基本无变化，不产生关节运动，从而有助于固定体位。等长收缩是由于使肌肉拉长的外力与肌肉本身所产生的最大张力即内力相等所致。

（二）等张收缩（isotonic contraction）

肌肉收缩过程中，肌张力基本不变，但肌长度缩短，引起关节运动。根据肌肉起止部位的活动方向，可分为向心性收缩和离心性收缩两类。

1. 向心性收缩（concentric contraction） 肌肉收缩时，肌肉起止点彼此靠近，肌长度缩短，故又称为短缩性肌收缩。向心性收缩是作用于关节并使关节产生运动的主动肌的收缩。

2. 离心性收缩（eccentric contraction） 肌肉收缩时，肌肉起止点两端彼此远离，使肌长度增加。是对抗关节运动的拮抗肌所产生的收缩，其作用与关节运动方向相反。用于稳定关节、控制肢体动作或肢体坠落的速度。

四、影响肌力的因素

（一）肌肉的横截面积

肌肉的力量是全体肌纤维收缩力量的总和，所以肌力大小与肌肉的生理横截面积成正比,肌纤维的数量越多,肌纤维越粗,肌肉的横截面积就越大,肌肉收缩所产生的力量也越大。生理横截面积的大小,反映了该肌肉肌纤维的数量和粗细。由于肌纤维在不同类型的肌肉内排列方向不同,所以相同体积的扇形肌、梭形肌、半羽状肌和羽状肌,其生理横截面积亦不相同。羽状肌的生理横截面积大于扇形肌,而扇形肌大于梭形肌。

(二)肌纤维类型

肌肉力量的大小取决于不同类型肌纤维在肌肉中所占的比例。按照形态或功能分类,骨骼肌纤维可分为白肌纤维(快肌纤维)、红肌纤维(慢肌纤维)和中间肌纤维。人体骨骼肌中,无论男、女、老、少均含有白肌纤维和红肌纤维,只是两者的比例不同而已。肌力的大小主要由肌肉中白肌纤维的数量决定。白肌纤维所占的比例高,则肌肉收缩力大。因此,白肌纤维比例高者最适于做短距离、高强度的运动项目,而红肌纤维比例高者适合于强度小、工作时间长的耐力性运动项目。两者之间的区别源于氧的供应与能量代谢方式的不同。前者以无氧代谢为主,后者则以有氧代谢作为主要的供能方式。

(三)运动单位募集率和神经冲动发放频率

一条运动神经纤维与它所支配的肌纤维构成一个运动单位,是肌肉的最小功能单位。当神经冲动沿一个运动神经元的神经纤维传至该运动单位的所有肌纤维时,全部肌纤维同时收缩。因此,运动单位募集得越多,肌力越大。研究表明,在20%～80%最大收缩时,肌力的改变是靠神经系统募集不同数量的运动单位而实现的。当肌力达到80%以上最大收缩时,肌力的增加则通过增加神经中枢发放神经冲动的频率而实现。因此,神经冲动发放频率越高,肌肉力量越大。

(四)肌肉的初长度

所谓肌肉初长度是指肌肉收缩前的长度。肌肉在收缩前被牵拉至适宜的长度,肌肉收缩时会产生较大的力量。这是因为被牵拉肌肉内的感受器(肌梭、腱梭)受到刺激,从而反射性地增加了肌肉收缩力。

(五)肌收缩类型

不同的肌肉收缩形式产生不同的力量,其中离心收缩过程中产生的肌力最大,其次为等长收缩,最小的为向心性收缩。

(六)年龄与性别

肌力约在20岁时达到峰值,之后随着年龄的增长而逐渐衰退,肌容积、肌肉的横截面积因肌纤维变细而减小,55岁以后衰退速度加快。此外,结缔组织和脂肪组织增多也可以影响肌肉的力量。就性别而言,男性肌肉的力量较女性强。

五、评定目的

物理疗法与作业疗法在肌力评定方面具有一定的共性,同时基于其自身专业特点,在评定的目的上又各显其特殊性。

(一)物理疗法评定目的

1. 确定肌力减弱部位与程度。
2. 软组织损伤的鉴别诊断。
3. 协助某些神经肌肉疾病的损伤定位诊断。例如,脊髓损伤、外周神经损伤等。

4. 预防肌力失衡引起的损伤和畸形。

5. 评价肌力增强训练的效果。

（二）作业疗法评定目的

肌力状况与个体的日常生活活动能力密切相关。例如,完成进食、穿衣、梳洗等动作需要上肢一定肌力作保证;行走购物、上下楼梯则要求下肢具备相应的肌力。肌力减弱将使患者完成这些日常活动变得困难,甚至不能进行。因此,当肌力下降限制了日常生活活动的完成时,作业治疗师有必要对肌力减弱的程度和分布情况进行检查。评定目的包括:

1. 判断肌力减弱是否限制了日常生活活动及其他作业活动。

2. 从远期目标判定肌力减弱是否需要采用代偿措施或使用辅助具与设备。

3. 判定主动肌和拮抗肌肌力是否失衡,制订肌力增强训练计划或使用矫形器以预防畸形。

4. 工伤、运动损伤、事故所致的残疾鉴定和丧失劳动力程度鉴定标准。

六、适应证与禁忌证

（一）适应证

1. 下运动神经元损伤　周围神经损伤、多发性神经炎、脊髓损伤、脊髓灰质炎后遗症、横贯性脊髓炎。

2. 原发性肌病　肌萎缩、重症肌无力。

3. 骨关节疾病　截肢、骨折、关节炎、手外伤、烧伤。

（二）禁忌证

1. 局部炎症、关节腔积液、关节不稳、急性扭伤。

2. 局部严重的疼痛。

3. 严重的心脏病或高血压。

第二节　检查方法与步骤

徒手肌力检查是通过被检查者自身重力和检查者用手施加阻力而产生的主动运动来评定肌肉或肌群的力量和功能的方法。虽然随着科学技术日新月异的发展,不少测量肌力的电子仪器设备不断问世,但徒手肌力检查法仍因其简单、科学、实用而成为临床工作中无以替代的评定方法。

一、应用徒手肌力检查的一般原则

为了正确地理解徒手肌力检查法,较好地掌握肌力评定技术,在学习前应对如下问题加以明确。

1. 大脑所支配的是运动而不是一块或一组肌肉的收缩。因此,徒手肌力检查是有关的主要动作肌和辅助肌共同完成的运动。

2. 学习徒手肌力检查法,必须具备一定的解剖、生理知识,包括每一块肌肉的起止点、肌纤维的走向、肌肉的作用、引起关节运动的方向和角度,以及当一肌肉力量减弱或消失时可能出现的代偿运动等。只有熟练掌握必要的基本理论与基础知识,才能理解和掌握此项检查技术。

3. 徒手肌力检查是检查一块肌肉或一组肌群的随意收缩。中枢神经系统疾病如脑卒中、脑外伤所致的偏瘫以及脑瘫,由于受到原始反射的影响而导致痉挛和出现异常的运动模式,不能完成分离运动。因此,本法不适用于中枢神经系统损伤的患者。

二、检查方法

(一)被检查者的体位

检查每一块肌肉都有其规定体位,目的在于将被检肌肉的功能独立分出。被检查者的体位摆放原则为肢体运动方向与重力方向相反或采用去除重力的体位,体位要舒适、稳定、运动无阻碍。此外,被检肌应处于关节全伸展位,肌肉初长度在牵拉至轻度张力状态。

(二)固定

固定被检查肌肉的起点以防止出现代偿运动和假象运动。所谓代偿运动或假象运动是指当一种运动的主动肌肌力下降时,由其他肌群取代或由重力协助完成该运动。固定的方法包括:

1. 被检查者自身体重　自身体重帮助固定肩胛带或骨盆带。

2. 正常肌群　检查屈髋动作时被检查者双手扶住诊查床。

3. 体位　检查髋关节外展肌时侧卧位,被检查者抱住非检查侧下肢使髋、膝关节达到最大屈曲,从而使骨盆后倾,骨盆和腰椎固定。

4. 由检查者或器具如砂袋提供的外力等。

(三)评级方法

1. 肌力评级的依据　徒手肌力检查法的评级均以下列三项因素为依据:

(1)外加阻力的大小　根据不同的运动模式和解剖部位,检查者用手施加不同的阻力。以"较大"阻力和"轻度"阻力分别定为5级或4级。施加阻力的原则为:①阻力方向:与肢体运动方向(被检肌收缩方向)相反。②阻力施加部位:运动肢体的远端。③施加阻力的时机:在运动范围中点和内侧范围之间施加阻力。④阻力大小:逐渐递增,以不阻止关节运动为度。

(2)重力作用　肢体重力是一种自然阻力形式。能克服肢体重力的影响完成全关节活动范围的运动者定为3级。解除肢体重力的影响,能完成全关节活动范围的运动,或克服肢体重力的影响,仅能完成部分活动范围的运动者定为2级。

重力和手法抵抗都是判断肌力等级的关键因素。

(3)有无肌肉或肌腱的收缩　可触及到收缩但无关节活动者定为1级,无收缩者为0级。

2. 肌力的评级标准　徒手肌力检查法由 Robert Lovett 于1912年创立。Lovett 肌力评级将肌肉力量分为正常(normal)、良好(good)、尚可(fair)、差(poor)、微弱(trace)、无收缩(zero)6个等级,以此评定肌肉力量是否正常及无力程度(表7-1)。正常(normal)代表在抗重力并施予最大阻力的情况下,能够完成全关节活动范围的运动;良好(good)是指在抗重力并施加部分阻力时,能够完成全关节活动范围的运动;尚可(fair)是指在抗重力的情况下,不施加任何阻力,能够完成全关节活动范围的运动;差(poor)则是在去除重力的情况下,能完成全关节活动范围的运动;微弱(trace)表示在去除重力的情况下,仅有肌肉收缩现象,但没有产生关节的运动。

在以上基本分级的基础上,以往临床上还通过附加"+"或"-"对肌力进行更加细致的评定,具体方法如下(表7-2):

表7-1　Lovett分级法评定标准

分级	名称	评级标准
0	零(zero,0)	未触及肌肉的收缩
1	微弱(trace,T)	可触及肌肉的收缩,但不能引起关节活动
2	差(poor,P)	解除重力的影响,能完成全关节活动范围的运动
3	可(fair,F)	能抗重力完成全关节活动范围的运动,但不能抗阻力
4	良好(good,G)	能抗重力及轻度阻力,完成全关节活动范围的运动
5	正常(normal,N)	能抗重力及最大阻力,完成全关节活动范围的运动

表7-2　肌力评级标准

分级	评级标准
5	能抗重力及最大阻力,完成全关节活动范围的运动
5$^-$	4级与5级之间
4	能抗重力及轻度阻力,完成全关节活动范围的运动
4$^-$	3级与4级的中间水平,能抗重力及弱的阻力,完成全关节活动范围的运动
3$^+$	此级与4$^-$级只是阻力大小程度的区别
3	不施加阻力,能抗肢体重力,完成全关节活动范围的运动
3$^-$	抗重力完成正常关节活动范围的50%以上
2$^+$	抗重力完成正常关节活动范围的50%以下
2	解除重力的影响,完成关节活动范围的运动
2$^-$	解除重力的影响,可完成全关节活动范围的50%以上
1$^+$	解除重力的影响,可完成全关节活动范围的50%以下
1	可触及肌肉的收缩,但不能引起关节的活动
0	不能触及肌肉的收缩

由Daniels和Worthingham主编的第8版《新徒手肌力检查法》中,取消了各级别的"+"、"-",仅保留了"3$^+$"、"2$^+$"和"2$^-$"。"3$^+$"的标准是在满足3级肌力标准的前提下,在关节活动的最后部分能对抗轻度的抵抗。"2$^-$"的标准是在解除肢体重力的影响下,仅能在关节活动范围内完成部分的运动(即不能完成全关节活动范围的运动)。

三、检查步骤

1. 向患者简单扼要地解释检查目的和步骤。

2. 确定与被检肌相关的PROM。在检查肌力之前检查者应测量关节PROM以了解该关节运动范围特征,该运动范围被视为全关节活动范围,用于检查或衡量肌力大小。

3. 确定被检查者的检查体位,固定被检肢体远端。

4. 讲解检查动作,在正式检查前让患者至少实际操练、体会一次。

5. 肌力检查与评级。被检查者按要求进行运动,肌力检查首先从抗重力位开始,检查者观察运动质量和运动范围的大小。如果被检查者在抗重力位成功地完成 AROM 即 3 级以上肌力,则施加阻力,根据阻力大小和 AROM 完成情况判断 4 级与 5 级肌力,否则为 3 级。如果不能完成抗重力位全 AROM 的运动,则观察在去除重力体位下肌肉收缩的情况。检查 0~1 级肌力时,要用示指和中指触摸主动肌(被检查肌)肌腹以了解该肌的收缩质量。

6. 记录检查结果。

第三节　各肌肌力的检查方法

由 Daniels 和 Worthingham 主编的《徒手肌力检查法》分别于 1995 年和 2002 年进行了第 6 版和第 7 版修订,并更名为《新徒手肌力检查法》。修订版《新徒手肌力检查法》对书中半数以上内容进行了修改和充实,并增加了大量图谱,给人耳目一新的感觉。在保留原著精华的基础上,第 6 版和第 7 版《新徒手肌力检查法》增加了许多新的内容,如增加了脑神经支配肌肌力检查法;对一些肌力检查方法如去除肢体重力位的肌力检查方法进行了改进。本教材收取了《新徒手肌力检查法》中的最新内容。

由于大脑所支配的是运动而不是一块或一组肌肉的收缩。因此,本节介绍的重点是身体主要关节及其有关的肌肉在运动中的作用,所描述的内容是有关的主要动作肌和辅助肌共同完成的运动,并重点讲述头、颈、躯干、上肢、手指、下肢、足趾肌的检查方法。插图中采用实心和空心两种箭头示意用力方向,实心箭头表示检查者的用力方向,空心箭头表示被检查者的用力方向。

一、颈与躯干肌

(一)颈前屈

【主要动作肌】胸锁乳突肌(图 7 - 1;神经支配:副神经)。

【辅助肌】头长肌、颈长肌、前斜角肌、舌骨下肌群、中斜角肌、后斜角肌、头前直肌。

【运动范围】0°~35°至 45°。

【检查方法】

体位:仰卧位。

手法:固定其胸廓下部,肩部放松。令其完成颈椎屈曲运动。检查者用两个手指在前额部施加抵抗。(两侧胸锁乳突肌不对称者,使其头部向侧方旋转,完成屈颈动作,抵抗施于耳部。)

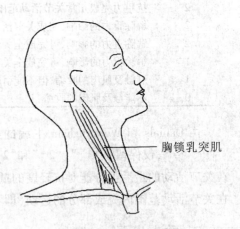

图 7 - 1　胸锁乳突肌

【评级】

5 级与 4 级　能对抗前额部强阻力完成颈椎屈曲全关节活动范围的运动者为 5 级,仅能对抗中等度阻力完成以上动作者为 4 级(图 7 - 2)。

3级与2级 能克服重力的影响,完成颈椎全关节活动范围运动者为3级。头置于检查台上,令其完成向左,再向右的转头,能完成部分运动者为2级。

1级与0级 完成屈颈动作时,仅能触及胸锁乳突肌的收缩为1级,触不到收缩者为0级。

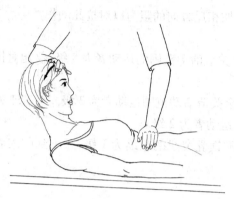

图7-2 胸锁乳突肌5、4级肌力检查法

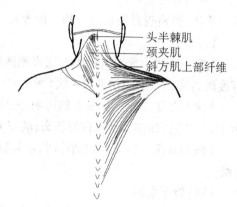

图7-3 颈后伸肌群

(二)颈后伸(伸展)

【主要动作肌】斜方肌、头半棘肌、头夹肌、颈夹肌、骶棘肌、项髂肋肌、头最长肌、头棘肌、颈棘肌、颈半棘肌(图7-3;神经支配:副神经、脊神经后支)。

【辅助肌】多裂肌、头上斜肌、头下斜肌、头后大直肌、头后小直肌、肩胛提肌。

【运动范围】0°~30°。

【检查方法】

体位:俯卧位。

手法:头伸出检查台前端,双上肢置于体侧。检查者一手置于被检查者的头后部,向下方施加阻力,另一手置于下颏予以保护(图7-4)。

【评级】

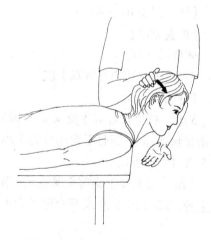

图7-4 颈后伸肌肌力检查法

5级与4级 能对抗施于头部的最大阻力完成颈椎后伸的全关节活动范围的运动者为5级,仅能对抗中等度阻力完成以上运动者为4级。

3级 能克服重力的影响,完成颈椎后伸的全关节活动范围的运动为3级。

2级 取仰卧位,检查者双手置于被检查者头的下方,令其头向下压检查者的手,能出现轻微运动者为2级。

1级与0级 检查者用手支撑被检查者头部,令其完成后伸运动,另一手触摸第7颈椎与枕骨间的肌群,有收缩者为1级,无收缩者为0级。

(三)头向一侧旋转

【主要动作肌】胸锁乳突肌(神经支配:副神经)。

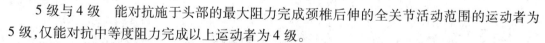

【辅助肌】头长肌、颈长肌、前斜角肌、舌骨下肌群、中斜角肌、后斜角肌、头前直肌。

【运动范围】0°~45°至55°。

【检查方法】

体位:仰卧位。

手法:被检查者头转向一侧。检查者一手施加相反方向的阻力以对抗此动作。

【评级】

5 级与 4 级　能对抗强阻力完成颈椎旋转全关节活动范围的运动者为 5 级,仅能对抗中等度阻力完成以上动作者为 4 级(图 7-2)。

3 级与 2 级　能克服重力的影响,完成颈椎全关节活动范围运动者为 3 级。头置于检查台上,令其完成向左,再向右的转头,能完成部分运动者为 2 级。

1 级与 0 级　完成屈颈动作时,仅能触及到胸锁乳突肌的收缩为 1 级,触不到收缩者为 0 级。

(四)躯干前屈

【主要动作肌】腹直肌(图 7-5;神经支配:肋间神经 $T_{5~12}$)。

【辅助肌】腹内斜肌、腹外斜肌。

【运动范围】0°~80°。

【检查方法】

体位:仰卧位。

手法:固定被检查者双下肢。

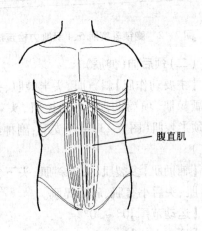

图 7-5　腹直肌

【评级】

5 级　被检查者双手交叉置于颈后,尽力前屈抬起胸廓,双肩胛骨下角均可完全离开台面者为 5 级(图 7-6)。

4 级　双上肢于胸前交叉抱肩,令其尽力抬起上身,双肩均可完全离开台面者为 4 级(图 7-7)。

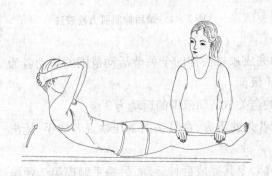

图 7-6　躯干前屈肌 5 级肌力检查法

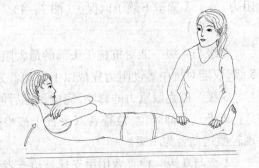

图 7-7　躯干前屈肌 4 级肌力检查法

3 级 双上肢置于躯干两侧,令其尽力抬起上身,双侧肩胛骨下角可以离开台面者为 3 级(图7 - 8)。

2 级 双上肢置于躯干两侧,双膝关节屈曲,令其颈椎前屈,检查者按其压胸廓下部使腰椎前屈消失骨盆前倾,如头部能抬起者为 2 级(图 7 - 9)。

1 级与 0 级 仰卧位,令其咳嗽,同时触诊腹壁,有轻微的收缩者为 1 级,无收缩者为 0 级(图7 - 10)。

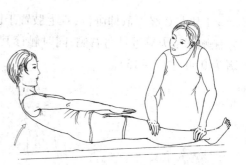

图 7 - 8 躯干前屈肌 3 级肌力检查法

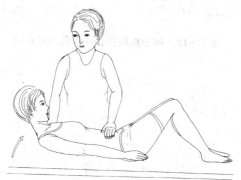

图 7 - 9 躯干前屈肌 2 级肌力检查法

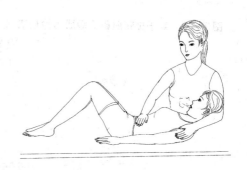

图 7 - 10 躯干前屈肌 1 级、0 级肌力检查法

(五)躯干旋转

【主要动作肌】腹外斜肌、腹内斜肌(图 7 - 11;神经支配:肋间神经、髂腹下神经、髂腹股沟神经)。

【辅助肌】背阔肌、半棘肌、多裂肌。

【运动范围】0° ~ 45°。

【检查方法】

体位:仰卧位,双手在头后部交叉。

手法:被检查者仰卧位,令被检查者右肘向左膝方向运动(检查右腹外斜肌和左腹内斜肌),胸廓向一侧旋转,屈曲(两侧均做检查)。

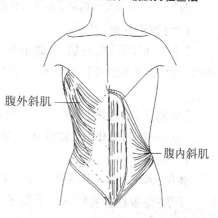

图 7 - 11 腹外斜肌、腹内斜肌

（图中标注：腹外斜肌、腹内斜肌）

【评级】

5 级 被检查者双手交叉置于后头部,腹外斜肌收缩侧的肩胛骨可离开台面,完成躯干旋转者为 5 级(图 7 - 12)。

4 级 被检查者仰卧位,双侧上肢在胸前交叉抱肩,完成与 5 级相同运动(腹外斜肌收缩侧的肩胛骨可离开台面,完成躯干旋转)者为 4 级(图 7 - 13)。

3 级 双上肢向躯干上方伸展,完成与 5 级相同运动(腹外斜肌收缩侧的肩胛骨可离开台面,完成躯干旋转)者为 3 级。

2 级 仰卧位,完成以上动作时肩胛骨下角不能离开台面,但可以观察到胸廓的凹陷者为 2 级(图 7 - 14)。

  1级与0级 取仰卧位,双上肢置于体侧,双髋关节屈曲,足底踩在床面上。令被检查者左侧胸廓尽力靠近骨盆右侧,同时触诊其肋骨下缘以下的肌肉,出现收缩者为1级,无收缩者为0级(图7-15)。

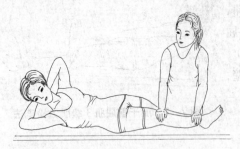

图7-12 躯干旋转肌群5级肌力检查法

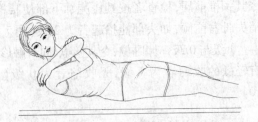

图7-13 躯干旋转肌群4级肌力检查法

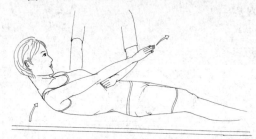

图7-14 躯干旋转肌群2级肌力检查法

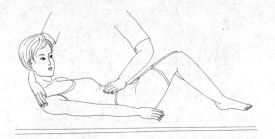

图7-15 躯干旋转肌群1级、0级肌力检查法

(六) 躯干后伸(伸展)

【主要动作肌】骶棘肌、背髂肋肌、胸最长肌、背棘肌、腰髂肋肌、腰方肌(图7-16;神经支配:脊神经后支、腰神经前支)。

【辅助肌】半棘肌、旋转肌、多裂肌。

【运动范围】胸椎0°,腰椎0°~25°。

【检查方法】

体位:俯卧位,双手在后头部交叉。

手法:令被检查者将胸廓下部尽量高的抬起。

【评级】

5级 在检查者固定双踝关节的条件下,被检查者躯干伸展可以稳定地维持姿势不动,并且看不到勉强用力的表现。

4级 在检查者固定双踝关节的条件下,被检查者能抬起躯干,但到最终点出现摇晃并表现出勉强维持的状态(图7-17)。

3级 被检查者俯卧位,双上肢置于体侧,检查者固定其双踝。令其完成胸椎与腰椎的后伸,能完成抗重力的充分后伸运动,脐部离开台面者为3级(图7-18)。

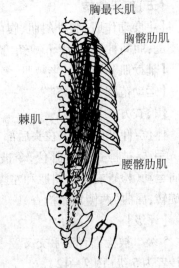

图7-16 躯干后伸肌群

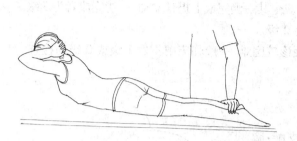 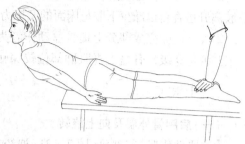

图 7-17　躯干后伸肌群 5 级、4 级肌力检查法　　　图 7-18　躯干后伸肌群 3 级肌力检查法

2 级　检查方法与三级相同,被检查者仅能部分完成后伸运动(不能达到正常范围)为 2 级。

1 级或 0 级　令被检查者完成以上运动的同时触诊其脊柱,可触及收缩者为 1 级,无收缩者为 0 级。

(七)骨盆上提

【主要动作肌】腰方肌、腰髂肋肌(图 7-19;神经支配:腰神经)。

【辅助肌】腹外斜肌、腹内斜肌。

【运动范围】立位时一侧骨盆上提,该侧足可完全离开地面。

【检查方法】

体位:仰卧位,俯卧位。

手法:仰卧位,令腰部适当伸展。被检查者双手扶持诊查台台面以固定胸廓(如伴有肩、臂无力者,由助手协助固定胸廓)。

【评级】

5 级与 4 级　检查者双手握住被检查者踝关

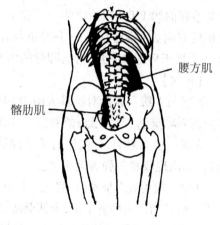

图 7-19　腰方肌、髂肋肌

节,将下肢向下方牵拉,与此同时令其骨盆向胸廓方向上提,被检查者能对抗最大阻力完成骨盆上提动作为 5 级(图 7-20)。对抗中等度阻力完成骨盆上提动作者为 4 级。

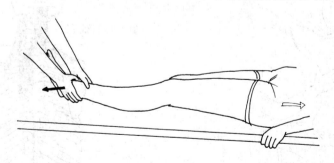

图 7-20　骨盆提升肌群 5 级、4 级肌力检查法

3级　被检查者取俯卧位,检查者一手握踝关节上方支持下肢,另一手置于膝关节下方使下肢离开检查台以减少下肢与床面的摩擦力。令其一侧完成上提骨盆动作,能完成者为3级。

2级　仅能完成部分上提骨盆动作者为2级。

1级与0级　骨盆上提肌群部位较深触诊较困难,一般临床中不做1级或0级的检查。

二、上肢肌

(一)肩胛骨外展及向上旋转

【主要动作肌】前锯肌(图7-21;神经支配:胸长神经 $T_{5\sim7}$)。

【辅助肌】胸大肌。

【运动范围】0°~38°。

【检查方法】

体位:坐位,手放在膝关节上方。

手法:令被检查者上肢向前并向上举起。在其肩关节屈曲约130°时,治疗师一手置于肘关节上方向相反方向施加阻力;另一手拇指与示指分开用"虎口"抵于肩胛骨下角,对肩胛骨的内侧缘与外侧缘进行触诊。

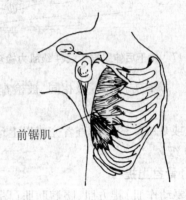

图7-21　前锯肌

【评级】

5级与4级　如能对抗最大阻力,上肢保持前伸(肩胛骨外展并向上旋转)姿势,肩胛骨不出现翼状突起者为5级;能对抗一定阻力达到上述标准者为4级(图7-22)。

3级　解除阻力,令被检肘关节伸展,肩关节约130°屈曲。肩胛骨可以充分外展并向上旋转,不出现翼状肩胛者为3级。

2级　被检查者呈坐位,肩关节屈曲90°以上。检查者一手支撑其肘关节高于水平位,另一手"虎口"置于肩胛骨下角,令其保持该肢位。如果肩胛骨出现外展并向上方旋转,提示前锯肌肌力为2级;解除上肢重力时肩胛骨仍缓慢外展、肩胛骨不向上旋转或向脊柱移动为2⁻级。

1级与0级　检查者一手扶持被检上肢呈肩关节屈曲90°以上,令被检查者努力保持该上肢位置,另一手拇指和其余各指触诊前锯肌。有收缩者为1级,无收缩者为0级。

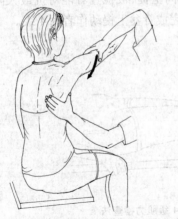

图7-22　前锯肌5级、4级肌力检查方法

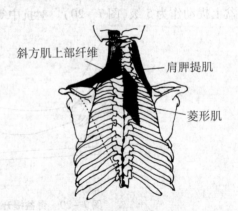

斜方肌上部纤维

肩胛提肌

菱形肌

图7-23　斜方肌、肩胛提肌

（二）肩胛骨上提

【主要动作肌】斜方肌上部纤维、肩胛提肌（图 7 – 23；神经支配：副神经、肩胛背神经 $C_{4\sim6}$）。

【辅助肌】大、小菱形肌。

【运动范围】10 ~ 12cm。

【检查方法】

体位：坐位（5 ~ 3 级），俯卧位（2 ~ 0 级）。

手法：坐位，双上肢放松置于膝上。令被检查者尽力上提肩胛骨（双肩向耳朵方向运动即耸肩）并保持在上提的位置。检查者双手置于其肩上，向下施加压力。

【评级】

5 级与 4 级　能对抗最大阻力完成肩胛骨充分上提动作者为 5 级，能对抗一定阻力充分完成上提肩胛骨者为 4 级（图 7 – 24）。

3 级　解除外力，能克服肢体重力影响，在全关节运动范围内完成肩胛骨上提者为 3 级。

2 级　俯卧位，前额部着台面，检查者一只手支撑肩关节以解除肢体重力的影响，另一只手触诊斜方肌上部纤维（沿颈椎斜方肌上部至锁骨附着部）。令其完成上提肩胛骨的运动，能充分完成者为 2 级（图 7 – 25）。

1 级与 0 级　俯卧位，令其上提肩胛骨，同时触诊锁骨上方的斜方肌上部纤维，有收缩者为 1 级，无收缩者为 0 级。

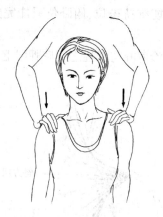

图 7 – 24　肩胛骨上提肌群 5 级、
4 级肌力检查法

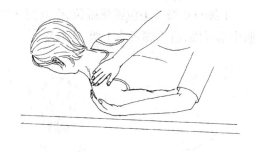

图 7 – 25　肩胛骨上提肌群 2 级
肌力检查法

（三）肩胛骨内收

【主要动作肌】斜方肌中部纤维、大菱形肌（图 7 – 26；神经支配：副神经、肩胛背神经 $C_{4\sim6}$）。

【辅助肌】小菱形肌、背阔肌。

【运动范围】15cm（内收、外展总活动范围）。

【检查方法】

体位：俯卧位，坐位。

手法：俯卧位，上肢外展 90° 并外旋，肘关节屈曲 90°。检查者固定其胸廓，并令其完成肩胛骨的内收(上肢离开台面上举)同时对肩胛骨外角施加阻力。

【评级】

5 级与 4 级　能克服最大阻力,完成肩胛骨内收的全关节活动范围的运动者为 5 级。能克服一定阻力完成以上动作者为 4 级(图 7 – 27)。

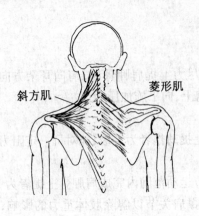

图 7 – 26　斜方肌、菱形肌

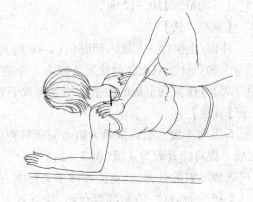

图 7 – 27　肩胛骨内收肌群 5 级、
4 级肌力检查方法

3 级　解除阻力,能克服肢体重力影响完成以上动作者为 3 级。

2 级　坐位,上肢外展 90°,置于桌面上,固定胸廓,在解除肢体重力影响下,能完成肩胛骨全关节活动范围的内收运动者为 2 级(图 7 – 28)。不能维持坐位,俯卧位只能完成一部分内收动作者为 2 级。

1 级与 0 级　坐位或俯卧位,令其完成内收动作时触诊肩峰与脊柱之间肩胛冈上之斜方肌中部纤维,有收缩者为 1 级,无收缩者为 0 级。

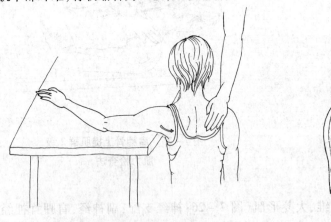

图 7 – 28　肩胛骨内收肌群 2 级
肌力检查方法

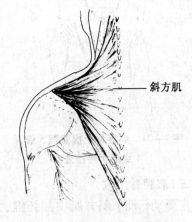

图 7 – 29　斜方肌(下部纤维)

(四)肩胛骨下撤与内收

【主要动作肌】斜方肌下部纤维(图 7 – 29;神经支配:副神经)。

【辅助肌】背阔肌、胸大肌、胸小肌。

【运动范围】10~12cm(肩胛下角)。

【检查方法】

体位:俯卧位。

手法:俯卧位,头向对侧旋转,被检侧上肢于头上约145°外展(侧方上举),上肢抬起离开台面。检查者手置于肩胛骨外上角,向外上方推按施加阻力。

【评级】

5级与4级　能克服最大阻力完成肩胛骨下撇内收的全关节活动范围的运动者为5级,能克服中等度阻力完成以上动作者为4级。

3级与2级　解除阻力,完成以上动作,如肩胛骨不向上方移动,或肩峰不向前下方移动,而能完成肩胛骨下掣、内收的全关节活动范围运动者为3级,仅能完成部分范围的运动者为2级(图7-30)。

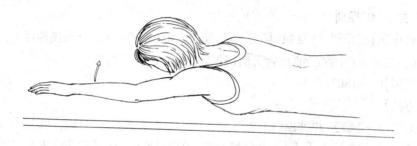

图7-30　斜方肌3级、2级肌力检查方法

1级与0级　令被检查者做上肢从台面上抬起的运动,同时触诊斜方肌下部纤维,有收缩者为1级,无收缩者为0级。

(五)肩胛骨内收及下方旋转

【主要动作肌】大菱形肌、小菱形肌(图7-31;神经支配:肩胛背神经 $C_{4~6}$)。

【辅助肌】背阔肌、肩胛提肌、胸大肌、胸小肌。

【运动范围】0°~60°。

【检查方法】

体位:俯卧位(5~3级),坐位(2~0级)。

手法:俯卧位,头转向对侧,被检上肢内收、内旋置于背后,肩放松。令被检上肢伸展(肩胛骨内收),检查者手置于肩胛骨内缘处,稍向上、向外方施以阻力。

【评级】

5级与4级　能克服最大阻力完成肩胛骨内收及下方旋转的全关节活动范围运动者为5级,对抗中等度阻力完成以上动作充分者为4级。

3级　解除阻力,能充分完成肩胛骨内收及下方旋转者为3级。

2级　坐位,手背后(上肢内收、内旋),检查者固定其躯干,防止出现屈曲、旋转等代偿动作,令被检上肢尽力内收肩胛骨,能充分完成内收动作者为2级。

1级与0级　令被检查者内收肩胛骨,在肩胛骨脊柱缘斜方肌下部纤维处触诊,有收缩者为1级,无收缩者为0级(图7-32)。

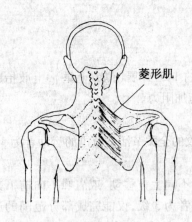

图7-31　菱形肌

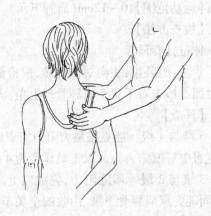

图7-32　菱形肌1级与0级肌力检查法

（六）肩关节90°屈曲

【主要动作肌】三角肌、喙肱肌（图7-33；神经支配：腋神经 $C_{5\sim7}$、肌皮神经 $C_{5\sim7}$）。

【辅助肌】三角肌（中部纤维）、胸大肌（锁骨部纤维）、肱二头肌。

【运动范围】0°~180°。

【检查方法】

体位：坐位（5~2级），仰卧位（1~0级）。

手法：坐位，上肢自然下垂，肘关节轻度屈曲，前臂呈旋前位（手掌面向下）。完成肩关节屈曲动作。检查者一手固定其肩胛骨，另一手在肘关节处施加阻力。

【评级】

5级与4级　能克服最大阻力，完成全关节活动范围运动者为5级，能对抗中等度阻力完成以上动作者为4级（图7-34）。

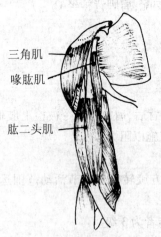

图7-33　三角肌、喙肱肌

三角肌

喙肱肌

肱二头肌

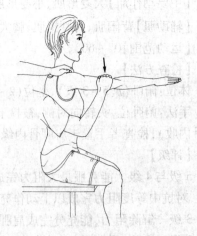

图7-34　肩关节90°屈曲肌群5级、
4级肌力检查法

3级与2级　解除阻力，能克服肢体重力影响完成全关节活动范围运动者为3级。仅能完成部分运动，达不到全关节活动范围运动者为2级（亦可采用侧卧位，在解除重力下完成全关节活动范围运动者为 2 级)。

1 级与 0 级　仰卧位,令其完成屈曲动作的同时,触诊上肢近端 1/3 处三角肌前部纤维及喙肱肌,有收缩者为 1 级,无收缩者为 0 级。

(七)肩关节伸展

【主要动作肌】背阔肌、大圆肌、三角肌后部纤维(图 7-35;神经支配:胸背神经 $C_{6~8}$、肩胛下神经 $C_{5~6}$)。

【辅助肌】小圆肌、肱三头肌。

【运动范围】0°~60°。

【检查方法】

体位:坐位(5~2 级),俯卧位(1~0 级)。

手法:坐位或俯卧位,上肢内收、内旋(手掌向上)完成肩关节伸展动作。检查者一手固定其肩胛骨,另一手于肘关节处施加阻力。

【评级】

5 级与 4 级　能对抗最大阻力完成全关节活动范围伸展运动者为 5 级,能对抗中等度阻力完成以上动作者为 4 级(图 7-36)。

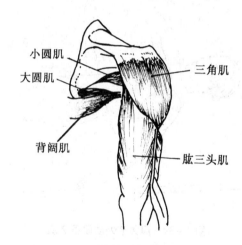

图 7-35　肩关节伸肌群

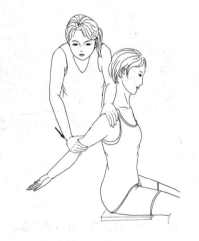

图 7-36　肩关节伸肌群 5 级、4 级肌力检查法

3 级与 2 级　解除阻力,能克服肢体重力影响,完成全关节活动范围运动者为 3 级,仅能完成部分活动范围的伸展者为 2 级(侧卧位、腋下置一平板,在解除肢体重力影响下,可完成全活动范围伸展运动者亦为 2 级)。

1 级与 0 级　俯卧位,令其完成上肢伸展的同时,触诊肩胛骨下缘的大圆肌,稍下方的背阔肌及上臂后方的三角肌后部纤维,有收缩者为 1 级,无收缩者为 0 级。

(八)肩关节外展

【主要动作肌】三角肌中部纤维,冈上肌(图 7-37;神经支配:腋神经 $C_{5~7}$、肩胛上神经 $C_{5~6}$)。

【辅助肌】三角肌(前、后部纤维)、前锯肌。

【运动范围】0°~90°。

【检查方法】

体位：坐位(5~3级)，仰卧位(2~0级)。

手法：坐位，上肢自然下垂，肘关节轻度屈曲，手掌向下，完成外展动作，检查者一手固定其肩胛骨，另一手于肘关节附近施以阻力。

【评级】

5级与4级　如能对抗最大阻力，完成肩关节外展90°者为5级，能对抗中等度阻力完成以上运动者为4级(图7-38)。

3级　解除阻力，克服肢体重力影响完成肩关节外展90°者为3级。要防止躯干倾斜及耸肩的代偿动作。

2级　仰卧位，解除肢体重力的影响，检查者固定其肩胛骨，被检上肢能沿台面滑动完成90°外展者为2级(图7-39)。

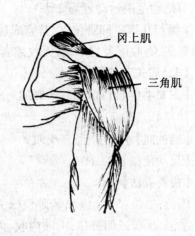

图7-37　肩关节外展肌群

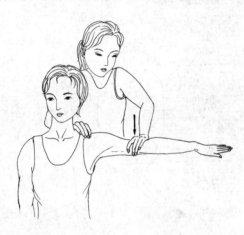

图7-38　肩关节外展肌群5级、
4级肌力检查法

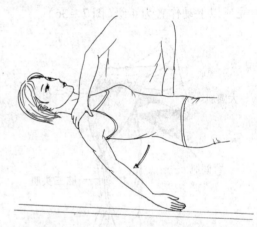

图7-39　肩关节外展肌群2级
肌力检查法

1级与0级　仰卧位，做肩外展运动(也可以令被检查者呈坐位，检查者辅助被检查者的肩关节于外展位，令其保持此肢位)，触诊三角肌中部(肱骨上1/3的外侧面)、肩胛冈上窝处的冈上肌，有收缩者为1级，无收缩者为0级。

(九)肩关节水平外展

【主要动作肌】三角肌(图7-40；神经支配：腋神经 $C_{5~7}$)。

【辅助肌】冈下肌、小圆肌。

【运动范围】从肩关节屈曲90°开始，外展范围为90°，从肩关节内收位开始即从-40°测量检查，则运动范围为130°(即-40°~90°)。

【检查方法】

体位：俯卧位(5~3级)，坐位(2~0级)。

手法：俯卧位，肩关节90°外展，上臂置于台面，前臂于台边缘处下垂。令其上臂尽力上抬做水平位外展,检查者一手固定肩胛骨,另一手于肘关节近端施以阻力(肘关节不得伸展)。

【评级】

5 级与 4 级　俯卧位,能对抗最大阻力完成肩关节水平位外展的全关节活动范围的运动者为 5 级,仅能对抗中等度阻力完成以上动作者为 4 级。

3 级　俯卧位,解除外力,能克服肢体重力影响,完成以上动作的全关节活动范围运动者为 3 级。

2 级　坐位,上肢 90°外展,置于台面,肘关节轻度屈曲。检查者固定其肩胛骨,令其完成沿台面滑动的水平外展运动,可达到全范围活动者为 2 级(图 7 -41)。

1 级与 0 级　令其做肩关节水平外展动作,同时触诊三角肌后部纤维,有收缩者为 1 级,无收缩者为 0 级。

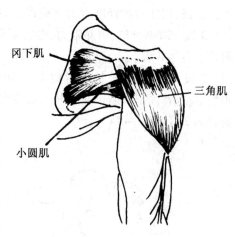

图 7 - 40　肩关节水平外展肌群

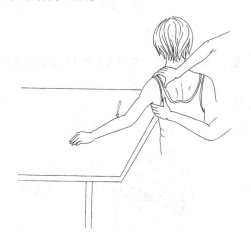

图 7 - 41　肩关节水平外展肌群 2 级肌力检查法

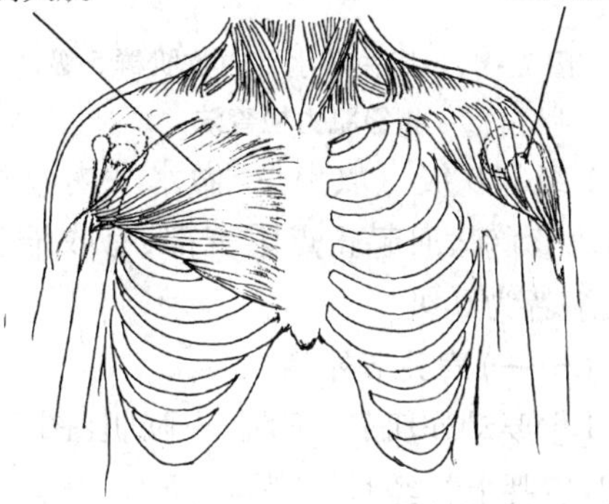

图 7 - 42　肩关节水平内收肌群

（十）肩关节水平内收

【主要动作肌】胸大肌（图 7 - 42;神经支配:胸外侧神经 $C_5 \sim T_1$、胸内侧神经 $C_7 \sim T_1$）。

【辅助肌】三角肌。

【运动范围】从肩关节屈曲 90°开始,运动范围为 45°,从最大水平外展位开始则为 135°。

【检查方法】

体位:仰卧位(5 ~ 3 级),坐位(2 ~ 0 级)。

手法:肩关节 90°外展,肘关节屈曲 90°,检查者一手固定其躯干,另一手于其肘关节内侧施以阻力,同时令被检侧上肢尽力水平内收。

【评级】

5 级与 4 级　取仰卧位,能对抗较大阻力完成肩关节水平内收的全关节活动范围的运动者为 5 级,仅能对抗轻度阻力完成以上运动者为 4 级(图 7 - 43)。

3 级 取仰卧位,解除阻力,能克服肢体重力的影响,从肩关节 90°外展内收至上臂与台面垂直者为 3 级。

2 级 取坐位,被检查者肩关节 90°外展置于台面上(台面与腋窝同高),肘关节屈曲 90°。检查者固定其躯干并令其上肢在台面上滑动,能完成水平位内收全关节活动范围内运动者为 2 级(图 7 - 44)。

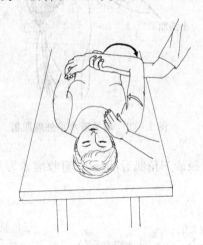

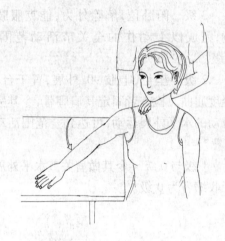

图 7 - 43 肩关节水平内收肌群 5 级、   图 7 - 44 肩关节水平内收肌群 2 级肌力检查法
　　　　　4 级肌力检查法

1 级与 0 级 取坐位,做水平内收运动时,检查者触诊胸大肌起止点附着部,有收缩者为 1 级,无收缩者为 0 级。

(十一)肩关节外旋

【主要动作肌】冈下肌、小圆肌(图 7 - 45;神经支配:肩胛上神经 $C_{5~6}$、腋神经 $C_{5~7}$)。

【辅助肌】三角肌(后部纤维)。

【运动范围】0°~90°。

【检查方法】

体位:俯卧位。

手法:肩关节外展 90°,上臂置于台面,前臂于床边自然下垂。检查者一手固定其肩胛骨,另一手握住其腕关节近端并施加阻力。令被检侧前臂用力向前、上方抬起以完成肩关节外旋。

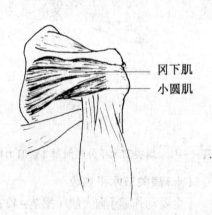

冈下肌
小圆肌

图 7 - 45 肩关节外旋肌群

【评级】

5 级与 4 级 能对抗最大阻力完成肩关节外旋的全关节活动范围的运动者为 5 级,仅能对抗中等度阻力完成以上动作者为 4 级(图 7 - 46)。

3 级 解除阻力,能对抗肢体重力的影响,完成全关节活动范围的运动者为 3 级(图 7 - 47)。

2 级　被检侧上肢在台边自然下垂,取内旋位,检查者固定其肩胛骨,能完成外旋的全关节活动范围者为 2 级。

1 级与 0 级　做外旋运动的同时,触诊肩胛骨外侧缘的小圆肌及冈下窝中的冈下肌,有收缩者为 1 级,无收缩者为 0 级。

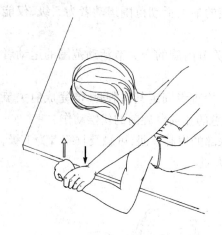

图 7 - 46　肩关节外旋肌群 5 级、
4 级肌力检查法

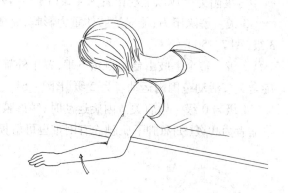

图 7 - 47　肩关节外旋肌群 3 级
肌力检查法

(十二)肩关节内旋

【主要动作肌】肩胛下肌、胸大肌、背阔肌、大圆肌(图 7 - 48;神经支配:肩胛下神经 C_{5-6}、胸外侧神经 $C_5 \sim T_1$、胸内侧神经 $C_7 \sim T_1$、胸背神经 C_{6-8})。

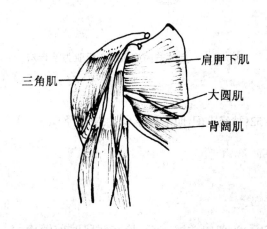

三角肌

肩胛下肌

大圆肌

背阔肌

图 7 - 48　肩关节内旋肌群

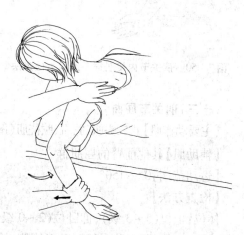

图 7 - 49　肩关节内旋肌群 5 级、
4 级肌力检查法

【辅助肌】三角肌(前部纤维)。

【运动范围】0° ~ 70°。

【检查方法】

体位:俯卧位。

手法:俯卧位,上臂90°外展置于台面,前臂在台边自然下垂。检查者一手固定其肩胛骨,另一手握其腕关节近端并施加阻力。令被检侧前臂向后、上方摆动(抬起)以完成肩关节的内旋。

【评级】

5级与4级 能对抗最大阻力,完成肩关节内旋的最大活动范围运动者为5级,仅能对抗中等度阻力完成以上动作者为4级(图7-49)。

3级 解除阻力,能对抗肢体重力影响,完成肩关节内旋的全关节活动范围的运动者为3级(图7-50)。

2级 整个上肢由台边自然下垂,置于外旋位。检查者固定其肩胛骨,能完成肩关节内旋全关节活动范围内运动者为2级(图7-51)。注意防止前臂旋前的代偿动作。

1级与0级 做肩关节内旋运动时,触诊腋窝深部的肩胛下肌,可触及收缩者为1级,无收缩者为0级(如肩胛下肌触诊有困难也可触摸胸大肌)。

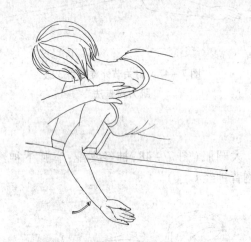 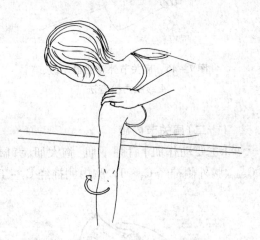

图7-50 肩关节内旋肌群3级肌力检查法　　图7-51 肩关节内旋肌群2级肌力检查法

(十三)肘关节屈曲

【主要动作肌】肱二头肌、肱肌、肱桡肌(图7-52;神经支配:肌皮神经 $C_{5\sim7}$、桡神经 $C_5 \sim T_1$)。

【辅助肌】其他前臂的屈肌群。

【运动范围】0°~150°。

【检查方法】

体位:坐位(5~3级),仰卧位(2~0级)。

手法:坐位,两上肢自然下垂于体侧,检查肱二头肌时前臂旋后,检查肱肌时前臂旋前,检查肱桡肌时前臂于中间位,检查者一手固定其上臂,另一手于腕关节近端施以阻力。

【评级】

5级与4级 坐位,能对抗最大阻力完成肘关节屈曲全关节活动范围运动者为5级,能对抗中等度阻力完成以上运动者为4级(图7-53)。

3级 坐位,解除阻力,能克服肢体重力影响完成肘关节屈曲全关节活动范围运动者为3级。

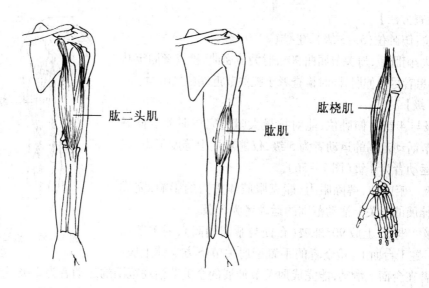

图 7 - 52　肘关节屈曲肌群

肱二头肌

肱肌

肱桡肌

　　2 级　仰卧位,上臂外展 90°,置于外旋位,检查者固定其上臂,令其前臂在台面上滑动,完成肘关节屈曲,达全关节活动范围运动者为 2 级(图 7 - 54)。

　　1 级与 0 级　仰卧位,令被检侧上肢做肘关节屈曲动作时,于肘关节前方触诊肱二头肌腱,于肱二头肌下方内侧触诊肱肌,于肘下方前臂前外侧触诊肱桡肌,有收缩者为 1 级,无收缩者为 0 级。

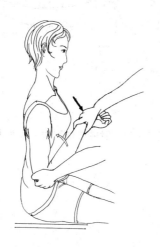

图 7 - 53　肘关节屈曲肌群 5 级、
4 级肌力检查法

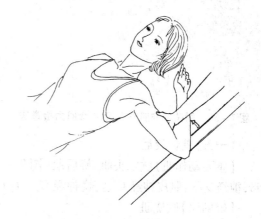

图 7 - 54　肘关节屈曲肌群 2 级
肌力检查法

(十四)肘关节伸展

【主要动作肌】肱三头肌(图 7 - 55;神经支配:桡神经 $C_5 \sim T_1$)。

【辅助肌】肘肌,前臂伸肌群。

【运动范围】150° ~ 0°。

【检查方法】

体位:俯卧位(5～3级),坐位(2～0级)。

手法:俯卧位,肩关节屈曲90°,肘关节屈曲,检查者固定其上臂,令患者尽力伸肘,同时检查者于腕关节近端施加阻力。

【评级】

5级与4级 俯卧位,能对抗最大阻力完成肘关节伸展的全关节活动范围的运动者为5级,仅能对抗中等度阻力,完成以上运动者为4级(图7－56)。

3级 俯卧位,解除阻力,能克服肢体重力的影响,完成肘关节伸展的全关节活动范围的运动者为3级。

2级 坐位,上肢90°外展(台面与腋窝同高),肘关节屈曲约45°置于台面上,检查者的手置于肘关节下方支撑上肢。

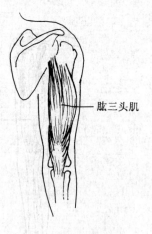

图7－55 肱三头肌

令其前臂在台面上滑动,能完成肘关节伸展的全关节活动范围的运动者为2级(图7－57)。

1级与0级 做肘关节伸展运动时,检查者一手置于前臂下方支撑上肢,另一手在鹰嘴近端触诊肱三头肌腱,有收缩者为1级,无收缩者为0级。

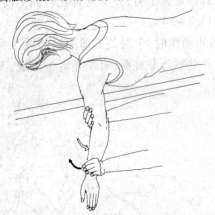

图7－56 肘关节伸肌群5级、4级肌力检查法

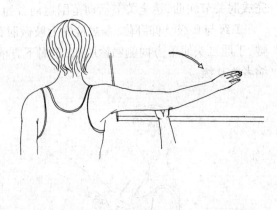

图7－57 肘关节伸肌群2级肌力检查法

(十五)前臂旋后

【主要动作肌】肱二头肌、旋后肌(图7－58;神经支配:肌皮神经$C_{5～7}$、桡神经$C_5～T_1$)。

【辅助肌】肱桡肌。

【运动范围】0°～80°。

【检查方法】

体位:坐位。

手法:坐位,上肢于体侧自然下垂,肘关节屈曲90°,前臂置于旋前位,手指自然放松,检查者一手托住其肘关节,另一手施阻力于其前臂远端桡骨背侧及尺骨掌侧。

【评级】

5级与4级 能对抗最大阻力,完成前臂旋后的全关节活动范围运动者为5级,能对抗中等度阻力完成以上动作者为4级(图7－59)。

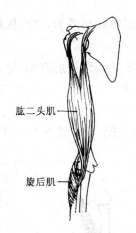
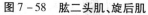

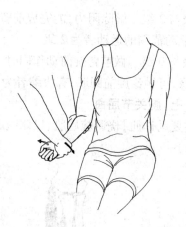

图 7-58 肱二头肌、旋后肌　　　　图 7-59　前臂旋后肌 5 级、4 级肌力检查法

3 级与 2 级　解除阻力,能完成前臂旋后的全关节活动范围运动者为 3 级,完成部分范围的运动者为 2 级。

1 级与 0 级　做前臂旋后运动,同时在前臂背侧的桡骨头下方触诊旋后肌(腕掌关节屈曲可与伸肌群相区别)在肘关节前下方触诊肱二头肌腱,有收缩者为 1 级,无收缩者为 0 级。

(十六)前臂旋前

【主要动作肌】旋前圆肌、旋前方肌(图 7-60;神经支配:正中神经 $C_5 \sim T_1$)。

【辅助肌】桡侧腕屈肌。

【运动范围】$0° \sim 80°$。

【检查方法】

体位:坐位。

手法:坐位,双侧上肢于体侧自然下垂,肘关节屈曲 90°,前臂置于旋后位,手指放松,检查者一手固定其上臂,令其尽力完成掌心向下的旋转运动,同时另一手对其桡骨远端掌侧及尺骨背侧施以阻力。

【评级】

5 级与 4 级　能对抗最大阻力完成前臂旋前的全关节活动范围运动者为 5 级,能对抗中等度阻力完成以上运动者为 4 级(图 7-61)。

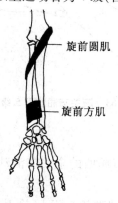

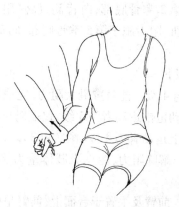

图 7-60　旋前圆肌、旋前方肌　　　图 7-61　前臂旋前肌 5 级、4 级肌力检查法

3 级与 2 级 解除阻力,能完成前臂旋前的全关节活动范围运动者为 3 级,仅能完成部分关节活动范围的运动者为 2 级。

1 级与 0 级 做前臂旋前动作同时,于前臂掌侧远端 1/3 处触诊旋前方肌,肱骨内髁至桡骨外缘,可触诊旋前圆肌,有收缩者为 1 级,无收缩者为 0 级。

(十七)腕关节屈曲

【主要动作肌】桡侧腕屈肌、尺侧腕屈肌(图 7 - 62;神经支配:正中神经 $C_5 \sim T_1$、尺神经 $C_8 \sim T_1$)。

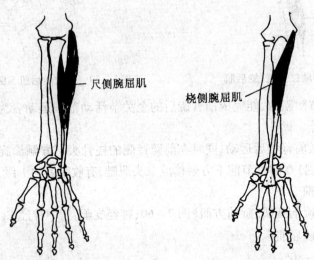

尺侧腕屈肌

桡侧腕屈肌

图 7 - 62 腕关节屈肌群

【辅助肌】掌长肌。

【运动范围】0°~80°。

【检查方法】

体位:坐位、卧位均可。

手法:置前臂于旋后位,手指放松(不得握拳)。检查者一手于其前臂下方支撑,令被检查者屈曲腕关节,另一手施加阻力(检查桡侧腕屈肌,阻力施于第 2 掌骨底部,向背侧、尺侧用力。检查尺侧腕屈肌,阻力施于第 5 掌骨底部,向背侧、桡侧用力)。

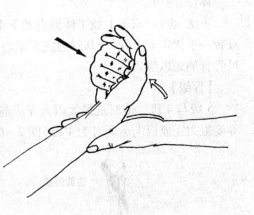

【评级】

5 级与 4 级 能对抗最大阻力,完成腕关节的全关节活动范围运动者为 5 级,仅能对抗中等度阻力完成以上运动者为 4 级(图 7 - 63)。

图 7 - 63 腕关节屈肌群 5 级、4 级肌力检查法

3 级 解除阻力,能克服肢体重力影响,完成腕关节屈曲的全关节活动范围运动者为 3 级。

2 级 前臂及手置于台面上,前臂呈中间位,手内侧缘置于台面上,令其在台面上滑动,完成腕关节屈曲运动。能完成全关节活动范围运动者为 2 级(可根据桡偏、尺偏情况判断不

同肌肉的肌力)。也可利用抗肢体重力的检查方法,其中对仅能完成部分活动范围的运动者定为2级。

1级与0级　做屈腕动作,触诊腕关节掌面桡侧的桡侧腕屈肌肌腱或关节掌面尺侧的尺侧腕屈肌肌腱,有收缩者为1级,无收缩者为0级。

(十八)腕关节伸展

【主要动作肌】桡侧腕长伸肌、桡侧腕短伸肌、尺侧腕伸肌(图7-64;神经支配:桡神经$C_5 \sim T_1$)。

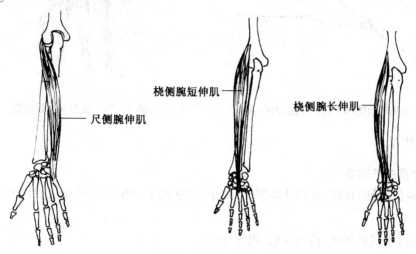

图7-64　腕关节伸肌群

【运动范围】0°~70°。

【检查方法】

体位:坐位、卧位均可。

手法:置前臂于旋前位,手指肌肉放松(不得呈伸展位),检查者支撑其前臂,令被检侧腕关节向正直上方(不得出现偏歪)背屈,同时检查者施以阻力(三块肌肉同时检查)。检查桡侧伸腕长、短肌时,阻力施于第2、3掌骨背侧(向屈曲、尺偏用力);检查尺侧腕伸肌时,阻力施于第5掌骨背面(向屈曲、桡偏用力)。

【评级】

5级与4级　能对抗最大阻力完成腕关节伸展的全关节活动范围运动者为5级,仅能对抗中等度阻力完成以上运动者为4级(图7-65)。

3级　解除阻力,能克服肢体重力影响,完成腕关节伸展的全关节活动范围运动者为3级。

2级　前臂及手置于台面上,前臂呈中间位,手内侧缘在台面上滑动做腕关节背屈,可完成全关节活动范围动作者为2级。也可利用抗重力检查法,对完成部分关节活动范围运动者定为2级(根据桡偏或尺偏判定不同肌肉的肌力)。

1级与0级　做腕关节伸展动作,同时于第2、3掌骨腕关节桡侧背面触诊桡侧腕长、短伸肌腱,于第5掌骨近端尺侧背面触及尺侧腕伸肌腱,有收缩者为1级,无收缩者为0级。

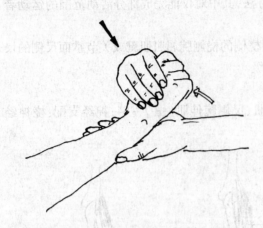

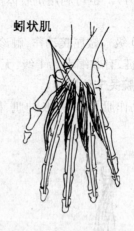

蚓状肌

图 7 - 65　腕关节伸肌群 5 级、4 级肌力检查法　　　　图 7 - 66　掌指关节屈肌群

三、手指肌

(一)掌指关节屈曲

【主要动作肌】蚓状肌、骨间背侧肌、骨间掌侧肌(图 7 - 66；神经支配:正中神经 $C_5 \sim T_1$、尺神经 $C_8 \sim T_1$)。

【辅助肌】小指短屈肌、指浅屈肌、指深屈肌。

【运动范围】$0° \sim 90°$。

【检查方法】

体位:坐位、卧位均可。

手法:前臂旋后,掌心朝上,指间关节呈伸展位,检查者固定其掌骨,令其掌指关节做屈曲运动,同时对其近节指骨掌面施以阻力(最好各指分别检查)。

【评级】

5 级与 4 级　能对抗最大阻力完成掌指关节屈曲的全关节活动范围运动者为 5 级,仅能对抗中等度阻力完成以上运动者为 4 级(图 7 - 67)。

3 级与 2 级　解除阻力,能完成全关节活动范围的掌指关节屈曲者为 3 级,仅能完成部分关节活动范围运动者为 2 级。

1 级与 0 级　做掌指关节屈曲动作,同时在近节指骨掌侧触诊,有收缩者为 1 级,无收缩者为 0 级。

(二)近节和远节指间关节屈曲

【主要动作肌】指浅屈肌(近节指间关节屈曲)、指深屈肌(远节指间关节屈曲)(图 7 - 68；神经支配:正中神经 $C_5 \sim T_1$、尺神经 $C_8 \sim T_1$)。

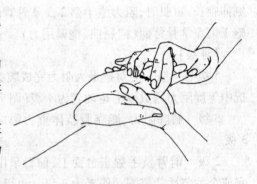

图 7 - 67　掌指关节屈肌群 5 级、4 级肌力检查法

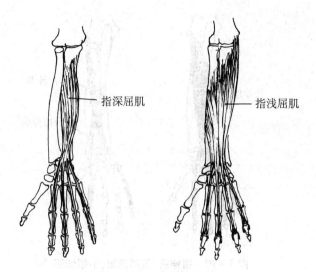

图 7 - 68　指深屈肌、指浅屈肌

【运动范围】近节指间关节 0°~100°;远节指间关节 0°~90°。

【检查方法】

体位:坐位、卧位均可。

手法:前臂旋后,腕掌关节呈中间位,手指呈伸展位。检查者一手固定其各指近节,令被检手指完成近节指间关节的屈曲,另一手对其中节指骨掌侧施以阻力。

【评级】

5 级与 4 级　能对抗最大阻力完成全关节活动范围屈曲运动者为 5 级,能对抗中等度阻力完成以上运动者为 4 级(图 7 - 69)。

3 级与 2 级　解除阻力,屈曲中节指骨,能完成全关节活动范围运动者为 3 级,仅能完成部分关节活动范围运动者为 2 级。

1 级与 0 级　指深屈肌在中节指骨掌面触诊,有收缩者为 1 级,无收缩者为 0 级。远节指间关节屈曲评级方法与近节指间关节相同,区别在于固定中节指骨,完成末节指骨的屈曲运动。

(三)掌指关节伸展

【主要动作肌】指伸肌、示指伸肌、小指伸肌(图 7 - 70;神经支配:桡神经 C_5 ~ T_1)。

【运动范围】0°~45°。

【检查方法】

体位:坐位、卧位均可。

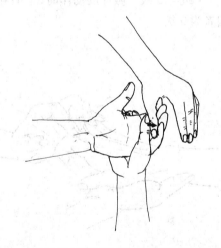

图 7 - 69　指间关节屈肌 5 级、4 级肌力检查法

手法:前臂旋前,腕掌关节呈中间位(腕掌关节伸展则指长屈肌紧张,影响掌指关节伸展)。令其掌指关节伸展,同时,对近节指骨背侧施加阻力。

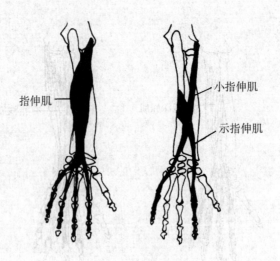

图 7 - 70　指伸肌、示指伸肌、小指伸肌

【评级】

5 级与 4 级　能对抗阻力完成全关节活动范围伸展者为 5 级,仅能对抗中等度阻力完成以上运动者为 4 级(图 7 - 71)。

3 级与 2 级　解除阻力,能完成全关节活动范围的伸展者为 3 级,仅能完成部分关节活动范围的伸展者为 2 级。

1 级与 0 级　做伸展动作时,于手背该肌腱所通过的掌骨处触诊,有收缩者为 1 级,无收缩者为 0 级。

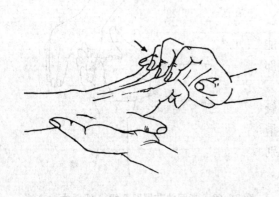

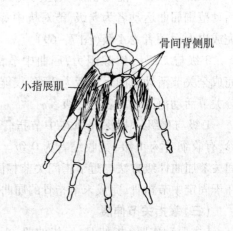

图 7 - 71　指伸肌 5 级、4 级肌力检查法　　　图 7 - 72　骨间背侧肌、小指展肌

(四) 手指外展

【主要动作肌】骨间背侧肌,小指展肌(图 7 - 72;神经支配:尺神经 $C_8 \sim T_1$)。

【运动范围】$0° \sim 20°$。

【检查方法】

体位:坐位、卧位均可。

手法:前臂旋前,手置于台面,手指伸展、内收。检查者固定其掌骨,令手指外展,检查者于其示指桡侧及中指尺侧施以阻力(做单指检查时阻力施于各指末节)。

【评级】

5 级与 4 级　本组肌肉不能对抗强外力,因此检查者利用与健侧对比或正常人参考值来判定 5 级与 4 级(图 7-73)。

3 级与 2 级　解除阻力完成手指内收,能充分内收者为 3 级,仅完成部分内收者为 2 级。

1 级与 0 级　令手指做外展动作时,触诊手背面掌骨间的骨间背侧肌,如第 5 掌骨外缘的小指展肌,有收缩者为 1 级,无收缩者为 0 级。

(五)手指内收

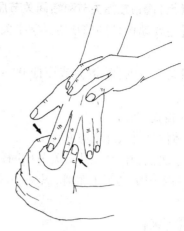

图 7-73　手指外展肌 5 级、4 级肌力检查法

【主要动作肌】骨间掌侧肌(图 7-74;神经支配:尺神经 $C_8 \sim T_1$)。

【运动范围】20°~0°。

【检查方法】

体位:坐位、卧位均可。

手法:前臂旋前,手指伸展、外展,令手指并拢(手指内收),检查者对第 2 指近节向桡侧,第 4、5 指向尺侧施加阻力(各指分别检查)。

【评级】

5 级与 4 级　本组肌肉为弱力肌群,难以对抗强大外力,检查时利用与健侧对比或正常人参考值的方法判定 5 级与 4 级(图 7-75)。

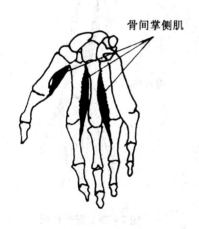

图 7-74　骨间掌侧肌

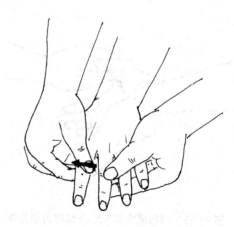

图 7-75　手指内收肌 5 级、4 级肌力检查法

3 级与 2 级　解除阻力能完成充分外展者为 3 级,仅能完成部分外展者为 2 级。

1 级与 0 级　将第 2、4、5 指置于外展位,令被检手指内收,同时触诊骨间肌,有收缩者为 1 级,无收缩者为 0 级。

（六）拇指掌指关节和指间关节屈曲

【主要动作肌】拇短屈肌（掌指关节）、拇长屈肌（指间关节）（图 7-76；神经支配：正中神经）。

【运动范围】掌指关节屈曲 0°~50°，指间关节 0°~80°。

【检查方法】

体位：坐位、卧位均可。

手法：前臂旋后，掌指关节中间位，拇指末节放松，检查者一手固定其第 1 掌骨，另一手对其近节指骨掌侧施以阻力。

【评级】

5 级与 4 级　拇指近节指骨抗阻力屈曲，能对抗最大阻力完成全关节活动范围内运动者为 5 级，仅能对抗中等度阻力完成以上运动者为 4 级（图 7-77）。

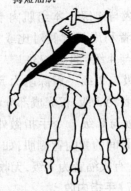

图 7-76　拇短屈肌

3 级与 2 级　解除阻力，能完成全关节活动范围运动者为 3 级，仅能完成部分活动范围的运动者为 2 级。

1 级与 0 级　令其做拇指掌指关节屈曲动作，于第 1 掌骨掌侧触诊拇短屈肌，有收缩者为 1 级，无收缩者为 0 级。

● 拇指指间关节屈曲的评级方法与掌指关节相同，只是固定拇指近节指骨，完成远节指骨屈曲运动，1 级与 0 级触诊的部位为拇指近节掌侧的拇长屈肌腱。

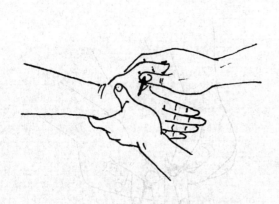

图 7-77　拇指屈肌群 5 级、4 级肌力检查法

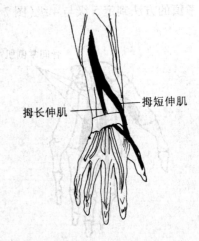

图 7-78　拇长伸肌

（七）拇指掌指关节和指间关节伸展

【主要动作肌】拇长伸肌（指间关节）（图 7-78；神经支配：桡神经 C_5~T_1）。

【运动范围】50°~0°（掌指关节），80°~0°（指间关节）。

【检查方法】

体位：坐位、卧位均可。

手法:前臂、腕关节中间位。检查者一手固定其四指,另一手于其拇指近节指骨背侧施加阻力,令其近节指骨完成伸展运动。

【评级】

5 级与 4 级 能对抗最大阻力完成拇指掌指关节伸展的全关节活动范围运动者为 5 级,仅能对抗中等度阻力完成以上运动者为 4 级(图 7 - 79)。

3 级与 2 级 解除阻力,能完成全关节活动范围运动者为 3 级,仅能完成部分关节活动范围运动者为 2 级。

1 级与 0 级 做拇指掌指关节伸展动作,同时于第 1 掌骨基底处触诊,有拇短伸肌腱收缩者为 1 级,无收缩者为 0 级。

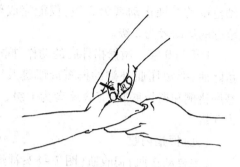

图 7 - 79 拇长伸肌 5 级、4 级肌力检查法

● 指间关节伸展的检查方法同上,但固定位置与运动的部位改为拇指近节指骨和远节指骨背伸,完成指间关节的伸展。1 级肌力的触诊部位为第 1 掌骨与第 2 掌骨基底部之间背侧及远节指骨背侧的拇长伸肌腱。

(八) 拇指外展

【主要动作肌】拇长展肌、拇短展肌(图 7 - 80;神经支配:正中神经 $C_{6 \sim 7}$、桡神经 $C_5 \sim T_1$)。

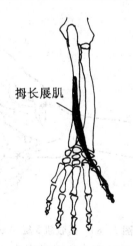
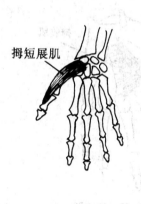

拇长展肌 拇短展肌

图 7 - 80 拇长展肌、拇短展肌

【辅助肌】掌长肌。

【运动范围】0° ~ 70°。

【检查方法】

体位:坐位、卧位均可。

手法:前臂旋后,腕掌关节中间位,检查者固定其腕关节及第 2 ~ 5 掌骨,令拇指与掌面垂直做外展运动。检查者另一手对其拇指近节指骨外缘(检查拇长展肌)或掌骨末端(检查拇短展肌)外施加阻力。

【评级】

5 级与 4 级 能对抗最大阻力完成拇指外展全关节活动范围运动者为 5 级,仅能对抗中等度阻力完成以上运动者为4级(图7-81)。

3级与2级　解除阻力,拇指能完成全关节活动范围的外展运动者为3级,仅能完成部分活动范围的运动者为2级。

1级与0级　做拇指外展的动作,同时触诊大鱼际肌、拇短屈肌外侧的拇短展肌腱及第1掌骨基底桡侧和拇长展肌,有收缩者为1级,无收缩者为0级。

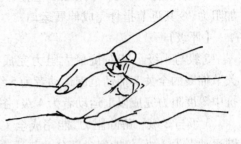

图7-81　拇指外展肌5级、4级肌力检查法

(九)拇指内收

【主要动作肌】拇收肌(图7-82;神经支配:尺神经$C_8 \sim T_1$)。

【运动范围】70°~0°。

【检查方法】

体位:坐位、卧位均可。

手法:前臂旋前,腕掌关节中间位,检查者固定其第2~5掌骨,令其拇指完成内收动作,同时检查者于其拇指近节指骨内缘施加阻力。

【评级】

5级与4级　能对抗最大阻力完成拇指全关节活动范围的内收运动者为5级,仅能对抗中等度阻力完成以上运动者为4级(图7-83)。

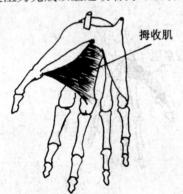

图7-82　拇收肌

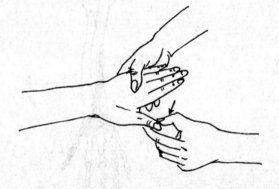

图7-83　拇收肌5级、4级肌力检查法

3级与2级　解除阻力,拇指能完成全关节活动范围的内收运动者为3级,仅能完成部分范围的运动者为2级。

1级与0级　令其做拇指内收运动,同时触诊第1骨间背侧肌与第1掌骨间的拇内收肌,有收缩者为1级,无收缩者为0级。

(十)拇指对掌

【主要动作肌】拇对掌肌(图7-84;神经支配:正中神经$C_{6~7}$)。

【辅助肌】拇长展肌、拇短展肌。

【运动范围】拇指末端指腹与小指末端指腹接触。

【检查方法】

体位:坐位、卧位均可。

手法:前臂旋后,腕掌关节中间位,检查者一手固定被检手腕关节背面并置于检查台上,令其拇指末端与小指末端接触,检查者另一手于第1掌骨掌侧末端向外旋、伸展方向施加抵抗。对两块肌肉分别进行检查。

【评级】

5级与4级　能对抗最大阻力完成对掌运动者为5级,仅能对抗中等度阻力完成以上运动者为4级(图7-85)。

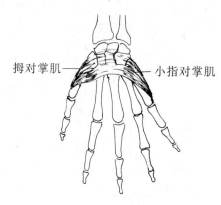

图7-84　拇对掌肌

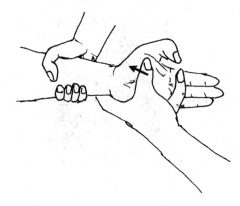

图7-85　拇对掌肌5级、4级肌力检查法

3级与2级　解除阻力,能完成对掌运动者为3级,仅能完成部分运动而不能接触者为2级。

1级与0级　令其做对掌运动,于拇短展肌外侧触诊拇对掌肌,于第5掌骨桡侧触诊小指对掌肌,有收缩者为1级,无收缩者为0级。

四、下肢肌

(一)髋关节屈曲

【主要动作肌】腰大肌、髂肌(图7-86;神经支配:腰丛神经分支$L_{1~4}$)。

【辅助肌】股直肌、缝匠肌、阔筋膜张肌、耻骨肌、短收肌、长收肌。

【运动范围】0°~120°。

【检查方法】

体位:坐位(5~3级),侧卧位(2级),仰卧位(1~0级)。

手法:取坐位,双侧小腿自然下垂,两手把持诊台台面以固定躯干。检查者一手固定其骨盆,令被检查者最大限度地屈曲髋关节。

【评级】

5级与4级　坐位,令被检查者完成屈曲髋关节的同时,对其膝关节上方施加阻力。能对抗最大阻力,完成屈曲髋关节的全关节活动范围运动并能保持体位者为5级,对抗中等度阻力完成关节全活动范围运动并能保持体位者为4级(图7-87)。

3级　坐位,被检查者能对抗肢体重力的影响,完成髋关节全范围的屈曲运动并能维持屈曲体位者为3级。

2级　取侧卧位,被检下肢位于上方并伸直,位于下方的下肢呈屈曲位。检查者站在被检查者背后托起被检下肢,令被检下肢完成屈髋屈膝运动。在解除肢体重力影响下能完成髋关节全活动范围内的屈曲运动者为2级(图7-88)。

1级与0级 取仰卧位,检查者托起被检侧小腿,令被检查者用力屈髋关节,同时触诊缝匠肌内侧、腹股沟下方之腰大肌,能触及收缩者为1级,无收缩者为0级(图7-89)。

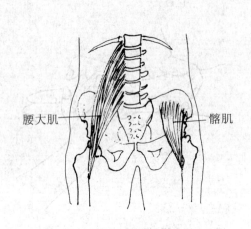

图7-86 腰大肌、髂肌

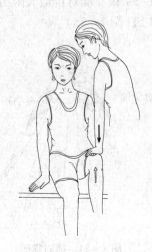

图7-87 髋关节屈肌群5级、4级肌力检查法

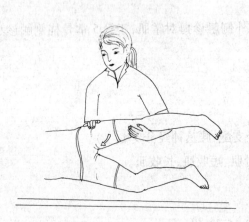

图7-88 髋关节屈肌群2级肌力检查法

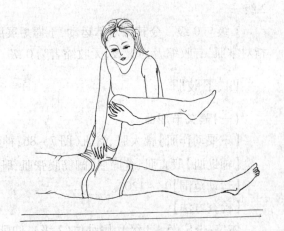

图7-89 髋关节屈肌群1级、0级肌力检查法

应避免的代偿动作:缝匠肌收缩引起髋关节屈曲时伴有外展、外旋;阔筋膜张肌收缩引起髋关节屈曲时伴有外展、内旋。

(二)髋关节屈曲、外展及外旋的同时膝关节屈曲

【主要动作肌】缝匠肌(图7-90;神经支配:股神经L_{2-4})。

【辅助肌】髋关节和膝关节的屈肌群,髋关节外旋肌群、外展肌群。

【运动范围】因系复合关节运动,故各分离运动均不充分。

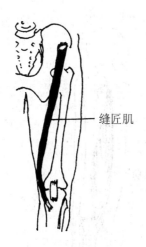

图 7-90　缝匠肌

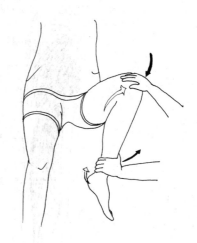

图 7-91　缝匠肌 5 级、4 级肌力检查法

【检查方法】

体位:坐位(5~3 级),仰卧位(2~0 级)。

手法:坐位,令被检查者两小腿自然下垂,屈曲髋关节、膝关节,同时髋关节外展、外旋。此时检查者一手置于其膝关节外侧面,对髋关节屈曲、外展施以阻力,另一手置于其踝关节,对髋关节外旋及膝关节屈曲施以阻力。

【评级】

5 级与 4 级　被检查者取坐位,能对抗最大阻力完成髋关节屈曲、外展、外旋运动的最大范围并可以维持体位者为 5 级,能对抗强到中等度阻力完成以上运动者为 4 级(不得出现髋关节垂直向上的屈曲;图 7-91)。

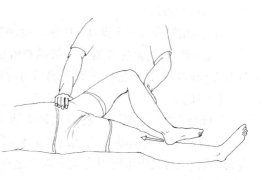

图 7-92　缝匠肌 2 级肌力检查法

3 级　取坐位,不能对抗外力。不施加阻力,能克服肢体重力的影响完成以上运动并且维持最终达到的位置者为 3 级。

2 级　仰卧位,令被检侧足跟置于另侧胫骨上方,完成髋关节屈曲、外展、外旋,同时膝关节屈曲,足跟能沿胫骨前缘滑动至膝关节者为 2 级(图 7-92)。

1 级与 0 级　不能完成以上运动,仅在髂前下棘下方触到缝匠肌收缩者为 1 级,无收缩者为 0 级。

(三)髋关节伸展

【主要动作肌】臀大肌、半腱肌、半膜肌、股二头肌长头(图 7-93;神经支配:臀下神经 L_5 ~ S_2、胫神经 L_4 ~ S_3)。

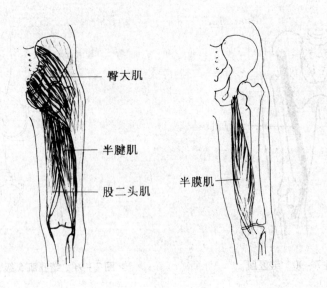

图 7 - 93　髋关节伸肌群

【运动范围】0°~20°。

【检查方法】

体位:俯卧位(5~3 级、1~0 级),侧卧位(2 级)。

手法:俯卧位,固定骨盆。令被检查者尽力伸展髋关节,检查者在其膝关节近端(或踝关节上方)施以阻力(单独检查臀大肌肌力时应保持膝关节屈曲位)。

【评级】

5 级与 4 级　俯卧位,能对抗最大阻力,完成全关节活动范围运动并到达终末时仍可维持者为 5 级,能对抗中等度阻力完成以上运动者为 4 级(图 7 - 94)。

3 级　俯卧位,解除阻力,能克服肢体重力的影响,完成全关节活动范围运动并维持其体位者为 3 级。

2 级　被检下肢在上方的侧卧位,位于下方的下肢呈屈髋屈膝位。检查者一手托住被检下肢,一手固定骨盆,令其下肢完成髋关节伸展并膝关节伸展,在此解除重力影响的条件下可以完成全关节活动范围的伸展运动者为 2 级(图 7 - 95)。

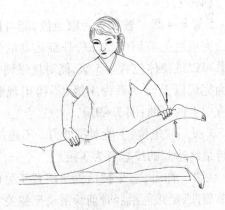

图 7 - 94　髋关节伸展肌群 5 级、4 级肌力检查法

1 级与 0 级　俯卧位,令其伸展髋关节,同时触诊臀大肌有无收缩(应仔细触诊肌肉上、下两部分),有收缩者为 1 级,无收缩者为 0 级。

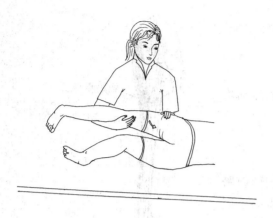

图 7 - 95　髋关节伸展肌群 2 级
肌力检查法

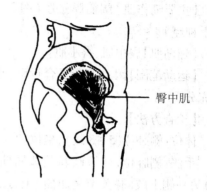

图 7 - 96　臀中肌

(四)髋关节外展

【主要动作肌】臀中肌(图 7 - 96;神经支配:
臀上神经 $L_4 \sim S_1$)。

【辅助肌】臀小肌、阔筋膜张肌、臀大肌。

【运动范围】0° ~ 45°。

【检查方法】

体位:侧卧位(5~3 级),仰卧位(2~0 级)。

手法:侧卧位,被检侧下肢在上方,髋关节轻
度过伸展位。下方下肢膝关节呈屈曲位。检查
者一手固定骨盆,令被检侧下肢外展,另一手在
膝关节处正直向下施以阻力。

【评级】

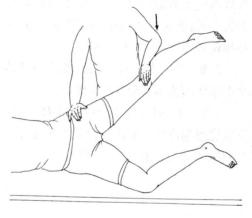

图 7 - 97　髋关节外展肌 5 级、4 级肌力检查法

5 级与 4 级　侧卧位,能对抗最大阻力,完成髋关节外展的全关节活动范围的运动者为
5 级,能对抗强到中等度阻力完成以上运动并能维持者为 4 级(图 7 - 97)。

3 级　侧卧位,解除阻力,能克服肢体重力的影响,完成全关节活动范围的运动,达到运
动终末并能维持者为 3 级。

2 级　仰卧位,检查者一手握住被检踝关节轻轻抬起使其离开台面,不加阻力也不予以
辅助,目的是减少与台面的摩擦力。在解除肢体重力的影响下,能完成全关节活动范围的外
展运动者为 2 级。

1 级与 0 级　仰卧位,令其完成以上动作的同时,触诊大转子上方及髂骨外侧臀中肌,有
收缩者为 1 级,无收缩者为 0 级。

(五)髋关节屈曲位外展

【主要动作肌】阔筋膜张肌(图7-98;神经支配:
臀上神经 $L_4 \sim S_1$)。

【辅助肌】臀中肌、臀小肌。

【运动范围】因系关节复合运动,故各分离运动均
不充分。

【检查方法】

体位:侧卧位(5~3级),坐位(2~0级)。

手法:侧卧位,被检侧髋关节屈曲45°置于(斜跨
于)另一侧下肢(膝关节稍屈曲)上方。检查者一手固
定其骨盆,另一手在其膝关节上方施加阻力。令被检
侧下肢完成髋关节外展运动(30°)。

【评级】

5级与4级 侧卧位,能对抗最大阻力完成髋关节
外展的全关节活动范围运动,达到运动终末并能维持
者为5级,能对抗强至中等度阻力完成以上运动并维
持体位者为4级(图7-99)。

3级 侧卧位,解除阻力,能克服肢体重力的影响但不能对抗阻力,完成髋关节外展的
全关节活动范围运动者为3级。

2级 长坐位,躯干与台面呈45°,双手于体后支撑。检查者一手在踝关节下方将被检
下肢支撑起以减少肢体与台面的摩擦力。在解除肢体重力的影响下,被检侧下肢可完成30°
外展运动者为2级(图7-100)。

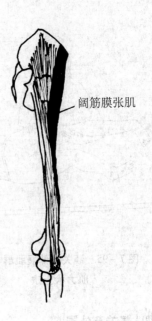

图7-98 阔筋膜张肌

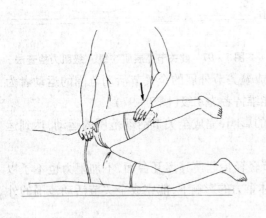

图7-99 阔筋膜张肌5级、4级肌力检查法

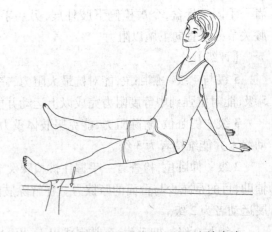

图7-100 阔筋膜张肌2级肌力检查法

1级与0级 体位同2级检查法。令被检侧下肢完成髋外展,同时触诊阔筋膜张肌起止
部(大腿前外侧),有收缩者为1级,无收缩者为0级。

（六）髋关节内收

【主要动作肌】大收肌、短收肌、长收肌、耻骨肌、股薄肌（图7－101；神经支配：闭孔神经 $L_{2\sim4}$、股神经、胫神经 $L_4 \sim S_3$）。

【运动范围】0°~20°至30°。

【检查方法】

体位：侧卧位（5~3级），仰卧位（2~0级）。

手法：侧卧位，被检侧下肢位于下方，另一侧下肢由检查者抬起约呈25°外展。令被检下肢内收与对侧下肢靠拢。同时检查者另一手在其膝关节上方施加阻力。

【评级】

5级与4级　侧卧位，能对抗最大阻力，完成髋关节内收全关节活动范围运动并能保持体位者为5级，能对抗强至中等度阻力完成以上运动并维持其体位者为4级（图7－102）。

3级　侧卧位，解除外加阻力，能克服肢体重力影响，完成髋关节内收的全关节活动范围运动者为3级。

2级　仰卧位，双下肢外展约45°。检查者一手轻托被检侧踝关节以减少与台面的摩擦。在解除肢体重力的影响下，髋关节能完成全活动范围的内收运动，髋关节不出现旋转者为2级（图7－103）。

1级与0级　被检查者体位和检查者手法同2级检查法。令被检侧髋关节内收，检查者另一手于大腿内侧及耻骨附近触诊，肌肉有收缩者为1级，无收缩者为0级。

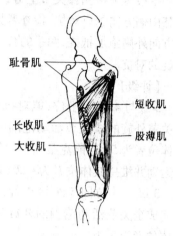

图7－101　髋关节内收肌群

耻骨肌
短收肌
长收肌
大收肌
股薄肌

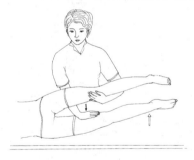

图7－102　髋关节内收肌群5级、
4级肌力检查法

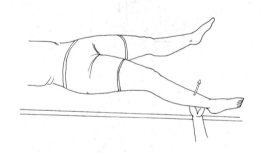

图7－103　髋关节内收肌群2级
肌力检查法

（七）髋关节外旋

【主要动作肌】闭孔外肌、闭孔内肌、股方肌、梨状肌、上孖肌、下孖肌、臀大肌（图7－104；神经支配：闭孔神经后股 $L_2 \sim S_4$、骶丛分支）。

【辅助肌】缝匠肌、股二头肌长头。

【运动范围】0°~45°。

【检查方法】

体位：坐位（5~3级），仰卧位（2~0级）。

手法:被检查者取坐位,双小腿下垂,双手握住台面,以固定骨盆。令被检侧大腿外旋。检查者一手按压被检侧膝关节上方(大腿远端)外侧向膝内侧方向予以对抗,检查者另一手在踝关节上方向外侧施加抵抗,两手的合力构成对髋关节外旋的对抗。

【评级】

5级与4级　坐位,能对抗最大阻力,完成髋关节外旋的全关节活动范围的运动并能维持其体位者为5级,能克服强至中等度阻力完成以上运动并维持其体位者为4级(图7-105)。

3级　体位同5级检查者,解除外加阻力,能完成全关节活动范围的外旋运动并能维持最终体位者为3级。

2级　仰卧位,髋、膝关节伸展,解除肢体重力的影响,能完成髋关节外旋者为2级(图7-106)。

1级与0级　仰卧位,令其髋关节外旋时触诊大转子后方皮下深部,肌肉有收缩者为1级,无收缩者为0级。

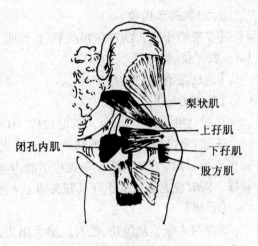

图7-104　髋关节外旋肌群

梨状肌
上孖肌
闭孔内肌
下孖肌
股方肌

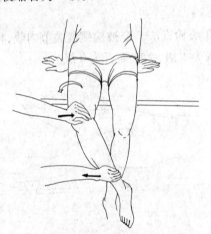

图7-105　髋关节外旋肌群5级、
4级肌力检查法

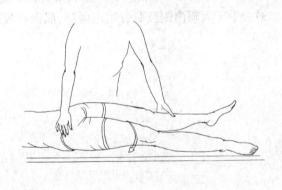

图7-106　髋关节外旋肌群2级
肌力检查法

(八)髋关节内旋

【主要动作肌】臀小肌、阔筋膜张肌(图7-107;神经支配:臀上神经$L_4 \sim S_1$)。

【辅助肌】臀中肌、半腱肌、半膜肌。

【运动范围】0°~45°。

【检查方法】

体位:坐位(5~3级),仰卧位(2~0级)。

手法:坐位,双侧小腿自然下垂。被检查者双手握住台面边缘以固定骨盆。被检侧下肢大腿下方垫一棉垫,检查者一手固定膝关节上方(大腿远端内侧面),并向外侧施加抵抗。令被检侧髋关节内旋,检查者另一手握在踝关节上方外侧面向内侧施加抵抗。

【评级】

5 级与 4 级　能对抗最大阻力,完成髋关节全关节活动范围的内旋运动并维持其体位者为 5 级,能对抗强至中等度阻力完成以上运动并维持其体位者为 4 级(图 7 – 108)。

3 级　解除外加阻力,完成以上运动并能维持其体位者为 3 级。

2 级　仰卧位,髋关节置于外旋位,能完成髋关节内旋并超过中线者为 2 级(下肢重力可对完成此动作有辅助作用,可以稍加阻力以消除重力的影响)。

1 级与 0 级　仰卧位,做髋关节内旋运动时,如在髂前上棘的后方及下方、阔筋膜张肌起始部附近、臀小肌(臀中肌及阔筋膜张肌下方深层)处触及收缩者为 1 级,无收缩者为 0 级。

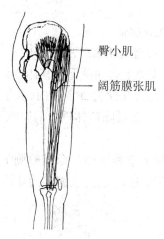

图 7 – 107　臀小肌、阔筋膜张肌

臀小肌
阔筋膜张肌

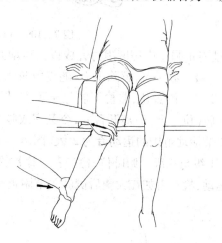

图 7 – 108　髋关节内旋肌群 5 级、4 级肌力检查法

(九)膝关节屈曲

【主要动作肌】股二头肌、半腱肌、半膜肌(图 7 –109;神经支配:胫神经 $L_4 \sim S_3$、腓总神经 $L_4 \sim S_2$)。

【辅助肌】缝匠肌、股薄肌、腓肠肌。

【运动范围】0°～135°。

【检查方法】

体位:俯卧位(5～3 级、1～0 级),侧卧位(2 级)。

手法:俯卧位,双下肢伸展,足伸出检查台外,从膝关节屈曲45°开始。检查者一手固定于大腿后方屈膝肌腱的上方,另一手置于踝关节处施加阻力,令被检查者完成膝关节屈曲运动。检查股二头肌时应使小腿外旋;检查半腱肌、半膜肌时应内旋小腿。注意防止髋关节屈曲、外旋的缝匠肌代偿动作,髋关节内收的股薄肌代偿动作及踝关节跖屈的腓肠肌代偿动作。

【评级】

5 级与 4 级　俯卧位,能对抗最大阻力完成膝关节屈曲约90°并能维持其体位者为 5

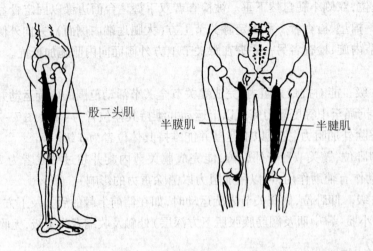

图7-109 股二头肌、半腱肌、半膜肌

级,能对抗强至中等度阻力完成以上运动并能维持其体位者为4级(图7-110)。

3级 俯卧位,解除阻力,能克服肢体重力影响,完成以上运动并保持其体位者为3级。

2级 侧卧位,非检下肢位于下方呈屈曲位,检查者站在被检查者后面,双手托起被检侧下肢(位于上方)离开台面,令其完成膝关节屈曲动作。在解除肢体重力的影响下,可完成全关节活动范围的运动者为2级(图7-111)。

1级与0级 俯卧位,检查者支撑被检侧小腿,使膝关节稍屈曲。令被检侧下肢完成屈膝运动,检查者如在大腿后侧膝关节附近触及肌腱收缩者为1级,无收缩者为0级。

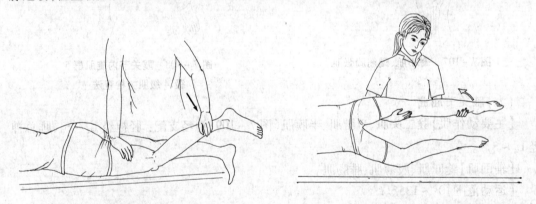

图7-110 膝关节屈肌群5级、
4级肌力检查法

图7-111 膝关节屈肌群2级
肌力检查法

(十)膝关节伸展

【主要动作肌】股四头肌:股直肌、股中间肌、股内侧肌、股外侧肌(图7-112;神经支配:股神经 $L_{2\sim4}$)。

【运动范围】135°~0°(亦有过伸展达-10°者)。

【检查方法】

体位:坐位(5~3级),侧卧位(2级),仰卧位(1~0级)。

手法:被检查者取坐位,双小腿自然下垂,双手握住检查台面边缘以固定躯干,身体稍后倾。检查者一手垫在膝关节下方或用垫子代替以保持大腿呈水平位,另一手握住其踝关节上方向下施加阻力(不得对伸展固定的膝关节施加阻力,膝关节伸展不超过 0°),令其完成伸展膝关节的运动。

【评级】

5 级与 4 级　坐位,能对抗最大阻力,完成膝关节全关节活动范围的伸展运动并能维持其体位者为 5 级,能对抗强至中等度阻力完成以上运动并维持其体位者为 4 级(图 7 - 113)。

3 级　坐位,解除阻力,能克服肢体重力的影响,完成膝关节伸展的全关节活动范围的运动并能维持其体位者为 3 级。

2 级　侧卧位,非检下肢呈屈髋屈膝位位于下方,检查者双手托起被检下肢并固定大腿,髋关节伸展,膝关节屈曲 90°。在解除肢体重力影响下可以完成全关节范围的伸膝动作者为 2 级。

1 级与 0 级　仰卧位,令其伸展膝关节,在髌韧带上方可触及肌腱或股四头肌的收缩,有收缩者为 1 级,无收缩者为 0 级。

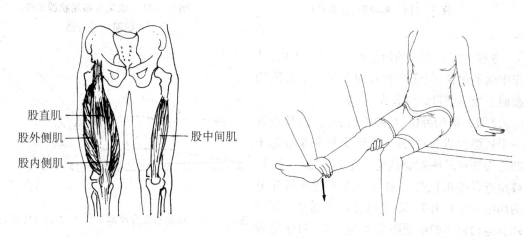

图 7 - 112　股四头肌　　　　图 7 - 113　股四头肌 5 级、4 级肌力检查法

(十一)踝关节跖屈

【主要动作肌】腓肠肌、比目鱼肌(图 7 - 114;神经支配:胫神经,$L_5 \sim S_2$)。

【辅助肌】胫骨后肌、腓骨长肌、腓骨短肌、踇长屈肌、趾长屈肌、跖肌。

【运动范围】0° ~ 45°。

【检查方法】

体位:立位(5~3 级)、俯卧位(2~0 级)。

手法:被检下肢单腿站立(如需要辅助以维持平衡可以用一或两个手指按在检查台上),膝关节伸展,足尖着地(五趾着地,足跟离开地面)。

【评级】

5 级与 4 级　能足尖着地,然后全脚掌着地,如此连续完成 20 次并无疲劳感觉者为 5 级;仅能完成 19 ~ 10 次,动作中间不休息,未表现出疲劳感者为 4 级(图 7 - 115)。

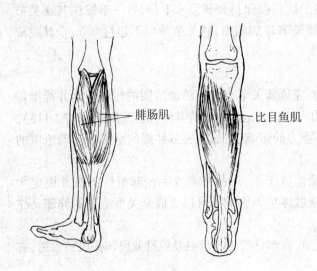

图7-114　腓肠肌、比目鱼肌

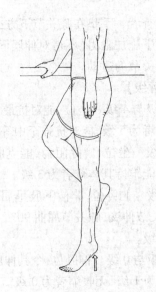

图7-115　踝关节跖屈肌群5级、
4级肌力检查法

3级　完成正确的抬足跟动作9~1次,动作中间不休息,无疲劳感者为3级。足跟能抬起但不能达到最终位者为3⁻级。

2级　取俯卧位,足伸出检查台外,检查者一手托踝关节下方,另一手用手掌和掌根部于跖骨头处对足底施加抵抗。令其跖屈踝关节。被检查者能抵抗最大阻力完成并能保持充分的跖屈运动者为2⁺级;能够完成全活动范围的跖屈运动但不能耐受阻力者为2级;只能完成部分活动范围的运动者为2⁻级。

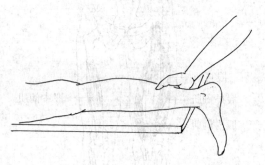

图7-116　踝关节跖屈肌群1级、0级肌力检查法

1级与0级　俯卧位,令其完成跖屈运动,检查者于腓肠肌、比目鱼肌及跟腱处触诊,有收缩者为1级,无收缩者为0级(图7-116)。

(十二)踝关节背屈与内翻

【主要动作肌】胫骨前肌(图7-117;神经支配:腓深神经$L_4 \sim S_2$)。

【运动范围】0°~20°。

【检查方法】

体位:坐位或仰卧位。

手法:坐位,小腿自然下垂。检查者坐在小凳上,将被检足跟置于腿上。一手握小腿后侧,令其完成背屈及内翻。另一手在足内侧及背部施加阻力,足趾不得用力(图7-118)。

【评级】

5级与4级　能对抗最大阻力,完成踝关节背屈内翻的全关节活动范围的运动并能保持其体位者为5级,能对抗强至中等度阻力完成以上动作者为4级。

3级与2级　解除外力,能独立完成踝背屈及内翻的全关节活动范围并能保持其体位者为 3 级,完成运动不充分者为 2 级。

1 级与 0 级　令其完成背屈、内翻动作,同时触诊踝关节内侧、背侧的胫骨前肌肌腱及小腿前外侧的肌肉,有收缩者为 1 级,无收缩者为 0 级。

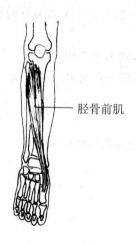

胫骨前肌

图 7 - 117　胫骨前肌

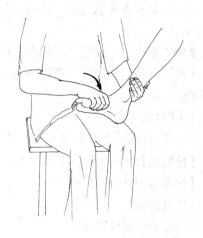

图 7 - 118　胫骨前肌肌力检查法

(十三) 足内翻

【主要动作肌】胫骨后肌(图 7 - 119;神经支配:胫后神经 $L_5 \sim S_1$)。

【辅助肌】趾长屈肌、踇长屈肌、腓肠肌(内侧头)。

【运动范围】0° ~ 35°。

【检查方法】

体位:坐位(5 ~ 0 级)、仰卧位(1 ~ 0 级)。

手法:坐位,双小腿悬空下垂,足轻度跖屈位。检查者坐在被检查者前方,手握被检小腿固定(对胫骨后肌肌腹不得施加压力)。令其足尽力内翻,检查者另一手在足背内侧跖骨头位置施以外翻且轻度背屈方向的阻力,足跖屈肌不得用力(图 7 - 120)。

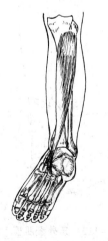

图 7 - 119　足内翻肌群

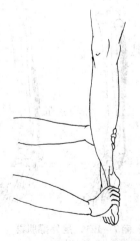

图 7 - 120　足内翻肌群肌力检查法

【评级】

5 级与 4 级　被检查者取坐位。能对抗最大阻力,完成踝关节内翻的全关节活动范围运动并能保持其体位者为 5 级,能对抗强至中等度阻力完成以上运动并能维持其体位者为 4 级。

3 级　被检查者取坐位。不施加阻力,被检查者能完成足内翻全关节活动范围的运动者为 3 级。

2 级　取坐位。仅能完成内翻的部分活动范围的运动者为 2 级。

1 级与 0 级　仰卧位。在内踝与舟骨之间胫骨后肌腱处可触及收缩者为 1 级,无收缩者为 0 级。

(十四) 足外翻

【主要动作肌】腓骨长肌、腓骨短肌(图 7 - 121;神经支配:腓浅神经,$L_4 \sim S_1$)。

【辅助肌】趾长伸肌、第三腓骨肌。

【运动范围】0° ~ 15°至 25°。

【检查方法】

体位:坐位或仰卧位。

手法:踝关节于中间位,固定小腿,令其完成足外翻动作(第 1 跖骨头部向下,第 5 跖骨向上运动)。检查者检查腓骨短肌时,对足外缘施以阻力。检查腓骨长肌时,对第 1 跖骨头跖面施以阻力。如两者同时检查,则于第 5 跖骨施向下、向内的压力,于第 1 跖骨底施以向上、向内的压力。

【评级】

5 级与 4 级　能对抗最大阻力完成足外翻的全关节活动范围的运动并能维持其体位者为 5 级,能对抗强至中等度阻力完成以上运动者为 4 级(图 7 - 122)。

3 级　踝关节于中间位,能够完成足外翻的全关节活动范围的运动,同时第 1 跖骨向下方运动但不能抵抗外力者为 3 级。

2 级　令其足外翻时,仅能完成部分范围的运动者为 2 级。

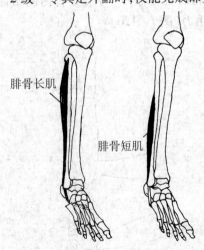

图 7 - 121　足外翻肌群

腓骨长肌

腓骨短肌

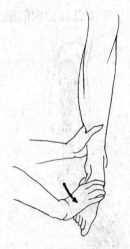

图 7 - 122　足外翻肌群 5 级、
4 级肌力检查法

1 级与 0 级　在做足外翻动作时,于第 5 跖骨近端底外侧缘(腓骨短肌肌腱)、小腿外侧右下部、腓骨头远端、小腿外侧面的上半部(腓骨长肌)触及收缩者为 1 级,无收缩者为 0 级(图 7 - 123)。

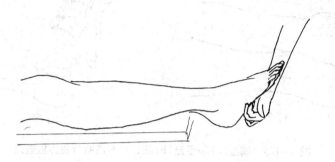

图 7 - 123　足外翻肌群 1 级、0 级肌力检查方法

五、足趾肌

(一)踇趾和足趾跖趾关节屈曲

【主要动作肌】踇短屈肌、蚓状肌(图 7 - 124;神经支配:外侧足底神经:第 2 ~ 4 蚓状肌 S_2 ~ S_3,内侧足底神经:踇短屈肌 S_1 ~ S_2,第 1 蚓状肌 L_5 ~ S_1)。

【辅助肌】骨间背侧肌、骨间足底肌、小趾短屈肌、趾长屈肌、趾短屈肌。

【运动范围】踇趾:0° ~ 45°,其余四趾:0° ~ 40°。

【检查方法】

体位:坐位或仰卧位。

手法:被检查者小腿于检查台边缘下垂,踝关节呈中立位(背屈与跖屈的中间位),检查者在

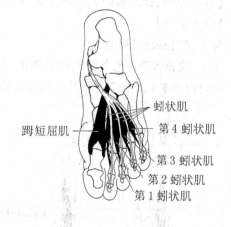

图 7 - 124　蚓状肌、踇短屈肌

患者前方坐于低凳上,一手固定各趾跖骨,另一手示指指尖置于踇趾末节趾骨的下方,令被检查者踇趾用力屈曲。检查其余四趾时方法相同,只是检查者的手放在各趾近节趾骨的下方施加阻力。实际上,多数被检查者踇趾与其余四趾分开运动很困难,亦不能完成 MP、IP 关节的独立运动,因此临床上常将踇趾与其余四趾的运动同时进行检查(图 7 - 125)。

【评级】

5 级与 4 级　能完成踇趾与其余四趾的跖趾关节全关节活动范围的运动,能对抗强有力的抵抗维持关节的位置者为 5 级,能对抗中度或轻度抵抗以维持关节的位置者为 4 级。

3 级　能完成各趾全关节活动范围的运动,不能对抗外加的阻力者为 3 级。

2 级　只能完成足趾的部分运动者为 2 级。

1 级与 0 级　能触及到肌肉收缩,不能出现足趾运动者为 1 级,不能触及到肌肉收缩者为 0 级。

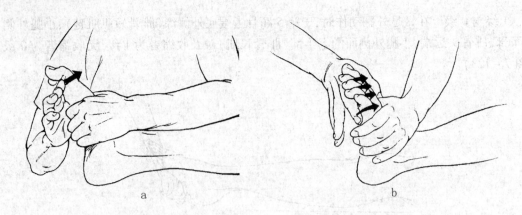

图 7-125 踇趾(a)和足趾(b)跖趾关节屈肌群肌力检查法

(二)踇趾和足趾趾间关节屈曲

【主要动作肌】趾长屈肌、踇长屈肌(图 7-126;神经支配:胫骨神经 $L_5 \sim S_2$)、趾短屈肌(图 7-126;神经支配:内侧足底神经 $S_{1\sim2}$)。

【运动范围】踇趾趾间关节屈曲 0°~90°,其余四趾近端趾间关节 0°~35°。

【检查方法】

体位:坐位或仰卧位。

手法:检查者坐在患者前面的低凳上,双手在被检查者足背与踇趾近端趾骨下方予以固定。用拇指在末节趾骨下方和其余四趾末节趾骨施加抵抗,令被检查者屈曲足趾(图 7-127)。

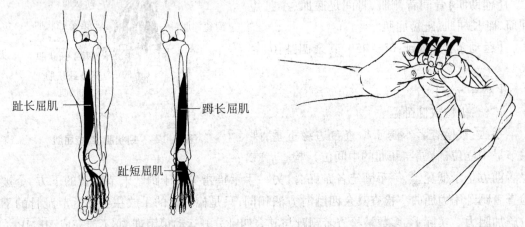

趾长屈肌 —

— 踇长屈肌

趾短屈肌 —

图 7-126 踇长屈肌、趾长屈肌、趾短屈肌

图 7-127 踇趾和足趾趾间关节屈肌群
肌力检查法

【评级】

5 级与 4 级　可以完成全部关节活动范围的运动,能对抗强阻力者为 5 级,能对抗轻度阻力者为 4 级。

3 级与 2 级　不施加抵抗可以完成全部关节活动范围的运动者为 3 级,只能完成部分运动者为 2 级。

1 级与 0 级　能触及到肌肉收缩者为 1 级(踇长屈肌的肌腱在踇趾近端跖面可触及),

不能触及到肌肉收缩者为 0 级。

（三）**踇趾和足趾的跖趾关节、趾间关节伸展**

【主要动作肌】趾长伸肌、趾短伸肌、踇长伸肌（图 7－128；神经支配：腓深神经 $L_5 \sim S_1$）。

【运动范围】$0° \sim 80°$。

【检查方法】

体位：坐位或仰卧位。

手法：检查者坐在患者前面的低凳上，踇趾检查：检查者一手抵住足的跖面以固定跖骨，拇指抵于踇趾近节上方（背侧面）并施加阻力，检查踇趾的跖趾关节伸展。拇指置于末节趾骨上方（背侧面）并施加阻力，检查趾间关节伸展（图 7－129）。

其余四趾检查方法基本同上，仅改为检查者用双手四指固定跖骨，双手拇指在足趾上方（背侧面）施加阻力（图 7－130）。

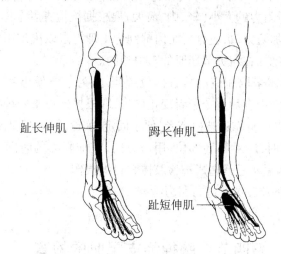

图 7－128 踇长伸肌、趾长伸肌、趾短伸肌

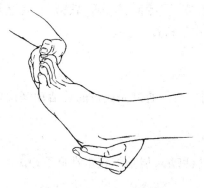

图 7－129 踇趾趾间关节伸肌群肌力检查法

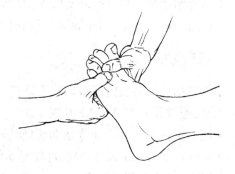

图 7－130 足趾趾间关节伸肌群肌力检查法

【评级】

5 级与 4 级 可以完成全部关节活动范围的运动，根据对抗阻力的强、弱分 5 级和 4 级。

3 级与 2 级 不施加抵抗可以完成全部关节活动范围的运动者为 3 级，只能完成部分活动者为 2 级。

1级与0级　趾长伸肌的肌腱于跖骨的背面、趾短伸肌的肌腱于踝关节前方背侧多可触及。可触及肌肉收缩者为1级,触及不到收缩者为0级。

六、检查注意事项

1. 如单侧肢体病变,先检查健侧肢体同名肌的肌力,以便患侧与其比较。

2. 当主动肌肌力减弱时,协同肌可能取代被检的主动肌而引起运动。应采用触诊和观察的方法及时发现是否存在协同肌的收缩。检查中应避免代偿动作的出现,若存在代偿运动,应检查被检肌肉或肌群是否摆放在正确的位置,检查者的固定方法是否得当。

3. 不同的人甚至不同的肌肉,其疲劳特点存在差异。因此,重复检查同一块肌肉的最大收缩力量时,前后检查以间隔2分钟为宜。

4. 正常肌力受年龄、性别、身体形态以及职业的影响而存在个体差异。因此,在进行3⁺级以上肌力检查时,给予阻力的大小(轻、中、最大)要根据被检查者个体情况来决定。此外,在对不同部位的肌肉施加阻力时,应分析肌肉解剖与生理特点以决定阻力的大小,施加在指屈肌上的阻力不可能与施加在肩关节屈肌的阻力相同。

5. 检查不同肌肉时需采取相应的检查体位。但是,为了方便患者,治疗师应在完成一种体位时的所有肌力检查内容后再令患者变化体位,即根据体位来安排检查的顺序。

6. 检查者的位置,以尽量靠近被检查者,便于固定、实施手法,但又不妨碍运动为宜。

7. 检查中施加阻力时,应对解剖部位、用力方向、施加阻力的时间、阻力的大小等进行合理的设计,绝对禁止因手法粗暴造成被检肢体软组织损伤。

8. 避免在运动、饱餐及疲劳时进行肌力检查。

第四节　脑神经支配肌的检查

本节介绍的是脑神经运动支所支配的肌肉,如眼、眼睑、颜面、颌、舌、软腭、咽后壁及喉头诸肌的肌力检查方法,用于周围性和中枢性神经损伤的检查。

一、评级方法

本节所描述的各肌肉评级方法不是指肌力的强弱,而是通过完成目的性活动来确定其功能水平,通常分为F、WF、NF、0四个阶段。

- F(functional):功能正常或功能极其轻微的低下。
- WF(weak functional):能执行规定动作(目的性活动),但功能较正常低下(中等度异常(完成不充分或不能抵抗阻力)。
- NF(no functional):不能独立完成功能性活动,功能显著低下。
- 0(zero):不能完成任何活动。

二、检查方法

（一）眶内肌（眼球肌）

眶内肌包括四个直肌、两个斜肌（上直肌、下直肌、内直肌和外直肌，下斜肌和上斜肌）。

【作用】眼球运动。

【各肌的动作】

1. 上直肌

主动作：眼球向上、同时向外运动。

副动作：将内收的眼球旋转，在垂直轴的上端向内运动；

在有限的范围内眼球内收。

2. 下直肌

主动作：眼球向下、同时向外运动。

副动作：眼球内收；

眼球向内转动，在垂直轴上端向外运动。

3. 内直肌

主动作：眼球向内侧转动。

副动作：无。

4. 外直肌

主动作：眼球向外转动。展神经损伤导致向外侧运动受限，眼球转向内方，不能向外侧转动即内斜视。

副动作：无。

5. 上斜肌

主动作：眼球转向下方。

副动作：眼球向外转。滑车神经损伤时引起眼球向下方运动受限，向外转动不受限。

6. 下斜肌

主动作：眼球向上方，特别是从向内的位置向上方的动作，运动是向上并向内的运动。

副动作：眼球向外；

眼球沿垂直轴向外旋转；

该肌瘫痪时眼球向下并向外侧偏，在向外转位的状态下不能向上转动；

动眼神经损伤时，眼球朝向外侧，不能向内侧看，眼睑下垂。

【神经支配】动眼神经支配上直肌、下直肌、内直肌和下斜肌，滑车神经支配上斜肌，展神经支配外直肌。

【检查方法】

体位：被检查者头与眼球呈中立位，令其注视位于正前方检查者的手指，头不能转动。如患者完成有困难，检查者的另一手或由他人协助固定其头部。

手法：通过让患者向几个指定方向进行视追踪检查眼的运动（图7-131）。首先用手遮盖着一只眼，检查另一眼，完成后交换，两眼分别进行检查，然后两眼同时检查（图7-132、133、134）。

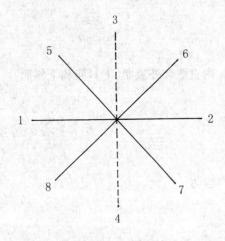

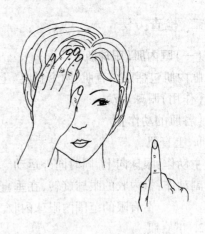

图7-131　眼球运动的8个基本方向（右眼）
外侧方(1)；上方并外侧方(5)；内侧方(2)；
上方并内侧方(6)；上方(3)；下方并内侧方(7)；
下方(4)；下方并外侧方(8)

图7-132　单眼检查法

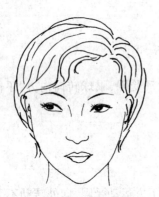

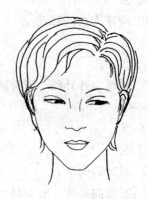

图7-133　双眼向右、上方转动（右眼主要由上
直肌完成，左眼通过下斜肌完成）

图7-134　双眼向左、下方转动（右眼主要由上
斜肌完成，左眼主要由下直肌完成）

【评级】

F：在全活动范围内，眼球自如地活动。

WF和NF：不能确定是F还是0，限于复视最终诊断前的检查。

0：眼球完全不能按指令活动。

（二）眼睑、眉、额诸肌

1. 睁眼

【动作肌】上睑提肌。

【作用】提上睑（睁眼）。

【神经支配】动眼神经。

【检查方法】检查者用手对上眼睑施加抵抗，令被检查者两眼同时持续用力将眼睑上提（检查者的拇指轻轻抵于睁眼的上眼睑向闭眼的方向施加阻力，不得向眼球方向下压）。

【评级】

F:可以完成正常运动范围的活动,能对抗检查者的阻力,使眼睛持续睁开,可以看到全部虹膜。

WF:能睁眼,但遮盖一部分虹膜,不能对抗阻力,睁眼、闭眼反复交替,范围小,睁眼时额肌同时收缩。

NF:不能睁眼,虹膜几乎全部被遮盖。

0:眼睑完全不能上提。

动眼神经(Ⅲ)损伤的患者上睑提肌瘫痪或肌力减弱,引起完全或不完全眼睑下垂。面神经(Ⅶ)损伤时可见上睑提肌症候即一侧上睑向上,闭眼不能。它是面神经支配肌(眼轮匝肌)肌力下降,上睑提肌失去了眼轮匝肌的对抗的结果。

2. 闭眼

【动作肌】眼轮匝肌。

【作用】闭合眼睑即闭眼。

【神经支配】面神经。

【检查方法】令被检查者睁眼、闭眼,单、双眼分别进行检查。然后令其用力闭眼,检查者用拇指、示指予以对抗(不可向眼球方向加压)。检查者观察面部变化,睫毛出现不同强度的下陷,非麻痹侧较深(图7－135、136)。

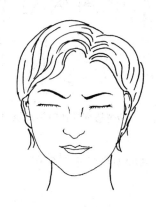

图7－135　双侧眼轮匝肌检查法

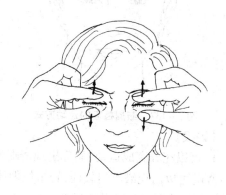

图7－136　眼轮匝肌检查时施加阻力的手法

【评级】

F:能对抗检查者强阻力保持闭眼,不能看到虹膜。

WF:不加抵抗能闭眼;闭眼不完全,巩膜稍微可以看到一部分,不能看到虹膜;可以闭眼,但是肌力低下的一侧较健侧慢(不能迅速闭眼)。

NF:不能闭眼,不能完全遮盖虹膜。

0:不能观察到眼轮匝肌的活动。

3. 皱眉运动

【动作肌】皱眉肌。

【作用】皱眉。

【神经支配】面神经。

【检查方法】令被检查者皱眉,检查者用双手拇指在眉的鼻侧端向两侧施加外力,使皱眉恢复原状(图7-137、138)。

【评级】

F:能完成正常范围内的活动,能对抗轻的外力保持皱眉状态。

WF:能完成皱眉动作,但出现的皮肤皱褶浅、不清楚,不能对抗外力。

NF:可见轻微的活动。

0:完全不能观察到皱眉动作。

4. 抬眉运动

【动作肌】枕额肌、额肌。

【作用】抬眉,使额部出现皱纹。

【神经支配】面神经。

【检查方法】令被检查者抬眉,额部出现皱纹。检查者用双手拇指指腹向拉平皱纹方向施加压力。

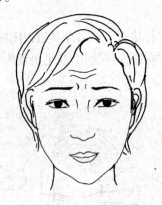 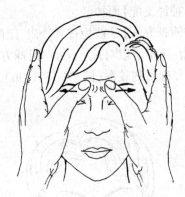

图7-137　皱眉检查的运动方式　　　　图7-138　检查皱眉动作时施加阻力的手法

【评级】

F:可以充分完成运动,额部出现清晰的皱纹,并能对抗外力维持抬眉动作。

WF:可以出现皱纹但较浅,轻抵抗即拉平皱纹。

NF:仅能观察到轻微的运动。

0:不能出现全眉的上抬运动。

(三)鼻根肌

【作用】使眉的内侧向下牵拉,产生鼻根部的横向皱纹。

【神经支配】面神经。

【检查方法】令被检查者做嫌恶的表情,皱鼻。检查者用双手拇指指腹向外侧施加拉平皱纹的力。

【评级】

F:可以出现清楚的皱纹,并能对抗某种程度的外力维持原状。

WF:可以出现皱纹,但很浅,并且不能对抗外力维持原状。

NF:只能观察到微弱的活动。

0:不能出现表情变化。

(四)口周围肌

与口有关的肌肉数目繁多,如口轮匝肌、提上唇肌、颧肌、笑肌、提口角肌、降口角肌、降下唇肌和颊肌等。口周围肌均由面神经支配。

1. 闭唇运动

【动作肌】口轮匝肌。

【作用】位于口裂周围,该肌收缩关闭口裂即闭唇。

【检查方法】令被检查者上下口唇用力闭合并向前努出,检查者用压舌板在上下唇中间向口腔内方向施加外力以对抗努嘴动作(图7-139、140)。

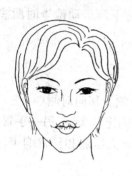

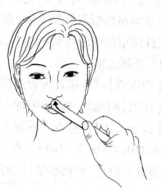

图7-139　口轮匝肌的运动模式

图7-140　检查口轮匝肌时施加阻力的方法

【评级】

F:唇能完全闭合,并能维持对抗相当强的外力。

WF:虽能将唇闭合,但不能抵抗外力。

NF:可见唇的活动,但不能完成上下唇闭合的动作。

0:看不到口闭合动作。

2. 凹颊运动

【动作肌】颊肌。

【作用】该肌收缩时拉口角向后,使颊和唇紧贴牙齿和上、下颌牙槽突协助咀嚼食物。

【检查方法】令被检查者做缩腮动作,检查者用压舌板插入口腔在颊部向外推颊部以对抗颊部向口腔中的运动(图7-141、142)。

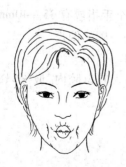

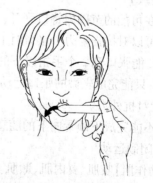

图7-141　颊肌的运动模式

图7-142　使用压舌板施加阻力的方法

【评级】

F:可以完成检查动作,并且能持续对抗外加阻力。

WF:能完成检查所要求的动作,但不能对抗外加阻力。

NF:可以观察到运动,但不能充分完成动作。

0:观察不到颊部的运动。

(五)咀嚼肌

咀嚼肌包括颞肌、咬肌、翼外肌、翼内肌,均由三叉神经运动支支配。当运动支损伤时下颌骨上提、下降、向前移动、旋转等运动肌肌力低下或瘫痪。当一侧损伤时引起下颌向患侧偏歪;双侧损伤时下颌骨下垂,张口麻痹不能运动。在进行下颌运动检查时肌痉挛的程度、萎缩、纤维束的挛缩等情况的有无均应予以关注。

1. 开颌运动

【动作肌】翼外肌及舌骨上肌群。

【作用】两侧肌同时收缩即(开颌)张口,一侧收缩使下颌骨移向对侧。

【检查方法】被检查者尽量大地将口张开,检查者一手固定其头部,另一手置于下巴向上垂直施加压力(图7-143)。在检查前首先检查下颌关节有无压痛和异常响声,如有阳性征则不做肌力检查,只观察张口、闭口动作即可。

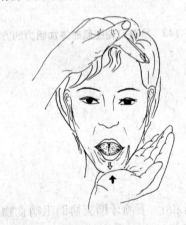 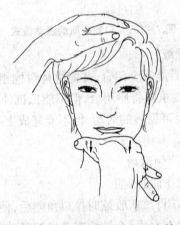

图7-143 开颌运动时施加阻力的方法　　　图7-144 闭颌运动时施加阻力的方法

【评级】

F:在可能的范围内将口张开(一般可以伸进并排3~4个手指或有35~40mm的幅度),下颌骨可以对抗强阻力。张口时下颌骨正直向下,不出现向一侧的偏歪。

WF:能张口到2个手指以下的幅度,仅能对抗轻度外力。

NF:只能完成轻微的张口运动,检查者戴手套将手指插入其口腔内,最深只能触摸到磨牙,不能对抗外力。

0:不能完成下颌骨向下的随意动作。

2. 闭颌运动

【动作肌】咬肌、翼内肌、颞肌。

【作用】上提下颌(闭颌)即闭口。

【检查方法】令被检查者咬牙,检查者用虎口抵于下巴处,拇指呈水平位,另一手置于被检查者头顶以固定头部,检查者用力将紧闭的下颌向开口方向垂直向下加力(图7-144)。

【评级】

F:被检查者口紧闭,检查者不能将其打开。

WF:被检查者口能紧闭,检查者用次最大抵抗力可将口打开。

NF:被检查者能完成闭口动作,但不能对抗外力。咬肌和颞肌在两侧均能触及。

0:被检查者不能完全闭口,但一侧患病时,下颌向肌力强的一侧偏歪。

3. 下颌向外侧偏运动

【动作肌】翼外肌和翼内肌。

【作用】下颌的侧方运动。下颌向右侧偏移时的主要动作肌是左翼内肌和左翼外肌。下颌向左侧偏移时,主要动作肌为右翼内肌和右翼外肌。

【检查方法】令被检查者下颌向右侧偏歪,然后向左侧偏,检查者用一手指的掌面抵于下颌施外力使之向正中复原,另一手抵于被检查者头的另一侧颞部与之对抗,同时固定头部。

【评级】

F:能侧方移动约10mm,或下颌切牙的中心点移动范围为三颗上颌牙以上的距离,并能对抗强阻力。

WF:移动的范围仅为一颗上颌牙的距离,能对抗微弱的阻力。

NF:可引起轻度的侧方移动,不能抵抗外力。

0:完全不能移动。

4. 下颌前伸运动

【动作肌】翼内肌和翼外肌。

【作用】双侧翼内肌和翼外肌同时收缩可使下颌前伸(下颌牙比上颌牙向前突出)。

【检查方法】检查者一手置于被检查者头后部以固定,另一手用虎口抵于下颌水平向后施加抵抗(图7-145)。

【评级】

F:下颌牙可以移动到上颌牙前面,并能对抗外力维持上、下颌牙之间的间隙。

WF:下颌可以轻度向前,上、下颌牙间隙几乎看不清,被检查者只能对抗极轻微的阻力。

NF:可见轻微的移动,完全不能对抗外力。

0:不能出现运动。

(六)舌肌

包括舌外肌和舌固有肌。舌外肌起自舌外,止于舌,既能改变舌的位置,又能改变其形状,有颏舌肌、茎突舌肌、腭舌肌等,均由舌下神经支配。

1. 伸舌运动

【动作肌】颏舌肌后部纤维。

【作用】伸舌运动。两侧颏舌肌收缩牵引舌向前下,助伸舌。

【检查方法】令被检查者舌尖伸出上、下唇以外,检查者用压舌板抵住舌尖,施加外力向后按压以对抗伸舌(图7-146)。

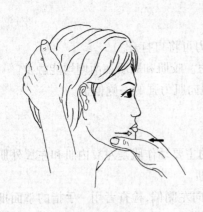

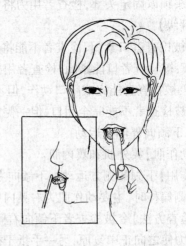

图7-145 下颌前伸运动时施加阻力的方法　　**图7-146 伸舌运动时施加阻力的方法**

2. 舌向一侧偏移

【动作肌】颏舌肌与其他诸肌。

【作用】舌向一侧偏移。一侧颏舌肌收缩,伸舌时舌尖偏向对侧。

【检查方法】令被检查者将舌伸出,先向一侧,再向另一侧运动。检查者用压舌板于近舌尖的侧面,对舌的侧偏施加抵抗(图7-147)。

3. 缩舌运动

【动作肌】颏舌肌前部纤维和茎突舌肌。

【作用】缩舌运动,牵舌向后上方。

【检查方法】令被检查者从伸出舌的位置缩回口腔。检查者用一块纱布拉住舌前部,轻轻向前牵拉,以对抗舌的回缩(图7-148)。

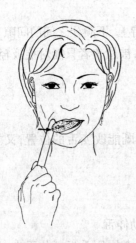

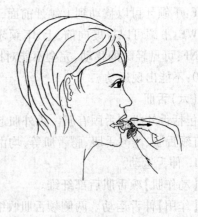

图7-147 舌侧移运动时施加阻力的方法　　**图7-148 缩舌运动检查法**

4. 舌根部抬起运动

【动作肌】腭舌肌和茎突舌肌。

【作用】舌根部抬起而使舌后部隆起。

【检查方法】检查者用压舌板在被检查者舌前 1/3 位置,以下牙为支点加以抵抗。注意压舌板不要进入过深,以免引起呕吐反射。

5. 卷舌运动

【动作肌】颏舌肌和舌固有肌。

【作用】卷舌运动即舌伸出口腔上、下翻卷。

【检查方法】令被检查者将舌伸出口腔反复完成向上卷用舌尖舔人中,向下卷舌尖舔下唇下方。检查者不加抵抗。

【评级】

F:被检查者在可能的范围内完成充分的运动,对抗外力能够保持要求的舌的位置。

WF:舌的运动可以达到要求的位置,如卷舌向上舔人中,向下舔到下唇下方。舌的侧偏,舌尖应触到口角等。

NF:舌可以完成要求的动作,但不充分,不能对抗外力。

0:不能出现运动。

伸舌时应观察有无偏斜、舌肌萎缩及肌束颤动。一侧舌下神经损伤时,同侧颏舌肌瘫痪,伸舌时舌尖偏向患侧,双侧损伤时舌不能伸出口外;核下性病变时有同侧舌肌萎缩,核性病变时可见肌束颤动。

(七)软腭诸肌

软腭内含腭咽肌、腭舌肌、腭帆提肌、腭帆张肌和腭垂肌。

【作用】软腭上举、内收,咽峡部变窄。软腭的运动可以隔断咽的口部与鼻部,封闭咽峡,还可协助舌将口内食团或液体挤入咽,这些功能在吞咽运动中有着重要作用。

【神经支配】腭咽肌、腭舌肌、腭帆提肌和腭垂肌由迷走神经咽支和副神经支配,腭帆张肌由三叉神经运动支(下颌神经)支配。

【检查方法】检查者用压舌板轻压舌面,令被检查者发"啊"的声音,必要时可用压舌板轻轻地、缓慢地刺激软腭及舌后部引起呕吐反射。

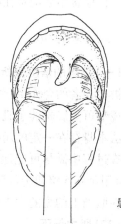

健侧　　　　　　患侧

图 7 - 149　软腭肌力低下

【评级】

F:腭垂于正中位,快速活动,可上提,腭舌弓和咽腭弓上举的同时出现内收,咽峡变窄。

WF:腭垂缓慢活动,向一侧偏歪(偏向健侧)。腭弓仅出现轻微的上举且不对称(图 7 - 149)。

NF:腭垂、腭弓的运动程度几乎看不到。

0:完全无运动,腭垂无力、下垂。

三、检查注意事项

● 对头部、口腔、喉等肌的检查过程中常会有唾液、泪水、分泌物等液体流出,检查者应戴手套,如被检查者有感染性疾患,检查者应戴口罩。

- 检查中所使用的器具如压舌板等应及时消毒,保持无菌状态。
- 对特殊患者应安排在规定的时间段进行单独检查。
- 在令被检查者完成规定动作而被检查者不理解时,检查者应做示范动作使其模仿。

第五节　结果记录与分析

徒手肌力检查完成后,要对结果进行分析。根据患者的障碍学诊断,制订合理的训练计划,并在训练过程中监测训练效果。

一、结果记录

根据上述评定方法,可将所获得的肌力按 0 ~ 5 级,以此为基础加" + "号或" − "号记录。若所测部位被动运动受限,应记录可动范围的度数,然后再记录该活动范围时的肌力级别。同时存在痉挛、挛缩或疼痛等情况时应在记录中注明,可分别用"S(spasticity)"、"C(contracture)"、"P(pain)"表示。因病情未能允许按规定体位检查时,亦应将改变情况予以记录。将检查结果记录在肌力检查表中(表 7 - 3 ~ 6)。

二、结果分析

(一)结果的信度分析

被检查者的合作、疲劳程度,检查者操作的规范程度、经验,甚至给予口令时的音调等以及环境都可能影响徒手肌力检查结果的可信度。再者,在判断 4 级和 5 级肌力时,徒手肌力检查法本身存在一定的局限性,即缺乏客观的、量化的阻力标准来判断肌力的优良。因此,在检查过程中需尽可能地控制这些因素以提高检查结果的信度。手持测力计(dynamometer)可用于 4、5 级肌力的测试。检查者通过手持测力计对运动肢体施加阻力,测力计显示出施加在肌肉上的力的大小(数值)。这种定量检查,使结果更加可靠、精确。

(二)肌力低下

肌力低下是某些疾病或损伤的常见症状和体征。肌力低下的原因包括:①中枢或周围神经损伤;②肌腱损伤;③废用性肌萎缩;④劳损;⑤由于关节水肿而导致的肌力低下;⑥其他。

治疗师通过肌力检查结果获得更重要的信息用于功能障碍的诊断。判断患者是肌力减弱、耐力下降还是两者兼而有之,了解肌力减弱的程度及分布(广泛或局限)、主动肌与拮抗肌力量失衡的情况以及疾病的诊断、进程及预后有助于治疗方法(例如,主动辅助训练、抗阻力训练、矫形器的应用等)的选择。不同原因导致的肌力下降,其表现形式各有特点。长期卧床、制动、格林 – 巴利综合征(Guillain – Barre Syndrome)将使全身肌力普遍下降;脊髓损伤后表现出损伤平面及以下所支配的肌肉瘫痪或减弱;周围神经损伤时则仅仅引起该神经支配的肌肉瘫痪或下降。

1. **肌力检查与神经损伤定位诊断** 肌力检查是判断脑神经损伤、脊髓损伤平面、周围神经损伤诊断的重要手段。例如,中枢性面瘫患者病灶对侧下面部表情肌瘫痪(鼻唇沟平坦,口角下垂)。脊髓损伤患者能够屈肘但不能伸腕,据此可断定脊髓损伤水平在 C_5,即 C_5 以上(含 C_5)的脊髓节段功能完好,而 C_6 及以下损伤。胫前肌、趾长伸肌、踇长伸肌及趾短伸肌麻痹所导致的"内翻垂足"是腓深神经损伤的特点。

表 7-3 颈、躯干肌力检查记录表

姓名			性别			年龄		病案号		
科室			病房/床				临床诊断			
\multicolumn{3}{左}		部位	运动	肌群	神经支配	\multicolumn{3}{右}		
月 日	月 日	月 日					月 日	月 日	月 日	

左 (月日 / 月日 / 月日)			部位	运动	肌群	神经支配	右 (月日 / 月日 / 月日)		
			颈	前屈	胸锁乳突肌	副神经			
				后伸	后伸肌群	副神经 脊神经后支			
			躯干	屈曲	腹直肌	肋间神经 $T_{5~12}$			
				旋转	右腹外斜肌(L)	肋间神经 髂腹下神经 髂腹肌沟神经			
					左腹内斜肌(L)	肋间神经 髂腹下神经 髂腹肌沟神经			
					左腹外斜肌(R)	肋间神经 髂腹下神经 髂腹肌沟神经			
					右腹内斜肌(R)	肋间神经 髂腹下神经 髂腹肌沟神经			
				后伸	胸背部伸肌群	脊神经后支			
					腰背部伸肌群	脊神经后支 腰神经前支			
				骨盆上提	腰方肌	腰神经前支			

注:L=向左旋转,R=向右旋转

表7－4 上肢肌力检查记录表

姓名				性别		年龄		病案号			
科室				病房/床			临床诊断				

左			部位	运动	肌群	神经支配	右		
月 日	月 日	月 日					月 日	月 日	月 日
			肩胛骨	外展	前锯肌	胸长神经/$C_{5\sim7}$			
				上举	斜方肌上部	副神经/$C_{3\sim4}$			
				下掣	斜方肌下部	副神经/$C_{3\sim4}$			
				内收	斜方肌中部	副神经/$C_{3\sim4}$			
					菱形肌	肩胛背神经/$C_{4\sim5}$			
			肩	前方上举	三角肌前部	腋神经/$C_{5\sim6}$			
				后方上举	背阔肌	胸背神经/$C_{6\sim8}$			
					大圆肌	肩胛下神经/$C_{5\sim7}$			
				侧方上举	三角肌中部	腋神经/$C_{5\sim6}$			
				水平外展	三角肌后部	腋神经/$C_{5\sim6}$			
				水平内收	胸大肌	胸外侧神经/$C_5\sim T_1$			
						胸内侧神经/$C_7\sim T_1$			
				外旋	外旋肌群	肩胛上神经/$C_{5\sim6}$			
						腋神经/$C_{5\sim7}$			
				内旋	内旋肌群	肩胛下神经/$C_{5\sim6}$			
						胸外侧神经/$C_5\sim T_1$			
						胸内侧神经/$C_7\sim T_1$			
						胸背神经/$C_{6\sim8}$			
			肘	屈曲	肱二头肌	肌皮神经/$C_{5\sim7}$			
					肱桡肌	桡神经/$C_5\sim T_1$			
				伸展	肱三头肌	桡神经/$C_5\sim T_1$			
			前臂	旋前	旋前肌群	正中神经/$C_5\sim T_1$			
				旋后	旋后肌群	正中神经/$C_5\sim T_1$			
			腕	掌屈	桡侧腕屈肌	正中神经/$C_5\sim T_1$			
					尺侧腕屈肌	尺神经/$C_5\sim T_1$			
				背伸	桡侧腕长、短伸肌	桡神经/$C_5\sim T_1$			
					尺侧腕伸肌	桡神经/$C_5\sim T_1$			

表 7-5 手指肌力检查记录表

姓名				性别		年龄		病案号		
科室				病房/床			临床诊断			

左			部位	运动	肌群	神经支配	右		
月 日	月 日	月 日					月 日	月 日	月 日
			四指	MP 屈曲	蚓状肌	正中神经 $C_5 \sim T_1$ 尺神经 $C_8 \sim T_1$			
				PIP 屈曲	指浅屈肌	正中神经 $C_5 \sim T_1$			
				DIP 屈曲	指深屈肌	正中神经 $C_5 \sim T_1$ 尺神经 $C_8 \sim T_1$			
				MP 伸展	指总伸肌	桡神经 $C_5 \sim T_1$			
				内收	骨间掌侧肌	尺神经 $C_8 \sim T_1$			
				外展	骨间背侧肌	尺神经 $C_8 \sim T_1$			
				外展	小指展肌	尺神经 $C_5 \sim T_1$			
				对掌	小指对掌肌	尺神经 $C_5 \sim T_1$			
			拇指	MP 屈曲	拇短屈肌	正中神经 $C_8 \sim T_1$			
				IP 屈曲	拇长屈肌	正中神经 $C_5 \sim T_1$			
				MP 伸展	拇短伸肌	桡神经 $C_5 \sim T_1$			
				IP 伸展	拇长伸肌	桡神经 $C_5 \sim T_1$			
				外展	拇短展肌	正中神经 $C_8 \sim T_1$			
					拇长展肌	桡神经 $C_5 \sim T_1$			
				内收	拇收肌	尺神经 $C_5 \sim T_1$			
				对掌	拇对掌肌	正中神经 $C_8 \sim T_1$			

注:MP = 掌指关节,PIP = 近端指间关节,DIP = 远端指间关节,IP = 指间关节

表7-6 下肢肌力检查记录表

姓名				性别		年龄		病案号		
科室				病房/床			临床诊断			

左侧			部位	运动	肌群	神经支配	右侧		
月 日	月 日	月 日					月 日	月 日	月 日
			髋	屈曲	髂腰肌	腰丛神经分支 $L_{1\sim4}$			
				伸展	臀大肌	臀下神经 $L_5\sim S_2$			
				外展	臀中肌	臀上神经 $L_4\sim S_1$			
				内收	内收肌群	闭孔神经 $L_{2\sim4}$ 股神经 胫神经 $L_4\sim S_3$			
				外旋	外旋肌群	闭孔神经后股 $L_2\sim S_4$ 骶丛分支			
				内旋	内旋肌群	臀上神经 $L_4\sim S_1$			
			膝	屈曲	股二头肌	胫神经 $L_4\sim S_3$			
					半腱肌与半膜肌	腓总神经 $L_4\sim S_2$			
				伸展	股四头肌	股神经 $L_{2\sim4}$			
			踝	背屈	胫骨前肌	腓深神经 $L_4\sim S_2$			
				跖屈	腓肠肌	胫神经 $L_4\sim S_3$			
					比目鱼肌	胫神经 $L_4\sim S_3$			
				内翻	胫骨后肌	胫神经 $L_4\sim S_3$			
				外翻	腓骨长肌	腓浅神经 $L_5\sim S_2$			
					腓骨短肌	腓浅神经 $L_5\sim S_2$			
			趾	MP 屈曲	蚓状肌	足底内、外侧神经($S_{2\sim3}$)			
				MP 伸展	趾长伸肌	腓深神经 $L_4\sim S_2$			
					趾短屈肌	腓深神经 $L_4\sim S_2$			
				PIP 屈曲	趾短屈肌	足底内侧神经			
				DIP 屈曲	趾长屈肌	腓深神经 $L_4\sim S_3$			
			姆指	MP 屈曲	姆短屈肌	足底内侧神经			
				MP 伸展	姆短趾伸肌	腓深神经 $L_4\sim S_2$			
				IP 屈曲	姆长趾屈肌	胫神经 $L_4\sim S_3$			
				IP 伸展	姆长伸肌	腓深神经 $L_4\sim S_2$			

注:MP = 跖趾关节,PIP = 近端趾间关节,DIP = 远端趾间关节,IP = 趾间关节

2. 肌力检查与软组织损伤的定性诊断　在软组织损伤的诊断中,通过主动运动和抗阻力运动的肌力评定,治疗师除了可以判断肌力状况,还可以区分或鉴别软组织损伤的性质,判断疼痛的原因是由于收缩组织引起还是非收缩组织所致。具体检查诊断方法参见第十九章《肌肉骨骼系统损伤的评定》。

3. 制订治疗计划和跟踪治疗效果　首次评定肌力时,应注意肌力下降的表现形式和程度。短期治疗目标就是从当前肌力的级别提高到下一个级别。例如,检查结果为 3 级,短期目标则是增强肌力至 3^+ 级。

治疗师不仅要注意肌力瘫痪或下降的特点,也要注意肌力变化的特点。周围神经损伤修复过程中,从近端到远端,所瘫痪的肌肉重新获得支配。肌力检查结果可以显示该肌力量的恢复并有助于追踪神经再生的进展。

4. 作业疗法的应用　4^- 级及以下肌力被视为力弱。4^+ 级通常已能够满足功能上的需要,因此不需要治疗。4 级肌力是否满足功能需要取决于具体作业活动的需求。

作业疗法治疗师首次评定肌力的目的在于发现影响作业活动完成的相关肌力因素。为制订维持或增强肌力的治疗方案提供依据。

再次评定时,应注意肌力改善的情况,如有改善,说明治疗有效,应提高训练难度梯度;若肌力不再提高,存在两种可能:①肌力恢复达到平台期,继续改善的可能性很小,此时应教给患者代偿方法使作业活动或任务得以进行、完成;②退行性疾病患者的肌力随着病程的进展将越来越弱,因此治疗以尽可能维持现存肌力和功能为目标而并非以增强肌力为目标。该类患者肌力保持在平台期是治疗师所期望达到的目的,它说明治疗是有效的,应当继续。治疗过程中应反复检查肌力以确认治疗的效果。

再次提醒,作业疗法以独立完成作业活动或任务为治疗目标,因此,肌力训练的效果以能否进行相应的作业活动为评判标准,而不以肌力的级别为标准。

小　结

徒手肌力检查是康复评定的重要内容之一,常用于肌肉骨骼系统损伤和周围神经系统损伤后功能障碍的评定。物理治疗师和作业治疗师要在不断实践中建立起对每一块肌肉正常肌力所特有的感觉,熟练掌握不同肌群的检查方法。

思考题

1. 何谓等长收缩、等张收缩?
2. 影响肌力的因素有哪些?
3. 徒手肌力检查的原则有哪些?
4. 肌力低下是哪些疾病或损伤的常见体征?

（于兑生）

第八章 肌力的仪器评定

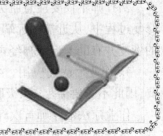

学习目标

1. 掌握等速运动肌力评定的相关概念。
2. 熟悉和理解等速运动肌力测试方案。
3. 掌握等速运动肌力测试常用参数及结果的临床意义。

第一节 等速运动肌力测试技术

等速运动(isokinetics)的概念由美国工程师 Perrine 和 Hislop 于 1967 年首先提出,是指某一肢体在固定的条件下,全关节范围内运动过程中肢体速度保持不变的运动方式。在这种运动中,肢体的阻力随肌力的变化而变化。人体本身无法产生等速运动,而是需要借助于运动速度可调整的专用设备方可实现。在预先设定的角速度下记录运动中被测肌肉功能和关节角度的相关数据,从而评估肌肉运动功能的技术称为等速运动肌力测定技术。

等速运动肌力测试专用设备对运动中的肌肉功能进行测试,可准确和全面地提供反映肌肉功能的多项定量指标。除手足小关节周围肌外,四肢关节周围肌和躯干肌均可以进行测试。在临床工作中,膝关节伸屈肌群测试最常用;肩、髋、踝、脊柱周围肌测试次之;肘、腕肌的测试较少。

一、仪器构成及工作原理

(一)仪器构成

等速运动肌力测试设备的基本构成包括:动力头、座椅、监视系统、数据处理系统以及附件等。其中动力头是等速运动肌力测试设备的核心部分,它包括:核心控制系统、动力产生与输出系统、传感检测系统。核心控制系统控制动力产生与输出系统;动力产生与输出系统提供肢体进行等速运动所需阻力并输出;传感系统负责将检测到的动力产生与输出系统的各种数据传送给核心控制系统。利用不同的附件可进行肩、肘、腕、髋、膝、踝关节周围肌力的测试。

(二)工作原理

等速运动设备预设运动速度。在运动过程中,肌肉收缩时传感系统检测到肌肉收缩产生的力量,动力产生系统则根据运动中肌力大小的变化产生相应的外加阻力,从而使关节运动按预先设定的速度进行,即运动过程中不产生加速度,并将任何超过该速度的运动力量转化为对抗阻力的一种主动运动模式。因此,在整个运动过程中产生的阻力与主动用力的程度有关,主动用力越大,产生的阻力也越大,从而使得肌肉在整个运动过程中的任何一个时刻都能产生最大的力量。

二、等速运动肌力测试的特点与优势

等速肌力测试系统评定肌肉功能具有以下突出的特点:

1. 运动速度恒定。无论受试者用多大的力量,肢体的运动始终在设定的速度下进行。受试者的主观用力只能使肌肉张力增高。

2. 顺应性阻力。在等速运动过程中,等速运动仪器提供一种与肌肉实际收缩力相匹配的顺应性阻力。阻力大小随肌肉收缩力的大小而变化。

3. 全程肌力最大化。顺应性阻力使肢体在整个关节活动范围内的每一瞬间或角度均承受相应的最大阻力,从而使肌肉在每一关节角度上均产生最大的张力和力矩输出。

4. 精确定量测定肌力。等速运动测力系统不但可以精确测定全关节活动范围内肌肉每一瞬间的最大力量,而且还能够同时测定主动肌和拮抗肌在每一瞬间的最大力量。

5. 等速运动依肌力强弱、肌肉长度变化、力臂长短、疼痛、不适、疲惫等状况,提供适合其肌肉本身的最大阻力,且不会超过其负荷的极限,因此等速运动具有相当高的安全性。

6. 选择不同的运动速度,可获得肌肉功能的多种信息,如肌力、耐力等。

7. 测试范围广泛,四肢大关节周围肌以及腰背肌的肌力均可测试。

8. 评价结果具有较好的信度、效度。

三、测试目的

通过评估多种肌肉收缩模式(等速、等长、等张、向心、离心运动)下的肌力状况,精确量化静动态肌力和耐力;分析肌肉收缩过程中的生理、病理情况下的生物力学特征以及关节活动受限的情况,从而对疾病或运动创伤导致的运动系统结构与功能损害进行障碍诊断,为制订康复治疗计划提供客观、量化的依据;通过对各种治疗手段(手术、手法、药物治疗等)进行治疗前后对比,评定疗效;为截肢或肢体畸形患者装配假肢、矫形器(支具)提供指导;通过生物力学特征分析,建立正常人运动模型,可进行运动损伤的预防和预测指导。

四、适应证与禁忌证

(一)适应证

被试身高 >140cm,可以完成独坐,存在下列问题者可进行等速肌力测试。被测髋、膝、踝、肩、肘、腕、躯干肌的肌力需 >3 级,方可对抗阻力进行测试;若被测肌群的肌力≤3 级,可在去除重力条件下采用等长收缩模式评定肌力。

1. 各种病因引起的肌力减弱 包括废用性肌萎缩(如长期卧床或制动、截肢残端)、肌源性肌无力(如慢性腰肌劳损)、神经源性肌无力(如运动神经元病、周围神经系统疾病、脑血管病、脊髓损伤、脑瘫)和关节源性肌无力等均可进行测试。膝关节病变最为常用。例如,

前十字韧带损伤、髌骨半脱位、髌骨软化、滑膜皱襞综合征、膝关节疼痛综合征等。

2. 职业运动员及亚健康人群　运动员及老年人的肌力评估。

(二)禁忌证

在疾病的急性期或较严重的损伤时,不宜进行等速运动肌力测试或训练,如:被测肢体新发骨折或骨折未完全愈合、关节不稳、局部严重的骨质疏松、骨关节恶性肿瘤、术后早期、关节活动度严重受限、软组织瘢痕挛缩、关节急性炎症、急性拉伤或扭伤、剧烈疼痛、严重的关节积液或滑膜炎、急性炎症或感染(红肿)以及严重心肺功能不全。

严重认知功能障碍不能配合者以及孕妇等也不适合进行等速运动肌力测试或训练。

五、测试方案

等速运动肌力测试方案包括等速运动测试模式、测试速度和测试次数的选择。

(一)等速运动测试模式

等速运动测试/训练模式包括向心/向心(con/con)、向心/离心(con/ecc)、离心/离心(ecc/ecc)收缩模式。

1. 肌肉收缩模式　根据肌肉收缩时肌纤维长度的变化,人体骨骼肌表现为三种收缩模式,即向心性收缩、离心性收缩和等长收缩。

向心性收缩指肌肉收缩所产生的张力大于外加阻力时,肌肉缩短;缩短收缩时肌肉起止点靠近,关节角度发生改变如屈肘、高抬腿跑等。因此,向心性收缩旨在产生人体的运动。

离心性收缩指当肌肉本身力量不足以克服外在阻力时,肌肉收缩但肌纤维被拉长;拉长收缩时肌肉起止点逐渐远离,但是有控制地伸展肌肉。离心性收缩旨在控制肢体的动作,具有制动、减速和克服重力等作用。涉及离心收缩的日常活动有下楼梯、下坡跑、放下重物、半蹲的向下阶段、俯卧撑或引体向上等。

在日常功能活动中,向心和离心收缩常伴随发生。向心收缩肌力主要使躯干或肢体产生动作;离心收缩肌力则主要是控制躯干或肢体动作。因此,两种收缩模式在功能活动中具有推动和制动的重要作用,是人体各种功能活动的基础。

2. 等速肌力测试模式的选择　肌肉在开始收缩时所遇到的阻力或负荷(称为后负荷)的作用下表现出的特征由经典的力-速度曲线所描绘(图8-1)。该曲线表明,在一定范围内,肌肉收缩产生的张力和速度大致呈反比关系,离心收缩的力-速度曲线走形与向心性收缩时正好相反:离心收缩时能够产生最大肌力,但收缩速度较慢;向心性收缩时随速度增加,肌力反而逐渐减小。当收缩速度为零,肌肉做等长收缩;当后负荷为零时,肌力在理论上为零,肌肉收缩速度达最大。

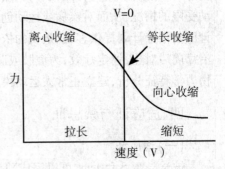

图8-1　力-速度曲线

在等速运动模式中,选择向心/向心(con/con)或离心/离心(ecc/ecc)模式,前者为评定或训练主动肌与拮抗肌的向心性肌力;后者为评定或训练主动肌与拮抗肌的离心性肌力状况。如上所述,同一组肌肉(如关节伸肌或屈肌),其向心肌力与离心肌力在不同收缩速度或相同负荷(阻力)的条件下存在差异。例如,对膝关节骨性关节炎患者股四头肌和腘绳肌的向心和离心收缩肌力的测试结果显示,健患侧股四头肌和健侧腘绳肌向心肌力(峰力矩)随运动速度增加而显著降低,而离心收缩时则未见肌力下降。因此,临床工作中有必要对主动肌和拮抗肌的向心肌力(con/con)和离心肌力(ecc/ecc)分别进行评定,以期深入、全面了解和分析同侧肌群功能的变化情况,从而为制订针对性康复治疗计划提供客观依据。

选择向心/离心(con/ecc)或离心/向心(ecc/con)模式旨在选择性地单独评估或训练某一组屈肌或伸肌,多用于针对某一组肌肉肌力的强化训练。例如,肱二头肌肌力训练采用向心和离心收缩(con/ecc)组合模式,此时。屈肘动作通过肱二头肌向心收缩完成动作;而伸肘动作则通过肱二头肌的离心收缩完成,从而使肘关节屈伸运动均对肱二头肌肌力进行强化。

(二)测试速度及其选择原则

设定的速度(角速度)分为慢速(30°~120°/s)、中速(150°~210°/s)、快速(240°~500°/s)。速度对等速测试具有显著影响,峰值力矩随速度增加而下降,提示测试肌力应选择慢速。临床工作中,慢速(临床中多采用60°/s)主要用于肌力的测试;中速(常用180°/s)主要用于测试肌力状况;高速测试结果反映肌肉耐力,非运动员多采用240°/s进行测试。当运动速度设置为0°时,性质属于等长肌力测试。

关节力矩大小随速度变化而变化。作用于关节的力分为平移力(translational forces)和压力(compressive forces)。速度越慢,作用于膝关节的平移力越大,如膝关节在慢速运动时胫骨前移;速度越快,平移力越小。肩关节则相反,速度越快,产生越多的平移运动,关节越不稳定。因此,在临床检查中面对不同的疾病所设置的速度应有所不同。在膝关节前交叉韧带(anterior cruciate ligament,ACL)损伤或重建术后康复训练应避免或慎用慢速运动;被检查者患有韧带或髌股关节疾病时,应使用较快的速度进行测试或训练以减少作用于关节的压力,保护关节面。而肩关节多向不稳定(shoulder multidirectional instability)的特点,决定了在测试或训练时则应采用较慢速运动,通过慢速运动产生较大的作用于关节的压力以稳定结构薄弱的肩关节(肱骨头大、关节盂小、关节囊薄而松弛、囊下壁薄弱)。

此外,不同运动速度与作用于关节的力矩大小的关系也与肌肉收缩模式有关。就向心性运动而言,与较高速度比较,速度较慢时有更多的运动单位被募集从而产生更大力矩。因此,速度越慢,力矩越大;而运动速度越快,所产生的力矩越小。

(三)测试次数的选择

测试次数指在一次测试中重复所测试动作(如膝关节屈伸)的次数。测试肌力时(慢速或中速),通常重复5次即可;测试肌耐力时(快速),由于要用最后5次的肌力与最初5次的肌力(做功量或力矩)之比作为耐力指标,因此需要至少重复20~25次。青年、老年人或运动员进行耐力测试时,重复次数酌情增减。

六、测试操作步骤与注意事项

(一)操作步骤

1. 被检查者做一般性热身运动。
2. 开机,输入被检查者信息。
3. 根据测试要求,固定被检查者相应部位。
4. 选择测试方案,包括肢体单双侧、测试部位、测试模式、关节活动范围设定等。

5. 解剖位校正。

6. 肢体称重。

7. 测试前被检查者测试速度体验。

8. 正式测试。

9. 测试间隔休息 1～2min。

10. 继续其它速度测试时,重复步骤 7～9。

(二)注意事项

1. 由经过技术培训的人员操作,专人管理有利于仪器使用和养护。

2. 测试前需向被检查者说明测试目的、测试过程以及测试时的正确体位。

3. 固定要牢固,按技术规范实施技术操作,以减少系统误差。

4. 测试中,被检查者应避免用力过猛,随仪器设定速度运动。

5. 测试中,测试者应给与被检查者明确、有力、响亮的口令及鼓励。

6. 测试顺序:按照先健侧后患侧,先轻侧后重侧的顺序,另外还应做双侧对比。测试速度由慢到快。

7. 由于各种仪器设计规格不统一,测试数据无可比性即不能相互比较。

七、结果记录与分析

结果分析包括定性分析和定量分析。定性分析是对曲线的形态进行观察,评估曲线的质量;定量分析是对反映肌力功能的各种参数的报告与分析。

(一)曲线形态分析

1. **正常曲线**　等速运动力矩曲线被用来表达被试肌群在完成特定运动时所做的努力,反映的是某一对互为拮抗的肌群在全关节运动范围内收缩所产生的力量的变化。力矩曲线图可提供多种信息。例如,曲线中每一点力矩与发生时间的对应关系、每一点力矩与关节运动的对应关系、曲线上升支(幅度、急缓)、高点(尖峰、弧形、平坦、双峰)和下降支(直线、凸起、凹陷)的形态表现、曲线的平滑度等。图8－2为下肢关节伸屈肌向心性收缩产生的力矩

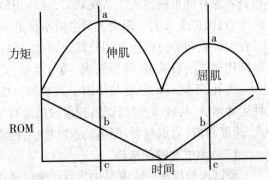

图8－2　伸屈肌拮抗收缩力矩曲线示意图

曲线示意图。图中 a 点为最大力矩;b 点为最大力矩时的关节角度;c 点为最大力矩发生时刻;下肢伸肌肌力大于屈肌肌力。该曲线直观地体现了伸屈肌力量的平衡状态。

2. **异常曲线**　当各种原因导致肌肉力量不平衡时,力矩曲线形态表现异常。如肌萎缩、韧带损伤、关节肿胀或炎症时,力矩曲线幅度下降;运动中出现疼痛可使力矩曲线出现切迹、波动、低平、不对称等。临床上,常采用慢速测试,慢速测试产生的力矩曲线可发生并观察到相应的形态变化。图8－3为前十字交叉韧带重建术后16周股四头肌与腘绳肌向心收缩力矩曲线。粗线为健侧力矩曲线,细线为患侧力矩曲线。由图可见,患侧股四头肌力矩曲线明显下降甚至低于同侧腘绳肌力矩曲线幅度,曲线的顶峰消失;而腘绳肌力矩曲线无明显下降。

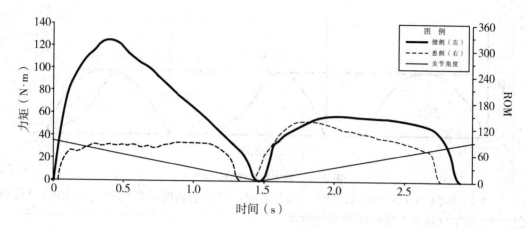

图 8 - 3　前十字交叉韧带重建术后膝关节伸屈肌力矩曲线图

（二）参数分析

主要测试参数包括峰力矩、峰力矩体重比、力矩角度、总功、平均功率、耐力比、屈伸肌峰力矩比等。

1. 峰力矩（peak torque，PT）　指全关节运动范围内一肌群收缩过程中瞬间所达到的最大力矩输出值，为力矩曲线的最高点（图 8 - 2）。单位为牛顿·米（N·m）。峰力矩值代表肌肉收缩所产生的绝对值即最大力量。由不同速度的峰力矩值派生出的指标可以从不同角度反映肌肉功能状况，如耐力、伸屈肌比值。临床中常进行双侧同名肌峰力矩比较。

2. 平均力矩（average torque，AT）　全关节活动范围内肌群收缩过程中所产生力矩的平均水平。

3. 特定角度力矩（angle - specific torque）　在关节运动范围内特定角度所对应的力矩值。例如，屈曲30°是膝关节稳定性的关键点。常用于同一被试双侧同名肌或不同被试同名肌对指定角度的力矩进行比较。

4. 峰力矩体重比（peak torque to body weight ratio，PT/BW）　为单位体重的峰力矩值，反映肌肉收缩的相对力量。用于不同个体或群组间肌力的比较。

5. 峰力矩角度（angle of peak torque）　指力矩曲线中，峰力矩所对应的角度。该角度是肌肉收缩产生最大力量时的最佳角度。

6. 峰力矩时间（Time to peak torque）　肌肉开始收缩到达最大力矩的时间。该值反映肌肉快速产生力矩的能力。

7. 总功（total work，TW）　做功（work）的经典定义是，当一个力作用在物体上，并使物体在力的方向上通过了一段距离，即这个力对物体做了功。因此，一次肌肉收缩完成了一个关节运动全过程所做的功即为总功，是所描记的力矩曲线下的面积之和，单位为焦耳（J）。该指标代表肌肉的做功能力即通过肌肉收缩以保持全（关节运动）测试过程力矩水平的能力。图 8 - 4 阐述峰力矩与做功的关系。通过两个力矩曲线的比较，可以清楚地看到，虽然峰力矩值相同，但做功大小可以不同。因此，与峰力矩值比较，总功更能准确反映肌肉功能状况，是确定一个损伤康复的最有价值的指标。该指标也受峰力矩和关节活动度值的影响，如果患者力矩水平低，做功量将受到影响；在相同力矩水平时，关节活动度较小者，其总功也下降。

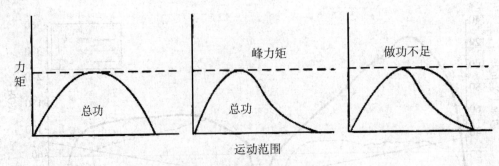

图 8-4 峰力矩与做功的关系

8. 平均功率(average power, AP) 总功量除以完成总功所需要的时间为功率,单位为瓦(W)。功率反映肌肉随时间做功的效率。

9. 疲劳(work fatigue) 肌肉耐力或疲劳测试指标。采用快速测试(240°/s),重复运动20~30次,后5次与最初5次或前1/3与后1/3运动的做功量之比,也称耐力比。研究结果显示,在采用等速肌力测试方案的众多指标中,最后5次做功和总功(total work)之比是评估单一肌群耐力较好的指标。在临床实际工作中,因患者肌力较弱而无法完成快速测试时,也可考虑采用180°/s的速度进行耐力测试。

10. 屈伸肌峰力矩比(flexor to extensor ratio) 屈伸肌力矩比多采用慢速测试的峰力矩比值。该指标反映互为拮抗的肌群力量平衡与否的重要标志,间接反映了肌肉力量与关节稳定性的关系,对判断关节的稳定性具有一定意义。左右同名肌比值为双侧同名肌峰力矩值之比,反映同名肌力量的平衡与对称性,差异>10%提示弱侧异常,弱侧易受伤。

11. 关节活动范围(range of motion, ROM) 在等速肌力测试中,除记录力矩曲线外,全程记录关节运动的范围、起止角度。该指标有助于判断是否存在关节活动受限,亦有助于比较双侧同名肌做功量差异的原因。

12. 变异系数(coefficient of variance, CV) 标准差与均数的比值称为变异系数。该系数反映数据的离散程度,是衡量重复测试的观测值(如3次峰力矩值)变异程度的一个指标。该系数越小,说明重复测试的一致性越高,所得测试数据越可靠,是临床判断测试结果可采纳与否的指标。

(三)临床应用

在康复医学领域中,等速运动可以应用于康复评定和康复治疗两个方面。等速肌力测试技术在康复评定中的应用体现在如下方面:

1. 肌肉功能评定 可对肌力、肌耐力、爆发力等多个肌肉功能指标进行测定。由于等速运动测试系统可提供等速向心收缩、等速离心收缩、等长收缩、开闭链运动等多种形式下的肌力测试,故可从多角度评定肩、肘、腕、髋、膝、踝以及躯干等关节周围肌肉功能。例如,计算肌肉收缩最初1/8秒(s)的做功量,即前1/8s力矩曲线下的面积被称为力矩加速能(torque acceleration energy, TAE),它的大小反映肌肉收缩的爆发力。等速膝关节伸屈肌(股四头肌和腘绳肌)耐力测试显示,股四头肌较腘绳肌易产生疲劳。

2. 关节稳定性评定 屈/伸比值直接反映屈伸肌之间肌力平衡的情况,因此,也是判定关节稳定性的一个重要指标,该值偏高或偏低均提示关节的稳定性下降,在运动中易使弱肌损伤并导致关节内部结构的损伤。以膝关节为例,膝屈肌和膝伸肌力量比值(H/Q)实际上代表腘绳肌与股四头肌力量比率。正常人腘绳肌与股四头肌动态收缩力矩比值(H/Q)慢速测试时一般在50% ~60%范围内。亦有研究显示,该值受收缩速度的影响不明显且无性别差异。比值失调,如超出参考范围过多,互为对抗的肌群力量不平衡,膝关节稳定性下降,容易造成股后肌群和膝关节损伤,容易发生运动损伤。但应注意,如股四头肌和腘绳肌的肌力同比例下降时,比值仍可保持在正常范围内,但膝关节仍存在不稳定性。因此,H/Q比值不能作为膝关节损伤后关节功能的唯一评定指标。在实际临床工作中,不仅要参照正常人群正常范围分析其比值结果,还应结合双侧H/Q比值的绝对相差值以及膝关节屈伸肌力矩绝对值等进行综合分析。双下肢同名肌力矩差值一般在10%以内,如果该值超过20%,具有临床诊断价值,提示弱侧容易受伤。通过相应肌力的强化训练,可使该值趋向正常,从而预防损伤的发生。故膝关节康复过程中,除要求肌力绝对值恢复外,屈/伸比值的重建也受到重视。

3. 运动系统伤病辅助诊断 等速运动肌力测试系统可测得肌肉输出的力矩值并得到力矩曲线。肌肉关节的病变情况在等速肌力测试的力矩曲线上可得到反映。力矩曲线异常表现可有曲线水平降低、切迹、顿挫不平滑、升降支不对称、双峰样改变等(图8-5~7)。

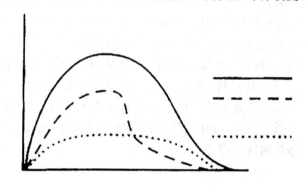

图8-5 股骨远端和近端骨折力矩曲线特征

实线:正常力矩曲线;短划线:股骨近端骨折;点线:股骨远端骨折

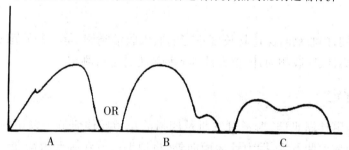

图8-6 膝关节关节囊/韧带损伤

A. 前半部关节活动不稳定 - 曲线上升支顿挫;B. 轴移试验
阳性者曲线下降支顿挫;C. 前十字交叉韧带损伤

等速运动肌力测试的临床应用以膝关节为最多。在膝关节损伤中,常用于膝关节骨性关节炎、半月板损伤、膝关节肌肉萎缩、前十字交叉韧带损伤或重建术后、滑膜皱襞综合征、髌骨软骨形成、髌骨半脱位的辅助诊断。

髋关节等速运动肌力测试的临床报道相对较少。国外髋关节等速运动肌力测试多以围绕髋关节及相关疾病和手术等临床疗效的评价为主。

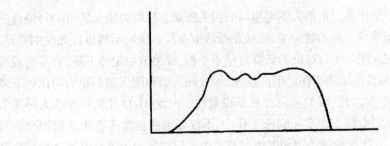

图8-7 半月板损伤的力矩曲线

椎间盘突出症患者的躯干屈伸肌等速运动肌力测试显示,椎间盘突出症患者的躯干肌力、肌肉收缩效率以及屈伸比值有明显的异常,其导致脊柱的异常,肌肉痉挛,关节韧带僵硬,造成椎间盘及周围组织结构损伤。通过评估,了解脊柱生物力学变化特征,将为此类患者的治疗提供新的思路。

有关采用等速运动肌力测试踝关节肌力的报道,主要用于踝关节扭伤、机械性踝关节不稳的肌力评估和疗效评估。

需要说明的是,力矩曲线虽然可以反映肌肉和关节在运动中的异常改变,但不能直接明确引起这种异常改变的原因,需要结合关节运动角度数据以及患者的症状表现对力矩曲线进行综合分析,方可有助于判读和理解不同伤病的特征,有助于临床诊断。

4. 疗效评定 由于等速运动肌力测试系统可以提供一系列重复性较好的客观数据,特异曲线的异常又能提示哪一部分关节结构受损或与某些症状的关联,如运动中疼痛的出现与曲线特征性表现相吻合。因此,可用于指导治疗计划的制订,选择适当的治疗方法;用于保守治疗、手术治疗、康复训练后疗效判定。

第二节　测力计评定技术

等长肌力是肌肉收缩时保持其长度不变的肌肉收缩类型,是一种静态收缩。等长肌力可用握力计、捏力计、四肢测力计、拉力计等各种测力计进行测定。

一、握力评定

握力涉及前臂伸屈肌群、拇指对掌肌及四指的长短屈伸肌群。采用握力计测定握力。测试时上肢在身体两侧下垂,握力计表面向外,将把手调节到适宜的宽度。测试3次,取最大值。采用握力体重指数评定握力大小。握力体重指数是指肌肉的相对力量,即每公斤体重的握力。握力体重指数＝握力(kg)/体重(kg)×100%。青壮年握力体重指数>50%为正常;利手握力比非利手大5%~10%;女性握力小于男性握力;随年龄增加,握力逐渐下降。

二、手指捏力评定

用捏力计测定拇指与其他手指间捏力,反映拇指对掌肌及屈肌肌力。测定时用拇指和另一手指的指腹对压捏力计的两臂,即可从捏力计上得出读数,正常值约为握力的30%。

三、四肢肌力评定

四肢等长肌力评定采用手持测力计。手持测力计是一个小而轻巧、便于携带的仪器。将测力计的压力传感装置置于所测部位并施加压力,要求被检查者抵抗测力计的压力并使关节保持不动。测力计通过测量施加在肌肉上的机械压力来反映肌肉的抗阻力能力,可以从显示板上读出精确的数字。手持测力计检查肌力与徒手肌力检查法互为补充,用于精确测量4级和5级肌力,也用于肌力的标定。

四、背肌力评定

用拉力计测定背肌力的大小。测试时两膝伸直,将把手调节到膝盖高度,然后通过用力伸直躯干向上拉把手。用拉力体重指数来表达背肌力情况。拉力体重指数是指肌肉的相对力量,即每公斤体重的拉力。拉力体重指数 = 拉力(kg)/体重(kg) × 100% 。正常情况下,男性背肌力为体重的1.5~2倍;女性背肌力为体重的1~1.5倍。

小结:

与徒手肌力检查技术比较,仪器测定肌力的方法可提供准确、客观、量化的指标。等速肌力测试技术除了提供与肌力相关的各种指标外,还可以对肌耐力、关节活动度以及各种收缩模式的肌力状况做全面的评估。这些指标有助于我们深入理解和判断肌肉功能损伤的机制,进而指导制订针对性康复治疗计划。

思考题

1. 与等长、等张运动比较,等速运动肌力测试的优势有哪些?
2. 等速运动肌力测试的适应证与禁忌证有哪些?
3. 等速运动肌力测试有哪些重要指标?

（恽晓平）

第九章 反射检查

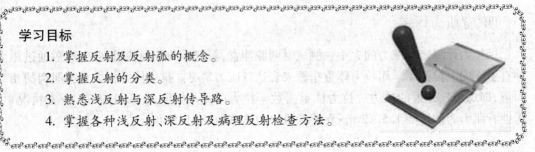

学习目标
1. 掌握反射及反射弧的概念。
2. 掌握反射的分类。
3. 熟悉浅反射与深反射传导路。
4. 掌握各种浅反射、深反射及病理反射检查方法。

反射检查是通过反射的改变或病理反射的出现判断神经系统损害的部位和性质的方法。反射检查是物理疗法评定与作业疗法评定的重要内容。

第一节 反 射

一、反射与反射弧

神经系统在调节机体的活动中,对内、外环境的各种刺激所产生的反应叫反射(reflex)。反射是神经系统的基本活动方式。反射的解剖学基础是反射弧。一个典型的反射弧包括感受器、传入神经、中间神经元、传出神经和效应器五部分(图9-1)。其中,感受器为接受刺激的器官;传入神经为感觉神经元,是将感受器与中枢联系起来的通路;中间神经即神经中枢,包括脑和脊髓;传出神经为运动神经元,是将中枢与效应器联系起来的通路;效应器是产生效应的器官,如肌肉或腺体。只有在反射弧完整的情况下,反射才能完成。任何部分发生病变都会使反射减弱或消失。

二、反射的分类

人体的反射一般可以分为条件反射和非条件反射两大类。

条件反射是后天获得的,是个体在生活过程中逐渐建立起来而且不断得到完善的高级神经反射活动。由于条件反射不固定,所以一旦建立,如不反复强化就会因遗忘而消失。

非条件反射是同种属个体所共有的、恒久存在的、先天遗传性的初级神经反射活动,是在种族发生过程中,机体与环境互相联系而产生出来的,其反射弧固定而持久,数目少而有限,反射中枢可不经过大脑皮质,因此在一定程度上可以反应各皮质下中枢的功能,因此成为神经系统疾病诊断中不可缺少的项目之一。本章所讨论的内容均属非条件反射。根据分

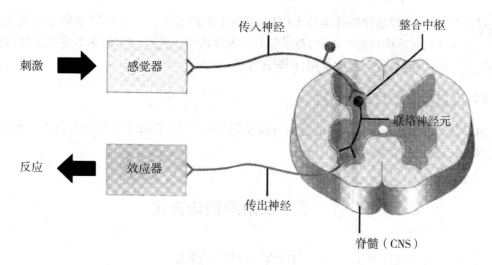

图 9 - 1　反射弧模式图

类标准不同,非条件反射的分类如下:

(一)按生理功能分类

1. 防御反射　屈肌反射、角膜反射等。

2. 摄食反射　分泌反射、吸吮反射等。

3. 姿势反射　调节骨骼肌紧张度,保持和纠正身体姿势的各种反射。

(二)按感受器分类

1. 外感受性反射　是位于身体浅层的感受器受到外界刺激而引起的反射,又叫浅反射,如触觉、痛觉反射等。

2. 内感受性反射　是位于身体深层的感受器受到体内环境的刺激引起的反射,又叫深反射,如肌肉受到牵张刺激发生的牵张反射,血压升高后引起血压下降的颈动脉窦压力感受性反射等。

(三)按反射弧的通路分类

1. 单突触反射　由两个神经元,经一次突触联系所形成的反射。

2. 多突触反射　由多个神经元,经两个以上的突触联系完成的反射。

按反射弧在中枢的部位可分为脊髓反射、脑干反射及皮质反射等。

三、浅反射与深反射的传导

(一)浅反射

浅反射由皮肤或黏膜的刺激引起,反射由身体同侧的屈肌收缩组成。但是,肢体完成从有害刺激处的退缩是由在屈肌收缩时伸肌出现的舒张所致。正因为伸肌运动神经元受到抑制,屈肌收缩才不会受到拮抗肌同时收缩的妨碍,这说明浅反射是多突触反射弧。

此外,浅反射是皮质性反射,其传入纤维在构成阶段性皮质下反射弧的同时上行入皮质,再经皮质下进入锥体束内下行。所以锥体束损伤后浅反射减弱或消失。

(二)深反射

深反射是由急促敲打肌肉或肌腱,肌腱内的本体感受器因受到刺激,产生神经冲动并沿着直径最粗、传导速度最快的纤维传入中枢,并在中枢内直接与运动神经元形成突触,运动神经元支配骨骼肌发生反应。因此,腱反射是一种仅由两个神经元构成的单突触反射,其传导的特点是潜伏期短,没有后放作用,传导速度快。

四、反射检查的目的

由于每个反射弧都通过固定的脊髓节段及周围神经,故通过反射检查有助于判断神经系统损害的部位,为临床诊断提供依据。

第二节　反射的检查方法

反射检查分为浅反射检查、深反射检查、病理反射检查。

一、浅反射

浅反射包括刺激皮肤、角膜、黏膜引起的肌肉急速收缩反应。本节仅介绍刺激皮肤所引起的反射。常用浅反射检查有腹壁反射、提睾反射、跖反射、肛门反射。

(一)腹壁反射

反射弧:第 7 ~ 12 肋间神经→上:$T_{7~8}$,中:$T_{9~10}$,下:$T_{11~12}$→第 7 ~ 12 肋间神经。

检查方法:患者仰卧位,双膝关节屈曲,呈膝立位以使腹肌松弛。然后用尖端钝的针沿肋骨缘自上而下、从外向内、按上、中、下三个部分轻划腹壁皮肤(图9-2)。

临床意义:正常人在受刺激的部位可见腹壁肌收缩,脐向刺激侧移动。上部反射消失见于 $T_{7~8}$ 脊髓节段病损,中部反射消失见于 $T_{9~10}$ 脊髓节段病损,下部反射消失见于 $T_{11~12}$ 脊髓节段病损。双侧上、中、下三部反射均消失见于昏迷或急腹症患者。一侧腹壁反射消失见于同侧锥体束病损或脊髓反射中枢障碍。老年人、肥胖患者、经产妇,可见两侧腹壁反射的减弱或消失。

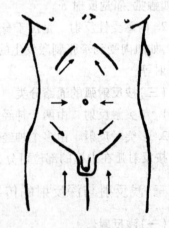

(二)提睾反射

反射弧:生殖股神经、闭孔神经皮支→$L_{1~2}$→生殖股神经、闭孔神经肌支。

图9-2　腹壁反射和提睾反射

检查方法:用火柴杆等物由下而上轻划大腿内侧上方皮肤,可引起同侧睾丸上提(图9-2)。

临床意义:双侧反射消失见于 $L_{1~2}$ 脊髓节段病损。一侧反射减弱或消失见于锥体束损害;亦可见于局部病变如腹股沟疝、阴囊水肿、精索静脉曲张、睾丸炎、附睾炎以及老年人。

(三)跖反射

反射弧:胫神经→$S_{1~2}$→胫神经。

检查方法:病人仰卧,髋及膝关节伸直,检查者以手持病人踝部,用火柴杆由后向前划足底外侧至小趾掌关节处再转向趾侧。

临床意义:正常表现为足趾向趾面屈曲。

(四)肛门反射

反射弧:阴部神经→S$_{4~5}$→阴部神经。

检查方法:用火柴杆轻划肛门周围的皮肤。

临床意义:引起肛门括约肌收缩为正常,马尾神经损伤等情况下反射减弱以至消失。

浅反射的反射弧除了脊髓节段的反射弧外,还有冲动循脊髓上升至大脑皮质的中央后回、中央前回,下降的通路经由椎体束至脊髓前角细胞。因此,脊髓反射弧的中断或椎体束病变均可引起浅反射减弱或消失,即上运动神经元损伤和下运动神经元损伤均可出现浅反射减弱或消失。

二、深反射(腱反射)

是刺激肌腱、骨膜和关节内的本体感受器所引起的反射。常用检查有肱二头肌反射、肱三头肌反射、桡骨骨膜反射、膝腱反射和跟腱反射。

(一)上肢的反射

1. 肱二头肌反射

反射弧:肌皮神经→C$_{5~6}$→肌皮神经。

检查方法:检查者以左手托住病人屈曲的肘部,并将拇指置于肱二头肌肌腱上,然后以叩诊锤叩击检查者的拇指(图9~3)。正常反应为肱二头肌收缩,引起前臂快速屈曲。

2. 肱三头肌反射

反射弧:桡神经→C$_{6~8}$→桡神经。

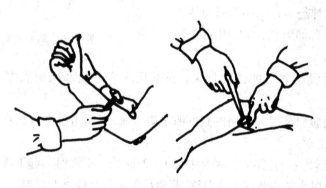

图9-3 肱二头肌反射检查示意图

检查方法:检查者以左手托住病人屈曲的肘部,然后以叩诊锤直接叩击鹰嘴突上方的肱三头肌肌腱(图9-4)。正常反应为肱三头肌收缩,引起前臂伸展。

3. 桡骨骨膜反射(桡反射)

反射弧:桡神经→C$_{5~8}$→正中神经、桡神经、肌皮神经。

检查方法:检查者以左手轻托腕部,前臂处于半屈半旋前位,使腕关节自然下垂。用叩诊锤轻叩桡骨茎突(图9-5)。正常反应为肱桡肌收缩引起肘关节屈曲,前臂旋前。

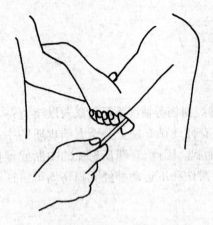

图 9 - 4 肱三头肌反射检查示意图

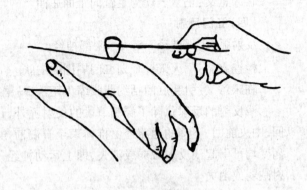

图 9 - 5 桡骨骨膜反射检查示意图

(二) 躯干的反射

1. 胸大肌反射

反射弧：胸外侧神经、胸内侧神经→$C_5 \sim T_1$→胸外侧神经、胸内侧神经。

检查方法：患者上肢轻度外展，检查者的拇指按住胸大肌在肱骨的附着部，用叩诊锤叩击检查者的拇指 (图 9 -6)。正常时只在检查者的手指下感到胸大肌的收缩，引起上肢的内收和轻度内旋。

2. 腹肌反射

反射弧：肋间神经→$T_{6\sim12}$→肋间神经。

检查方法：患者仰卧位，对其腹部分为三个部位进行叩击检查。

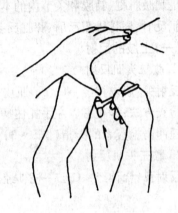

图 9 - 6 胸大肌反射检查示意图

上部 (肋骨骨膜反射)：叩击肋骨缘。正常反应为上腹部肌肉收缩，脐向叩打的方向偏歪。

中部 (狭义的腹肌反射)：在脐的高度叩击腹直肌，或叩击检查者按在该肌上面的手指。引起腹肌收缩为正常。

下部 (耻骨反射)：叩打距耻骨联合中央 $1 \sim 2cm$ 处。正常时引起下部腹肌收缩，脐向叩打的方向偏歪，有时大腿内收肌出现收缩，腹肌反射正常时收缩非常弱。

(三) 下肢的反射

1. 膝腱反射

反射弧：股神经→$L_{2\sim4}$→股神经。

检查方法：患者取仰卧位或坐位。仰卧位：检查者用左手在腘窝处抬起双侧小腿，足跟离床，使膝关节屈曲约120°，用右手持叩诊锤叩击髌骨下方的股四头肌肌腱。两侧同时检查对比 (图 9 -7)。坐位：两小腿自然下垂，足跟离地，用叩诊锤叩击髌骨下方的股四头肌肌腱 (图 9 -8)。正常反应为股四头肌收缩、小腿前踢。

2. 跟腱反射

反射弧:胫神经→L$_5$~S$_2$→胫神经。

检查方法:患者取仰卧位,髋、膝关节稍屈曲,下肢取外旋外展位,检查者左手将患者的足部背屈成直角,然后以叩诊锤叩打跟腱(图9-9)。如卧位不能测出时,可让患者跪在椅子上,双足自然下垂,然后轻叩跟腱(图9-10)。正常反应为腓肠肌收缩,足跖屈。

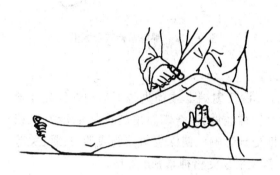

图9-7 膝反射仰卧位检查示意图

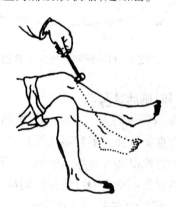

图9-8 膝反射坐位检查示意图

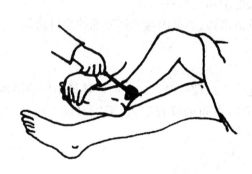

图9-9 跟腱反射仰卧位检查示意图

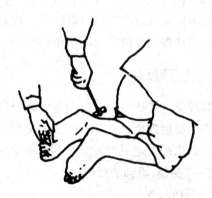

图9-10 跟腱反射跪位检查示意图

3. 髌阵挛、踝阵挛 当反射高度亢进,如突然强力牵引肌腱可引起肌肉的节律性收缩称为阵挛。髌阵挛和踝阵挛即是腱反射高度增强的指征,可发生在任何有腱反射增强的情况下,其临床意义同反射亢进。检查方法如下:

(1)髌阵挛(图9-11) 患者取仰卧位,下肢伸直,检查者用拇、示两指夹住髌骨上缘,突然向远端用力快速地推动数次,并保持适度的推力不放松。附着在髌骨上缘的股四头肌腱被拉长,当膝反射增高时引起该肌收缩,肌腱继续拉长。阳性表现为股四头肌发生节律性收缩使髌骨上下移动即出现连续上、下有节律的颤动。

(2)踝阵挛(图9-12) 患者取仰卧位,髋、膝关节屈曲位,检查者一手托住腘窝,另一手握足前部,快速推至足背屈并保持一定推力。阳性表现为腓肠肌和比目鱼肌发生节律性收缩而使踝关节出现节律性交替屈、伸颤动。

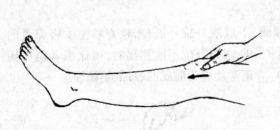
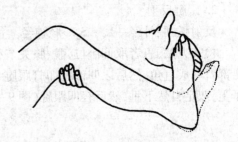

图9-11 髌阵挛检查示意图　　　　图9-12 踝阵挛检查示意图

(四)临床意义

1. 减弱或消失　表示反射弧的抑制或中断。深反射减弱或消失是下运动神经元瘫痪的一个重要体征。多为器质性病变如末梢神经炎、神经根炎、脊髓前角灰质炎等所致;脑或脊髓的急性损伤可发生超限抑制,低级反射中枢受到影响而使深反射减弱或消失;骨、关节病和肌营养不良症也可使深反射减弱或消失。深反射易受精神紧张的影响。

2. 深反射亢进　反射中枢以上部位的损害(皮质运动区损害、椎体束病变)引起深反射亢进。因此,深反射亢进是上运动神经元损害的重要体征。多见于脑出血、脑梗死、脑肿瘤等,这是由于脊髓反射弧因失去高级神经元的抑制而呈释放现象。深反射亢进的患者可出现阵挛等体征,以往被视为病理反射,现认为是反射增强的结果。

上运动神经元损害可因中枢的抑制释放而反射增强,亦可因超限抑制而致反射消失。

三、病理反射

病理反射是指由于上运动神经元损伤所引起或下运动神经元失去高位神经中枢抑制而释放出的反射现象。1岁半以内的婴幼儿由于锥体束尚未发育完善,可以出现下述反射。成年人若出现下述反射现象则为病理反射。

(一)头部、面部的反射

1. 吸吮反射

检查方法:患者将嘴稍张开,医者用压舌板或叩诊锤的柄从上唇、口角轻轻触及。

临床意义:引起嘴紧张地进行吃奶的动作为阳性。正常的婴幼儿也可以为阳性。成年人当额叶、两侧大脑广泛障碍时表现出阳性反射。

2. 努嘴反射

检查方法:患者放松,医者用手指或叩诊锤轻轻叩击上唇中央。

临床意义:引起口轮匝肌的收缩而呈努嘴样为阳性。两侧锥体系障碍者呈阳性。

(二)上肢的反射

1. 霍夫曼征(Hoffmann征)　系手指屈肌反射,此反射系正常的牵张反射,但一般人难以引出,因此常作为病理反射进行检查。反射中枢位于脊髓$C_6 \sim T_1$。

检查方法:腕关节轻度过伸位,检查者用示指和中指夹住患者中指的第2指骨,用检查者的拇指向掌侧弹拨中指的指甲(图9-13)。当检查者用手指从掌面弹拨病人的中指指尖引起各指屈曲反应时,称特勒姆内征(Tromner征)。

临床意义:由于中指深屈肌受到牵引而引起其余四指的轻微掌屈反应,称为 Hoffmann 征阳性。如一侧出现阳性反应,则为上肢锥体束征,亦较多见于颈髓病变。

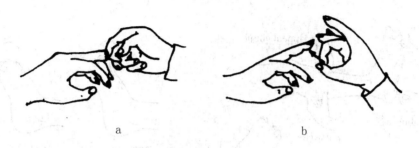

图 9 - 13　霍夫曼征(a)和特勒姆内征(b)

2. 抓握反射(grasp reflex)

检查方法:在患者的手掌面,检查者用手指或叩诊锤柄从腕部通过拇指示指之间,向指间方向划过。

临床意义:由于刺激引起手指屈曲而类似抓握的动作为阳性。婴幼儿常为阳性。额叶障碍时则对侧呈阳性。

3. 手掌下颏反射(palmomental reflex)

检查方法:用叩诊锤柄,从腕关节通过拇指大鱼际肌划向指尖。

临床意义:同侧的下颏肌出现收缩为阳性。有时口轮匝肌和眼轮匝肌的一部分也会出现收缩。锥体系障碍、额叶障碍和中枢性面神经麻痹等可呈阳性,末梢性面神经麻痹则收缩消失,可供两者的鉴别,有时正常人也会出现阳性。

(三)下肢的反射

1. 巴宾斯基征(Babinski 征)

检查方法:用竹签由足跟开始沿足底外侧向前轻划,至小趾根部,再转向足大趾(图 9 - 14)。

临床意义:正常时可以引起足大趾及其他四趾跖屈。如足大趾缓缓背屈,其余四趾呈扇形展开,则为巴宾斯基征阳性,见于锥体束损害。

2. 奥本海姆征(Oppenheim 征)

检查方法:检查者用拇指及示指沿病人的胫骨前侧用力由上向下加压推动。

临床意义:阳性表现同巴宾斯基征。

3. 戈登征(Gordon 征)

检查方法:患者仰卧位,下肢伸展,医者用手握挤腓肠肌。

临床意义:阳性表现同巴宾斯基征。

4. 查多克征(Chaddock 征)

检查方法:体位同上,医者用竹签划足背外侧。

临床意义:阳性表现同巴宾斯基征。

5. Gonda 征

检查方法:将手置于足外侧两趾背面,然后向跖面按压数秒后突然松开。

临床意义:阳性表现同巴宾斯基征。

奥本海姆征(Oppenheim 征),戈登征(Gordon 征),查多克征(Chaddock 征),Gonda 征为刺激不同部位所引起的相同反应,又称为巴宾斯基等位征(图9-14)。

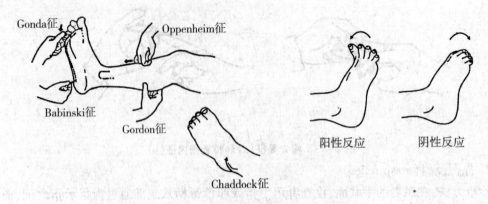

图9-14 几种病理性反射检查法示意图

四、检查注意事项

1. 检查时需患者合作,肢体放松。

2. 检查时应采用标准姿势,以使评定准确。

3. 腱反射检查时叩诊锤叩击力量要均等。

4. 患者精神紧张或注意力集中于检查部位时可使反射受到抑制。检查时可用与患者谈话或令患者阅读等方法,使其精神放松,以利反射的引出。

5. 若腱反射难以引出,可采用特殊的增强方式。

6. 深浅反射检查时,对称性的反射减弱或增强未必都是神经损害的表现,而反射的不对称性则是神经损害的有力指征。因此,检查时须左、右侧对比、上下对比。如有差别,常提示某一侧或某一部位有病变。

第三节　结果记录与分析

一、结果记录

1. 浅反射检查结果记录方法　正常为(+),减弱为(±),消失为(-)。

2. 深反射检查结果记录方法　消失以(-)或0表示,轻度减弱以(±)表示,正常为(+)。亢进一般可分为轻度亢进、中度亢进、高度亢进,分别以(++)、(+++)、(++++)表示。

3. 病理反射记录,阳性为(+),可疑为(±),阴性为(-)。

浅、深反射和病理反射的记录方法参见表9-1。

表9-1 浅、深反射和病理反射的评定记录方法

姓名		性别	年龄	病案号	
诊断			检查日期		
		正常（+）	减弱/低下（±）	消失（-）	亢进（++~++++）
浅反射	腹壁反射●				/
	提睾反射△				/
	跖反射				/
	肛门反射				/
深反射	下颌反射①				
	胸大肌反射				
	肱二头肌反射②				
	肱三头肌反射③				
	桡反射④				
	膝腱反射⑤				
	跟腱反射⑥				

		阳性（+）	可疑（±）	阴性（-）	
病理反射	霍夫曼征（Hoffmann 征）				
	抓握反射				
	手掌下颏反射				
	巴宾斯基征（Babinski 征）				
	奥本海姆征（Oppenheim 征）				
	戈登征（Gordon 征）				
	查多克征（Chaddock 征）				
	髌阵挛				
	踝阵挛				

注:a. 左右侧检查结果在图中标示。b. 分别用 - ~ + + + + 在相应部位标明

二、结果分析

1. 锥体束损害
- 巴宾斯基征阳性。
- 深反射亢进。
- 腹壁反射减弱。
2. 周围神经病变
- 所有反射减弱或消失。
- 病理反射阴性。

3. 癔病性损害

- 跖反射阴性,病理反射阴性。
- 双侧深反射亢进。
- 腹壁反射活跃。

小　结

反射是最简单也是最基本的神经活动,它是机体对刺激的非自主反应。反射弧本身或中枢神经尤其是锥体束的病变均可引起反射改变,但反射的灵敏度在正常人并不一致,一定程度以内的减弱或增强有时并不表示病理情况,但本身左、右侧或上、下肢反射相互比较则很重要。有差别时,提示某一侧或某一部位存在病变。

思考题

1. 简述腹壁反射、提睾反射、跖反射、肛门反射消失的临床意义。
2. 锥体束损害时哪些病理反射呈阳性?

（于兑生）

第十章　肌张力的评定

学习目标

1. 理解肌张力的生理学基础。
2. 掌握肌张力的定义、正常肌张力的特征。
3. 了解肌张力的影响因素。
4. 掌握痉挛的手法评定方法。
5. 了解仪器评定痉挛的方法。
6. 掌握肌张力低下的评定方法。

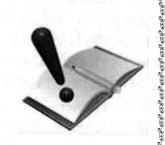

　　肌张力是维持身体各种姿势和正常活动的基础。肌张力的正常与否主要取决于外周神经和中枢神经系统的支配情况,一旦这种支配情况发生改变,就可导致肌张力过强、过低或肌张力障碍等功能问题。因此,肌张力异常是中枢神经系统损伤或外周神经损伤的重要特征。肌张力的评定是中枢神经系统损伤后运动控制障碍评定的重要组成部分,因而也是物理疗法和作业疗法评定的重要组成部分。

第一节　肌张力的生理学基础

　　为使学生较全面地理解和掌握肌张力的相关知识,本节主要介绍肌张力的定义、肌张力的生理学基础。

一、定义

　　肌张力(muscle tone)是指肌肉组织在静息状态下的一种不随意的、持续的、微小的收缩。正常肌张力有赖于完整的外周和中枢神经系统调节机制以及肌肉本身的特性如收缩能力、弹性、延展性等。

二、神经系统对运动控制的调节

　　人体正常姿势的维持是在骨骼肌活动的基础上产生的,各肌群之间的相互协调活动都是在神经系统的调节下进行的,简单的反射需要低位中枢的控制,复杂的随意运动需要高级中枢的控制。

(一)脊髓对人体运动的调节

脊髓是中枢神经系统的低级部位,是人体运动最基本的反射中枢,可完成一些简单的反射活动。

1. 脊髓的运动神经元和运动单位　在脊髓前角内,存在大量运动神经元分别为 α 运动神经元和 γ 运动神经元。它们的轴突经前根出脊髓到达所支配的肌肉。α 运动神经元及所支配的全部肌纤维所组成的功能单位,构成一个运动单位。运动单位越大,产生的肌张力也越大。γ 运动神经元是脊髓前角中的一种小运动神经元,主要是支配梭内肌。

2. 骨骼肌的牵张反射　当神经支配的骨骼肌受到外力牵拉时,引起反射性的收缩,这种反射称为牵张反射。牵张反射与肌张力密切相关。牵张反射根据牵拉形式和肌肉收缩的不同,分为腱反射和肌紧张。腱反射是快速牵拉肌腱时发生的牵张反射。例如叩打股四头肌肌腱时,引起股四头肌的快速收缩,反射的潜伏期很短,是一种单突触反射。肌紧张是指缓慢牵拉肌肉所发生的牵张反射,表现为受牵拉的肌肉能发生微弱而持续的收缩,阻止肌肉被拉长。肌紧张的意义在于维持身体的姿势而并不表现明显的动作。例如,人体站立时,支持体重的关节受重力作用易发生屈曲,使伸肌腱受到持续的牵拉,对抗关节的屈曲,以维持立位姿势。由于重力常作用于关节,肌紧张也就持续地发生,且不易疲劳。

3. 肌梭与腱梭　肌梭是肌肉中感受牵拉刺激的梭形感受器,感受肌肉长度的变化,其外层为一结缔组织囊,囊内有 6～12 根肌纤维称为梭内肌,肌梭外的一般纤维称为梭外肌。腱梭在肌腱中是张力感受器,当肌肉受到牵拉时,首先是肌梭感受器发动牵张反射,引起肌肉收缩,对抗牵拉;当牵拉力量加大时,肌腱兴奋,使牵张反射受到抑制,以避免肌肉过度收缩受到损伤。

支配骨骼肌的运动神经元(传出神经元)由 α 运动神经元(随意运动)发出的粗的 α 纤维支配梭外肌。γ 运动神经元发出的细的 γ 纤维,支配梭内肌,梭内肌的传入纤维有两类,分为 Ⅰa 和 Ⅱ类纤维。Ⅰ群由直径为 12～20μm 的粗纤维组成,由发自于肌梭内螺旋形终末端 Ia 纤维和发自于腱梭的 Ib 纤维组成。前者是使肌梭收缩向脊髓传导冲动,起促进 α 运动神经元的兴奋作用,后者是使腱梭伸展并向脊髓传导冲动,此冲动抑制 α 运动神经元的兴奋作用,即有弛缓肌梭的作用,γ 运动神经元兴奋性较高,常以较高频率放电,使梭内肌保持一定的紧张度,当 α 运动神经元活动增加时,γ 运动神经元的活动也相应增加,从而调节肌梭对牵拉的敏感度。

(二)脑干对肌紧张的调节

正常情况下,脊髓的牵张反射受脑干的调节。脑干对脊髓运动神经元的作用有易化和抑制双重性。延髓网状结构腹内侧部分具有抑制肌紧张的作用,称抑制区。延髓网状结构的背外侧部分,脑桥、中脑灰质即被盖、下丘脑对肌紧张和腱反射有加强作用,称为易化区。

(三)小脑对肌紧张的调节

小脑在调节肌紧张、维持平衡中发挥重要作用,尤其是旧小脑前叶的区域,它对肌张力既有易化作用,又有抑制作用。这些作用主要通过脑干网状结构的易化区和抑制区来实现。

(四)大脑皮质对身体运动控制的调节

中央前回的第 4 区和第 6 区是主要运动区,大脑皮质对身体的运动的调节通过锥体系和锥体外系的传导来实现。

1. 锥体系　锥体系包括皮质脊髓束和皮质脑干束,发动随意运动,完成精细动作。可作用于 α 和 γ 运动神经元,α 运动神经元激活后发动随意运动,γ 运动神经元激活后可保持收缩及协调运动,两者共同控制肌肉的收缩。

2. 锥体外系　锥体外系也是调节身体运动的中枢,调节肌紧张与肌群的协调性。锥体外系由两部分传导途径构成,即:皮质 – 脑桥 – 小脑途径和皮质 – 纹状体途径。当小脑受损时,失去平衡,导致小脑性共济失调,肌张力发生障碍。

三、正常肌张力的产生

肌张力的本质是紧张性牵张反射,正常人体的骨骼肌处于轻度的持续收缩状态,产生一定的张力即肌张力。若支配肌肉的上位神经或反射弧发生变化,都可引起肌张力的变化。

正常肌张力产生的原因有二:其一,正常人体骨骼肌受重力的作用,发生牵拉,刺激其梭内肌的螺旋感受器反射性地引起梭外肌轻度收缩,形成一定的肌张力。其二,γ 运动神经元在高位中枢的的影响下,有少量的冲动传到梭内肌,梭内肌收缩,刺激螺旋感受器,把冲动传到脊髓,通过 α 神经元及传出纤维使梭外肌收缩,产生一定肌张力。γ 传出纤维活动增强时,梭内肌收缩,引起同一肌肉的 α 运动神经元兴奋,使梭外肌收缩,这一反射途径称为 γ 环路。(图 10 – 1)。

与此同时,α 和 γ 运动神经元还接受高位中枢的控制,如图 10 – 2 所示,骨骼肌的控制结构:①大脑皮质运动区(Brodmann 的第 4、6 区域);②基底核;③中脑(网状结构);④前庭;⑤脊髓;⑥神经 – 肌肉活动。以上①~④活动为上位中枢的控制,⑤和⑥的活动为牵张反射所控制下肌肉保持的紧张度。

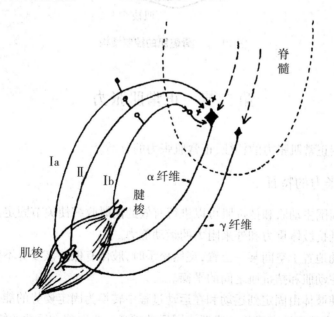

图 10 – 1　骨骼肌与脊髓的联系

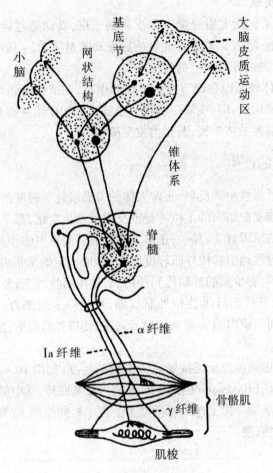

图 10-2　骨骼肌的控制结构

第二节　正常肌张力

本节重点介绍正常肌张力的特征、正常肌张力的分类。

一、正常肌张力的特征

- 近端关节周围主动肌和拮抗肌可以进行有效的同时收缩使关节固定。
- 具有完全抵抗肢体重力和外来阻力的运动能力。
- 将肢体被动地置于空间某一位置,突然松手时,肢体有保持该姿势不变的能力。
- 能够维持主动肌和拮抗肌之间的平衡。
- 具有随意使肢体由固定到运动和在运动过程中转换为固定姿势的能力。
- 需要时,具有选择性完成某一肌群协同运动或某一肌肉独立运动的能力。
- 被动运动时,具有一定的弹性和轻度的抵抗感。

二、正常肌张力的分类

根据身体所处的不同状态,正常肌张力可分为静止性肌张力、姿势性肌张力、运动性肌张力。

(一)静止性肌张力

可在肢体静息状态下,通过观察肌肉外观、触摸肌肉的硬度、被动牵伸运动时肢体活动受限的程度及其阻力来判断。如正常情况下的坐、站时能维持正常肌张力的特征。

(二)姿势性肌张力

可在患者变换各种姿势的过程中,通过观察肌肉的阻力和肌肉的调整状态来判断。如正常情况下能协调地完成翻身、从坐到站等动作。

(三)运动性肌张力

可在患者完成某一动作的过程中,通过检查相应关节的被动运动阻力来判断。如做上肢前臂的被动屈曲、伸展运动,正常情况下感觉一定的弹性和轻度的抵抗感。

第三节　异常肌张力

肌张力的水平可由于神经系统的损害而增高或降低。根据患者肌张力与正常肌张力水平的比较,可将肌张力异常分为:肌张力增高、肌张力低下和肌张力障碍。此外,影响肌张力的因素和评定肌张力的目的也在本节讨论。

一、肌张力增高

肌张力增高(hypertonia)指肌张力高于正常静息水平。肌张力增高的状态有痉挛(spasticity)和僵硬(rigidity)。

(一)痉挛(spasticity)

1. 定义　痉挛是肌张力增高的一种形式。广泛接受的痉挛定义为:是一种由牵张反射高兴奋性所致的、以速度依赖的紧张性牵张反射增强伴腱反射亢进为特征的运动障碍。所谓痉挛的速度依赖即为伴随肌肉牵伸速度的增加,痉挛肌的阻力(痉挛的程度)也增高。在快速进行关节被动活动时能够明显感受到肌肉的抵抗。

检查者在对患者的诸关节做被动活动时,起始时感觉有较大抵抗,在运动的过程中的某一点,突然感到抵抗减小的状态称为折刀现象(clasp – knife phenomenon),是痉挛时最常见的现象。

2. 原因　常由锥体系障碍所致。痉挛的分布具有一些特点,上肢易累及的肌群为屈肌群,下肢易累及的肌群为伸肌群。

(二)僵硬(rigidity)

1. 定义　亦称强直。无论做哪个方向的关节被动活动,对同一肌肉,运动的起始和终末的抵抗感是一样的,也就是主动肌和拮抗肌张力同时增加。例如:被动肘关节屈曲时,起始和终末的抵抗是一样的,被动肘关节伸展时的抵抗感觉也是同样的。它与弯曲铅管的感觉类似,因此称为铅管样僵硬(lead – pipe rigidity)。铅管样强直的特征是在关节活动范围内存在持续的、始终如一的阻力感。帕金森病患者的肌张力常表现出有阻力和无阻力反复交替出现的情况,被称为齿轮样僵硬(cogwheel rigidity)。图 10 – 3 显示僵硬与痉挛的特点。

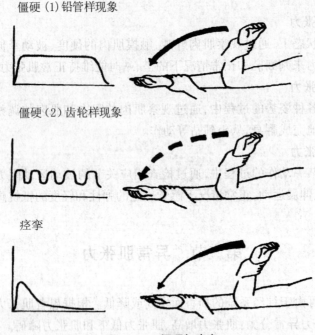

僵硬（1）铅管样现象

僵硬（2）齿轮样现象

痉挛

图 10 – 3　僵硬与痉挛

2. 原因　常为锥体外系的损害所致,帕金森病是僵硬最常见的病因。帕金森病是一种由于基底神经节黑质多巴胺系统损害造成的中枢神经疾患。帕金森病患者所表现的僵硬可为齿轮样僵硬或铅管样僵硬。由于僵硬,动作常表现为始动困难和缓慢或无动状态,全身的肌肉表现也不一样,僵硬最早出现在手腕,其次累及肘关节、肩关节等肢体近端关节。

二、肌张力低下

(一)定义
肌张力低下(hypotonia)指肌张力低于正常静息水平,对关节进行被动运动时感觉阻力消失的状态。此时肌肉弛缓、牵张反射减弱、触诊肌腹柔软,肌肉处于特有的抵抗减弱的状态。肌张力弛缓时,运动的整体功能受损,常伴有肢体麻痹或瘫痪;深腱反射消失或缺乏;被动关节活动范围扩大。

(二)原因
肌张力弛缓可为小脑或锥体束的上运动神经元损害所致。可为一暂时性状态,如脊髓损伤早期脊髓休克(spinal shock)阶段或颅脑外伤、脑血管意外早期;也可由末梢神经损伤所致,此时,除了低肌张力表现外,还可伴有肌力弱、低反射性和肌肉萎缩等表现;也可由原发性肌病造成。

(三)轻度肌张力降低的特征
• 主动肌和拮抗肌的同时收缩较弱。

- 若将肢体放在可下垂的位置并放下,肢体仅有短暂抗重力的能力,随即落下。
- 能完成功能性动作。

(四)中度到重度肌张力降低的特征

- 不能完成主动肌和拮抗肌的同时收缩。
- 将肢体放在抗重力肢位,肢体迅速落下,不能维持规定肢位。
- 不能完成功能性动作。

三、肌张力障碍

(一)定义

肌张力障碍(dystonia)是一种以张力损害、持续的和扭曲的不自主运动为特征的运动功能亢进性障碍。肌肉收缩可快或慢,且表现为重复、模式化(扭曲);张力以不可预料的形式由低到高变动。其中张力障碍性姿态(dystonia posturing)为一持续扭曲畸形,可持续数分钟或更久。

(二)原因

肌张力障碍可由中枢神经系统缺陷所致,也可由遗传因素(如原发性、特发性肌张力障碍)所致。与其他神经退行性疾患(如肝豆状核变性)或代谢性疾患(如氨基酸或脂质代谢障碍)也有一定关系。此外,也可见于张力性肌肉变形或痉挛性斜颈。

四、影响肌张力的因素

下列因素可对肌张力有影响:

- 体位和肢体位置与牵张反射的相互作用,不良的姿势和肢体位置可使肌张力增高。
- 中枢神经系统的状态。
- 紧张和焦虑等心理因素,不良的心理状态可使肌张力增高。
- 患者对运动的主观作用。
- 合并问题的存在,如尿路结石、感染、膀胱充盈、便秘、压疮、静脉血栓、疼痛、局部肢体受压及挛缩等可使肌张力增高。
- 患者的整体健康水平,发热、感染、代谢和/或电解质紊乱也可影响肌张力。
- 药物。
- 环境温度等。

五、评定的目的和意义

肌张力的评定对物理疗法治疗师和作业疗法治疗师了解病变部位、制订治疗计划、选择治疗方法具有重要作用。

(一)依据评定结果确定病变部位、预测康复疗效

通过对肌张力的评定可鉴别是中枢神经系统还是周围神经系统的病变以及肌张力异常的分布,并依此预测康复疗效。

(二)根据肌张力的表现特点制订治疗计划

不同疾病或疾病的不同时期,其肌张力表现各异。例如,脑卒中急性期患者肌张力弛缓,关节的伸展性增强,被动活动时能感觉肌肉松弛。在生命体征稳定后,运动疗法训练以适当活动、适度提高肌张力为主。在脑卒中上、下肢联带运动达到高峰时,可有上肢屈肌、下肢伸肌的肌张力增高,肌肉僵硬,被动活动感觉抵抗。训练时应避免快速的活动,防止肌张力增高。物理疗法治疗师和作业疗法治疗师可根据各自专业的特点选择适合的疗法,并进行治疗前后的对比。

(三)及时治疗,避免并发症的发生

脑梗死患者可有肌张力持续增高的表现,若未及时进行康复训练可造成关节僵硬,引起废用和误用综合征等并发症。因此,对于痉挛的管理是物理疗法与作业疗法工作中重要的内容。

第四节　肌张力的检查方法

评定肌张力异常与否,首先要从临床出发,从临床病史、视诊、反射检查、被动运动与主动运动检查、功能评定等方面详尽地了解肌张力异常的情况,尤其是从功能评定的角度更好地判断肌张力异常对生活自理能力、坐或站立平衡及移行等功能与能力的影响。

一、病史采集

病史在一定程度上可反映痉挛对患者功能的影响。需要了解的问题包括:痉挛发生的频度;受累的肌肉及数目;痉挛的利弊情况;引发痉挛的原因;现在痉挛发作或严重的程度、与以往的比较等。痉挛的频度或程度的增加可能是膀胱感染、尿路结石、急腹症或其他疾病导致的早期表现。

二、视诊

作为最初的临床检查项目,评定者应特别注意患者肢体或躯体异常的姿态。刻板样运动模式,常表明存在肌张力异常;不自主的波动化运动变化表明肌张力障碍;而自发性运动的完全缺失则表明肌张力弛缓。

三、反射检查

应特别注意检查患者是否存在腱反射(肱二头肌反射、肱三头肌反射、膝反射、跟腱反射)亢进等现象。在进行深腱反射检查时,评定者可直接用指尖或标准的叩诊锤轻叩,检查腱反射导致的肌肉收缩情况并根据诊断学标准评分(具体检查方法参见第十章《肌张力的评定》)。

四、肌张力手法检查

(一)被动运动检查

被动运动检查可发现肌肉对牵张刺激的反应,通过检查者的手来感觉肌肉的抵抗,是最常见的检查方法,它能从一个方面反映肌张力的情况。体会其活动度和抵抗时的肌张力的变化,可发现是否存在肌张力过强、低下,是否有阵挛并与强直进行比较和鉴别。

被动运动检查时要求患者尽量放松,由评定者支持和移动肢体。所有的运动均应予以评定,肌张力正常时,肢体极易被移动,评定者可很好地改变运动方向和速度而不感到异常阻力,肢体的反应和感觉较轻。肌张力高时,评定者总的感觉为僵硬,运动时有抵抗。肌张力弛缓时,评定者可感到肢体沉重感,且无反应。有时在检查老年人时难以放松,由此可被误诊为痉挛,此时可借助于改变运动速度的方法加以判断。

1. 腕关节掌屈、背屈(图10-4)

体位:肘屈曲位放置体侧。

检查法:检查者一手固定前臂,另一只手握住手掌,做腕关节的掌屈、背屈。

2. 前臂旋前、旋后(图10-5)

体位:肘屈曲位,上肢放置于体侧。

检查法:检查者一手固定肘部,另一手握住腕关节,做前臂旋前、旋后。

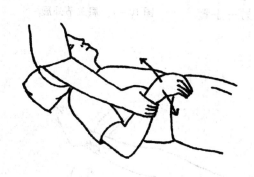

图10-4　腕关节掌屈、背屈

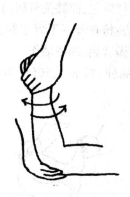

图10-5　前臂旋前、旋后

3. 肘关节屈伸(图10-6)

体位:上肢伸展放置于体侧。

检查法:检查者一手固定上臂,另一手握住前臂,做肘关节屈伸。

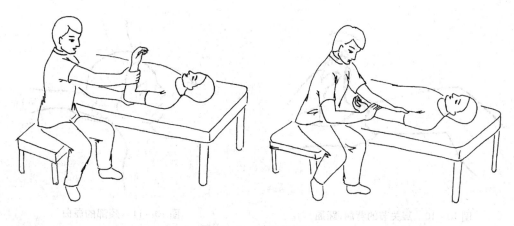

图10-6　肘关节屈伸

4. 肩关节外展(图 10 - 7)

体位:肘屈曲 90°,上肢置于体侧。

检查法:检查者把持患者手腕和肘关节,做外展。

5. 髋、膝关节屈伸(图 10 - 8)

体位:仰卧位,下肢取伸展位。

检查法:检查者一手把持踝关节,另一手放在被检查者小腿后上部,做髋、膝关节屈伸。

6. 髋关节内收外展(图 10 - 9)

体位:仰卧位,下肢伸展。

检查法:检查者一手把持踝关节,另一手放在被检查者的膝部,做髋关节内收、外展。

7. 踝关节背屈、跖屈(图 10 - 10)

体位:仰卧位,髋膝关节屈曲。

检查法:检查者一手置于踝关节近端附近,另一手置于脚掌部,做背屈、跖屈动作。

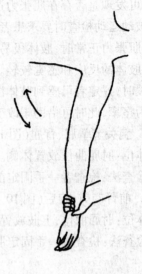

图 10 - 7　肩关节外展

8. 颈屈伸、侧屈、旋转(图 10 - 11、12、13)

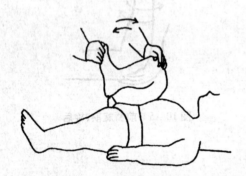

图 10 - 8　髋、膝关节的屈伸

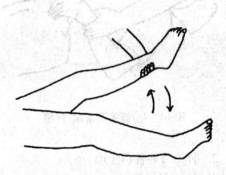

图 10 - 9　髋关节的内收、外展

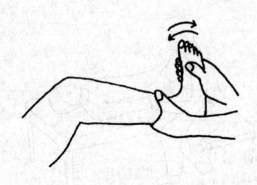

图 10 - 10　踝关节的背屈、跖屈

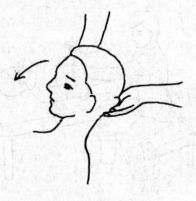

图 10 - 11　颈部的屈曲

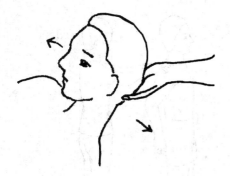

图 10 – 12　颈部的侧屈

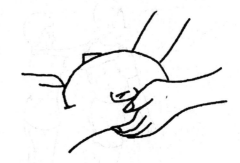

图 10 – 13　颈部的旋转

体位:患者取仰卧位,取出枕头,使颈部探出床边。

检查法:检查者双手把持头部,做颈部的屈伸,左、右侧屈,旋转。

(二)摆动检查

是以一个关节为中心,主动肌和拮抗肌交互快速收缩,快速摆动,观察其摆动振幅的大小。肌张力低下时,摆动振幅增大;肌张力增高时,摆动振幅减小。

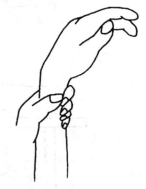

图 10 – 14　手的摆动运动检查

1. 手的摆动运动检查法(图 10 – 14)

体位:患者取立位,肘屈曲,上肢置于体侧。

检查法:检查者一手固定在患侧的上臂,另一手把持患者的前臂,急速地摆动前臂,在摆动前臂同时腕和手指相应地出现屈、伸。肌张力低下时腕和手指屈、伸过度,肌张力亢进时腕关节振幅变小,手指屈伸度变小。

2. 上肢的摆动运动检查法(图 10 – 15)

体位:患者取立位,上肢自然垂于体侧。

检查法:检查者双手分别置于患者双肩,让躯干左、右交替旋转,与此对应上肢前、后摆动,肌张力低下时上肢处于摇摆的状态,肌张力亢进时摆动减少。

3. 下肢的摆动运动检查法(图 10 – 16)

体位:坐在位置较高的地方,使足离开地面。

检查法:检查者握住患者的足抬起,然后放下,使足摆动。观察下肢摆动至停止的过程。肌张力低下时,摆动持续延长,肌张力亢进时快速停止。

(三)肌肉僵硬的检查

头的下落试验如图 10 – 17。

体位:患者取仰卧位,去掉枕头,检查者手支撑头部,另一手放置在下方。

检查法:支撑头部的手突然撤走,头部落下。正常者落下速度快,检查者下方的手有冲击的感觉。僵硬时落下缓慢,手的冲击感轻,重度僵硬时头不能落下。

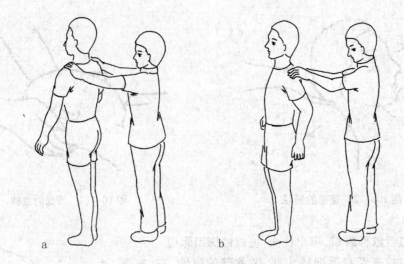

图 10 - 15 上肢的摆动运动检查

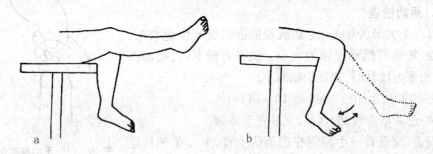

图 10 - 16 下肢的摆动运动检查

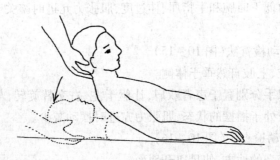

图 10 - 17 头的下落试验

(四) 伸展性检查

伸展性是指让肌肉缓慢伸展时,能达到的最大伸展度。检查时将一侧与另一侧比较,如果一侧肢体伸展与另一侧相同部位伸展相比出现过伸展,提示肌张力下降。

1. 腕关节掌背屈(图 10 - 18)

体位:仰卧位,肘屈曲,前臂立起。

检查法:令腕关节和手指同时屈、伸。

2. 肘的屈伸(图 10 - 19)

体位:仰卧位,上肢置于体侧。

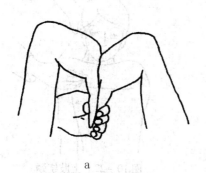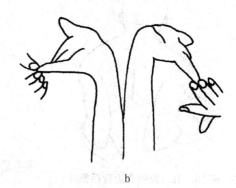

　　　　a　　　　　　　　　　　　　　b

图 10 – 18　腕关节掌屈(a)、背屈(b)

检查法:做肘关节的屈、伸。

3. 手腕靠近肩(图 10 – 20)

体位:取坐位。

检查法:让肘关节屈曲,腕关节掌屈,向肩关节靠近。

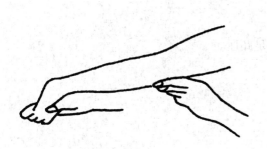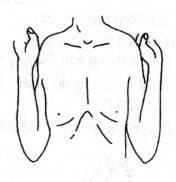

图 10 – 19　肘的屈伸　　　　　　　　**图 10 – 20　手腕靠近肩**

4. 双肘靠近背后脊柱(图 10 – 21)

体位:取坐位。

检查法:肘屈曲,左右肘靠近后背脊柱。

5. 上肢绕颈(图 10 – 22)

体位:取坐位。

检查法:上肢内收,前臂绕颈部。

6. 踝关节背屈、跖屈(图 10 – 23)

体位:仰卧位,下肢伸展。

检查法:令踝关节强力背屈、跖屈。

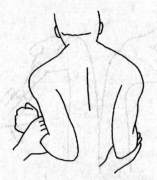

图 10-21 双肘靠近背后脊柱

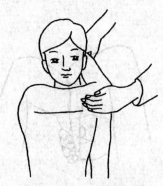

图 10-22 上肢绕颈

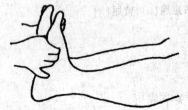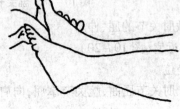

图 10-23 踝关节背屈、跖屈

7. 膝关节屈曲(图 10-24)

体位:取俯卧位。

检查法:令被检查者用力屈曲膝关节,同时足跖屈。

8. 髋、膝关节同时屈曲(图 10-25)

体位:取仰卧位。

检查法:髋、膝同时屈曲,足跟接近臀部。

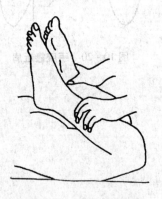

图 10-24 膝关节屈曲

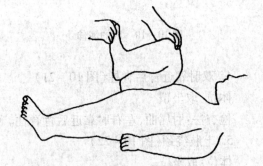

图 10-25 髋关节、膝关节屈曲

五、姿势性肌张力的检查法

让患者变换各种姿势或体位,记录其抵抗状态,根据以下四种情况判断肌张力状况:

- 正常姿势张力:反应迅速,姿势调整立即完成。
- 痉挛或肌僵硬:过度抵抗,姿势调整迟缓。
- 手足徐动:过度抵抗或抵抗消失交替出现。

- 弛缓型:无肌张力变化,关节过伸展。

各种障碍及肌张力(伸展性、被动性)的变化见表10-1。

表10-1 各种障碍及肌张力(伸展性、被动性)的变化

障碍	伸展性	被动性
锥体系障碍(偏瘫初期)	增加	弛缓性增加或痉挛减轻
锥体外系障碍:		
• 帕金森病(震颤)	不变	减少
• 手足徐动	过伸展	减少
小脑障碍	不变	增加
后索障碍	过伸展	增加
周围神经障碍	过伸展	增加

六、仪器检查

采用手法或量表(如改良的 Ashworth 量表)评定痉挛,其结果常具有主观性,信度较低,等级之间缺乏确切的等量划分。因此,只能粗略地划分痉挛的程度,无法用于被试之间的比较;也不能准确、客观地评估缓解痉挛的疗法之效果。

仪器法评定肌张力或痉挛的技术包括生物力学技术和电生理技术。前者包括钟摆试验(pendulum test)、屈曲维持试验(ramp and hold)、力矩测定;后者包括 H 反射、H 反射/M 波比例、F 波测量等。这些方法虽然可对肌张力进行量化,但所得数据非直接证据,尚需进一步分析等原因,使得上述这些检查仅限于实验室研究,临床难以推广。

采用表面肌电图记录主动肌与拮抗肌的同时收缩的重合幅度是观察痉挛的一种评定方法。具体方法参见第十六章《表面肌电图》,如图10-26。

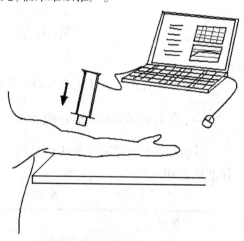

采用肌张力专用测量仪器对肌张力状况或痉挛的程度进行直接定量评定是 20 世纪末发展起来的新技术。该法是一种无创性检查方法,操作简便,能够快速、敏感地测量和量化肌张力、肌力以及痉挛的严重程度。大量临床研究显示,该法信度、效度好;已广泛用于运动损伤、神经系统损害、肌肉退行性病变、矫形外科伤病所致肌肉特性的变化的评估和各种疗法的疗效跟踪评估。

图10-26 表面肌电图

1. **仪器的构成及工作原理** 肌张力测量仪(myotonometer)是一个在肌肉休息状态和收缩两种状态下测量和记录肌张力的专用仪器。该仪器由一个探头(压力传感器)及探头外围的袖筒、专用计算机和记录、分析软件装置构成(图10-26)。探头内部的压力传感器检测探头向下按压所施加的压力。压力范围从 0.25Kg 到 2.0Kg,以 0.25Kg 为单位递增,共 8 个压力等级。探头内部还包括一个测量电路,用于测量探头与外部袖筒之间的滑动距离并用此数值表示压力下所产生的组织位移,以毫米(mm)表示。当探头置于被测肌肉的皮肤上与所测肌肉长轴成互为垂直角度并向下按压时,肌肉产生形变。肌肉松弛时,肌肉顺应性高,产生形变大,探头向下按压其下肌肉组织时遇到阻力小,此时探头与外部袖筒之间的滑动距离大,说明组织位移大;反之,肌肉僵硬,则其顺应性下降,产生变形小,位移距离亦小,提示组织位移亦小。测量仪探头通过测量垂直向下按压其下肌肉组织时与外部袖筒之间所产生的滑动距离即组织位移测得肌肉的硬度。单位作用力的组织位移越大,提示组织的顺应性越高、肌张力越低、肌肉的僵硬度越低。此外,与肌肉收缩时比较,肌肉放松时的组织顺应性更高。因此,在安静休息状态下测得的结果反映放松肌肉的肌张力水平;由于肌肉硬度与肌肉的兴奋水平和肌纤维收缩呈线性关系,故肌肉收缩时测得结果间接反映了肌力大小。研究结果显示,与改良的 Ashworth 痉挛评定法比较,肌张力测定仪信度(intra - and inter - rater)更高。

2. 检查方法与注意事项

(1)检查方法 将压力传感器探头置于被测肌肉的肌腹上,与所测肌肉长轴成互为垂直角度并将探头向下按压。检查分为两个步骤:首先实施肌肉放松状态下的检查,然后要求被检查者做最大等长收缩。仪器自动记录上述两种状态的测试结果。

(2)注意事项 由于体位、肢体位置、情绪、室内温度、测试时间以及用药等因素都会对肌张力的状态产生影响,因此无论手法评定还是采用仪器评定,应对上述因素予以控制。为使个体多次测量具有可比性,测量体位及肢体位置必须标准化,测试时间(如上午 9 点)和室内温度(恒定保持在 20℃ ~23℃ 之间)必须保持前后一致。此外,情绪波动对于肌张力的影响非常大,因此测试应在环境安静、心情平稳的状态下进行。此外,肌张力的检查应遵循健、患侧对照,先患侧后健侧的顺序进行。在仪器法测量中,要依照先肌肉放松后肌肉收缩的顺序测试。

第五节　结果记录与分析

本节介绍各种痉挛评定方法的分级标准以及定量分析方法。

一、改良的 Ashworth 分级评定

目前对痉挛的评定多采用改良的 Ashworth 分级(Modified Ashworth Scale, MAS),分级标准见表10 -2。

表 10 - 2　改良的 Ashworth 分级评定

级别	检查所见
0	无肌张力的增加
I	肌张力轻度增加:受累部分被动屈伸时,在关节活动范围之末呈现最小的阻力或出现突然卡住
I +	肌张力轻度增加:在关节活动范围的后 50% 范围内出现突然卡住,然后出现较小的阻力
II	肌张力较明显地增加:在关节活动范围的大部分范围内,肌张力均较明显地增加,但受累部分仍能比较容易地进行被动运动
III	肌张力严重增高:被动运动困难
IV	受累部分被动屈伸时呈现僵直状态而不能完成被动运动

二、临床痉挛指数

加拿大学者 Levin 和 Hui – Chan 于 20 世纪 80 年代提出了临床痉挛指数（Clinical Spasticity Index，CSI）。CSI 的评定内容包括 3 个方面：腱反射、肌张力及阵挛。评分标准如下：

1. 腱反射　0 分：无反射，1 分：反射减弱，2 分：反射正常，3 分：反射活跃，4 分：反射亢进。

2. 肌张力　0 分：无阻力（软瘫），2 分：阻力降低（低张力），4 分：正常阻力，6 分：阻力轻至中度增加，8 分：阻力重度增加。

3. 阵挛　1 分：无阵挛，2 分：阵挛 1 ~ 2 次，3 分：阵挛 2 次以上，4 分：阵挛持续超过 30s。0 ~ 9 分提示轻度痉挛；10 ~ 12 分提示中度痉挛；13 ~ 16 分提示重度痉挛。

根据报道，CSI 主要用于脑损伤和脊髓损伤后的下肢痉挛，其评定内容包括跟腱反射、小腿三头肌的肌张力及踝阵挛。因此，在评定痉挛时，可以根据评定部位来选择适当的量表，如评定上肢时可选用 ASS 或 MAS，评定下肢可选用 CSI。

三、阵挛分级量表

阵挛分级法是以踝阵挛持续时间分级的方法，评分标准见表 10 – 3。临床上两种方法应用相对较少。

表 10 – 3　阵挛分级法评分标准

级别	评定标准
0 级	无踝阵挛
1 级	踝阵挛持续 1 ~ 4s
2 级	踝阵挛持续 5 ~ 9s
3 级	踝阵挛持续 10 ~ 14s
4 级	踝阵挛持续 ≥15s

四、肌张力弛缓的评定标准及分级（表 10 – 4）

表 10 – 4　弛缓性肌张力的分级

级别	评定标准
轻度	肌力下降，将肢体放在可下垂的位置并放下时，肢体仅有短暂抗重力的能力，随即落下。能完成功能性动作。
中到重度	肌力明显下降或消失（MMT 0 级或 1 级），将肢体放在抗重力肢位时，肢体迅速落下，不能维持规定肢位。不能完成功能性动作。

五、仪器定量评定的主要参数及意义

1. 位移（displacement）　指每单位作用力所产生的组织位移量，以 mm 为单位。在所介绍的测量方法中，仪器探头提供 8 个等级的作用力，从小到大依次为 0.25、0.5、0.75、1.0、1.25、1.5、1.75、2.0Kg，因此相应产生 8 个位移数值。在休息状态下，随着作用力加大，位移值越大，提示肌肉的顺应性越高。

2. 力 – 位移曲线（force – displacement curve）　计算机根据 8 个压力等级所产生的组织

位移量绘制出力－位移曲线,包括肌肉放松和最大/等长收缩两种状态下所生产的位移曲线。

力－位移曲线所表达的是单位作用力下组织产生位移的量,组织顺应性的高低。顺应性较高的肌肉,单位压力所产生的位移较大,曲线高抬,斜率大;顺应性较低的肌肉,在同等条件(肌肉放松或收缩)下位移较小,曲线低平,斜率小。因此,在肌肉放松状态下进行测试,产生的力－位移曲线以及数值直接反映肌张力的大小(图10－27、28);而肌肉在做等长收缩时,所产生的力－位移曲线及数值则是间接反映了肌力的水平。从图10－27和图10－28比较中可看出正常人与患者肌力的区别,卒中病人左侧腓肠肌等长收缩所产生的曲线,提示该肌肉肌力明显下降。

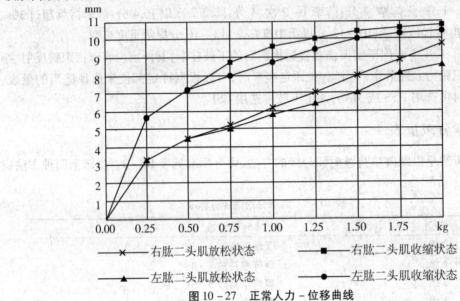

图 10 － 27　正常人力－位移曲线

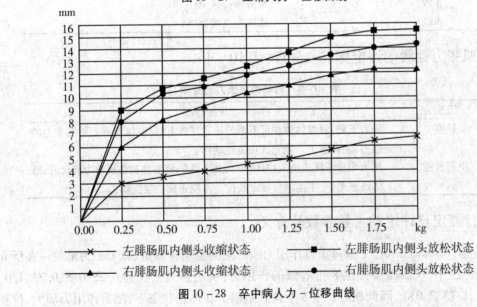

图 10 － 28　卒中病人力－位移曲线

3. 曲线下面积(area under the curve,AUC)　为8个单位作用力所产生的位移曲线下的面积总和,包括休息状态和最大/等长收缩状态下力－位移曲线面积,单位以 mm^2 表示。肌张力越高,组织越僵硬时,作用力(压力)所产生的组织位移越小,力－曲线下面积也小。反之亦然。正常人在肌肉放松的休息状态下,其力－位移曲线下面积远远大于等长收缩状态下的面积。可用于跟踪治疗前后的疗效对比(图 10－29)。

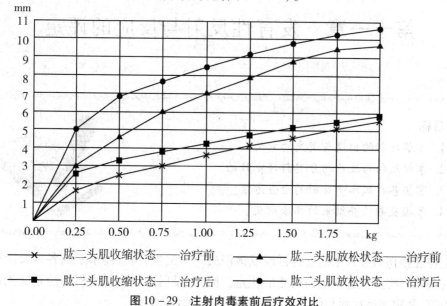

图 10－29　注射肉毒素前后疗效对比

4. 面积差值百分比　指肌肉放松状态下的力－位移面积与肌肉收缩所产生的力－位移面积的差值百分比。该指标提示痉挛的严重程度,差值百分比越小,提示痉挛的程度越重。

研究结果显示,肌张力测定仪(Myotonometer)测试结果与表面肌电图、改良的 Ashworth 痉挛评定量表均具有很好的相关性,且能更好地区分痉挛的水平,区别健侧和患侧肢体肌张力状态的较小变化。

小结

肌张力评定是肌肉生理学评定的重要内容之一,在康复临床实践中有着十分重要的意义。在肌张力异常情况中,由上位运动神经元损伤后所致的痉挛最为常见,也是需要临床予以重点关注的问题。评定肌张力异常与否,要从临床病史、视诊、反射检查、被动运动与主动运动检查、功能评定等方面全面地了解肌张力异常的情况。痉挛的量化评定困难而颇具挑战,目前主要采用的半定量的评定方法,如改良的 Ashworth 分级法;仪器评定痉挛的程度则量化的更加准确,极为有利于治疗前后的疗效对比。肌张力弛缓的评定相对较为简单,若存在肌张力低下,应进一步进行肌力检查以确定肌力减弱的程度。

思考题

1. 简述改良的 Ashworth 分级标准。

2. 脑损伤与脊髓损伤后所致痉挛的区别与特征有哪些?

3. 简述肌张力低下的评定方法。

(庞红、张慧丽)

第十一章 发育性反射与反应的评定

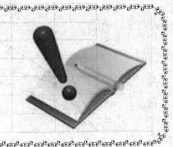

学习目标
1. 了解反射的出现与消失的意义。
2. 掌握反射与反应的分类与评定目的。
3. 掌握各种级水平反射的检查方法。
4. 掌握反射检查结果的临床意义。

中枢神经损伤后导致原始反射再现或该消失时未消失,而较高水平的各种反应则出现障碍。这些障碍将严重影响运动功能的质量。因此,反射的评定是中枢神经系统疾患康复的重要内容,是物理治疗师和作业治疗师必须掌握的评定技术。

第一节 反射的发育

反射是对特定刺激的不随意、固定刻板的反应。正常发育过程中,原始的脊髓和脑干反射逐渐被抑制,而较高水平的调整和平衡反应则变得越来越成熟,终生保留。这些反应是运动功能的重要基础。

一、反射的出现与消失

正常情况下,胎儿在母亲妊娠后期、婴儿出生时或出生后的一段时间里会陆续出现一些脊髓、脑干、中脑以及大脑皮质水平的反射。与浅、深反射不同,该类反射与人体的运动发育过程密切相关,即只有在某一个水平的反射出现后才能完成与之相应的运动动作,故又将此类反射称为发育性反射和反应(developmental reflexes and reactions)。随着神经系统的不断发育,脊髓和某些脑干水平的原始反射在婴幼儿时期由中枢神经系统进行整合而被抑制。一经整合,这些反射便不再以其原有的形式存在,因而在正常情况下不能再被引出。因此,脊髓和脑干水平反射的出现与消失意味着中枢神经系统反射发育的成熟过程。

由于各种原因造成母亲妊娠期胎儿或新生儿出生时脑受到损害,则反射或反应在该出现的时候不出现,原始反射该消失的时候却又不消失。反射发育的迟缓或异常将导致患儿躯干和肢体运动功能发育异常。在成年期,疲劳、用力或中枢神经系统损伤都可能使这些原始反射再现。成年人如果再现发育性反射提示正常运动和姿势的自由选择受到了限制。由此可见,反射和运动的发育与中枢神经系统疾病所致的运动功能障碍有着密切的关系,故在中枢神经系统疾患的康复评定中占有重要的位置。

二、反射与反应的分类

根据反射发育的水平,将反射分为脊髓水平的反射、脑干水平的反射、中脑水平及大脑皮质水平的反应。

1. 脊髓水平的反射　一般在妊娠28周~出生后2个月内出现并且存在,包括屈肌收缩反射、伸肌伸张反射、交叉性伸展反射、莫勒反射、抓握反射等。

2. 脑干水平的反射　大部分脑干水平的反射在出生时出现并且维持至出生后4个月,包括非对称性紧张性颈反射、对称性紧张性颈反射、紧张性迷路反射、联合反应、阳性支持反射、阴性支持反射等。

3. 中脑水平的反应　大部分中脑水平的反应在出生时或出生后4~6个月出现并维持终生,包括各种调整反应。

4. 大脑皮质水平的反应　大脑皮质水平的反应在出生后4个月~21个月出现并终生存在。皮质水平的反应包括保护性伸展反应和各种平衡反应。

三、评定目的

(一)判断中枢神经系统的发育状况

妊娠期的胎儿或婴儿出生时如果脑受到损害,反射或反应的发育出现异常。反射发育异常提示中枢神经系统成熟迟滞、神经反射发育迟滞。因此,通过检查,可以对婴幼儿的发育状况作出判断。

(二)判断中枢神经系统的损伤情况

成年人当各种原因导致中枢神经系统损害时,原始的反射形式又复出现,如脑卒中后偏瘫患者出现对称性或非对称性紧张性颈反射及联合反应等。Brunnstrom认为在正常运动发育过程中,脊髓和脑干水平的反射因受到较高位中枢的抑制而不被表现。因此,脊髓和脑干水平的反射是正常发育过程中早期的必然阶段。脑卒中发生后,患者出现"倒退",上述原始反射由于脑损伤导致脱抑制而被释放出来。因此,认识和检查原始反射有助于判断中枢神经系统损伤的阶段。

(三)为制订康复治疗方案提供依据

根据检查结果确定脑瘫患儿的发育水平,制订出抑制应该消失的原始反射,易化应该出现的反射的康复训练方案,例如头的控制训练。头的控制是患儿维持坐位和进行各种运动的基础。正常婴儿在出生后1~2个月时,俯卧位的迷路性调整反应和视觉性调整反应即为阳性。此时小儿可在俯卧位的状态下抬头并在45°维持。如患儿以上两种反应呈阴性,应对其进行俯卧位视觉调整反应易化训练。

第二节　评定方法

关于各种发育性反射的功能状况和整合状况通过系统检查获得。检查时须遵循发育的顺序进行,从原始/脊髓水平的反射开始,直至大脑水平的反射。

一、原始/脊髓水平反射

脊髓反射是运动反射,受到刺激后肢体肌肉出现完全的屈曲或伸展动作模式,包括屈肌退缩反射、伸肌伸张反射、交叉性伸展反射、莫勒反射、抓握反射、惊吓反射。脊髓水平的反射最容易用肉眼观察到,是运动反应的一部分,具有典型的表现。

(一)屈肌收缩反射(flexor withdrawal)

检查体位:被检查者取仰卧位,头部呈中立位,双下肢伸展。

检查方法:刺激一侧足底。

反应:受到刺激的下肢出现失去控制的屈曲反应,足趾伸展,踝关节背屈(图11-1)。

出现时间:妊娠28周。

消失时间:出生后1~2个月。

(二)伸肌伸张反射(extensor thrust)

检查体位:被检查者仰卧位,头呈中立位,一侧下肢伸展,另一侧屈曲。

检查方法:刺激屈曲位的足底。

反应:被刺激的下肢失去控制地呈伸展位(图11-2)。

出现时间:妊娠28周。

消失时间:出生后2个月。

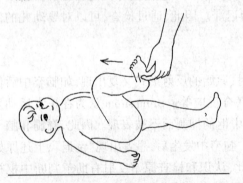 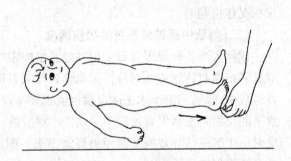

图11-1　屈肌收缩反射　　　　　　　　图11-2　伸肌伸张反射

(三)交叉性伸展反射①(crossed extension)

检查体位:被检查者取仰卧位,头部中立位,一侧下肢屈曲,另一侧下肢伸展。

检查方法:将伸展位的下肢做屈曲动作。

阳性反应:伸展位的下肢一屈曲,屈曲位的下肢立即伸展(图11-3)。

出现时间:妊娠28周。

消失时间:出生后2个月。

(四)交叉性伸展反射②(crossed extension)

检查体位:被检查者仰卧位,头部中立位,两下肢伸展。

检查方法:在一侧大腿内侧给予轻轻叩打刺激。

反应:对侧下肢表现出内收,内旋,踝关节跖屈(典型的剪刀状体位,图11-4)。

出现时间:妊娠28周。

消失时间:出生后 2 个月。

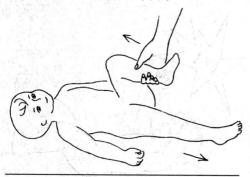 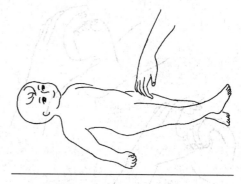

图 11 - 3　交叉性伸展反射①　　　　　　　　图 11 - 4　交叉性伸展反射②

(五)莫勒反射(Moro reflex)

检查体位:被检查者取半卧位,检查者一手置于被检查者颈后部。

检查方法:将头部和躯干突然向后放下。

反应:上肢外展外旋,伸展(或屈曲),各手指伸展并外展,吓哭后双上肢屈曲、内收并于胸前交叉(图 11 - 5)。

出现时间:妊娠 28 周。

消失时间:4 个月。

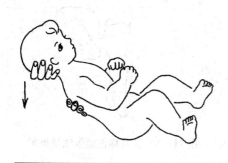 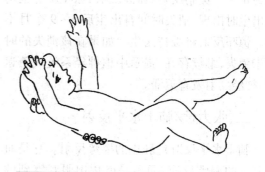

图 11 - 5　莫勒反射

(六)抓握反射(grasp reflex)

检查体位:被检查者取卧位。

检查方法:对手掌或脚掌持续加压。

反应:手指或足趾屈曲(图 11 - 6)。

出现时间:手掌抓握,出生时;足趾跖屈,妊娠 28 周。

消失时间:手掌抓握,出生后 4 ~ 6 个月;足趾跖屈,出生后 9 个月。

(七)惊吓反射(startle reflex)

检查体位:任意体位。

检查方法:突然大声地喊叫或发出刺耳的噪音。

反应:上肢突然伸展或外展,大哭(图 11 - 7)。

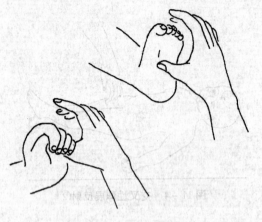

图 11-6　抓握反射

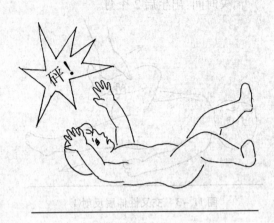

图 11-7　惊吓反射

出现时间:出生时。

消失时间:终生保持。

屈肌收缩反射、伸肌伸张反射、交叉性伸展反射在母亲妊娠 28 周时出现,出生两个月后消失为正常。莫勒反射、抓握反射、惊吓反射也均在出生时出现,消失时间自出生后 4～9 个月不等。惊吓反射将维持终生。如果在该消失的时间未消失,继续存在,提示中枢神经系统成熟迟滞、神经反射发育迟滞。

二、张力性/脑干水平反射

脑干水平反射是静止的姿势反射。它是肌肉张力的调整反应,而不是能用肉眼观察到的

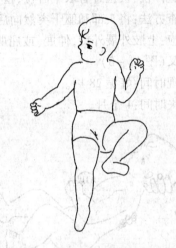

图 11-8　非对称性紧张性颈反射

运动反应。全身肌张力随着头部与身体的位置关系变化以及体位变化(兴奋激活前庭系统)而发生变化。事实上,脑干水平的反射几乎不产生运动,它主要是通过调整肌张力对姿势产生影响,故又将脑干水平的反射称为"调整反射(tuning reflexes)"。

(一)非对称性紧张性颈反射(asymmetrical tonic neck reflex,ATNR)

检查体位:被检查者取仰卧位,头中立位,上、下肢伸展。

检查方法:检查者将被检查者头部转向一侧。

反应:头转向侧的上、下肢伸展,或伸肌张力增高;另一侧的上、下肢屈曲,或屈肌张力增高,犹如"拉弓射箭"或"击剑"姿势(图 11-8)。

出现时间:出生时。

消失时间:4～6 个月。

痉挛型和手足徐动型脑瘫患儿在出生 6 个月以后仍存在上述反射。

（二）对称性紧张性颈反射①（symmetrical tonic neck reflex ①,STNR）

检查体位：被检查者取膝手卧位,或趴在检查者的腿上（检查者取坐位）。

检查方法：使被检查者头部尽量前屈。

反应：上肢屈曲或屈肌张力增高,下肢伸展或伸肌张力增高（图 11 － 9）。

出现时间：4～6 个月。

消失时间：8～12 个月。

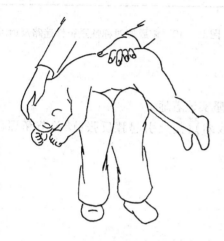

图 11 － 9　对称性紧张性颈反射①

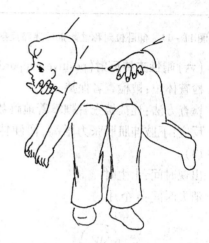

图 11 － 10　对称性紧张性颈反射②

（三）对称性紧张性颈反射②（symmetrical tonic neck reflex ②,STNR）

检查体位：被检查者取膝手卧位,或趴在检查者的腿上。

检查方法：使被检查者头部尽量后伸。

反应：两上肢伸展或伸肌的肌张力增高,两下肢屈曲或屈肌的肌张力增高（图 11 － 10）。

出现时间：4～6 个月。

消失时间：8～12 个月。

（四）对称性紧张性迷路反射——仰卧位（tonic labyrinthine reflex：supine）

检查体位：被检查者取仰卧位,头中立位,双上、下肢伸展。

检查方法：保持仰卧位。

反应：四肢伸展,伸肌张力增高（图 11 －11）。

出现时间：出生时。

消失时间：4～6 个月。

（五）对称性紧张性迷路反射——俯卧位（tonic labyrinthine reflex：prone）

检查体位：被检查者取俯卧位,头中立位,双上、下肢伸展。

检查方法：保持俯卧位。

反应：四肢屈曲,屈肌张力增高;或不能完成头部后仰,肩后伸,躯干及上、下肢伸展动作（图 11 － 12）。

出现时间：出生时。

消失时间：4～6 个月。

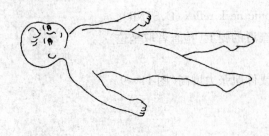 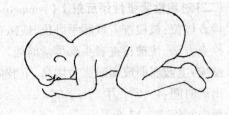

图 11 - 11　仰卧位对称性紧张性迷路反射　　　图 11 - 12　俯卧位对称性紧张性迷路反射

（六）阳性支持反射（positive supporting）

检查体位：被检查者保持立位。

检查方法：让被检查者脚掌着地跳数次或脚掌坚实地着地。

反应：下肢伸肌肌张力增高，僵硬伸展（拮抗收缩）；甚至引起膝反张；踝关节跖屈（图11 - 13）。

出现时间：出生时。

消失时间：6 个月。

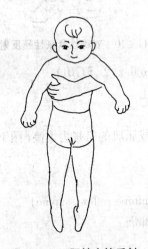 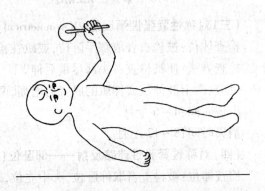

图 11 - 13　阳性支持反射　　　　　　　　图 11 - 14　联合反应

（七）联合反应（associated reactions）

联合反应是指当身体某一部位进行抗阻力运动或主动用力时，处于休息状态下的肢体所产生的不随意运动反应。联合反应是刻板的张力性活动，该活动使一肢体对另一肢体的姿势将产生影响。

检查体位：被检查者取仰卧位。

检查方法：身体任何部位的抗阻力随意运动。检查脑瘫患儿时，令患儿一只手用力握物（图 11 - 14）。

反应：对侧的肢体出现同样的动作或身体的其他部位肌张力明显增高。

出现时间：出生 ~ 3 个月。

消失时间：8 ~ 9 岁。

偏瘫患者处于痉挛的早期阶段时也可诱发出联合反应,检查方法参见有关章节。

脑干水平的反射在正常小儿出生时出现,根据反射的不同维持至 4 个月龄或至 8、9 岁不等。反射在该消失的月(年)龄消失为正常;如超过应当消失的月(年)龄反射仍存在,提示中枢神经系统发育迟滞如脑瘫。中枢神经系统损伤导致肢体偏瘫的成年患者也可再现脑干水平的姿势反射。

三、中脑及大脑皮质水平的反应

临床上将中脑及大脑皮质水平的反射称为"反应",它特指婴幼儿时期出现并终生存在的较高水平的反射。这些反应是正常姿势控制和运动的重要组成部分,包括调整反应、保护反应及平衡反应。中脑水平的反应是获得性运动发育成熟的标志,其调整反应在此水平被整合并相互作用以影响头与身体在空间的关系。大脑皮质水平的反应是大脑皮质、基底节和小脑相互作用的结果,它的发育标志着平衡反应发育成熟。只有在这种水平上的反应出现时,才可能出现高水平的、复杂的运动功能。某种反应在应当出现的时候未出现,提示为神经反射发育迟滞或异常。脑卒中和脑外伤时,患者的各种反应也会受到破坏。

(一)调整反应

大部分调整反应为中脑水平的反应,包括颈部调整反应、躯干旋转调整反应、头部迷路性调整反应及躯体调整反应。颈部调整反应、身体旋转调整反应是在相同刺激下出现的躯干整体或分节运动反应。头部迷路性调整反应、视觉调整反应及躯干调整反应是在身体位置变化或运动时为维持头部于正常直立位(即头颈部与地面垂直,口呈水平位)或维持头部与躯干的正常对线关系而作出的反应。视觉调整反应为大脑皮质水平的反应。上述各种调整反应消失或终生存在实际上反映了姿势调整发育的成熟过程。检查过程中应重点观察被检查者当体位被改变后为恢复正常对线和头的位置所做的自动调整表现。

1. 颈部调整反应(neck righting acting on the body,NOB)

检查体位:被检查者仰卧位,头中立位,上、下肢伸展。

检查方法:被检查者头主动或被动向一侧旋转。

反应:整个身体随着头的旋转而向相同方向旋转(图 11 – 15)。

出现时间:出生后 ~6 个月。

消失时间:出生 6 个月以后。

2. 躯干旋转调整反应(body righting acting on the body, BOB)

检查体位:被检查者仰卧位,头中立位,上、下肢伸展。

检查方法:将被检查者的头主动或被动地向一侧旋转。

反应:身体分节旋转,即头部先旋转,接着两肩旋转,最后骨盆旋转(图 11 – 16)。

出现时间:4 ~6 个月。

消失时间:出生 18 个月以后。

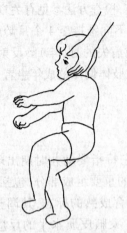

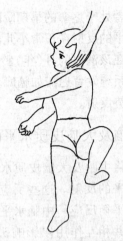

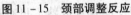

图 11 - 15　颈部调整反应　　　　　　图 11 - 16　躯干旋转调整反应

3. 头部迷路性调整反射(labyrinthine righting acting on the head, LR)

检查体位:将被检查者的眼睛蒙上,检查体位可以呈仰卧位、俯卧位、直立悬空位。

检查方法:检查者用双手将被检查者托起或将其向前、后、左、右侧各个方向倾斜。

反应:主动地将头抬起至正常位,即头颈部与地面垂直,口呈水平位(图 11 - 17)。

出现时间:出生 ~ 2 个月。

消失时间:终生存在。

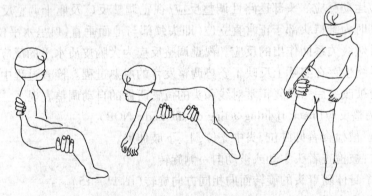

图 11 - 17　头部迷路性调整反应

4. 身体调整反应(body righting acting on the head, BOH)

检查体位:将被检查者的眼睛蒙上,体位呈仰卧位或俯卧位。

检查方法:将被检查者置于俯卧位或仰卧位。

反应:主动地将头抬起至正常位,即头颈部与地面垂直,口呈水平位。

出现时间:出生后 6 个月。

消失时间:5 岁。

5. 视觉调整反应(optical righting, OR)

检查体位:被检查者睁眼,呈仰卧位、俯卧位、直立悬空位。

检查方法:检查者用双手将被检查者托起或将其向前、后、左、右侧各个方向倾斜。

反应:主动地将头抬起至正常位,即头颈部与地面垂直,口呈水平位(图 11 - 18、19、20)。

出现时间:出生~2个月。

消失时间:终生存在。

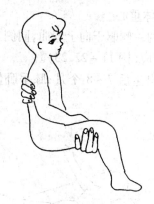

图 11-18　仰卧位视觉调整反应

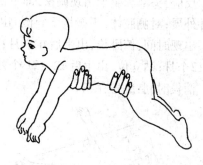

图 11-19　俯卧位视觉调整反应

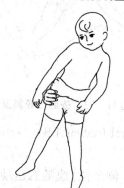

图 11-20　直立悬空位视觉调整反应

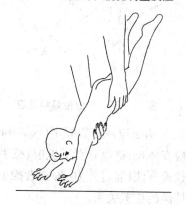

图 11-21　保护性伸展反应

(二)保护性伸展反应(protective extension)

保护性伸展反应是在重心超出支持面时(一种位移刺激),为达到稳定和支持身体的目的而作出的反应。当身体向支持面倾斜时双上肢和双下肢伸展以支撑体重。

检查体位:被检查者取坐位、跪位、站立位或倒立位(降落伞反应)。

检查方法:被检查者通过主动或被动地移动身体使身体重心超出支撑面。

反应:双上肢或双下肢伸展并外展以支持和保护身体不摔倒(图 11-21)。

出现时间:上肢,出生后4~6个月;下肢,出生后6~9个月。

消失时间:终生存在。

(三)平衡反应

平衡反应指当身体重心或支持面发生变化时,为了维持平衡所作出的应对反应。平衡反应为皮质水平的反应,它整合前庭、视觉及触觉刺激输入,是大脑皮质、基底节与小脑相互作用的结果。肌张力正常并且能够适应身体重心的变化(即肌张力随身体重心的变化而及时调整)时平衡反应出现。随着平衡反应的成熟,身体能够为了适应重心的变化而出现一系列的调整。因此,平衡反应成为人站立和行走的重要条件之一。平衡反应状况可以通过活动的支持面和随意运动或破坏被检查者的体位而获得。

1. 平衡反应 – 倾斜反应(equilibrium reactions – tilting, ER)

检查体位:被检查者于平衡板或体操球上呈仰卧位、俯卧位、坐位、膝手卧位或站立位。

检查方法:通过倾斜平衡板或移动体操球来改变身体重心。

反应:头部和躯干出现调整,即平衡板翘起(上斜)的一侧躯干向上弯曲,同侧上、下肢伸展并外展;对侧肢体(平衡板下斜侧)出现保护性伸展反应(图 11 – 22、23)。

出现时间:俯卧位,出生后 6 个月;仰卧位和坐位,出生后 7 ~ 8 个月;膝手卧位,出生后 9 ~ 12 个月;站立位,出生后 12 ~ 21 个月。

消失时间:终生存在。

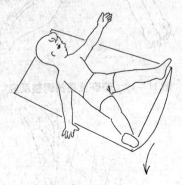
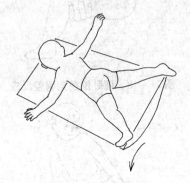

图 11 – 22　仰卧位倾斜反应　　　　　图 11 – 23　俯卧位倾斜反应

2. 平衡反应 – 姿势固定(equilibrium reactions – postural fixation, ER)

检查体位:被检查者呈坐位、膝手卧位、跪位或站立位。

检查方法:通过外力(检查者推患者躯干或将上肢向一侧牵拉)或随意运动来改变重心与支持面的位置关系。

反应:推被检查者时,头、躯干向受力侧屈曲,受力侧上、下肢伸展、外展;对侧可见保护性伸展反应。牵拉一侧上肢时,被牵拉肢体的对侧出现上述平衡反应即躯干侧弯,上下肢伸展、外展(图 11 – 24、25、26)。

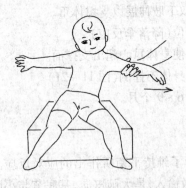
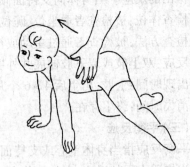

图 11 – 24　坐位平衡反应　　　　　图 11 – 25　膝手位平衡反应

出现时间:坐位,出生后 7 ~ 8 个月;膝手卧位,出生后 9 ~ 12 个月;跪位,15 个月;站立位,出生后 12 ~ 21 个月。

消失时间:终生存在。

3. 平衡反应 – 迈步反应（equilibrium reactions – hopping）

检查体位：被检查者取立位，检查者握住其双上肢。

检查方法：向左、右、前及后方推动被检查者。

反应：为了维持平衡，脚相应地向侧方或前方、后方迈出一步，头部和躯干出现调整（图 11 – 27）。

出现时间：出生后 15 ~ 18 个月。

消失时间：终生存在。

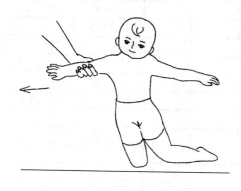

图 11 – 26　跪位平衡反应

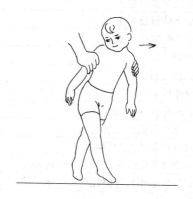

图 11 – 27　迈步反应

四、检查注意事项

1. 特异性的感觉刺激才能诱发出特定的运动反应。为保证出现应有的运动反应，检查体位一定要正确，要准确把握刺激的部位、强度和时间。

2. 检查中仔细观察被检查者对于刺激的反应。

3. 在进行脑干水平反射的检查时，除了用眼观察，还需触诊以发现和体会肉眼观察不到的肌张力变化。

4. 注意反射及反应出现、消失的时间。

5. 发育性反射的系统评定应当与观察反射如何影响运动功能以及功能性活动相结合。

第三节　结果记录与分析

每一个反射检查完成后，要及时记录并对结果进行进一步分析。根据障碍学诊断，制订合理的训练计划，并在训练过程中监测训练效果。

一、结果记录

采用"阳性反应"或"阴性反应"记录检查结果（表 11 – 1）。无论原始反射还是脑干或大脑皮质水平的反应，阳性反应均为正常发育阶段所应有的反应。阴性反应则为病理情况，可以是原始反射在应该消失的时间未消失，也可以是较高水平的反应未出现或遭到破坏。被检查者对刺激的反应强度（引起反应的速度和变化的程度）以及质量也应注意记录。

表 11-1 反射发育评定记录表

姓名		性别		出生日期（年龄）			病案号	
科室			病房/床			临床诊断		

反射		年 月 日		年 月 日		年 月 日	
		阴性	阳性	阴性	阳性	阴性	阳性
脊髓水平的反射	屈肌收缩反射						
	伸肌伸张反射						
	交叉伸展反射①						
	交叉伸展反射②						
	莫勒反射						
	抓握反射						
	惊吓反射						
脑干水平的反射	非对称性紧张性颈反射						
	对称性紧张性颈反射①						
	对称性紧张性颈反射②						
	对称性紧张性迷路反射——仰卧位						
	对称性紧张性迷路反射——俯卧位						
	联合反应						
	阳性支持反射						
中脑和大脑皮质水平的反应	颈部调整反应						
	躯干旋转调整反应						
	头部迷路性调整反应——仰卧位						
	头部迷路性调整反应——俯卧位						
	对头部的迷路性调整反应——直立悬空位						
	视觉调整反应——仰卧位						
	视觉调整反应——俯卧位						
	视觉调整反应——直立悬空位						
	保护性伸展反应						
	倾斜反应 仰卧位						
	倾斜反应 俯卧位						
	倾斜反应 坐位						
	倾斜反应 膝手位						
	倾斜反应 站立位						
	平衡反应 坐位						
	平衡反应 膝手位						
	平衡反应 跪位						
	平衡反应 站立位						

二、结果分析

Capute 等对脊髓和脑干水平反射的评定结果提出了评分标准（表 11-2）。按等级分为 0、1、2、3、4 分。0 分正常，4 分提示原始反射完全脱抑制。

表 11 - 2　脊髓和脑干水平反射评分标准

评分	标准
0	脊髓、脑干水平的反射消失
1	有轻度、短暂的肌张力变化,无肢体运动
2	可见的肢体运动
3	出现肢体夸张的整体运动
4	强制性反射运动持续时间 >30 秒

　　系统地检查不同发育水平的反射活动后,治疗师应重点注意患者的反射控制所能达到的最高水平。如果该水平与年龄相适应,则反射发育属正常;若控制水平低于当前年龄正常发育所应有的水平,提示中枢神经系统损伤。脑损伤发生在发育早期(如脑瘫)时,随意运动控制的发育将迟滞,其结果导致运动行为的控制以脊髓和脑干的反射占优势,而这些反射在正常发育时本应消失。脑损伤发生在成人阶段时,较低水平的反射从较高水平的抑制控制中脱离而被释放,即较高级反射整合中枢(大脑皮质)的障碍表现为原始反射重现。因此,当成年人出现影响和控制运动行为的脊髓或脑干水平的反射如姿势反射均提示中枢神经系统严重损害。反射整合障碍对于运动功能的影响是多方面的:①将导致躯干的分节运动减少;②分离运动减少或消失;③肌肉对于姿势变化的适应性下降;④抗重力肌的功能下降;⑤联带运动增加。此外,还应注意原始反射的出现对功能活动的影响。非对称性紧张性颈反射阳性时可阻碍仰卧位至俯卧位的翻身。

　　制订治疗计划时需要考虑的因素包括:原始反射的强弱、中枢神经系统损伤(发病)的时间以及损伤的程度等。发病时间越短,损伤越轻,反射越弱,则治疗效果越好。脑损伤发生在发育早期(如脑瘫)时,随意运动控制将被延迟,结果表现为运动行为以本应消失的脊髓或脑干反射占优势。脑损伤发生在成人时,低水平反射脱离了高水平的抑制性控制而被释放。无论哪种病理情况,无论脑损伤发生在何阶段,康复目标是使患者的反射等级水平与年龄或发育相适应,康复治疗的重点均为抑制较低水平的反射和促进或易化较高级水平的调整反应和平衡反应。

小　结

　　各种发育性反射自母亲妊娠期间、出生时以及出生后的两年里陆续出现,原始反射出现最早。反射发育的水平愈高,出现时间则愈晚。随着成长的过程,中枢神经系统逐渐发育成熟,原始反射经整合不再独立存在,较高级的反应则终生保持。因此,儿童或成年患者脊髓和脑干水平的反射持续存在或再现均为异常,而中脑或皮质水平的反应推迟出现、不出现或消失亦属异常。治疗师应掌握反射的评定方法与注意事项,从而使评定结果准确、可靠。

思考题

1. 原始/脊髓水平反射包括哪些?
2. 脑干水平反射包括哪些?
3. 中脑及大脑皮质水平的反射或反应有哪些?

（于兑生）

第十二章 协调运动障碍的评定

学习目标
1. 掌握协调运动的概念。
2. 熟悉协调运动评定的目的、适应证与禁忌证。
3. 掌握各种协调运动障碍的特征。
4. 了解协调运动障碍的神经学检查与粗大运动的评定内容和方法。

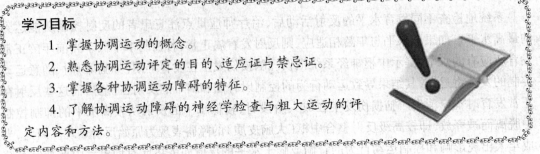

人体保持一定的姿势从事随意运动的要素包括肌力、关节活动度、肌肉耐力,全身耐力和协调性以及运动的控制等。只有正常的神经肌肉功能,才能使运动平稳、协调地进行。为了能够针对协调运动障碍者的不同情况制订出个体化的康复训练计划,对患者的协调运动功能状况进行评定就成为物理治疗师和作业治疗师的重要工作内容。

第一节 协调运动

协调运动障碍是阻碍患者运动、生活与交往的主要因素之一。物理治疗师在对患者进行治疗前,首先要对患者协调运动障碍的特征进行评定分析,以便更好地制订出有针对性的康复治疗计划。

一、基本概念

(一)协调运动

协调运动是指在中枢神经系统的控制下,与特定运动或动作相关的肌群以一定的时空关系共同作用,从而产生平稳、准确、有控制的运动。其特点是以适当的速度、距离、方向、节奏和力量进行运动。协调运动主要分为两大类:大肌群参与的身体姿势保持、平衡等粗大运动(如翻身、坐、站、行走)和小肌群实施的精细活动(如手指的灵巧性、控制细小物品的能力等)。

(二)精细运动的协调性与灵巧性

精细运动的协调性是指在中枢神经系统的控制下,一组或几组小肌群共同进行平稳、准确而协调的随意运动。灵巧性通常用来指上肢末端即手的精细运动的协调性。如操作物品的速度、移动物品时的准确性,抓住与放开,抓物的方式,写字的技巧和手的姿势等。

(四)协调运动障碍

协调运动障碍是指以笨拙的、不平衡的和不准确的运动为特点的异常运动。协调性运动障碍是由于中枢神经系统不同部位(小脑、基底节、脊髓后索)的损伤所致。前庭迷路系统、本体感觉与视觉的异常也可造成协调运动障碍。

协调性运动障碍还包括不随意运动以及由于肌肉的痉挛、肌肉肌腱的挛缩造成的运动异常。

(五)精细协调运动障碍

指以笨拙的、不平稳的和不准确的运动为特点的异常运动,多与手功能密切相关。产生协调性运动障碍的原因主要是中枢神经系统不同部位(小脑、基底节、脊髓后索)的损伤。周围神经损伤、肌肉肌腱外伤、肌肉痉挛或挛缩也可造成精细运动协调性和灵巧性的异常。

二、评定的目的

(一)粗大协调运动评定的目的

- 通过了解肌肉或肌群在维持姿势以及各种运动或动作中的功能状况,明确协调障碍对粗大运动或活动质量的影响。
- 根据协调运动障碍制订相应的康复目标与计划。
- 提供为改善协调运动功能而制订运动训练方案的依据。
- 为选择适当的辅助运动器具提供依据,以提高运动的安全性。
- 判断康复训练的效果和/或改善协调运动障碍的药物疗效。

(二)精细协调运动评定的目的

- 了解精细动作协调性障碍对 ADL 的影响。
- 根据精细协调运动障碍制订相应的康复目标与计划。
- 提供为改善协调性而实施作业疗法的依据。
- 根据评定结果,选择适当的自助具或辅助具作为辅助治疗。
- 衡量康复训练的效果和/或使用改善协调能力的药物的效果。

三、适应证和禁忌证

(一)适应证

任何引起协调运动障碍的疾患均需要进行评定。

1. 感觉性运动失调——传导本体感觉的纤维(末梢神经、神经根、脊髓后索、内侧丘系、丘脑腹侧后外侧核、顶部位)受损　多发性末梢神经炎、进行性神经性肌萎缩、脊髓痨、亚急性联合变性、少年脊髓型遗传性共济失调、腓肌萎缩性共济失调、顶叶或丘脑血管病、肿瘤、外伤等。

2. 小脑性运动失调——小脑及其向心或远心径束的损害　小脑肿瘤、炎症、血管病、变性疾病、酒精中毒性小脑变性、多发性硬化等。

3. 前庭性运动失调——前庭器官及其神经和核的病变　前庭神经元炎、氨基糖苷类药物中毒、脑干疾病(炎症、肿瘤、血管病)、迷路炎、耳性眩晕等。

4. 额叶性运动失调——额叶前部的损伤　肿瘤、炎症、血管病。

5. 锥体外系运动失调——基底神经节(尾状核、壳核、苍白球、红核黑质)的损害　新生儿窒息、核黄疸、缺血缺氧性脑病所致小儿脑瘫、帕金森病、肝豆状核变性、扭转痉挛、成人基底节肿瘤、血管性病变等。

(二)禁忌证

因意识障碍或精神障碍所致的协调功能异常不在评定范围之内。

四、各种协调运动障碍的特征

人体从事随意运动,需在大脑皮质、大脑的基底核、小脑、前庭迷路系统、本体感觉、视觉等共同作用下,依靠主动肌、拮抗肌、协同肌和固定肌的相互协调来完成,其中任何部分的损伤都会造成协调运动障碍。

(一)共济失调

共济失调(ataxia)指随意运动的平稳性、动作的速度、范围、力量以及持续时间均出现异常。表现为上肢重于下肢,远端重于近端,精细动作较粗糙动作明显。

1. 日常生活活动受限 穿衣、系钮扣、端水、写字时由于上肢摇摆而完成困难。

2. 醉汉步态 向前行走时,举步过高,躯干不能协同前进,有后倾现象。跨步大、足着地轻重不等、不稳定,呈现足间距宽大而摇摆的醉汉步态。

3. 震颤(tremor) 在完成有目的的动作时主动肌和拮抗肌不协调而发生震颤。

(1)意向性 在做随意运动时,手足越接近目标,震颤越明显。

(2)姿势性 站立时身体前后摆动,椅坐位时如手足合拢则躯干和头颈摇晃。

(3)静止性 静止时有震颤,活动后减轻(见不随意运动)。

4. 轮替运动障碍(dysdiadochokinesia) 快速重复动作不良,即完成快速交替动作有困难,表现出笨拙、缓慢。

5. 辨距不良(dymetra) 对运动的距离、速度、力量和范围判断失误,结果达不到目标或超过目标。如用患手去拿杯子时,肘过伸,手在杯子上方摆动,然后才能将其拿起。

6. 肌张力低下(hypotonia) 将被检肢体抬起并保持在一定的位置,当突然撤消保护时,该肢体发生坠落。

7. 书写障碍(agraphia) 书写过程中的控制能力下降,表现为不能适时、适度停止书写,往往出现过线。画线试验(+)。小脑损害者写字笔画不规整,且字体越写越大;帕金森病患者相反,开始字体大,越写越小。

8. 运动转换障碍 模仿画线异常(图 12 - 1)。

9. 协同运动障碍(dyssynergia)

(1)起身试验 仰卧位,双手交叉胸前,坐起时,随着躯干的屈曲,同时一侧或双下肢也屈曲(图 12 - 2)。

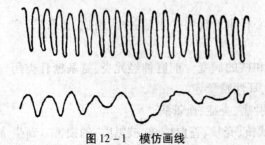

图 12 - 1 模仿画线

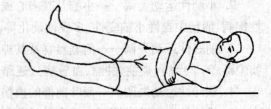

图 12 - 2 起身试验

（2）立位后仰试验　双脚并拢站立,向后弯身时,头不后仰,膝不弯曲,重心后倾(图 12 –3)。

10. 其他

（1）眼球震颤（nystagmus）　平视前方再看一侧物体时出现。

（2）构音障碍（dysarthria）　构音器官广泛的张力低下致语调和韵律异常。表现为说话唐突、吐字含糊、音量大小强弱不等。

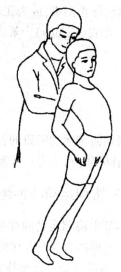

图 12 –3　立位后仰试验

（二）不随意运动

主要指姿势保持或运动中出现不自主和无目的的动作,运动不正常和运动时出现无法预测的肌张力变化。

1. 震颤（tremor）　当肢体维持固定姿势时明显,随意运动时震颤可暂时被抑制。但肢体重新固定于新的位置时又出现震颤。精神紧张时震颤加重,睡眠时消失。出现在上肢者呈拇指与其他二指交替屈伸,拇指内收外展样的"搓丸样"或"点钞票样"动作。也可见腕关节屈伸、前臂旋前和旋后(图 12 –4)。震颤亦可出现在头部、下颌和下肢。

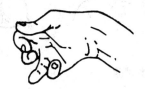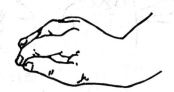

图 12 –4　帕金森震颤

2. 舞蹈（chorea）　为一种无目的、无规则、无节律的,可突然出现的动作。表现为面、舌、唇、全身或一侧肢体的远端出现无次序、不连续的突然运动,从而影响了随意运动的完成,可表现在手的操作、言语以及步态中。

3. 手足徐动（athetosis）　为一种间歇性、缓慢、不规则的手足扭转运动,肌张力忽高忽低,交替出现于相互对抗的肌群。多见于上肢,如影响面部可出现一连串的鬼脸。情绪紧张时加重,睡眠时消失。手足徐动往往伴随痉挛、舞蹈样改变。

4. 偏身投掷症（hemiballismus）　为一种突然发生的、反射性、痉挛性、有力的大范围的一侧或一个肢体无目的的打鞭样动作,抓紧肢体后可暂时停止。见于脑血管意外。

5. 舞蹈样徐动症（choreoathetosis）　该样运动介于舞蹈样运动和手足徐动之间。

6. 肌阵挛（myoclonus）　指个别肌肉或肌群组的短暂、快速、闪电样、不规则的、幅度不一致的收缩,身体的一部分或数处同步或不同步出现。轻者不引起关节运动,重者可引起肢体阵挛运动。

（三）其他

1. 运动徐缓（bradykinesia）　运动缓慢、能力减低。在直接变换运动方式时出现,或表现为运动停止困难,或为无动。

2. 僵直(rigidity)　被动活动时肌肉张力明显增高,呈"齿轮样"或"铅管样"改变。

第二节　评定的方法与步骤

根据协调运动障碍的各种表现,有针对性地进行非平衡性与平衡性协调运动障碍的评定,寻找障碍点,为进一步制订康复治疗计划提供依据。

一、协调运动的神经学检查

本节中协调运动的神经学检查为非平衡协调性运动的检查。检查的异常反应是运动逐渐偏离正确的位置和闭眼时反应质量下降。除了特殊指明,一般测试为坐位。

1. 指鼻试验　让被检查者在肩外展90°同时肘关节伸展位置时,用示指指尖指向鼻尖(图12-5)。

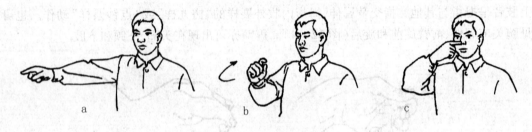

图12-5　指鼻试验

2. 指指试验　双侧肩关节外展90°,肘关节伸展后,嘱被检查者双示指在中线位相触。

3. 交替指鼻和对指　用示指交替指自己的鼻尖和检查者的示指。检查者可变换位置来测验被检查者对变换距离、方向的应变能力。

4. 对指　用拇指尖连续逐一触及该手的其他指尖,可逐渐加快速度。

5. 粗大抓握　将手从完全屈曲到完全伸展之间进行变换,可逐渐加快速度。

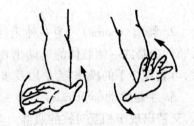

图12-6　两手旋前、旋后

6. 轮替试验(前臂的旋前/旋后)　让被检查者上肢紧贴于体侧,屈肘90°,进行手掌向上、向下的交替翻转(图12-6)。

7. 反弹测验　上肢外展、屈肘位。检查者握住被检查者前臂用力向伸肘方向牵拉,让被检查者屈曲前臂与检查者进行对抗运动,然后检查者突然松手。正常情况下,屈肘的拮抗肌群(肱三头肌)将收缩对运动进行校准并制止肢体的过度运动。异常的现象是肢体过度回弹,即前臂回收反击身体。常见于小脑损伤患者(图12-7)。

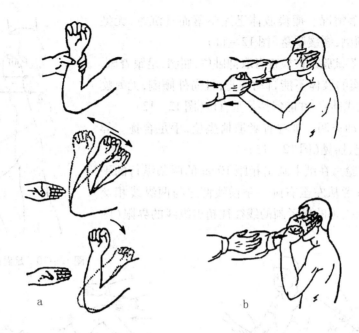

图 12 - 7　反弹试验

8. 交替足跟至膝、足跟至足趾　被检查者取仰卧位,用一侧的足跟交替接触对侧的膝和足大趾。该测验较易发现测距过远和动作分解等小脑损伤后的体征,有助于早期诊断小脑共济失调(图 12 - 8)。

9. 跟膝胫试验　被检查者取仰卧位,用一侧足跟沿对侧胫骨近端向远端滑动,小脑病损者睁眼、闭眼均异常;深感觉障碍者闭眼更不稳定(图 12 - 9)。

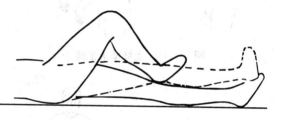

图 12 - 8　交替足跟至膝、足跟至趾

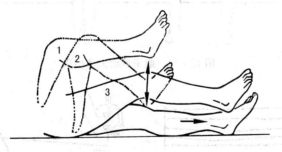

图 12 - 9　跟膝胫试验

10. 足趾触检查者手指　被检查者取仰卧位,用足大趾触检查者手指。检查者可以变换手指的位置以评测被检查者变换方向、距离的情况和运动的力量(图 12 - 10)。

11. 固定或保持肢体位置

(1)上肢坠落试验　被检查者取坐位或立位,检查者使其上肢向前保持水平位。突然松手,观察肢体坠落情况。瘫痪肢体迅速坠落而且沉重,无瘫痪肢体则向外倾倒,缓缓坠落(图 12 – 11)。

(2)下肢坠落试验 被检查者取仰卧位,屈膝,足跟着床,突然松手时,瘫痪的肢体不能自动伸直,且向外倾倒,无瘫痪的肢体则呈弹跳式伸直,并能保持足垂直位(图 12 – 12)。

12. 躯干运动失调 被检查者取椅坐位,手足合拢。异常者躯干不稳定、摇晃(图 12 – 13)。

13. 画线试验 在纸上画出相距 10cm 的两条纵行的平行线。让被检查者从左至右画一条横线使之与两纵线相交成直角。小脑受损害的患者画的线往往超出纵线的界限(图 12 – 14)。

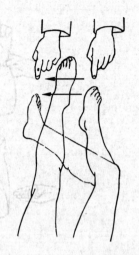

图 12 – 10 足趾触检查者手指

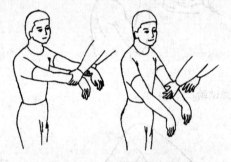

图 12 – 11 上肢坠落试验

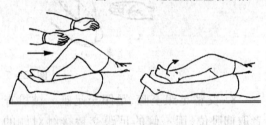

图 12 – 12 下肢坠落试验

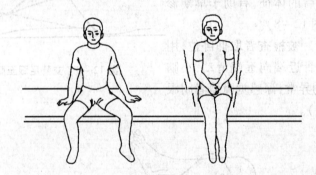

图 12 – 13 躯干运动失调检查

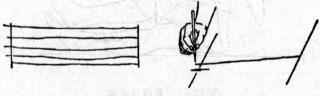

图 12 – 14 画线试验

14. 振子试验 令被检查者双上肢向前方平伸手掌向下,然后闭上眼睛。嘱其在手部受到冲击时,尽量保持稳定。检查者突然用力叩击被检查者的腕部,使其上肢上下移动。正常人受试侧上肢迅速回复至初始位。小脑异常患者则见该上肢出现多次重复的上下振子样运动。该现象也出现在膝反射检查时(图 12 – 15)。

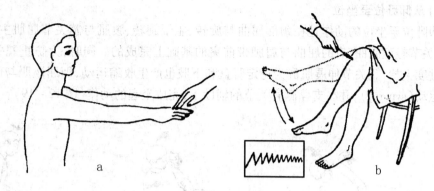

图 12 - 15　振子试验

二、粗大协调运动的评定

(一) 从仰卧位至俯卧位

正常人从仰卧位翻身时,颈部屈曲、旋转,然后上部躯干随之屈曲、旋转。这是基于颈部调整反应并引出躯干分节性旋转的躯干旋转调整反应,即先后产生肩、胸廓、髋与骨盆的旋转。在翻身至侧卧位前脊柱有一轻度伸展,而后转到俯卧位(图 12 - 16)。

小脑性共济失调、偏身共济失调者在仰卧位翻身时,最初颈部和躯干呈伸展运动,使运动继续进行困难(见图12 - 17)。另外,帕金森病则表现为双侧对称性屈曲样的异常动作,以躯干与下肢

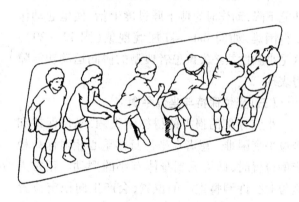

图 12 - 16　从仰卧位至俯卧位

呈过度屈曲似球状转至侧卧,再至俯卧位(图 12 - 18)。偏瘫患者由于患侧肩胛带后撤而无法完成自患侧向健侧的翻身运动。

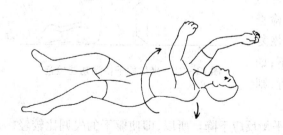

图 12 - 17　小脑性共济失调翻身

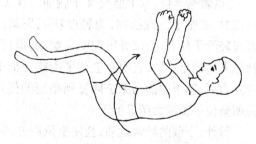

图 12 - 18　帕金森病患者的翻身

(二)从仰卧位至坐位

从仰卧位至坐位的动作是在颈部屈曲与旋转、躯干旋转、腹肌与髋关节屈肌主动收缩，使髋、膝关节轻度屈曲，肩的屈曲与肩胛带前突的基础上完成的。同时，为防止髋关节屈曲使下肢过度上抬，髋关节伸展肌群为稳定骨盆和下肢也产生收缩运动，即屈髋肌与伸髋肌产生协同运动（synergy），并在支撑侧肩关节的辅助下，完成坐起的动作（图12-19）。

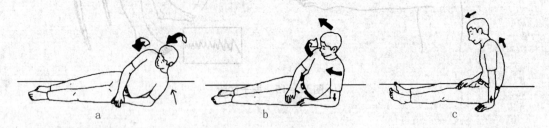

图12-19 从仰卧位至坐位

由于小脑性共济失调与偏瘫患者的协同运动功能下降，动作时患侧下肢过度上抬，使坐起动作变得困难，如同 Babinski 屈髋现象（图12-20）。这是小脑性共济失调患者典型的协同运动功能障碍表现。

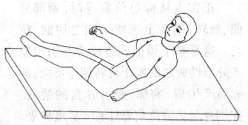

图12-20 Babinski 屈髋现象

(三)坐位保持与坐位平衡

小脑蚓部的损害使得躯干失调，坐位保持和坐位平衡困难。患者在坐位身体重心相对保持稳定的位置时，即可见到身体有小的摆动。正常人坐位时少许调整重心的位置，会产生向稳定位置回复的平衡反应运动。如将小脑受损者坐位的重心移动，其身体的摆动随之增大至倾倒。由于外力作用与坐位平衡有关，前者会使身体重心移动而导致身体摆动幅度增大，故检查时需要轻缓地进行。端坐位躯干协调功能的检查方法见图12-21:受试者端坐位，双上肢交叉于胸前。在无外力作用时，如躯干出现摇摆，为轻度功能失调；检查者轻轻给予外力，受试者出现明显摆动，但可恢复到原来的稳定位置，表明有坐位平衡能力低下；如受外力后，躯干的摆动无法回复到稳定的位置，则说明坐位平衡能力明显低下。

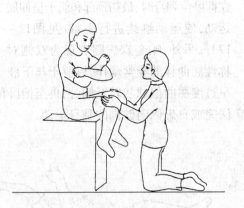

图12-21 坐位躯干协调功能检查

另外，下肢的异常运动，会使坐位后方的平衡反应下降。所以，即使躯干的失调比较轻，也可由于下肢的重度运动失调而出现平衡障碍。因此，对坐位姿势调节的预测性检查也十分重要。如图12-22示端坐位时，在外力作用下分别进行膝伸展、髋关节屈曲、上肢上抬，同时观察躯干肌的协同运动与稳定性。

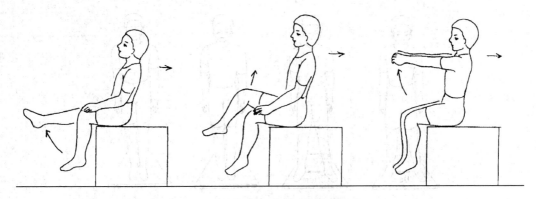

图 12-22　坐位姿势调节预测检查

（四）站立动作

1. 从俯卧位至站立位　正常人从俯卧位站起须经历从俯卧位至双膝跪位、单膝跪位，然后站起。协调运动功能低下的患者进行从俯卧位至双膝跪位、单膝跪位到站立的动作则十分困难。患者通常是直接以四肢（手、足）支撑（双下肢分开形成较宽的支持面，称为髋关节肢位），然后双手扶床，躯干伸展，身体重心随之后移，离床站立。此时要观察其身体重心向后移时有否跌倒的倾向。注意：扶床的手在离开床时，身体的晃动幅度会增大。另外，患者在站立时会有髋、膝关节屈曲保持困难，出现膝关节突然屈曲的异常现象（图 12-23）。

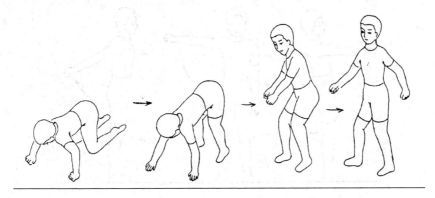

图 12-23　从俯卧位至站立位

2. 从端坐位至站立位　从端坐位至站立的动作同样需要有协调运动的功能。协调运动功能低下时，臀部在离开床/椅面时，由于重心的移动使得身体的晃动幅度增大，为稳定躯干而出现膝关节屈曲的情况。要注意观察臀部接触床面的面积与身体晃动幅度的关系。

（五）立位保持与立位平衡

1. 静态立位保持　被检查者头部直立，面向前方，双足并拢，在睁眼和闭眼的两种情况下，保持站立姿势 30 秒。观察记录其身体晃动的程度和有否跌倒的倾向。闭眼时身体晃动明显为 Romberg 征阳性。

2. 静态立位平衡测量　被检查者双足分开站立（两足间距 20cm）和双足并拢站立（Romberg 位）。分别在睁眼与闭眼时，检测身体重心晃动的情况，记录上述两种站立所持续的时间。当小脑性共济失调在闭眼并足可以维持 30 秒时，有步行的可能。该项检查也可作为静止立位平衡的训练项目之一（图 12-24）。

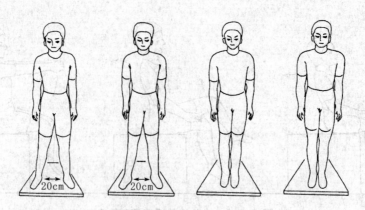

图 12-24　静态立位平衡检查

3. 立位平衡反应　被检查者取站立位,检查者用手给其外力,用来检查调整反应与平衡反应。评定反应出现的时间、反应运动的正确性。反应时间延迟、运动的方向与运动的幅度异常,显示出平衡与协调性障碍。

与坐位平衡与协调性检查一样,在站立位施加外力前,可以先做站立位姿势调节的预测性检查。如图 12-25 所示,在站立时,上肢向前方、侧方、后方上举时,观察躯干的运动情况。

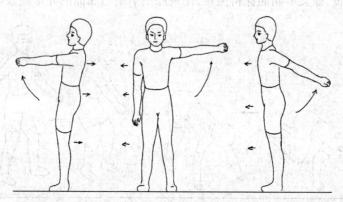

图 12-25　立位姿势调节预测检查

4. 立位时身体侧方移动　行走迈步时,身体重心向处于站立相的支撑腿的转移是十分重要的。当受试者双足分离 20cm 保持静止站立时,检查者从侧方对其肩部或骨盆施加外力,使其身体重心向侧方移动达目标点(检查者另一手放在距受检者原身体中心 10cm 处),并以此姿势保持数秒。观察运动的速度及达到目标点的运动的正确性和运动开始后身体摇摆的情况(图 12-26)。

小脑性共济失调者运动迟缓,运动的正确性显著降低,身体晃动幅度明显增大。要提高小脑性共济失调者运动的延迟与运动的正确性十分困难。

5. 立位躯干屈曲、伸展时伴骨盆、下肢的协同运动　正常的模式是躯干屈曲时,伴骨盆向后方移动(髋关节屈曲),膝伸展位,下肢稍向后方倾斜(足踝关节背屈);躯干伸展时,骨盆向前方移动(髋关节伸展),膝关节屈曲,下肢向前方移动(足踝关节背屈),这是躯干运动伴身体重心移动的最低限度的必要条件(图 12-27)。

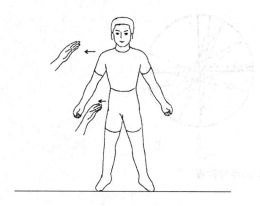

图 12 – 26　立位时身体侧方移动检查

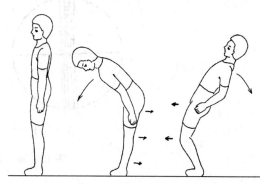

图 12 – 27　站立躯干屈伸与下肢的协同运动

小脑性共济失调患者躯干屈曲向前的平衡能力下降,躯干向后伸展不能,呈现过度向后倾以至跌倒(图 12 – 28)。因此,躯干伸展检查异常是小脑性共济失调患者协同运动功能障碍的又一典型特征。

(六)步行、上下阶梯

协调运动障碍者步行时,单足支撑的瞬间会急速出现膝屈曲,导致身体晃动幅度增大,平衡被破坏。可进行走 2m 直线的步行检查,观察身体摇摆或有否倾倒的现象。必要时可在平行杠内行走,以评价膝屈曲的发生或辅助下膝屈曲步

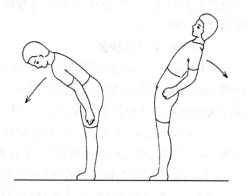

图 12 – 28　小脑性共济失调躯干伸展

行的情况,以及步行的中间位保持的稳定性等。也可以实施将一侧足跟直接置于对侧足趾之前的行走;沿着地板上所画的直线行走或按地板上已有的足的标记行走;侧向走和倒退走;原地踏步;变换步行运动的速度(注意增加速度将夸大协调障碍);步行时突然停下或起步;用足趾或足跟行走等各项协调性检查。

上下阶梯的检查,通常要求患者可以单足站立。因此评价单下肢上下阶梯的课题和单足支撑期的姿势是必要的。

拄杖步行时,如拐杖的使用方法不正确,会造成平衡破坏,出现跌倒。不使用拐杖时,步行的平衡是十分重要的。

(七)步行轨迹测试

小脑性协调障碍是半球损害后丧失了对锥体系统冲动的制动作用,尤其是对那些需要"校正"和"立定"的动作以及手的精细运动。对其醉汉样步态的测查可用星形步迹检查。将患者两眼蒙住,头部正直。开始由出发点向 1 前进,后退时由 1 向 1′后退。Ⅰ:正常人于往返 5 次后不见显著偏斜,偏斜度不超过 10°~15°。Ⅱ:左侧小脑(或前庭)病变者,偏斜向左,5 次往返结果为 115°即左偏 115°(图 12 – 29)。

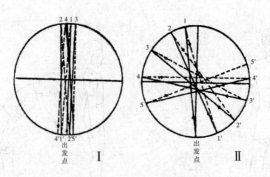

图 12－29　星形步迹检查

三、精细运动的评定

对精细运动的协调性与灵巧性的评定通常在上肢支撑、独立坐位的情况下进行。然而，重要的是观察患者在实施生活自理动作时，不同姿势下使用上肢支撑和不用上肢支撑时精细运动功能的情况。

(一)手的准确性检查

1. Jebsen－Taylor 手功能检查　检查手的粗大运动的协调性。通过以下 7 个方面的功能活动测查手的功能情况：①写字（写一句话）。②翻卡片（模仿翻书）。③捡拾小件物品。④模仿进食。⑤堆叠积木。⑥拿起大而轻的物品。⑦拿起大而重的物品。

2. Purdue pegboard 测试　为手的精细动作的协调性检查。检查用品有一块模板（上有两列小孔，每列小孔 25 个），细铁柱、垫圈和项圈。坐位检查。测验步骤：

(1)用左手捏起细铁柱并在 30 秒内尽快插入小孔内，记录插入的数量。

(2)用右手捏起细铁柱并在 30 秒内尽快插入小孔内，记录插入的数量。

(3)左、右手同时操作，将细铁柱在 30 秒内尽快插入小孔内，记录插入的数量。

(4)装配　受检者将一个垫圈、一个项圈、再一个项圈依次套在铁柱上，1 分钟内的装配数量为得分结果。

3. 上肢准确性测试

(1)1 分钟内能在两线间隔 1cm 的同心圆图的空隙内，以每秒一点的速度向中心圆打点（治疗师用击掌来掌握节奏）。注意患者手持铅笔，在距离纸 10cm 处，肘关节不能接触台面。记录落在同心圆轨道中与图外不同区域的点数（图 12－30）。

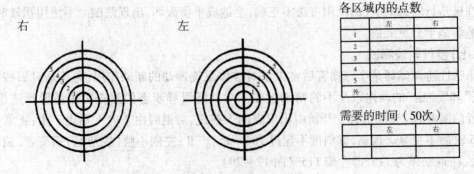

各区域内的点数

	左	右
1		
2		
3		
4		
5		
外		

需要的时间（50次）

	左	右

图 12－30　准确性测试 I

（2）两手分别用铅笔通过纵线的缺口处描绘出曲线。肘关节不能离开桌面,以最快的速度,在不触及纵线的情况下连线。

正常值:右手为 11 ~ 16 秒,左手为 14 ~ 21 秒;触及纵线数:右手 0 ~ 2 次,左手 0 ~ 2 次（图 12 − 31）。

图 12 − 31　准确性测试Ⅱ

4. 对帕金森病患者上肢的协调性检查。

（1）30 秒内按动计数器的次数。

（2）1 分钟内从盆中取出的玻璃球数。

（3）1 分钟内插入穿孔板内的小棒数。

（4）1 分钟内在两线间隔 1cm 的直线图空间内画出直线的条数和画出线外的次数。

（二）手的灵巧性检查

1. Crawford 灵巧性检查　该项检查是使用小的工具进行操作。工具包括细铁柱、项圈、螺钉以及能相应地插入这些物品的板面。具体操作方法:使用镊子把细铁柱插入小孔,然后将项圈套在铁柱上。螺钉必须用手指拧在板面上,并用螺丝刀拧紧。记录操作实施的时间。

该项检查是为青少年和成人设计的手 − 眼协调性和手操作小工具能力的检测,对准备进入专门职业学校的人是十分必要的。

2. 手灵巧度测定　用于 >20 岁的成人精细动作灵巧性的测试。手指协调的 9 孔插板试验:一块 13cm × 13cm 的木板,上有 9 个孔,孔深 1.3cm,孔间距 3.2cm,孔直径 0.71cm;插棒长 3.2cm,直径为 0.64cm 的圆柱形,共 9 根。

测验时,在测试的木板旁放一浅皿,将 9 根插棒放入其中,让受试者用测试手一次一根地将木棒插入孔中,插完 9 根后再每一次一根地拔出放回浅皿内,计算共需时间。测定时先利手后非利手。

3. 其他

（1）Erhardt 抓握发育评定　用于测定 0 ~ 6 岁儿童手功能的技巧动作发育。利用小积木、塑料桶、玩具槌、钥匙、珠子、铁罐、橡胶球、一叠环等不同的物体测定小儿的反射性抓握和操作技巧。

（2）Grooved 木钉试验　在任意姿势下,将螺钉放进有 25 个小孔的模板的合适位置。

（3）盒与木块试验　用于对正常 7 ~ 9 岁儿童、成人及伴有神经肌肉异常的成人的手操作灵巧性的测试。在一定时间内,拿起一个木块,放进带有间隔的盒子中。

（4）简易上肢功能检查法（日本）　用于 3 岁儿童至 80 岁以上的老人手及上肢功能的检查。全套由 10 种规定动作组成。被检查者将手放在规定的起始位,检查者发出"开始"的口令后,被检查者尽快地将规定物品(球、木块、木板、金属片、皮革等)一个一个地拿起并放到规定位置。记录动作完成的时间供评定时计算得分。分别进行左、右手检查。

(三)日常生活动作检查

作业疗法主要对吃饭、穿衣、系钮扣、取物、书写等与上肢及手功能有关的日常生活活动进行观察。通过观察,作业治疗师可了解完成每项活动的技能水平(包括辅助的量和需要辅助的器械),活动中有否附加运动如震颤、晃动或不稳定,不协调运动的分布情况(近端/远端),完成一次活动所需要的时间,影响因素如增加或减少不协调运动的体位或情况以及安全水平等。

常用的日常生活活动能力评定量表有 Barthel 指数、Katz 指数、Kenny 自理评定、PULSES及独立功能测量(FIM)等。详见第二十三章第二节《日常生活活动能力的评定》。

四、评定注意事项

(一)评定所需的条件

1. 环境　安静、光线充足、有一定活动空间的屋子。

2. 用品　评定表、记录用笔、定时钟、两把椅子、治疗桌、诊查床、必要的眼睛遮盖物和测试工具。

3. 患者的情况　患者在休息好以后进行检测。检查者要将检测方法向患者解释清楚,并对患者受检时的情况予以准确记录。因为患者身体的情况、疲劳、领悟程度、胆怯均会影响测试的结果。

(二)选择适当的评定方法

1. 非平衡性协调运动的评定(一般协调功能障碍的神经学检查)　身体在非站立的姿势下进行的动态或静态的运动的评定。包括粗大运动与精细动作。

2. 平衡性协调运动的评定(日常生活基本动作)　身体在移动、站立时,对其静态、动态的姿势以及平衡情况作出的评定,主要是粗大运动。

(三)掌握评定时观察的内容

1. 运动是否可准确、直接、交替进行。

2. 完成动作的时间是否正常。

3. 进行活动时身体有否无关运动,如震颤、晃动或不稳定。

4. 在要求运动速度增加时,运动质量变化的情况。

5. 睁眼与闭眼、静止与运动时的姿势比较。

6. 不协调运动(近端/远端)以及受累肢体的情况。

7. 了解增加或减少不协调运动的体位或情况。

第三节　结果记录与分析

协调运动功能的评定将给治疗师提供与运动实施相关的信息,有助于识别运动缺陷的原因,并为进一步制订康复计划与目标提供依据。治疗间隔的再评定可确定治疗的效果和不足,以及时修改康复治疗方案。因此,检查者要有娴熟的评定技巧,并尽可能地由同一位检查者实施不同时期的相同评定,认真做好记录。

一、粗大协调运动评定的记录与分析

(一)非平衡性协调功能障碍评分

0分:不能完成活动。

1分:重度障碍——仅能发起运动。运动无节律性,明显不稳定,摆动,可见无关的运动。

2分:中度障碍——能完成指定的活动,但动作慢,笨拙,不稳定。在增加运动速度时,完成活动的节律更差。

3分:轻度障碍——能完成指定的活动,但较正常速度及技巧稍有差异。

4分:正常完成活动。

(二)平衡性协调功能障碍评分

1分:不能活动。

2分:能完成活动,但为保持平衡需要大量的身体接触加以防护。

3分:能完成活动,但为保持平衡需要较少的身体接触加以防护。

4分:能完成活动。

(三)Carr-Shepherd评定

1. 坐位平衡

0分:不能完成。

1分:在支持下保持坐位平衡。

2分:无支撑下保持坐位平衡10秒。

3分:无支撑下保持坐位平衡,身体前倾,体重均匀分布。

4分:无支撑下保持坐位平衡,并能向后转动头部及躯干。

5分:无支撑下保持坐位平衡,并能身体向前,手可触摸地面,然后回到坐位平衡。

6分:无支撑下保持坐位平衡,并能向侧方弯腰,手可触摸地面,然后回到坐位平衡。

2. 坐位至站立

0分:不能完成。

1分:在治疗者帮助下站起来。

2分:借助辅助具站起来,但体重分布不均匀,需要用手支撑。

3分:自己站起来,体重分布均匀。

4分:自己站起来,体重分布均匀,并能保持髋、膝伸直5秒。

5分:自己站起来,体重分布均匀,髋、膝完全伸直,然后再坐下。

6分:10秒钟内,不需任何帮助,自己站起来、坐下3次。

(四)步行结果记录与分析

1. 步行速度　米/分。

2. 横向脱离直线的最大距离　厘米。

3. 脱离直线的次数。

4. 步行节奏　步/米,最大步幅(cm)。

5. 足尖对足跟步行 可、不可。

6. 足跟步行 可、不可。

7. 足尖步行 可、不可。

二、精细运动评定结果的记录与分析

精细运动协调性的评定将给作业治疗师提供与运动实施相关的信息,有助于识别运动缺陷的原因,为进一步制订康复计划与目标提供依据。治疗间隔的重新评定可进一步确定治疗的效果和不足,以便及时修改康复治疗方案。因此,检测者在实施测验时要正确地向患者阐明测试方法,并以熟练的检测技巧对被检查者进行相应的测查。应当尽可能由一位检查者实施不同时期的相同评定,认真做好记录。

小 结

粗大运动协调功能障碍主要是由于中枢神经系统不同部位(小脑、基底节、脊髓后索)的损伤所致的以笨拙的、不平衡的和不准确的运动为特点的异常运动能力。针对粗大运动协调障碍,以非平衡协调测验和平衡协调测验的方式进行评定。治疗师需要根据患者的临床表现,对其粗大运动和精细运动作出相应的评判与程度分析,同时认真记录在案,以此作为制订相应的康复训练计划、判断康复训练效果和/或使用改善协调能力的药物效果的依据。

思考题

1. 共济失调有哪些类型? 其病理机制如何?

2. 共济失调的临床表现、体征与检查方法有哪些?

3. 精细运动的评定方法有哪些?

(吴卫红)

第十三章　平衡功能的评定

学习目标

1. 掌握有关平衡的基本概念及相关生理机制。
2. 掌握静态平衡功能评定方法。
3. 掌握动态平衡功能评定方法。
4. 熟悉跌倒风险的评估方法。
5. 掌握不同疾病所致平衡功能障碍的特征。

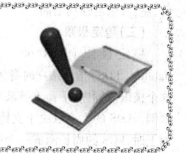

　　平衡是人体保持姿势与体位,完成各项日常生活活动,尤其是各种转移动作、行走以及跑、跳等复杂运动的基本保证。当各种原因导致维持姿势稳定的感觉运动器官或中枢神经系统受到损伤时,平衡功能便受到损害。平衡功能的康复训练是物理疗法专业的重要工作内容,因此平衡功能评定也就成为制订平衡康复计划的重要步骤。本章将讲述有关平衡的基本概念以及各种评定方法。

第一节　概　述

　　理解平衡及相关的概念、平衡的生理学机制或影响平衡的因素是认识平衡障碍的发生与发展的基本前提。物理治疗师应掌握相关的基础知识。

一、基本概念

(一)平衡

　　平衡(balance)是指在不同的环境和情况下维持身体直立姿势的能力。一个人的平衡功能正常时,能够保持体位、在随意运动中调整姿势、安全有效地对外来干扰作出反应。为了保持平衡,人体重心(body's center of gravity, COG)必须垂直地落在支持面上方或范围内。否则,不是跌倒就是必须要有立即的补救动作。因此,平衡就是维持 COG 于支持面上方的能力。

(二)支持面

　　支持面(support surface)指人在各种体位下(站立、坐、卧,行走)所依靠的表面,即接触面。站立时的支持面为包括两足底在内的两足间的面积。支持面的面积大小和质地均影响身体平衡。当支持面由于不稳定或面积小于足底面积、质地柔软或表面不规整等情况使得双足与地面接触面积减少时,身体的稳定性下降。图 13-1 说明如何通过改变双足的位置和使用拐杖来影响支持面的大小和身体的稳定性。图 13-1a 支持面小,身体的稳定性则较低;图 13-1b 身体的前后稳定性增高,而图 13-1c 显示前、后、左、右稳定性均增高。

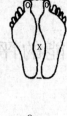 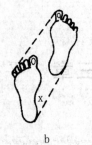 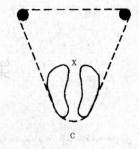

图 13-1　支持面

X 为身体重力线与支持面的交叉点;虚线为支持面的边缘

(三)稳定极限

稳定极限(limit of stability,LOS)指人站立时身体能够倾斜的最大角度,是判断平衡功能的重要指标之一。在这个极限范围内,平衡不被破坏,COG 能够安全移动而无需借助挪动脚步或外部支持来防止跌倒。LOS 的大小取决于支持面的大小和性质。正常人双足自然分开站在平整而坚实的地面上时,LOS 的周长围成一个椭圆形。前后方向的最大摆动角度约为 12.50°,左右方向约为 16°。当重心偏离并超出支持面范围以外,超出稳定的极限时,平衡便被破坏,如不及时跨出一步就会跌倒。

二、平衡功能的分类

1. 静态平衡(static balance)　是指身体不动时,维持身体于某种姿势的能力,如坐、站立、单腿站立、倒立、站在平衡木上维持不动。

2. 动态平衡(dynamic balance)　是指运动过程中调整和控制身体姿势稳定性的能力。动态平衡从另外一个角度反映了人体随意运动控制的水平。坐或站着进行各种作业活动,站起和坐下、行走等动作都需要具备动态平衡能力。

3. 反应性平衡(reactive balance)　当身体受到外力干扰而使平衡受到威胁时,人体作出保护性调整反应以维持或建立新的平衡,如保护性伸展反应、迈步反应等。

三、平衡的生理学机制

人体能够在各种情况下(包括来自本身和外环境的变化)保持平衡,有赖于中枢神经系统控制下的感觉系统和运动系统的参与、相互作用以及合作。感觉系统包括躯体感觉,视觉以及前庭觉三个系统,在维持平衡的过程中各自扮演不同的角色。

(一)躯体感觉系统

躯体感觉系统通过位于皮肤内的触、压觉感受器和肌梭、关节内的本体感受器,感觉身体的位置和运动,以及身体各部位的相对位置和运动。平衡的躯体感觉输入包括皮肤感觉(触、压觉)输入和本体感觉输入。在维持身体平衡和姿势的过程中,与支持面相接触的皮肤触、压觉感受器向大脑皮质传递有关体重的分布情况和身体重心的位置;分布于肌梭、关节的本体感受器则向大脑皮质输入随支持面变化,如面积、硬度、稳定性以及表面平整度等,而出现的有关身体各部位的空间定位和运动方向的信息。这些感受器在支持面受到轻微干扰时能够迅速作出反应。研究结果表明,正常人面部向前站立在固定的支持面上时,足底皮肤的触、压觉和踝关节的本体感觉输入起主导作用,此时身体的姿势控制主要依赖于躯体感觉系统,即使去除了视觉信息输入(闭目),COG 摆动亦无明显增加。当足底皮肤和下肢本体感觉输入完全消失时,人体失去感受支持面情况的能力,姿势的稳定性立刻受到严重影响,闭目站立时身体倾斜、摇晃,并容易跌倒。双腿截肢安装假肢的患者的平衡与姿势控制能力与截肢平面密切相关。由于大腿截肢患者的踝关节和膝关节本体感觉输入均丧失,大腿截肢患者站立时的平衡控制能力明显低于小腿截肢患者。

(二)视觉系统

通过视觉输入,能够看见某一物体在特定环境中的位置,判断自身与物体之间的距离,同时也知道物体是静止的还是运动的。视觉感受器主要提供头部相对于环境的物体位置的变化以及头部相对于环境的定位的信息。因此,视觉系统在视环境静止不动的情况下准确感受环境中物体的运动以及眼睛和头部相对于环境的视空间定位。当环境处于动态之中时,由于视觉输入受到干扰而使人体产生错误的反应。如果一个被检查者站在一个墙壁可移动的活动房中间,当墙壁向他靠近或远离他时身体都出现明显的晃动。当墙壁向远离方向(前方)移动时,被检查者产生错觉,以为自己此时正向后晃动。为了维持身体的平衡,被检查者通过主动向前晃动作为反应。反之亦然。这个实验说明视觉信息影响站立时身体的稳定性。当身体的平衡因躯体感觉受到干扰或破坏时,视觉系统发挥重要作用。它通过颈部肌肉收缩使头保持向上直立位和保持水平视线来使身体保持或恢复到直立位,从而获得新的平衡。如果去除视觉输入如闭眼站立,姿势的稳定性将较睁眼站立时显著下降。

(三)前庭系统

头部的运动刺激前庭系统中的两类感受器:半规管(上、后、外三个半规管)内的壶腹嵴为运动位置感受器,感受头部在三维空间中的旋转运动的角加(减)速度变化所引起的刺激。前庭迷路内的椭圆囊斑和球囊斑感受头在静止时的地心引力和头的直线加(减)速度运动刺激。无论体位如何变化,都要通过头的调整反应改变颈部肌肉张力来保持头的直立位置是椭圆囊斑和球囊斑的主要功能。通过测知头部的位置及其运动,使身体各部随头做适当的调整和协调运动从而保持身体的平衡。在躯体感觉和视觉系统正常输入的情况下,前庭冲动在控制 COG 位置上的作用很小。当躯体感觉冲动和视觉冲动均不存在或者出现错误时,前庭系统的感觉输入在维持平衡中才变得至关重要。

(四)骨骼肌协同运动模式

多个肌群在一起工作所产生的合作性动作被称为协同动作(synergy)。协同动作中肌肉运动以固定的空间和时间关系模式进行。正常的协调性运动就是将多种不同的协同动作组织和编排在一起的结果。姿势协同动作通过下肢和躯干肌肉以固定的组合、固定的时间顺序和强度进行收缩的运动模式从而达到保护站立平衡的目的。姿势协同动作通过三种对策来对付外力或支持面的变化以维护站立平衡,包括踝关节动作模式、髋关节协同动作模式及跨步动作模式。踝关节协同动作指身体重心以踝关节为轴进行前后转动或摆动,类似钟摆运动。当一个人站在一块地毯上,脚下的地毯突然被向前或者向后轻轻地拽了一下时,都会引起身体向后或向前的摆动。当脚下的地毯向前拽使站立者平衡受到干扰而向后倾斜时,胫前肌、股四头肌及腹肌按顺序依次收缩以阻止身体进一步向后倾斜。为对抗或纠正向后拽的力,腓肠肌、腘绳肌以及脊柱旁肌群按顺序收缩以阻止身体进一步向前倾斜。对于向前或向后的干扰,固定组合的肌群作出相应的反应,其兴奋收缩的顺序由远端至近端。站立时的姿势晃动或摆动即体现踝关节协同动作。髋关节动作模式是通过髋关节屈伸来调整身体重心和保持平衡。一个非体操运动员站在平衡木上,狭窄的平衡木不能为其提供有效的支持面积,即双脚底不能与平衡木完全接触。因此,站立者的稳定性显著下降,重心移位,身体摆动幅度增大。为了减少身体的摆动使重心重新回到双脚范围内,不同组合的肌群开始兴奋收缩,兴奋顺序自近端至远端。为对抗身体向前的摆动,腹肌和股四头肌依次收缩;对抗向后的摆动,脊柱旁肌群和腘绳肌依次收缩。跨步动作模式是通过向作用力方向快速跨步来重新建立重心的支撑点,即为身体重新确定站立支持面。

　　对于正常人而言,平衡干扰较小且站立支持面适宜时,踝关节协同动作模式是保持站立平衡的主要对策;当站立者身体重心受到了很大干扰且这种干扰已超出踝关节协同动作模式控制的范围,或支持面过小而无法诱发踝关节协同动作时,通常会采用髋关节协同动作模式来进行对抗。如果重心偏移过远,即身体倾斜达到稳定极限时常常采用跨步对策,需要站立者向前进一步或向后退一步以建立新的平衡(图13－2)。当身体重心达到稳定极限时,为了防止跌倒或失去平衡,上肢、头和躯干运动也加入进来而出现平衡反应。姿势协同动作及各种平衡反应受经验、特定的感觉输入、特定的干扰刺激以及身体在失平衡时的体位等因素影响。

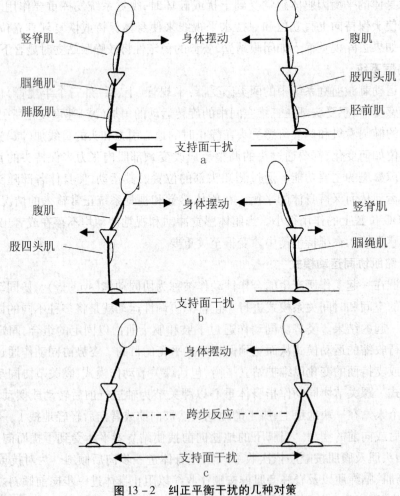

图13－2　纠正平衡干扰的几种对策

a.踝关节对策;b.髋关节对策;c.跨步对策

(五)姿势控制中的预备性活动

在许多不稳定的随意运动开始之前,身体的某些部位就已经预先出现肌肉的收缩活动和体重的转移。这一现象被称为预备性姿势调整(anticipatory postural adjustments)活动。预备性姿势调整在快速协调运动中保持平衡是非常重要的。当患者不能进行预备性姿势调整或转移时,也就不能进行有目的的随意运动。

(六)中枢神经系统的整合作用

当体位或姿势变化时,为了判断 COG 的准确位置和支持面状况,中枢神经系统根据三种感觉输入必须迅速判断哪些感觉所提供的信息是有用的,哪些感觉所提供的信息是相互冲突的,从而选择出那些提供准确定位信息的感觉输入,放弃错误的感觉输入。这个选择与综合正确感觉信息的过程被称为感觉组织(sensory organization)。一般来说,在支持面和环境稳定的情况下,主要通过躯体感觉输入维持直立姿势;如果支持面被破坏,视觉就成为主要感觉输入;如果支持面和视觉均被干扰或发生冲突,前庭输入成为中枢神经系统判断感觉信息的主要来源。因此,作出何种平衡反应是根据当时的具体情况、具体环境而定并由特定的感觉输入引发。当出现视觉干扰、支持面不稳定或感觉信息发生冲突等任何单一情况时,由于仍然存在其他感觉信息输入使平衡仍得以保持。但是,如果两个感觉系统同时出现问题则平衡控制将受到影响。一旦中枢神经系统作出正确的决定,相应的肌群就会协调参与以应对姿势变化,调整身体重心回到原范围内或重新建立新的平衡。

四、评定目的

- 确定是否存在影响行走或其他功能性活动的平衡障碍。
- 确定障碍的水平或程度。
- 寻找和确定平衡障碍的发生原因。
- 指导制订康复治疗计划。
- 监测平衡功能障碍的治疗(手术、药物)和康复训练的疗效。
- 跌倒风险的预测。

老年人的平衡功能由于生理功能的退行性变化而下降,容易出现跌倒的情况。通过对老年人进行平衡功能的跟踪监测,有助于及早发现障碍、对可能发生的危险情况进行预测并及时采取有效的预防措施。运动员、飞行员及宇航员是对身体的平衡功能有着特殊要求的职业,平衡功能评定也是特殊职业选拔的重要步骤。

五、适应证和禁忌证

(一)适应证

- 中枢神经系统损害:脑外伤、脑血管意外、帕金森病、多发性硬化、小脑疾患、脑肿瘤、脑瘫、脊髓损伤,椎 – 基底动脉供血不足引起的眩晕等。
- 前庭功能损害。
- 肌肉骨骼系统疾病或损伤:下肢骨折及骨关节疾患、骨质疏松症、截肢、关节置换、影响姿势与姿势控制的颈椎与腰椎损伤以及各种运动性损伤、肌肉疾患及外周神经损伤等。

(二) 禁忌证

- 严重的心肺疾患。
- 下肢骨折未愈合。

第二节　定性评定

定性评定旨在了解患者障碍点所在以及障碍发生的原因。关节肌肉功能异常、反应延迟、肌群应答错误、各种感觉信息判断不准确、感觉运动整合不恰当或其他原因等均可导致平衡障碍。因此,为了使治疗师的治疗方案更有针对性,需要对平衡障碍的原因进行系统排查与分析。

一、平衡的生物力学因素的评定

对于确定有平衡障碍的患者,要首先进行肌肉骨骼系统完整性的评定,以判断姿势控制障碍是否因肌肉骨骼系统结构或功能损伤所致。疼痛、关节活动范围受限、肌力或肌纤维长度的变化均可导致平衡功能障碍。疼痛必然影响运动的质量,久而久之,异常姿势与异常运动成为习惯,并不因疼痛缓解而改善。因此,治疗师要特别注意患者既往疼痛史以判断目前的状况是否与既往史有关。

如果参与维持姿势或运动的关节活动受限或缺乏副运动,姿势本身也会发生变化。肌力减弱、肌长度或力量不平衡、肌耐力低下也将影响运动的质量和姿势的保持。肌力检查应当在功能状态下进行,如臀中肌最好在单腿站立同时提高对侧骨盆的姿势下检查;股四头肌则在半蹲姿势或其他有关功能活动时检查;踮起足尖检查小腿三头肌。

二、姿势控制的运动因素的评定

(一) 运动对策的评定

正常人在身体重心受到前、后方向的干扰时会采用踝关节对策、髋关节对策以及跨步对策来抗干扰并维持平衡。重心受到干扰时将诱发出何种姿势协同模式取决于站立支持面的种类和干扰强度。因此,检查时,施加干扰的速度和强度以及支持面的变化要循序渐进,依次诱发检查踝关节对策、髋关节对策及跨步对策。检查踝关节协同动作时站立支持面要平、硬且宽;检查髋关节协同动作时被检查者可站在窄于足底长度的横木上或采取不会引起踝关节协同动作的其他体位如足跟接足尖(双脚一前一后)站立位。在干扰的同时,用手触摸检查相应动作肌群的收缩情况及动作反应,如检查有无出现踝关节对策,干扰使身体向前倾斜时触摸腓肠肌、腘绳肌以及脊柱旁肌群;干扰使身体向后倾斜时触摸胫前肌、股四头肌和腹肌。检查是否出现髋关节对策,身体向前摆动时检查有无腹肌和股四头肌收缩;身体向后摆动时检查有无脊柱旁肌群和腘绳肌收缩。在检查中需要搞清楚协同动作模式的以下情况:①存在并且正常;②存在但受限;③存在但不能在特定的状况中出现;④异常;⑤消失。如果有异常或消失等情况,检查者需要进一步分析哪些姿势协同动作不能诱发出来;协同动作本身有无异常,如肌收缩时间、收缩顺序或应答发生错误等。为了更加深入、准确地了解参与姿势协同动作模式的肌群活动情况,有条件时应进行肌电图分析。

(二)预期姿势调整能力的评定

预期性姿势调整是指中枢神经系统提前预测到可能产生的身体移动而提前发出指令,为前馈控制即在实际干扰发生之前对维持姿势的躯干和下肢肌群进行激活或抑制。例如,在可预期的状态下,为了减少突发负荷对躯干的扰动,腰部肌肉会在负荷作用于躯干之前被激活。肌电图研究显示,维持姿势稳定的肌群先于原动肌 50~100ms 开始活动。因此,在姿势控制训练前,有必要仔细观察平衡障碍患者是否存在预期性姿势调整能力。首先观察正常人的反应,例如,快速屈曲肩关节之前是否出现躯干和下肢的肌肉收缩活动。如果没有肌电图设备,可用手触摸肌肉加以确认。然后检查患者,并将两者的结果进行比较。

三、平衡反应

平衡反应是指当身体重心或支持面发生变化时,为了维持平衡所作出的应对反应,是人体为恢复被破坏的平衡作出的保护性反应。平衡反应成为人体维持特定的姿势和运动的基本的条件。

平衡反应状况可以通过活动的支持面和随意运动或破坏被检查者的体位而获得。检查可以在不同的体位,如卧位、跪位、坐位或站立位进行。检查者破坏患者原有姿势的稳定性,然后观察患者的反应。阳性反应为正常。检查既可以在一个静止、稳定的表面上进行,亦可以在一个活动的表面(如大治疗球或平衡板)上进行。平衡板底面为弧形,检查者控制平衡板倾斜的角度。正常人对于破坏平衡的典型反应为调整姿势,使头部向上直立和保持水平视线以恢复正位姿势,获得新的平衡。如果破坏过大,则会引起保护性跨步或上肢伸展反应。平衡反应检查包括如下内容:

(一)卧位倾斜反应

1. 俯卧位倾斜反应(参见图 11-23)

检查体位:病人于平衡板上呈俯卧位,上、下肢伸展。

检查方法:平衡板向一侧倾斜。

阳性反应:头部和躯干出现调整,平衡板翘起的一侧上、下肢外展、伸展,平衡板向下倾斜的一侧可见保护反应。

阴性反应:头部和躯干无调整,未出现平衡反应和保护反应(身体的某个局部可见阳性反应)。

2. 仰卧位倾斜反应(参见图 11-22)

检查体位:病人于平衡板上呈仰卧位,上、下肢伸展。

检查方法:平衡板向一侧倾斜。

阳性反应:头部和躯干出现调整,平衡板抬高的一侧上、下肢外展、伸展(平衡反应),平衡板下降的一侧可见保护反应。

阴性反应:头部和躯干无调整,无平衡反应及保护反应出现(身体某个局部可能出现阳性反应,但其他部分无反应)。

（二）**膝手位反应**（参见图 11 –25）

检查体位：病人双手双膝支撑身体。

检查方法：检查者推动患者躯干，使其向一侧倾斜。

阳性反应：头部和躯干出现调整，受力的一侧上、下肢外展、伸展（平衡反应），另一侧可见保护反应。

阴性反应：头部和躯干无调整，未见平衡反应和保护反应（仅身体局部出现阳性反应）。

（三）**坐位平衡反应**（参见图 11 –24）

检查体位：患者坐在椅子上。

检查方法：检查者将患者上肢向一侧牵拉。

阳性反应：头部和躯干出现调整，被牵拉一侧出现保护反应，另一侧上、下肢伸展、外展（平衡反应）。

阴性反应：头部和躯干无调整，未出现平衡反应和保护反应（或仅身体的某一部分出现阳性反应）。

（四）**跪位平衡反应**（参见图 11 –26）

检查体位：患者取跪位。

检查方法：牵拉患者的一侧上肢使之倾斜。

阳性反应：头部和躯干出现调整，被牵拉的一侧可见保护反应。对侧上、下肢外展、伸展，出现平衡反应。

阴性反应：头部和躯干未出现调整，未见平衡反应和保护反应（身体某局部可能出现阳性反应）。

（五）**迈步反应**（参见图 11 –27）

检查体位：患者取立位，检查者握住其上肢。

检查方法：向左侧、右侧、前方及后方推动患者。

阳性反应：为了维持平衡，脚向侧方或前方、后方踏出一步，头部和躯干出现调整。

阴性反应：头部和躯干不出现调整，不能为了掌握平衡而踏出一步。

四、Romberg 试验

（一）检查方法

Romberg 试验（Romberg test，RT）的检查包括睁眼直立和闭眼直立两部分。双眼睁闭所致结果对判断是否 RT 阳性十分重要，因此在检查过程中要仔细比较睁眼与闭眼两种状态下的躯干稳定程度。

（二）RT 阳性判断标准

RT 阳性为患者闭眼直立时身体晃动加剧和躯干倾斜的程度显著大于睁眼站立时的状况，若不给予支撑即告倾到。RT 阴性有两种情况，正常人直立时亦有轻微身体晃动，闭眼时稍稍加剧，但二者差距很小；某些病理情况下如前庭或小脑损害时，即便睁眼站立时身体晃动和倾倒程度已非常显著，即睁眼和闭眼时身体晃动的程度均增大，但二者差别较小。

五、平衡的感觉组织检查

(一)一般感觉检查

在进行感觉组织检查前,应首先检查本体感觉和皮肤触、压觉。足底和踝关节为重点检查部位。

(二)平衡功能相关的感觉检查

中枢神经系统选择与综合正确的感觉信息的过程为感觉组织(sensory organization)。标准化的感觉组织检查(sensory organization test,SOT)由 Nasher 提出。SOT 将被检查者置于 6 种感觉控制条件下进行测试。其后对 SOT 进行了改良,改良的感觉组织检查(modified sensory organization Test,mSOT)又称改良 Romberg 检查(modified Romberg test of standing balance on firm and compliant support surfaces)。mSOT 减少了检查内容,简化了检查步骤,取消了视觉–前庭信息冲突的 2 项检查内容,仅将被检查者置于 4 种感觉控制条件下(表 13–1)。被检查者除站在正常的支持面上,还要站在海绵垫上来干扰躯体感觉系统传递来自踝关节和皮肤的、有关人体垂直位的正确信息;通过睁眼、闭眼的方法分别输入正确的视觉信息及阻断视觉信息输入。除检查步骤 1 的支持面和视觉输入条件均正常外,其余 3 个检查步骤的感觉输入条件都有不同的变化并且感觉冲突水平逐渐增加,检查步骤 4 难度最大。该检查方案通过改变站立支持面和视觉输入条件,有系统、有步骤地控制躯体感觉和视觉信息的输入,可以分别对维持平衡功能的三种感觉成分即躯体感觉、视觉和前庭觉在不同条件下维持平衡功能中的作用进行单因素分析,以检测和鉴别被检查者感觉和判断信息的能力。该检查也可以采用高科技平衡功能检测设备进行。表 13–1 总结了 mSOT 检查条件、在该条件下的感觉输入以及平衡功能控制机制。该检查方法具有临床实际使用的实用性和可操作性。

表 13–1 mSOT 步骤与检查方法

检查步骤	检查方法	感觉输入	平衡控制机制
1	支持面稳定,睁眼(图 13–3①)	本体感觉、视觉、前庭觉	以本体感觉信息为主
2	支持面稳定,闭眼(图 13–3②)	本体感觉、前庭觉	依赖本体感觉信息
3	支持面不稳定,睁眼(图 13–3③)	视觉、前庭觉	依赖视觉信息
4	支持面不稳定,闭眼(图 13–3④)	仅前庭觉	依赖前庭觉信息

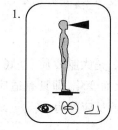 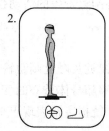 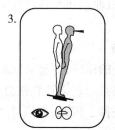 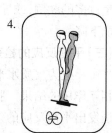

图 13–3 改良的感觉组织检查方法及步骤

六、结果分析

(一)平衡的生物力学因素与姿势控制对策的评定

关节肌肉功能异常可导致平衡障碍。踝关节活动范围受限及其周围肌肉肌力下降将影响踝关节协同动作的有效利用;髋关节活动范围受限及其周围肌肉肌力下降将影响髋关节协同动作的利用,使动作反应受限或减弱;原发性前庭功能障碍患者常伴有颈部关节活动受限。各种对策的反应延迟或在非特定情况下出现,提示肌群的应答错误、各种感觉信息判断不准确或感觉运动整合错误。为了区分平衡功能障碍是由于肌肉骨骼系统的结构病变所致,还是异常的中枢神经系统所致,或两者兼有,临床中有必要对平衡障碍的发生原因进行进一步的调查和分析,即进行平衡反应和平衡的感觉整合检查,以明确病因诊断。

(二)预期姿势调整能力的评定

人体站立或行走时常遇到两种类型的影响平衡功能的扰动。第一种类型的扰动来源于人体自身发起的身体各部分运动如上肢或下肢快速抬起或躯干弯曲。第二种类型则来源于外界的干扰。例如,在行驶的公交车上或行走时被路人碰撞。这两种类型的扰动均产生动态的、且多种相互作用的力使得身体的重心移向支持面(the base of support)的边缘,从而威胁人体姿势的稳定性。为了保持站立平衡,中枢神经系统在指挥躯干和下肢肌肉活动时主要采用两种姿势调整策略以应对内源性和外源性干扰。第一种策略为预期性姿势调整(anticipatory postural adjustments),由俄罗斯科学家 Belen'kii 等于 1967 年提出。当干扰可预期时,维持姿势的肌群(躯干和下肢肌群)会在干扰作用于身体前,产生与反应方向相反的力,以最大限度地减小受到干扰后的运动幅度。例如,在可预期的状态下,为了减少突发负荷对躯干的扰动,腰部肌肉会在负荷作用于躯干之前被激活。肌电图研究显示,维持姿势稳定的肌群先于原动肌 $50 \sim 100ms$ 开始活动。第二种调整姿势肌群活动的策略为补偿性姿势调整(compensatory postural adjustments)。补偿性姿势调整一般不能预测,该调整由感觉反馈信号发起以应对和处理影响平衡功能的实际干扰。由此可见,预期性姿势调整和补偿性姿势调整在功能上存在明显的区别,补偿性姿势调整是扰动已经发生后的一种恢复机制,恢复身体重心的位置;而预期性姿势调整的功能,则是对即将到来的扰动进行预见性的修正,以减少干扰的负面影响。干扰的可预期程度越低,预期性姿势调整的水平就越低,运动开始后的CPAs 的反应就越强烈。有研究表明,由于脑瘫儿童、脑卒中患者以及老年人的姿势肌群预期性姿势调整的强度变弱、能力下降,使身体无法提前充分地做好准备,导致日常生活中容易发生过多的跌倒,或导致原动肌在补偿性姿势调整阶段的活动强度增大,姿势稳定性和平衡功能下降。

(三)平衡反应的检查

平衡反应为皮质水平的反应,它整合前庭、视觉及触觉刺激输入,是大脑皮质、基底节与小脑相互作用的结果。肌张力正常且肌张力能够随身体重心的变化而变化,即具有适应性,是可诱发出平衡反应的条件。因此,中枢神经系统损害常表现出平衡反应障碍。

(四)Romberg 试验

足部的本体感觉丧失时可被视觉充分代偿,因此,仍可保持身体的稳定性。RT 阳性(视觉阻断而失代偿)时见于脊髓后索病变(本体感觉受损,而触觉正常),即脊髓背柱损害时,在睁眼与闭眼两种情况下躯干稳定性才有显著差异(RT 阳性)。因此,RT 是检查本体感觉感受器及其传导路的方法,并用于鉴别运动协调性障碍(即共济失调)的原因。RT 阳性,提示共济失调是感觉性的,即共济失调源于本体感觉丧失。如果一共济失调患者 RT 阴性,则提示共济失调为小脑功能障碍所致即小脑性共济失调。反言之,RT 不是检测小脑功能的方法,小脑性共济失调即便睁眼也不能保持平衡。因此,小脑共济失调患者的 RT 结果不能解读为阳性。由此可见,RT 不是前庭或小脑病变的诊断依据,而只能用来鉴别本体感觉丧失与较高中枢的病变如前庭或小脑损害。

(五)平衡相关的感觉整合检查

因感觉损伤而致的平衡功能障碍可根据感觉组织检查鉴别感觉损伤的种类。感觉组织检查通过改变躯体感觉和视觉输入的准确性,能够系统地逐一筛查躯体感觉、视觉以及前庭觉对平衡功能的影响。当双眼因被遮蔽而不能感受视觉信息时,只有依赖躯体感觉信息控制平衡。此时若躯体感觉功能障碍,则重心摆动幅度异常增大。在检查步骤 3 中,正常情况下起主要作用的躯体感觉因支持面转动而受到干扰而使重心摆动幅度增加,但由于此时视觉输入正常,重心摆动增加的幅度并不大;如果摆动幅度异常增加,提示患者关于平衡的视觉输入出现了障碍。在检查步骤 4 中,由于视觉和躯体感觉同时被干扰并发生冲突,故只能依赖前庭解决冲突并控制平衡。正常人此时重心摆动幅度虽有所增加,但仍可以保持平衡;如摆动幅度超出正常范围,则提示前庭功能障碍。

需要指出的是,有些中枢神经系统损伤患者,虽然没有外周感觉(躯体感觉、视觉、周围性前庭觉)异常,但仍然表现出平衡和协调运动障碍。它提示中枢神经系统损伤可能使来自不同感觉输入的信息整合受到影响。因此,其运动、平衡功能障碍并非疾病本身或外周感受器受到破坏引起,而是由于中枢性整合功能缺陷所致。

第三节　量表评定

在众多平衡功能评定量表中,本节将介绍 Berg 平衡量表和 Tinetti 平衡功能评定。

一、Berg 平衡量表

Berg 平衡量表(Berg balance scale,BBS)正式发表于 1989 年,由加拿大的 Berg 等人设计。该量表为综合性功能检查量表,它通过观察多种功能活动来评价患者重心主动转移的能力,对患者坐、站位下的动静、态平衡进行全面检查。Berg 平衡量表是一个标准化的评定方法,已广泛应用于临床,也是国际上评定脑卒中患者平衡功能最常用和最通用的评定量表,并显示出较好的信度、效度和敏感性。2013 年吴惠群、恽晓平等运用 ICF 分类系统(脑卒中综合 ICF 核心模板)对常用平衡功能评定量表进行项目分析、比较与评估,确定了多个平衡量表与 ICF 分类之间在测量类目上的联系和匹配程度。研究结果显示,BBS 与 ICF 匹配度最高,推荐在脑卒中后平衡功能障碍评定中首选应用。

(一)Berg 平衡量表评定内容

Berg 评定量表将平衡功能从易到难分为 14 项内容进行检查。检查内容见表 13 - 2。

表 13－2　Berg 平衡量表评定内容

检查序号	评 定 内 容
1	从坐位站起
2	无支持站立
3	无支持坐位
4	从站立位坐下
5	转移
6	闭目站立
7	双脚并拢站立
8	上肢向前伸展并向前移动
9	从地面拾起物品
10	转身向后看
11	转身 360°
12	将一只脚放在凳子上
13	两脚一前一后站立
14	单腿站立

（二）Berg 平衡量表评定方法及评分标准

Berg 平衡量表包含 14 个动作项目,根据患者完成的质量,将每评定项目均分为 0、1、2、3、4 五个功能等级予以记分。4 分表示能够正常完成所检查的动作,0 分则表示不能完成或需要中等或大量帮助才能完成。最低分为 0 分,最高分为 56 分。检查工具包括秒表、尺子、椅子、小板凳和台阶。测试用椅子的高度要适当。

（1）从坐位站起

指导语:请站起来,试着不用手扶。

4 分:不用手扶能够独立地站起并保持稳定。

3 分:用手扶着能够独立地站起。

2 分:几次尝试后自己用手扶着站起。

1 分:需要他人小量的帮助才能站起或保持稳定。

0 分:需要他人中等或最大量的帮助才能站起或保持稳定。

（2）无支持站立

指导语:不用手扶,请站两分钟。

4 分:能够安全站立 2 分钟。

3 分:在监视下能够站立 2 分钟。

2 分:在无支持的条件下能够站立 30 秒。

1 分:需要若干次尝试才能无支持地站立达 30 秒。

0 分:无帮助时不能站立 30 秒。

如果被检查者不用手扶可独立站两分钟,则检查（3）无靠背坐位给 4 分,跳过检查（3）直接进行检查（4）。

（3）无靠背坐位,但双脚着地或放在一个凳子上指导语:请双臂交叉抱拢坐两分钟。

4分:能够安全地保持坐位2分钟。

3分:在监视下能够保持坐位2分钟。

2分:能坐30秒。

1分:能坐10秒。

0分:没有靠背支持,不能坐10秒。

(4)从站立位坐下

指导语:请坐下。

4分:最小量用手帮助安全地坐下。

3分:借助于双手能够控制身体的下降。

2分:用小腿的后部顶住椅子来控制身体的下降。

1分:独立地坐,但不能控制身体下降。

0分:需要他人帮助坐下。

(5)转移

指导语:请坐到这把椅子上。

准备两把椅子(一把无扶手,一把有扶手)用于支点转移检查。要求被检查者分别向无扶手和有扶手的椅子转移。

4分:稍用手扶着就能够安全地转移。

3分:绝对需要用手扶着才能够安全地转移。

2分:需要口头提示或监视能够转移。

1分:需要一个人的帮助。

0分:为了安全,需要两个人的帮助或监视。

(6)无支持闭目站立

指导语:请闭眼站10秒钟。

4分:能够安全地站10秒。

3分:监视下能够安全地站10秒。

2分:能站3秒。

1分:闭眼不能达3秒钟,但站立稳定。

0分:为了不摔倒而需要两个人的帮助。

(7)双脚并拢无支持站立

指导语:不用手扶,双脚并拢站立。

4分:能够独立地将双脚并拢并安全站立1分钟。

3分:能够独立地将双脚并拢并在监视下站立1分钟。

2分:能够独立地将双脚并拢,但不能保持30秒。

1分:需要别人帮助将双脚并拢,但能够双脚并拢站15秒。

0分:需要别人帮助将双脚并拢,双脚并拢站立不能保持15秒。

(8)站立位时上肢向前伸展并向前移动

指导语:上肢向前伸展达水平位(屈曲90°),手指尽量向前伸。

上肢向前伸展达水平位,检查者将一把尺子放在指尖末端,手指不要触及尺子。测量的距离是被检查者身体从垂直位到最大前倾位时手指向前移动的距离。如可能,要求被检查者伸出双臂以避免躯干的旋转。

4分:能够向前伸出 >25cm。

3分:能够安全地向前伸出 >12cm。

2分:能够安全地向前伸出 >5cm。

1分:上肢可以向前伸出,但需要监视。

0分:在向前伸展时失去平衡或需要外部支持。

(9)站立位时从地面捡起东西

指导语:拾起放在你脚前面的鞋子。

4分:能够轻易地且安全地将鞋捡起。

3分:能够将鞋捡起,但需要监视。

2分:伸手向下距鞋 2~5cm 且独立地保持平衡,但不能将鞋捡起。

1分:试着做伸手向下捡鞋的动作时需要监视,但仍不能将鞋捡起。

0分:不能试着做伸手向下捡鞋的动作,或需要帮助免于失去平衡或摔倒。

(10)站立位转身向后看

指导语:从左侧转身向后看,然后从右侧转身向后看。

为了鼓励被检查者转身,检查者可手持一件物品站在被检查者身后。

4分:从左、右侧向后看,体重转移良好。

3分:仅能从一侧向后看,另一侧体重转移较差。

2分:仅能转向侧面,但身体的平衡可以维持。

1分:转身时需要监视。

0分:需要帮助以防失去平衡或摔倒。

(11)转身 360°

指导语:请原地转一个圈。停,再从另一个方向原地转一个圈。

4分:在≤4 秒的时间内,安全地转身 360°。

3分:在≤4 秒的时间内,仅能从一个方向安全地转身 360°。

2分:能够安全地转身 360°但动作缓慢。

1分:需要密切监视或口头提示。

0分:转身时需要帮助。

(12)无支持站立时将一只脚放在台阶或凳子上

指导语:每一只脚交替放在小凳上或台阶上;每只脚分别踏在小凳或台阶上 4 次(连续完成)。

4分:能够安全且独立地站,在 20 秒的时间内完成 8 次。

3分:能够独立地站,完成 8 次 >20 秒。

2分:无需辅助具在监视下能够完成 4 次。

1分:需要少量帮助能够完成 >2 次。

0分:需要帮助以防止摔倒或完全不能做。

（13）一脚在前的无支持站立

指导语：请将一只脚直接放在另一只脚的正前方（足跟与足尖接触）。

检查者做示范。如果不能做到，一只脚可向前方迈一步。3 分为向前迈出的步幅大于脚的长度。

4 分：能够独立地将双脚一前一后地排列（无距离）并保持 30 秒。

3 分：能够独立地将一只脚放在另一只脚的前方（有距离）并保持 30 秒。

2 分：能够独立地迈一小步并保持 30 秒。

1 分：向前迈步需要帮助，但能够保持 15 秒。

0 分：迈步或站立时失去平衡。

（14）单腿站立

指导语：不用手扶，请尽可能长时间地单腿站立。

4 分：能够独立抬腿并保持 >10 秒。

3 分：能够独立抬腿并保持 5～10 秒。

2 分：能够独立抬腿并保持 ≥3 秒。

1 分：试图抬腿，不能保持 3 秒，但可维持独立站立。

0 分：不能抬腿或需要帮助以防摔倒。

二、Tinetti 平衡功能评定

Tinetti 平衡评定工具（Tinetti balance assessment tool, TBAT）是 Tinetti 任务导向的活动评定（Tinetti performance oriented mobility assessment, POMA）中的一部分，发表于 1986 年。包括平衡和步态两部分评定，其中平衡 9 项，步态 7 项，总计 16 项。平衡功能检查内容包含了一系列与平衡功能相关的各种日常活动。操作简单，只需要一把无扶手的硬坐靠背椅。广泛应用于临床。除单腿站立外，所有项目均分为 0 分、1 分、2 分三个等级，总分 16 分（表 13-3）。

表 13-3　Tinetti 平衡评定量表

	检查项目	2分	1分	0分	得分
1	坐位平衡		稳定	斜靠椅子，或从椅子上滑下来	
2	从坐位站起	无需借助双臂可站起	借助双臂可以站起	无人帮助不能站起	
3	尝试站起	在无双上肢的帮助下 1 次完成站起动作	可站起来，但需要 ≥2 次尝试	无人帮助不能站起	
4	即刻站平衡（站起后前 5 秒）	稳定，不需要使用助行器或其它工具帮助	稳定，但需要使用助行器或其它工具的帮助	不稳定（如抓扶，大幅晃动，挪动脚步，躯干晃动）	
5	站立平衡	稳定	稳定，但须双足分开或抓扶支撑	不稳定，即便抓扶仍不能保持平衡	
6	轻推	稳定，能够抵抗推力	挪步、抓扶，但能保持平衡	有摔倒倾向	

续表

	检查项目	2分	1分	0分	得分
7	闭目站立		稳定	不稳定	
8	转身360°		转身步伐连续(动作连贯)	转身步伐不连贯	
			稳定(无晃动,无需抓扶)	不稳定(抓扶、蹒跚)	
9	坐下	安全,动作连贯	需要借助双上肢或动作不连贯	不安全(无控制地落入椅座或误判距离而不能准确定位坐下)	
	平衡总分				/16

三、结果分析

1. 平衡功能与步行能力关系密切　Berg 量表评分结果为 0～20 分,提示平衡功能差,患者需乘坐轮椅;21～40 分,提示有一定的平衡能力,患者可在辅助下步行;41～56 分者说明平衡功能较好,患者可独立步行。

2. 平衡功能与跌倒风险关系密切　Berg 量表评分结果 <40 分提示有跌倒的危险。Tinetti 平衡功能评分尚需与 Tinetti 步态(见表 14-14)评分结果结合起来综合判断跌倒风险程度。两者相加满分为 28 分,≥24 分跌倒风险较低,19～23 分提示存在跌倒风险,≤18 分则提示高跌倒风险。

附:活动相关的平衡信心量表(the activity - specific balance confidence Scale,ABC)

ABC 量表由 Powell 和 Myers 于 1995 年首次发表。ABC 量表共包含 16 个问题(表 13-4),它们在活动的范围和难度上形成了一个连续的统一体。要求被检查者对自己在进行特定活动(如踮起脚尖伸手取物)时的信心水平打分。每一项得分为 0%～100%,0 分为无信心,100% 则对完成该动作或活动时不会丧失平衡完全有信心。ABC 总分为各单项得分的代数和的平均值。研究结果显示,采用 ABC 量表测得的平衡信心与静态平衡功能测试结果高度相关:平衡信心得分高者,站立时姿势晃动较小;平衡信心得分较低者,站立时身体晃动较大。研究还显示,根据 Berg 平衡量表评定结果提示没有跌倒危险的被检查者的 ABC 量表得分要高于有跌倒危险的被检查者的 ABC 量表得分。此外,ABC 与 TUG 得分亦具有高度相关性,显示出平衡信心与功能性移动存在着相互影响的关系。

表 13-4　活动相关的平衡信心量表(ABC)

项目编号	你对自己在_____时,能够保持平衡和稳定有多少信心?	得分
1	在住宅内走动	%
2	上下楼梯	%
3	弯腰从鞋柜最底层取出拖鞋	%
4	从与眼高的架子上取一瓶罐头	%
5	踮起脚尖伸手够取位于头上方的物品	%

续表

项目编号	你对自己在＿＿＿＿＿＿＿时,能够保持平衡和稳定有多少信心?	得分
6	站在椅子上伸手够取位于高处的物品	％
7	扫地	％
8	自己走出住宅到停车位	％
9	进出小汽车	％
10	步行穿过停车场到商店去	％
11	上下坡道	％
12	走进拥挤、顾客行色匆匆的购物中心	％
13	在商场里被他人碰撞	％
14	借助扶手能够上下自动扶梯	％
15	在手提包裹而不能扶扶手时能够上下自动扶梯	％
16	行走在光滑的人行道上	％

第四节　定量评定

定量评定是采用专用评定设备对有关平衡功能的各种参数进行量化。其目的在于了解和分析平衡障碍的程度以及进行康复治疗前后对比,观察疗效。

一、仪器及其工作原理

在19世纪中叶Romberg首先提出了用行为试验方法来评定平衡功能障碍,即观察和比较病人在睁眼和闭眼的情况下站立时身体自发摆动的情况,这是一种定性检查法。20世纪70年代以来,随力台技术的发展,人们将力台技术与Romberg的平衡行为试验方法相结合,通过连续测定和记录身体作用于力台表面的垂直力位置来确定身体摆动的轨迹,初步实现了身体自发摆动状况的定量分析。但是,由于垂直力测量仅仅记录了力的运动轨迹与范围,而无法测定身高、体重等因素对身体平衡的影响,致使这种技术的应用受到了限制。20世纪90年代初,随着电子计算机技术的发展,一种人体动态计算机模型得到应用。这种人体动态计算机模型可以根据已知的身高和体重,由垂直力运动的测定计算出人体重心(center of gravity,COG)的摆动角度,从而准确地反映平衡功能状况。

平衡功能检测所采用的力台技术是通过连续测定和记录身体作用于力台表面的垂直力位置来确定身体摆动的轨迹,使身体自发摆动状况得以进行定量分析。当被检查者双脚按照规定的位置站在力台上时,力台通过压电或晶体传感器将来自身体的压力信号即人体重心移动信号转换成电信号。信号经计算机处理获得与重心摆动相关的多项指标。

二、静态平衡功能

重心移动或摆动测定是目前评定人体在静立状态下姿势的稳定性即静态平衡功能的主

要方法。它可以客观、定量地记录身体重心摆动的程度和性质,为临床医生提供准确的平衡功能评定。

(一)评定内容

静态平衡功能评定的内容包括双腿站立、单腿站立、足尖对足跟站立(双脚一前一后)、睁眼及闭眼站立。闭眼检查的目的是为了减少或去除视觉系统对平衡的影响,从而使被检查者更多地依靠本体感觉和前庭觉。在去除视觉因素的情况下,检查本体感觉系统、前庭觉系统的功能状况。静态平衡功能评定也可以在坐位下进行。

(二)记录参数及结果分析

静态平衡功能评定参数包括重心移动(摆动)类型、重心移动路线或轨迹以及长度、重心摆动的范围、根据偏移距离显示重心的位置等,以及衍生参数如 Romberg 率、平衡指数等(图13-4,13-5)。这些参数可以客观地反映被检查者的平衡功能状况。

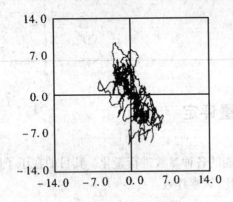 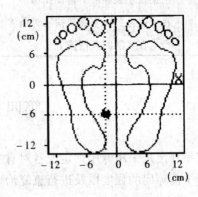

图13-4　重心移动轨迹及其
长度、移动范围(闭目)　　　　图13-5　重心最大偏移距离

1. 重心移动轨迹类型　观察重心轨迹图,可以从移动的方向、范围以及集中趋势判断重心移动或摆动的类型。Tokita 将移动类型分为中心(球心)型、前后型、左右型、弥漫型、多中心型。正常人多以中心型为主。某些疾病的重心移动类型具有特征性表现。例如,偏瘫患者显示出重心摆动的中心向健侧偏移或集中,广泛小脑障碍导致的运动失调则重心摆动范围显著增大并呈弥漫型分布的特点,帕金森病患者的重心摆动范围也有所增大,但以稳定极限显著缩小为主要特征。因此,典型的重心摆动分布类型,对于障碍或疾病的定位诊断具有重要的辅助作用。

2. 重心移动轨迹长度　临床中,采用总轨迹长和单位面积轨迹长进行定量评定。总轨迹长为一定时间内所经过的路线长,反映身体自发摆动的程度;单位面积轨迹长是总轨迹长除以外周面积所得数值(总轨迹长/外周面积)。该数值在正常人群中具有以下特征:①年轻者较高龄者短;②与面积呈反比;③与总轨迹长呈正比;④睁眼和闭眼差较小,故该数值受视觉的姿势控制影响较小。因此,单位面积轨迹长反映本体感觉在姿势控制中的功能情况,是重心摆动检查指标中最敏感的参数。

3. 重心移动的范围　即重心移动面积。通过记录重心移动面积的大小可以从整体上判断平衡障碍的程度,面积愈小,说明平衡的控制愈好。移动面积分析包括外周面积、矩形面积、有效值面积。外周面积又称包络线面积,外周面积所显示的是重心移动的实际形状。矩形面积是 X 轴和 Y 轴上最大振幅的乘积。有效值面积(effective value area)计算公式如下:

$$有效值面积 = (\frac{\Sigma(X轴抽样振幅值 - X轴平均值)^2}{样本数} \times \frac{\Sigma(Y轴抽样振幅值 - Y轴平均值)^2}{样本数})^{1/2}$$

有效值面积所反映的是当移动振幅改变时,身体的重心随时间经过而移动的情况。因此,与外周面积比较,有效值面积不但反映重心移动的广度,亦反映重心移动的密度。

由于移动面积的评定可以判定平衡障碍的程度,因此移动面积的检查在把握平衡障碍的程度、观察疾病经过、评价治疗效果/平衡康复训练效果以及判定因平衡功能障碍导致日常生活活动能力障碍的程度等方面有着重要作用。

4. 移动中心点的偏移距离 重心移动中心点指前后移动中心点和左右移动中心点的交叉点。前后方向和左右方向上的中心点根据移动振幅密度分布的平均值确定。所谓偏移距离是指移动中心点与足底中心在 X 轴和 Y 轴上的距离(向前、右方向偏移,记录时采用"+"表示,向后、左方向偏移,记录时采用"-"表示)。因此,偏移距离反映身体重心偏移的方向及程度。平衡功能正常时,移动中心点与X、Y轴交叉点(0 点)极为接近。

5. Romberg 率 指直立位闭眼与睁眼条件下同一种参数比值。其临床意义与前述的 Romberg 试验相同。

三、动态平衡功能

人体在保持静态平衡的基础上具有在动态运动中仍然能够维持平衡和姿势稳定性的能力,才可能参与实际生活中的各种活动。动态平衡功能所反映的是人体的随意运动控制功能。

(一)评定内容

动态平衡功能的评定包括身体向各方向主动转移的能力和在支持面不稳定时身体通过调节重新获得平衡控制能力的检查。

(二)记录参数及结果分析

1. 稳定极限 身体的主动转移能力通过测定稳定极限获得。可在站立位和坐位进行,要求被检查者有控制地将身体尽可能向所规定目标方向(如前、后、左、右)倾斜。当重心超出支持面范围时可诱发出保护性上肢伸展反应。观察指标包括身体倾斜的方向、身体到达规定目标的时间、速度、路线长度(即支持面到身体最大倾斜时重心位置的距离)或倾斜角度。图13-6为平衡功能检测仪器测得一例正常人的稳定极限范围,由图可见身体倾斜的方向和路线。脑损伤患者在主动转移重心时,表现出路线分散、不准确,时间延长

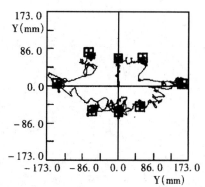

图 13-6 身体倾斜的方向和路线

等。另外,身体的主动转移能力还可以通过体重转移和双下肢对称性负重来衡量。图13-7显示正常人与不同疾病患者的重心摆动范围和稳定极限的特征。

2. 调整反应　支持面不稳定时,由于关节和肌梭感受器不能感受正常的踝关节运动反应,因而身体晃动幅度加大。平衡功能检测专用仪器可以通过改变支持面的运动速度和运动方向来改变支持面的稳定性。为保持身体平衡而不摔倒,要求被检查者能够主动地进行调节以重获身体的平衡。被检查者在应对支持面的变化进行调整反应时,测试仪记录到重心摆动轨迹及长度、身体重心摆动范围等指标。

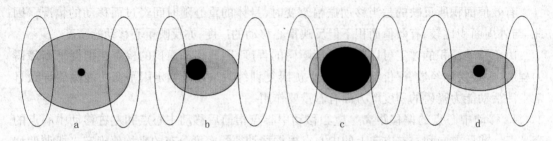

图 13 - 7　正常人与不同疾病患者的重心摆动范围(黑色区域)和稳定极限(灰色区域)的特征

a. 正常人:重心摆动范围小,稳定极限大;b. 偏瘫患者:重心摆动范围增大,稳定极限缩小;c. 运动失调症患者:重心摆动范围显著增大,稳定极限缩小;d. 帕金森病患者:重心摆动范围略增大,稳定极限显著缩小

小　结

人体的平衡功能是维持姿势、进行各种功能活动的基础。中枢和外周神经系统、前庭系统、肌肉骨骼系统的病变以及发育障碍等均可以导致平衡功能受到损害。结合病史,体检和神经影像学检查,康复医生可以对平衡障碍者的病因、病灶以及障碍的程度获得全面的认识,在此基础上制订出针对性的治疗计划。

思考题
1. 临床常用的平衡功能评定量表有哪些?
2. 采用专用设备评定平衡功能的基本参数有哪些?
3. 脑卒中后偏瘫患者与踝关节扭伤患者平衡功能损害有何不同?

(恽晓平)

第十四章 步态分析

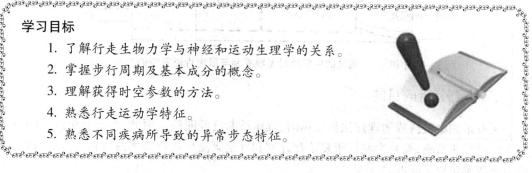

学习目标

1. 了解行走生物力学与神经和运动生理学的关系。
2. 掌握步行周期及基本成分的概念。
3. 理解获得时空参数的方法。
4. 熟悉行走运动学特征。
5. 熟悉不同疾病所导致的异常步态特征。

　　步态的矫治训练是物理治疗师的工作内容,训练方案的制订以及疗效观察均以步态分析为基础。步态分析是对患者行走方式的检查,包括定性分析和定量分析。在康复医学、骨科学以及神经学领域里,应用步态分析进行障碍学诊断,分析障碍发生的原因,对制订康复治疗方案以及评价疗效具有突出的临床应用价值。本章将讲授正常步态以及相关的基本概念,临床步态分析的基本方法以及临床常见的异常步态。

第一节　概　述

　　生物力学将力学与生理学相结合,用以研究人体姿势与运动规律和变化。为了更深刻地理解步态分析的原理,本节将简要介绍行走生物力学与神经学和运动生理学的关系。

一、行走生物力学与神经学和运动生理学的关系

　　行走是人在出生后,伴随着发育过程不断实践而习得的一种能力。步态体现行走的方式或模式。行走及其步态是中枢神经系统的终极目标在生物力学水平上的体现(图14-1)。在神经学水平上,运动单位的许多兴奋性和抑制性信号汇聚,这是生物学信号的第一级水平的汇聚。然而,在此微观水平上,中枢神经系统的整体意图或目的并不明确。生物学信息的第二级水平汇聚体现在肌肉水平上,肌肉力量的大小通过运动单位募集率的高低而体现。在关节水平上,可以看到第三级水平的汇聚即关节的运动,它是所有主动肌与拮抗肌力量和力臂长度的乘积的代数和即力矩作用的结果,力矩所反映的是中枢神经系统所有控制力量的代数和。因此,正常步态有赖于中枢神经系统、周围神经系统以及肌肉骨骼系统的协调工作。下肢肌肉、韧带、骨骼、关节乃至脑、脊髓、周围神经的正常生理功能以及相互间的协调与平衡受到损害时均可导致不同程度的行走困难,表现出异常步态。

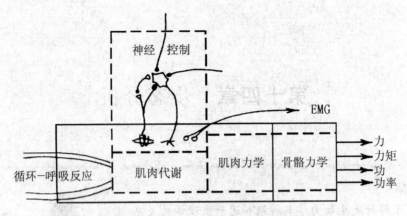

图 14 - 1 运动的中枢神经系统控制与肌肉骨骼系统的关系

二、步态分析的目的

患者来到康复科或物理疗法科就诊时,临床诊断已经明确。因此,步态分析的目的并不在于协助临床诊断,而是为制订康复治疗计划和评定康复疗效提供客观依据。为此,通过步态分析要确定以下问题。

- 异常步态的障碍诊断。
- 异常步态的程度。
- 比较不同种类的辅助具(含假肢)、矫形器、下肢矫形手术的作用以及对于步态的影响。

三、适应证和禁忌证

(一)适应证

步态分析适用于所有因疾病或外伤导致的行走障碍或步态异常,包括神经系统和肌肉骨骼系统的疾病和外伤。

- 中枢神经系统损伤 如脑卒中、脑外伤后偏瘫、脑瘫、帕金森病、小脑及其传导路病变。
- 骨关节疾病与外伤 截肢、髋关节或膝关节置换术后、关节炎、韧带损伤、踝扭伤、下肢不等长等。
- 下肢肌力损伤 脊髓灰质炎、股神经损伤、腓总神经损伤等。
- 其他 疼痛。

(二)禁忌证

严重心肺疾患、下肢骨折未愈合、检查不配合者不宜进行步态分析。

第二节 正常步态

描述步态特征包括行走的时空参数、人体运动学分析和动力学分析等内容。理解正常人的步态模式和特征是判断步态正常与否的前提。本节介绍与临床步态分析有关的基本概念以及正常步态。

一、步行周期

步行周期指行走过程中一侧足跟着地至该侧足跟再次着地时所经过的时间。每一侧下肢有其各自的步行周期。每一个步行周期分为站立相和迈步相两个阶段。站立相又称支撑相,为足底与地面接触的时期;迈步相亦称摆动相,指支撑腿离开地面向前摆动的阶段。以右下肢步行周期为例,步行周期以右侧足跟着地开始,紧接着足放平,足底全面接触地面,进入站立中期,随后发生足跟离地、足趾(尖)离地。足趾离地的瞬间标志着站立相结束和迈步相开始,右下肢向前摆动并依次经过摆动前、中、末期(图14−2)。

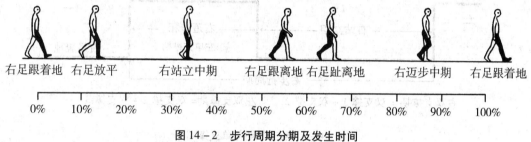

右足跟着地　右足放平　　　　右站立中期　　　右足跟离地 右足趾离地　　　右迈步中期　　　右足跟着地

0%　　10%　　20%　　30%　　40%　　50%　　60%　　70%　　80%　　90%　　100%

图14−2　步行周期分期及发生时间

站立相大约占步行周期的60%,迈步相约占其中的40%。站立相与迈步相的时间比例与步行速度有关,随着步行速度的加快,迈步相时间相应延长而站立相时间缩短。

二、正常步行周期的基本构成

(一)双支撑期和单支撑期(图14−3)

一侧足跟着地至对侧足趾离地前有一个双腿与地面接触的时期,称为双支撑期。每一个步行周期中,包含两个双支撑期。每一个双支撑期中,一条腿在前,正值刚刚与地面接触,并进入"负荷反应期";另一条腿在后,即将离开地面,处于站立末期。以右步行周期为例,第一个双支撑期在时间上指右下肢首次着地(足跟着地)至左下肢足趾离地,即发生在步行周期的前10%。第二个双支撑期指左下肢首次着地(足跟着地)至右下肢足趾离地之间所经过的时间,即发生在步行周期的50%~60%之间。每一个双支撑期约占10%。双支撑期长短与步行速度有关,随着步行速度的加快,双支撑期时间缩短。变走为跑时,双支撑期消失并为前后两步之间有一个足底与地面不接触的"腾空相"所取代。仅有一条腿与地面接触时称为单支撑期,它以对侧足跟着地为标志而结束。行走时,一侧下肢单支撑期所占时间实际上完全等于对侧下肢的迈步相时间。以右步行周期为例,右侧下肢于单支撑期时,左下肢正处于左步行周期的迈步相。每一个步行周期中,包含两个单支撑期,分别为左下肢和右下肢单支撑期,各占40%步行周期时间。双支撑期和单支撑期除以步行周期百分比表示外,亦可以秒为计时单位。

(二)步行周期分期

美国加利福尼亚州RLA国家康复中心的Perry医生按照步行周期的发生顺序提出了RLA分期方法,即将站立相分解为5个分期,迈步相分解为三个分期。

1. 首次着地(initial contact, IC)　步行周期和站立相的起始点,指足跟或足底的其他部

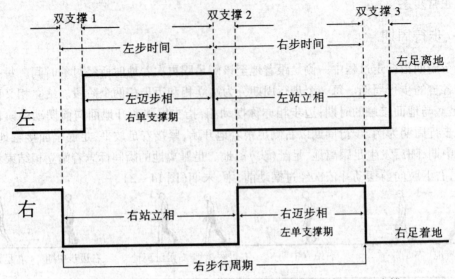

$$右双支撑期 = 双支撑1 + 双支撑2 \qquad 左双支撑期 = 双支撑2 + 双支撑3$$

图 14 - 3 双支撑期与单支撑期

位第一次与地面接触的瞬间。正常人行走时的首次着地方式为足跟着地(heel contact, HC);此时,骨盆旋前5°,髋关节屈曲30°,膝和踝关节均保持中立位。不同的病理步态中,首次着地方式表现各异,如前脚掌(即跖骨头)着地、足底外侧缘着地、足跟与前脚掌同时着地。

2. 负荷反应期(loading response) 指足跟着地后至足底与地面全面接触瞬间的一段时间,即一侧足跟着地后至对侧下肢足趾离地时(0～15%步行周期),为双支撑期,是重心由足跟转移至足底的过程。Winter 将其称为承重期(weight acceptance, WA),指正常行走时,足跟着地至膝关节屈曲角度达到站立相期间的最大值(约发生在10%～15%步行周期)。膝关节于站立相达到其最大屈曲角度标志着支撑腿有效地承受了体重。此时人体重心位置处于行走时的最低点。

3. 站立中期(mid - stance) 指从对侧下肢离地至躯干位于该侧(支撑)腿正上方时(15%～40%步行周期),为单腿支撑期,此时重心位于支撑面正上方。

4. 站立末期(terminal stance) 为单腿支撑期,指从支撑腿足跟离地时到对侧下肢足跟着地(40%～50%步行周期)。

5. 迈步前期(pre - swing) 指从对侧下肢足跟着地到支撑腿足趾离地之前的一段时间(50%～60%步行周期),为第二个双支撑期。

Winter 将站立相末期从足跟离地稍后至足趾离地的时期称为蹬离期(push - off,40%～60%步行周期)。此时,小腿三头肌向心性收缩使踝关节跖屈,即产生了一个强有力的前脚掌蹬地动作,使足跟被推离开地面,从而将身体的重量移至前脚掌,该动作所产生的惯性将身体推向前、上方。跖屈肌痉挛或肌力减弱者,由于蹬离动作消失而致身体前进幅度减小,最终影响下肢向前摆动的幅度,表现为步长缩短、步行速度减慢。

6. 迈步初期(initial swing) 从支撑腿离地至该腿膝关节达到最大屈曲时(60%～70%步行周期)。此阶段主要目的是使足底离开地面(称为足廓清),以确保下肢向前摆动时足趾不为地面所绊。

7. 迈步中期(mid - swing)　从膝关节最大屈曲摆动到小腿与地面垂直时(70% ~ 85% 步行周期)。保持足与地面间的距离仍是该期的主要目的。

8. 迈步末期(terminal swing)　指与地面垂直的小腿向前摆动至该侧足跟再次着地之前 (85% ~ 100% 步行周期)。该期小腿向前摆动的速度减慢并调整足的位置,为进入下一个步 行周期做准备。

三、时空参数

(一)步频与步速

1. 步频　单位时间内行走的步数称为步频(cadence),以步数/min 表示。正常人平均 自然步频约为 95 ~ 125 步/min。

2. 步行速度　单位时间内行走的距离称为步行速度(velocity),以 m/s 表示,亦可以用 身高或下肢长的百分比表示。正常人平均自然步速约为 1.2m/s。步速也通过下列公式计 算得之。可以看出,步行速度与跨步长和步频相关,跨步长增加、步频加快、步行速度亦加 快,反之亦然。

$$步速(m/s) = \frac{跨步长(m) \times 步频(步/min)}{120}$$

(二)步长与跨步长(图 14 - 4)

1. 步长　行走时左右足跟或足尖先后着地时两点间的 纵向直线距离称为步长(step length),以 cm 为单位表示。步 长与身高成正比,即身材愈短,步长愈短。正常人约为 50 ~ 80cm。一步的概念还可以时间来衡量,即单步所用的时间。 正常人行走时左右侧下肢步长及时间基本相等。左、右步长 的不一致性则是反映步态不对称的敏感指标。如果左脚向 前迈一步,右脚随后向前跟进与左脚保持平行或落后,而不 是越过左脚,则右步长为零或负值。病理步态如偏瘫步态的 不对称性多表现为健侧步长缩短而患侧相对延长。

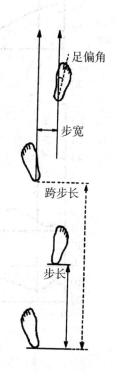

2. 跨步长　跨步长(stride length)指同一侧足跟前后连 续两次着地点间的纵向直线距离,相当于左、右两个步长相 加,约为 100 ~ 160cm。被检查者走直线时(绕圈行走例外), 即便出现明显的不对称步态,左、右跨步长也基本相等。因 此,通过测量跨步长来判断步态的对称性与否是无效的。跨 步时间(stride time)即步行周期时间,以秒为计时单位。用 于被检查者之间或自身比较时,跨步时间通常采用百分比的 方式表达。

图 14 - 4　步长、跨步长、 步宽、足偏角

(三)步宽与足偏角(图 14 -4)

1. 步宽(stride width)　指左、右两足间的横向距离,通

常以足跟中点为测量点。步宽愈窄,步行的稳定性愈差。

2. 足偏角(toe out)　指贯穿一侧足底的中心线与前进方向所成的夹角。

四、行走运动学

行走时不仅双腿在地面上移动,且全身各部位都在做关联运动,如肩部、双上肢、脊柱以及骨盆等同步运动以保持整个行走系统的协调和稳定。

(一)行走中的下肢运动

1. 髋关节　髋关节屈曲角度于迈步相中期达到顶点(30°)并保持直至站立相开始。足跟离地至足趾离地期间其伸展角度达到峰值(10°~15°),随后髋关节再度屈曲(图14-5)。

2. 膝关节　一个步行周期中,膝关节出现两次屈曲和两次伸展。足跟着地前,即迈步相末期,下肢完全伸展,进入站立相早期后小幅屈曲(15°),站立中期再度伸展。随后开始屈曲并在迈步相早期达到高峰(60°)(图14-5)。

3. 踝关节　足跟着地时踝关节保持中立位。足跟着地后,踝关节跖屈,使足底轻轻落在地上。随着站立相的进展,胫骨以踝关节为轴向前转动从而使踝关节由跖屈转为背屈。足跟离地时,足跟抬起,踝关节再度跖屈直至足趾离地时达到峰值(20°)。迈步相时,踝关节跖屈减少以确保足廓清动作完成,随后回到中立位,为进入下一个步行周期做好准备(图14-5)。

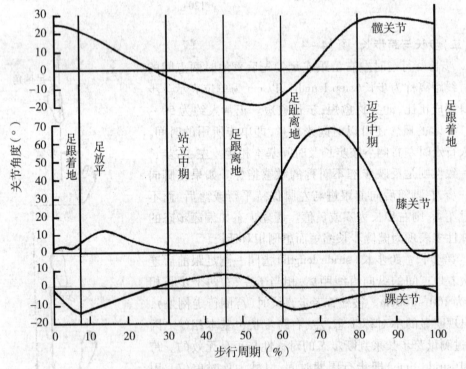

图14-5　步行周期中髋、膝、踝关节运动轨迹

(二)行走中身体其他部位的运动

1. 躯干　行走时,躯干沿脊柱纵轴旋转并与骨盆运动方向相反。此外,躯干运动还包括上、下垂直运动和左、右侧方运动。步行周期中躯干出现两次上、下起伏(运动范围约5cm),最低点位于双支撑期,最高点则位于站立中期或迈步中期。侧方运动分别出现在每

一侧下肢的站立相时,运动范围约5cm。

2. **骨盆** 骨盆是身体重心所在,身体其他部分的运动在此取得平衡。行走时,骨盆以脊柱为轴前后旋转,同时亦有轻度的前、后倾以及一侧骨盆的上、下运动。

3. **上肢** 行走中,双上肢交替前后摆动。为保持身体平衡,上肢前后摆动的方向与同侧下肢的摆动方向和骨盆的旋转方向正好相反。例如,当左下肢与左侧骨盆向前摆动和旋转时,左上肢向后摆动,右上肢向前摆动。

正常步行周期各个时期中骨盆和下肢各关节的角度变化总结于表14-1中。

表14-1 正常步行周期中骨盆和下肢各关节的角度变化

步行周期	关 节 运 动 角 度			
	骨 盆	髋关节	膝关节	踝关节
首次着地 (足跟着地)	5°旋前	30°屈曲	0°	0°
承重反应 (足放平)	5°旋前	30°屈曲	0°~15°屈曲	0°~15°跖屈
站立中期	中立位	30°屈曲~0°	15°~5°屈曲	15°跖屈~10°背屈
站立末期 (足跟离地)	5°旋后	0°~10°过伸展	5°屈曲	10°背屈~0°
迈步前期 (足趾离地)	5°旋后	10°过伸展~0°	5°~35°屈曲	0°~20°跖屈
迈步初期 (加速期)	5°旋后	0°~20°屈曲	35°~60°屈曲	20°~10°跖屈
迈步中期	中立位	20°~30°屈曲	60°~30°屈曲	10°跖屈~0°
迈步末期 (减速期)	5°旋前	30°屈曲	30°屈曲~0°	0°

五、步行中的肌群活动(图14-6与表14-2)

(一)骶棘肌(sacrospinalis)

为背部深层肌,沿脊柱两侧纵行排列。下起骶骨、髂骨,上止椎骨、肋骨、枕骨。作用为使脊柱后伸、头后仰和维持人体于直立姿势。在行走周期站立相初期和末期,骶棘肌活动达到高峰,以确保行走时躯干正直。

(二)臀大肌(gluteus maximus)

为髋关节伸肌。收缩活动始于迈步相末期,并于负重期,即足底全面与地面接触时达到高峰。在迈步相后期臀大肌收缩,其目的在于使向前摆动的大腿减速,约在85%步行周期时刻,大腿的运动方向改变为向后,为进入下一个步行周期做准备。负重期臀大肌抗重力收缩,起到稳定骨盆、控制躯干向前(前倾)的加速度的作用,同时使髋关节于站立相保持伸展位。

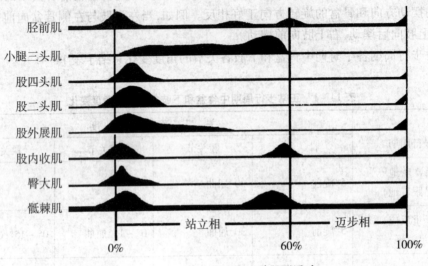

图14-6 步行周期中主要下肢肌群活动

(三)髂腰肌(iliopsoas)

为髋关节屈肌。髋关节于足跟离地至足趾离地期间伸展角度达到峰值(10°~15°)。为对抗髋关节伸展,从站立相中期开始至足趾离地前,髂腰肌离心性收缩。最终使髋关节从站立相末期由伸展转为屈曲。髂腰肌第二次收缩活动始于迈步相初期,使髋关节屈曲,以保证下肢向前摆动。

(四)股四头肌(quadriceps)

为双关节肌群。其中股直肌起于髂前上棘及髋臼上缘,止于胫骨粗隆。作用为屈髋伸膝。股四头肌收缩活动始于迈步相末期,至站立相负重期达最大值。此时作为膝关节伸肌,产生离心性收缩以控制膝关节屈曲度,从而使站立中期免于出现因膝关节过度屈曲而跪倒的情况。步行周期中,股四头肌的第二个较小的收缩活动见于足跟离地后,足趾离地后达峰值。此时具有双重作用。其一,作为髋关节屈肌,提拉起下肢进入迈步相;其二,作为膝关节伸肌,通过离心性收缩来限制和控制小腿在迈步相初、中期向后的摆动,从而使下肢向前摆动成为可能。

(五)腘绳肌(hamstrings)

为双关节肌群。起于坐骨结节,止于胫骨粗隆内下方、胫骨内侧髁和腓骨头。作用为伸髋屈膝。主要收缩活动始于迈步相末期,足跟着地时达到活动高峰并持续到负重期。在迈步相末期,作为屈膝肌,腘绳肌离心性收缩使小腿向前的摆动减速,以配合臀大肌收缩活动(使大腿向前摆动减速),为足跟着地做准备。足跟着地时及着地后,腘绳肌又作为伸髋肌,协助臀大肌伸髋,同时通过稳定骨盆,防止躯干前倾。

(六)胫前肌(tibialis anterior)

为踝关节背屈肌。足跟着地时,胫前肌离心性收缩以控制踝关节跖屈度,防止在足放平时出现足前部拍击地面的情况。足趾离地时,胫前肌收缩,再次控制或减少此时踝关节的跖屈度,保证足趾在迈步相能够离开地面,使足廓清动作顺利完成。

(七)小腿三头肌(triceps surae)

包括腓肠肌和比目鱼肌,其中腓肠肌为双关节肌,起于股骨内、外侧髁,以跟腱止于跟结节。主要作用为踝关节跖屈。踝关节负重且固定时,腓肠肌收缩可以牵拉股骨下端和胫骨上端向后,使膝关节被动伸直。作为踝关节跖屈肌,在足跟离地时的蹬离(push - off)动作中,腓肠肌的向心性收缩达到高峰,产生爆发性的踝关节跖屈,从而将身体重心有力地向上、向前推进。

表14-2 正常步态中主要下肢肌群活动

步行周期	正2运动	肌群活动		
		作用于髋关节的肌群	作用于膝关节的肌群	作用于踝关节的肌群
足跟着地↓足放平	髋关节:30°屈曲 膝关节:0°~15°屈曲 踝关节:0°~15°屈曲	骶棘肌、臀大肌、腘绳肌收缩	股四头肌先行向心性收缩以保持膝关节伸展位,然后进行离心性收缩	胫前肌离心性收缩,防止足放平时前脚掌拍击地面
足放平↓站立中期	髋关节:30°~5°屈曲 膝关节:15°~5°屈曲 踝关节:15°跖屈~10°背屈	臀大肌收缩活动逐渐停止	股四头肌活动逐渐停止	腓肠肌和比目鱼肌离心性收缩控制小腿前倾
站立中期↓足跟离地	膝关节:5°屈曲 踝关节:10°~15°背屈			腓肠肌、比目鱼肌离心性收缩对抗踝关节背屈,控制小腿前倾
足跟离地↓足趾离地	髋关节:10°过伸展~中立位 膝关节:5°~35°屈曲 踝关节:15°背屈~20°跖屈	髂腰肌、内收大肌、内收长肌收缩	股四头肌离心性收缩控制膝关节过度屈曲	腓肠肌、比目鱼肌、腓骨短肌、踇长屈肌收缩产生踝关节跖屈
加速期↓迈步中期	髋关节:20°~30°屈曲 膝关节:40°~60°屈曲 踝关节:背屈~中立位	髋关节屈肌、髂腰肌、股直肌、股薄肌、缝匠肌、阔筋膜张肌收缩,启动摆动期	股二头肌(短头)、股薄肌、缝匠肌向心性收缩引起膝关节屈曲	背屈肌收缩使踝关节呈中立位,防止足趾拖地
迈步中期↓减速期	髋关节:30°~20°屈曲 膝关节:60°~30°~0° 踝关节:中立位	腘绳肌收缩	股四头肌向心收缩以稳定膝关节于伸展位,为足跟着地做准备	胫前肌收缩使踝关节保持中立位

第三节 定性分析法

步态的定性分析是临床中常用的步态检查方法。定性分析通常采用目测观察获得第一手资料,通过与正常步态进行比较,并结合以往的临床经验来认识异常步态的特征,找出问题所在。尽管步态分析实验室检查(力台、表面肌电图和运动学检查)能够对异常步态进行精确的分析,但由于设备昂贵,步态分析数据难以解读等问题,限制了它在临床中的普及应用。因此,对步态进行定性分析仍然是目前临床中最常用的手段。即便有条件进行步态的实验室检查,也必须在临床步态分析的基础上进行。

一、分析步骤

步态的定性分析应在详细了解患者病史和体检的基础上进行。了解病史和体检有助于诊断和鉴别诊断。

(一)了解病史

通过了解病情,可以获知有关疼痛、肌无力、关节不稳等方面的主诉,了解既往有关神经系统疾患或骨关节疾患病史等。

(二)体检

体检包括与行走动作有关的身体各部位(特别是下肢)的肌力、关节活动度、肌张力、本体感觉以及周围神经检查。体检有助于对步态障碍的发生原因进行鉴别诊断。

(三)步态观察

通过总结归纳,分析异常点的产生原因。

二、观察内容与方法

(一)观察内容

1. 步态的总体情况   包括步行节奏、对称性、流畅性、身体重心的偏移、躯干在行走中的趋向性、上肢摆动、辅助器具(矫形器、助行器、假肢)的使用、行走中的神态表情等。

2. 识别步行周期的时相与分期特点   如首次着地的方式、站立中期足跟是否着地、迈步相是否足拖地等。

3. 观察身体各部位情况   大致了解踝关节及足趾、膝关节、髋关节、躯干、骨盆、肩及头颈部在步行周期中不同时期的变化是否正常。例如,踝关节有否跖屈、背屈以及内、外翻情况;足蹬离动作是否充分;膝关节在步行周期的不同时期的伸、屈度及其稳定性;髋关节是否过度伸展、过度屈曲、旋转、外展并外旋(画圈),或呈现出内收或外展体位;骨盆抬高、下降或固定;躯干是否前倾或后倾,或向左、向右侧弯;上肢摆动幅度正常、增加还是减小;肩部是否下掣、上抬、前突或回缩;头的位置等。

(二)观察方法

1. 确定观察角度   不同的侧面反映特定的步态特征。因此,目测分析步态时需要从正、侧面加以观察。正面(冠状面)有助于观察躯干和骨盆是否存在向侧方倾斜,上肢摆动方向是否与同侧骨盆和下肢的运动方向相反,髋关节内收、外展,膝关节内、外翻,踝关节内、外翻以及重心左右摆动的情况等。在考虑患者是否存在臀中肌步态时通常采用背面观以观察骨盆位置和髋关节内收、外展情况。侧面(矢状面)观有助于检查脊柱伸屈运动,髋、膝、踝关节在步行周期中的伸屈运动的情况。

2. 观察分析表的应用 由于完成一个完整的步行周期所需要的时间极短(1~2s),因此,在临床中必须采用系统的方法评定每一个被检查者的步态。为避免漏诊,最好依照步态观察或分析表进行。由美国加利福尼亚 RLA 医学中心设计提出的步态目测观察分析法观察内容系统、全面,容易抓住要害问题所在,易于临床应用。为临床治疗人员提供了系统观察步态的手段。该评定表中包含了 47 种常见的异常表现,如足趾拖地、踝关节过度跖屈或屈曲,踝或膝关节内、外翻,髋关节过度屈曲,躯干侧弯等。遵循评定表所提示的内容,检查者能够系统地对每一个关节或部位,即踝、膝、髋、骨盆及躯干等在步行周期的各个分期中的表现进行逐一分析。因此,RLA 系统分析法能够帮助治疗师发现患者在步行中存在何种异常以及在何时出现该异常。

RLA 步态分析依据评定表 14-3 观察足趾、踝、膝、髋、骨盆及躯干等部位在行走周期各分期中的运动情况。该表横行为步行周期的各个分期;纵列按躯干、骨盆、髋、膝、踝及足趾的顺序将 47 种异常表现依次列出。躯干、骨盆、髋、膝、踝关节在步行中可能出现的异常表现的定义参见表 14-4~14-8,它适用于检查所有类型的行走运动障碍。

表中涂黑的格子表示与该步行分期相对应的关节运动情况无需观察;空白格和浅灰格则表示要对这一时间里是否存在某种异常运动进行观察和记录,其中空白格的内容需要重点观察。在有异常存在的格中打"0"。如为双侧运动则用"左"或者"右"表示。例如,踝关节内翻的情况在迈步相甚至负重期存在并无大碍,但对于单支撑期来说十分不利,因为踝关节内翻使单支撑腿的站立面不稳定,故很容易摔倒。因此,在有关踝关节运动的目测观察中,应当重点审视在单支撑期有无踝关节内翻的情况。

再者,由于前脚掌着地方式会影响完成负重反应,所以在首次着地期应重点观察足首次着地的方式。从评定表"前脚掌着地"一栏中可见,只在首次着地期有一个空白格,提示了检查者应观察的重点。踝关节过度跖屈的存在会影响行走时的站立中期和末期,患者因此可能用前脚掌行走(如脑瘫患儿)或采取其他代偿运动;过度跖屈还使得患者在迈步中期时出现足趾拖地或同侧骨盆抬高,髋关节外展、外旋以画圈的方式将下肢迈向前方(如偏瘫患者)。因此,在"踝关节过度跖屈"一栏中,要注意观察多个时期里的情况,不但要观察站立中、末期有无过度跖屈的情况存在,迈步相中、末期也需重点分析,不要遗漏。

观察顺序由远端至近端,即从足、踝关节观察开始依次评定膝关节、髋关节、骨盆及躯干。在评定每一个部位时,应按步行周期中每一个环节发生的顺序进行仔细的观察,将首次着地作为评定的起点。先观察矢状面,再从冠状面观察患者的行走特征。

表 14-3 步态观察分析表

观察项目		负重		单腿支撑		摆动腿向前迈进			
		首次着地	承重反应	站立中期	站立末期	迈步前期	迈步初期	迈步中期	迈步末期
躯干	前屈								
	后伸								
	侧弯(左/右)								
	旋后								
	旋前								
骨盆	一侧抬高								
	后倾								
	前倾								
	旋前不足								
	旋后不足								
	过度旋前								
	过度旋后								
	同侧下降								
	对侧下降								
髋关节	屈曲 受限								
	屈曲 消失								
	屈曲 过度								
	伸展不充分								
	后撤								
	外旋								
	内旋								
	内收								
	外展								
膝关节	屈曲 受限								
	屈曲 消失								
	屈曲 过度								
	伸展不充分								
	不稳定								
	过伸展								
	膝反张								
	内翻								
	外翻								
	对侧膝过度屈曲								

续表

观察项目		负重		单腿支撑		摆动腿向前迈进			
		首次着地	承重反应	站立中期	站立末期	迈步前期	迈步初期	迈步中期	迈步末期
踝关节	前脚掌着地		■	■	■	■	■	■	■
	全足底着地		■	■	■	■	■	■	■
	足拍击地面	■		■	■	■	■	■	■
	过度跖屈		■	■	■	■	■		
	过度背屈		■	■	■	■	■	■	■
	内翻		■	■	■	■	■	■	■
	外翻		■	■	■	■	■	■	■
	足跟离地	■	■			■	■	■	■
	无足跟离地	■	■			■	■		
	足趾或前脚掌拖地	■	■	■	■	■	■		
	对侧前脚掌跷起	■	■	■	■	■	■		
足趾	过度伸展(上翘)		■	■	■	■	■	■	■
	伸展不充分	■					■	■	■
	过度屈曲	■					■	■	■

表 14-4　踝、足趾关节在步行周期中的异常表现及定义

异常表现	定义
前脚掌着地	首次着地方式为足趾着地
全足底着地	首次着地方式为全足底着地
足外侧缘着地	首次着地方式为足底外侧缘着地
足拍击地面	承重反应期出现失控的踝关节跖屈
过度跖屈	在特定时期跖屈角度大于正常
过度背屈	在特定时期背屈角度大于正常
过度内翻	可见距骨下关节内翻
过度外翻	可见距骨下关节外翻
足跟离地	足跟未与地面接触
无足跟离地	足跟在站立相末期前脚掌与地面接触时未离开地面
足趾拖地	迈步相期间足趾或前脚掌与地面接触
对侧前脚掌跷起	一侧下肢向前迈步时,处于站立相的另一侧下肢前脚掌跷起
足趾上翘	足趾伸展超过5°
足趾伸展不充分	在特定时期趾伸展角度小于正常
爪形足趾	足趾屈曲超过5°

表 14 – 5　膝关节在步行周期中的异常表现

异常表现	定　义
屈曲受限	在特定时期膝关节屈曲角度小于正常
屈曲消失	在特定时期膝关节屈曲角度消失
屈曲过度	在特定时期膝关节屈曲角度大于正常
伸展不充分	在特定时期膝关节伸展角度小于正常
不稳定	单支撑期时,膝关节交替屈曲与伸展
过伸展	膝关节伸展角度大于中立位
膝反张	膝关节强力伸展
内翻	膝关节内侧成角
外翻	膝关节外侧成角
对侧膝过度屈曲	在一侧下肢迈步相末期和首次着地期时,对侧膝关节屈曲角度大于正常

表 14 – 6　髋关节在步行周期中的异常表现

异常表现	定　义
屈曲受限	在特定时期髋关节屈曲角度小于正常
屈曲消失	在特定时期髋关节屈曲角度消失
屈曲过度	在特定时期髋关节屈曲角度大于正常
伸展不充分	在特定时期髋关节伸展角度小于正常
回缩	大腿于迈步相末期从屈曲位退回
外旋	偏离中立位
内旋	偏离中立位
内收	偏离中立位
外展	偏离中立位

表 14 – 7　骨盆在步行周期中的异常表现

异常表现	定　义
一侧骨盆抬高	一侧骨盆高出正常水平
后倾	骨盆后倾致耻骨联合指向上(腰椎变平)
前倾	骨盆后倾致耻骨联合指向下
旋前不足	在特定时期旋前角度小于正常
旋后不足	在特定时期旋后角度小于正常
过度旋前	在特定时期旋前角度大于正常
过度旋后	在特定时期旋后角度大于正常
同侧下降	处于迈步相的下肢侧骨盆下降
对侧下降	一侧下肢处于站立相中期和末期时,其对侧骨盆下降

表 14 - 8　躯干在步行周期中的异常表现

异常表现	定　　义
前屈	以髋关节为轴躯干向前屈
后伸	以髋关节为轴躯干向后过度伸展
侧弯(左/右)	躯干向侧方倾斜
旋后	被观察侧躯干旋转大于中立位
旋前	被观察侧躯干旋转大于中立位

三、定性分析的优缺点

目测观察和分析步态不需要价格昂贵的设备,却可以获得有关步态的特征性资料。但是,目测观察的结果具有一定的主观性,结果的准确性或可靠性与观察者的技术水平和临床经验有直接关系。因此,掌握目测观察步态技术,需要通过学习和培训,并在临床实践中不断积累经验。

此外,患者的精力和体力都使其不可能耐受反复的行走直至检查者完成对步态的分析;检查者也难以准确地在短时间内完成多部位、多环节的分析,因此,可以利用摄像机将行走过程记录下来,以便日后反复观看,细致观察分析,从而提高分析的客观性、可靠性。

四、检查注意事项

• 观察场地面积至少 6m×8m,测试场地内光线要充足。

• 被检查者应尽量少穿衣服以便于真实表现的观察。

• 避免在观察部位和观察步行周期时相上的跳跃,如观察踝关节在行走周期中的表现,应从首次着地开始,依次观察踝关节在站立相和迈步相各个环节中的表现。然后按膝、髋、骨盆、躯干等顺序逐一进行。

• 鉴于患侧下肢运动异常可能对健侧下肢的运动产生影响,在矢状面观察被检查者步态时,应分别从两侧(左侧和右侧)进行观察。

• 如果行走时出现疼痛,则应注意观察疼痛出现的时间,即在步行周期中何时出现疼痛。

五、结果分析

表 14-9~12 对不同时期的异常表现、可能的原因以及需要进一步检查的项目进行了归纳总结。治疗师应结合患者的病史、体检所见,参照这些表中的内容分析出现异常的可能原因。

表 14 – 9 踝足关节在步行周期中的常见异常表现

时期	异常所在	异常表现	可能原因	进一步检查
首次着地	足拍击地面	在足跟着地时足前部拍击地面	踝关节背屈肌瘫痪或力弱,或背屈肌交互抑制;背屈肌萎缩	• 踝关节屈肌肌力 • 是否存在跨栏步态
	足尖着地	首次着地方式为足趾着地,站立相维持足尖站立姿势	• 双下肢不等长 • 跟腱挛缩 • 踝关节跖屈挛缩 • 跖屈肌痉挛 • 背屈肌瘫痪 • 足跟痛	• 测量双下肢长度并检查是否存在髋或膝关节屈曲挛缩 • 肌张力和跖屈肌活动时相 • 有无足跟痛
	足平放着地	首次着地方式为全足底同时着地	• 踝关节过度背屈固定 • 背屈肌瘫痪或力弱 • 新生儿/本体感觉性行走	• 踝关节活动度 • 膝关节是否存在过伸展 • 是否存在未成熟步态模式
站立中期	过度体位性跖屈	胫骨未能从 10° 跖屈位回到中立位	跖屈肌无离心性收缩 • 跖屈肌瘫痪或力弱 • 跟腱松解过度、断裂、挛缩	• 股四头肌是否存在痉挛或无力;是否有膝关节过伸展、髋关节过伸展 • 躯干是否前倾、后倾 • 有无跖屈肌力弱或跟腱断裂
	站立中期足跟抬起	站立中期足跟未接触地面	• 跖屈肌痉挛	• 有无跖屈肌、股四头肌、髋关节屈肌及内收肌痉挛
	过度体位性背屈	由于胫骨从 10° 跖屈位回到中立位速度过快而产生大于正常的背屈	• 跖屈肌不能控制胫骨向前 • 膝或髋关节屈曲挛缩	• 踝关节周围肌,膝、髋关节屈肌 • 关节活动度 • 躯干体位
	爪形趾	足趾屈曲抓住地面	• 足底抓握反射整合不全 • 阳性支持反射 • 趾屈肌痉挛	• 足底抓握反射、阳性支持反射 • 趾关节活动度
蹬离期	无向前转动(无足跟离地)	体重转移(自足跟外侧至足前部内侧)不充分	• 踝足机械固定 • 跖屈肌、内翻肌、趾屈肌瘫痪或被抑制 • 趾屈肌和背屈肌拮抗收缩 • 足前部疼痛	• 踝足关节活动度 • 踝关节周围肌功能和肌张力 • 足前部疼痛
迈步相	足趾拖地	背屈不充分(并趾伸展)以至于足前部和足趾不能完成足廓清动作	• 背屈肌和趾伸肌瘫痪或力弱 • 跖屈肌痉挛 • 膝或髋关节屈曲不充分	• 髋膝踝关节活动度 • 髋膝踝关节周围肌的肌力与肌张力
	内翻		• 内翻肌痉挛 • 背屈肌和外翻肌瘫痪或力弱 • 伸肌模式	• 内翻肌和趾屈肌肌张力 • 背屈肌和外翻肌肌力 • 下肢有无伸肌模式

表 14 - 10　步行周期中膝关节的常见异常表现

时期	异常所在	异常表现	可能原因	进一步检查
首次着地	过度屈曲	足跟着地时膝关节屈曲	• 膝关节疼痛 • 膝屈肌痉挛或股四头肌瘫痪、力弱 • 对侧下肢短	• 膝关节疼痛 • 膝屈肌肌张力 • 膝伸肌肌力 • 测量下肢长度 • 是否有骨盆前倾
足放平	过伸展（膝反张）	• 股四头肌和比目鱼肌瘫痪或力弱而致臀大肌收缩被动牵拉膝关节向后 • 股四头肌痉挛 • 踝关节跖屈畸形	• 踝、膝关节屈肌肌力和肌张力 • 踝关节活动度	
站立中期	过伸展（膝反张）	单腿支撑时,体重移至足上方,但胫骨仍位于踝关节榫头之后	同上	• 同上
蹬离期	过度屈曲	膝屈曲大于 40°	• 重心远远超过骨盆前方 • 僵硬躯干,膝、髋关节屈曲挛缩 • 屈肌退缩反射 • CVA 患者屈肌协同运动模式占优势	• 躯干姿势 • 膝、髋关节活动度 • 屈肌协同运动模式
	屈曲受限	膝关节屈曲小于 40°	• 股四头肌痉挛或/和跖屈肌痉挛	• 髋、膝、踝肌群肌张力
迈步相初期至中期	过度屈曲	膝屈曲大于 65°	• 迈步前期膝关节屈曲消失 • 屈肌退缩反射 • 辨距不良	• 髋膝踝关节周围肌肌张力检查 • 屈肌退缩反射检查 • 辨距不良检查
	屈曲受限	膝屈曲小于 65°	• 膝关节疼痛 • 膝关节活动度消失 • 伸肌痉挛	• 膝关节疼痛检查 • 膝关节活动度检查 • 髋膝关节肌张力检查

表 14-11 步行周期中髋关节的常见异常表现

时期	异常所在	异常表现	可能原因	进一步检查
首次着地至足放平	过度屈曲	屈曲超过 30°	• 髋/膝关节屈曲挛缩 • 因比目鱼肌和股四头肌力弱所致的膝关节屈曲 • 髋关节屈肌张力增高	• 髋膝关节活动度及比目鱼肌、股四头肌肌力 • 髋屈肌肌张力
	屈曲受限	屈曲小于 30°	• 髋屈肌力弱 • 髋关节屈曲活动度受限 • 臀大肌力弱	• 髋关节屈、伸肌肌力 • 髋关节活动度
足放平至站立中期	伸展受限	髋关节未达到中立位	• 髋屈曲挛缩、髋屈肌痉挛 • 内旋肌痉挛、外旋肌力弱、对侧骨盆过度旋前	• 髋关节活动度和屈肌张力 • 内旋肌肌张力和外旋肌肌力 • 双侧髋关节活动度
	内旋	下肢内旋		
	外旋	下肢外旋	• 对侧骨盆过度旋后	• 双侧髋关节活动度
	外展	下肢外展	• 臀中肌挛缩 • 躯干向同侧髋关节外侧倾斜	• 外展模式检查
	内收	下肢内收	• 髋屈肌和内收肌痉挛 • 对侧骨盆下降	• 髋屈肌和内收肌肌张力 • 内收肌肌力
迈步相	环行运动	下肢外侧环行运动	• 代偿髋屈肌力弱 • 代偿因"腿长"而不能完成足廓清动作	• 髋、膝、踝屈肌肌力 • 髋、膝、踝关节屈曲活动度 • 伸肌模式检查
	髋关节抬高	通过腰方肌收缩使迈步相下肢缩短	• 代偿膝关节屈曲不足或踝关节背屈不足 • 代偿迈步相下肢伸肌痉挛	• 髋、膝、踝关节活动度及肌力 • 膝、踝伸屈肌肌张力
	过度屈曲	屈曲大于 20° ~ 30°	• 足下垂时试图缩短下肢	• 踝足伸屈肌肌力和关节活动度 • 屈肌模式检查

表 14-12 步行周期中躯干的常见异常表现

时期	异常所在	异常表现	可能原因	进一步检查
站立相	躯干侧弯	躯干向站立相下肢侧(患侧)倾斜(臀中肌步态)	• 代偿站立相下肢臀中肌瘫痪或力弱以阻止迈步相下肢侧骨盆下降 • 代偿髋关节疼痛以减少作用于髋关节的力 • 对侧下肢短	• 臀中肌肌力 • 是否存在髋关节疼痛
	躯干后倾	躯干后倾导致髋关节过伸展(臀大肌步态)	• 站立相下肢臀大肌瘫痪或力弱 • 骨盆旋前	• 髋关节伸肌肌力 • 骨盆位置检查
	躯干前倾	躯干前倾导致髋关节屈曲 躯干上部前倾	• 代偿股四头肌力弱,前倾去除了膝关节屈曲力矩 • 髋、膝屈曲挛缩 • 骨盆旋后	• 股四头肌肌力 • 骨盆位置检查

第四节　量表评定法

用于临床步态分析的量表有多种,如威斯康星步态量表(Wisconsin gait scale,WGS)、计时起立－步行测验(time－limited up & go test,TUGT)、步态异常评定量表(gait abnormality rating scale,GARS)、功能性步态分析量表(functional gait analysis,FGA)、Tinetti 任务导向活动性评定(Tinetti performance oriented mobility assessment,POMA)等。每一量表评定的内容侧重点不同。

一、威斯康星步态量表

威斯康星步态量表(Wisconsin gait scale,WGS)发表于 1996 年。用于评定脑卒中后偏瘫所致的步态异常。不预测跌倒的风险。观察包括患侧下肢步行周期中的站立相、足趾离地、迈步相以及足跟着地在内的 4 个时期的动作表现,共计 14 项。最低分 14 分,最高分 45 分。分数越高,表明步态异常越严重(表 14－13)。该量表具有良好的信度、效度;可明确地指出步态的异常所在;并可制订出基于证据的康复治疗方案;亦可监测康复训练的疗效。基于 ICF 分类系统的研究结果显示,Wisconsin 步态量表(WGS)与 ICF 具有较高的匹配度。在不具备步态分析设备的情况下,该量表值得在偏瘫康复中首选并推广应用。

表 14－13　WGS 评定及评分标准

	评定项目	1 分	2 分	3 分	4 分	5 分
患侧站立相	手持助行器	不使用助行器	最小限度使用助行器	最小限度使用底面加宽的助行器	大量使用助行器	大量使用底面加宽的助行器
	患侧站立相时间	单支撑期健患侧时间相等	不等	非常短		
	健侧步长(患侧支撑时)	健侧足跟超过患侧足尖	健侧足跟未超过患侧足尖	健足未超过患足		
	体重转移至患侧(使用/不使用助行器)	完全转移(头和躯干在单支撑期时转移至患侧)	部分转移	非常有限地转移		
	步宽(患侧足尖离地前两足间距离)	正常(两足间距为一只鞋子的宽度)	较宽(两足间距为两只鞋子的宽度)	宽阔(两足间距 > 两只鞋子的宽度)		

	评定项目	1分	2分	3分	4分	5分
足趾离地	停顿(患肢向前迈步之前)	无(无犹豫地向前迈步)	轻度犹豫	显而易见地犹豫		
	患侧髋关节伸展(从后方观察臀部皱褶)	足蹬离期患侧伸展度与健侧相同(在足尖离地过程中维持直立姿势)	轻度屈曲	显著伸展		
患侧迈步相	迈步相初期外旋	与健侧相同	外旋增加	外旋显著增加		
	迈步相中期环形运动(观察患侧足跟的路线)	无(患侧足内收)	中度环形运动	显著的环形运动		
	迈步相中期髋关节抬高	无(骨盆于迈步相轻度倾斜)	抬高	跳跃		
	足尖离地至迈步相中期膝关节屈曲	正常(患侧膝关节屈曲度与健侧相同)	部分屈曲	屈曲度极小	无屈曲	
	足廓清	正常(足趾在迈步相期间不接触地面)	轻度拖步	显著拖步		
	迈步相末期骨盆旋转	骨盆前倾(骨盆旋前以备足跟着地)	骨盆中立位			
患侧足跟着地	首次着地	足跟着地	全足底同时着地	足跟未接触地面		

二、Tinetti 步态评定

该量表是 Tinetti 任务导向的活动评定(Tinetti performance oriented mobility assessment, POMA)中的一部分,发表于 1986 年。该量表包括平衡和步态两部分评定,其中步态 7 项。步态评定项目见表 14 - 14。第 1~4 及第 7 项分为 0、1 两个等级;第 5、6 项为 0、1、2 三个等级。12 分为满分。分数越高,提示步态越好,行走独立。适用于老年病人。

Tinetti 平衡功能评定满分为 16 分,步态 12 分,两者相加满分为 28 分。19~23 分提示存在跌倒风险,≥24 分跌倒风险较低,≤18 分则提示高跌倒风险。

表 14 - 14　Tinetti 步态评定量表

	评定项目	2 分	1 分	0 分
1	步行启动（发出"走"的口令后立即启动）		没有犹豫	犹豫或多次尝试迈步
2	步幅（右足）		右足迈步超过左足	右足迈步未超过左足
	步幅（左足）		左足迈步超过右足	左足迈步未超过右足
	足廓清动作（右足）		右足能完成足廓清	右足不能完成足廓清
	足廓清动作（左足）		左足能完成足廓清	左足不能完成足廓清
3	步幅对称性		左右步幅相等	左右步幅不相等
4	步伐连贯性		前后步之间节奏连贯	前后步之间停顿或节奏不连贯
5	行走路线	独立走直线	轻度或中度偏斜，或使用助行器	明显的偏斜
6	躯干	无摇摆，无膝关节或腰背屈曲，无上肢外展，不使用助行器	无摇摆，但膝关节或腰背屈曲，或行走时上肢向外伸展	显著摇摆或使用助行器
7	站立相（从后方观察）		一脚向前迈过另一只脚时几乎触及对方	一脚向前迈过另一只脚时双脚分开，互不接触

三、计时起立 - 步行测验

计时起立 - 步行测验（timed up & go test，TUG）是基本的功能性移动的测量方法。测试内容包括被检查者从坐位站起，行走 3 米，转身回来再走到椅子前方，然后坐下。记录全程所用时间，计时单位为秒。测验时被检查者穿平常所用的鞋子，可以使用日常生活中所用的助行器如手杖。正常人 7 ~ 10 秒即可以完成测验，不能在此时间范围内完成，尤其大于 20 秒完成者提示存在移动障碍。14 秒为预测生活在社区的老年人跌倒风险的临界值。大于 14 秒，提示跌倒风险的存在。由于 TUG 测验结果显示与静态平衡功能具有很好的相关性，因此 TUG 可作为筛查工具使用。

四、功能性步态分析量表

功能性步态分析量表（functional gait analysis，FGA）发表于 2004 年，包括水平地面步行、改变步行速度、步行时水平方向转头、步行时垂直转头、步行和转身站住、步行时跨过障碍物、狭窄支撑面步行、闭目行走、向后退、上下台阶 10 个项目。每一项分为 0、1、2、3 共 4 个等级，满分为 30 分，分数越高，提示步行能力越好。FGA 具有良好的组间信度及重测信度和同时效度。作为一个筛查量表，可用于预测老年人及帕金森病人的跌倒损伤的风险。社区居住的老人，FGA ≤ 20 分时提示高跌倒风险，而帕金森病人 FGA ≤ 15 分时提示高跌倒风险。

五、行走能力评定量表

广义的行走能力并不局限于步行，也包括借助于步行辅助具（如拐杖、步行器等）或移动辅助具(如轮椅、电瓶三轮车等)进行移动。

(一)功能性步行分级

功能性步行分级(functional ambulation classification,FAC)由 Holden 等人于 1986 年发表,简单、实用,适用于不同疾病的患者。与前几个量表不同,FAC 并非评估步态或步行功能,而是评估个体实际行走能力的水平,即独行、有条件独行、需要帮助、需要怎样的帮助等。FAC 分为 0 ~ 5 共 6 个等级。0 级提示不能行走或需要大量的帮助,5 级则提示可独立行走(表 14 – 15)。

表 14 – 15　功能性步行分级

分级	评级标准
0	病人不能行走或仅能在平行杠内行走,或在平行杠以外行走时需 2 人监护或帮助以确保安全
1	在平地上行走时需要 2 人双手扶助以防摔倒;辅助者双手要持续地支撑病人身体重量,以维持身体平衡和协调
2	在平地行走时需 1 人帮助。辅助者的手持续或间断地轻触病人身体以维持身体平衡和协调
3	病人不需要他人接触身体的帮助就能够平地行走,但为了安全起见,需 1 人在场监视保护或口头提示
4	病人能够在平地上独立行走,但在上下楼梯[1]、斜坡[2] 或非平地[3] 上行走时,需要监视或身体接触的帮助
5	病人能够在平地[4] 和非平地、楼梯和斜坡上独立行走。允许使用辅助具,矫形器和假肢

注:1:使用扶手至少上下 7 个台阶;2:长 1.5m,坡度≥30°;3:指草地、沙砾、泥土、冰、雪地;4:包括瓷砖、地毯、人行道。

(二)功能独立性测量

功能独立性测量(functional independence measure,FIM)中亦有评定行走能力的项目。行走能力的评定根据行走的距离和辅助量两个方面评分。具体评分标准如下:

7 分——完全独立　不用辅助设备或用具,在合理的时间内至少能安全地步行 50m。不用轮椅。

6 分——有条件的独立　步行者可独立步行 50m,但需要使用辅助具如下肢矫形器、假肢、特殊改制的鞋、手杖、步行器等;行走时需用比正常长的时间并考虑安全因素。若不能步行至少应独立操作手动或电动轮椅前进 50m,能转弯,能驱动轮椅到餐桌、床边或厕所。可上行 30°的斜坡,能在地毯上操作轮椅,能通过门槛。

5 分——监护或准备　可以步行 50m,但需要他人监护、提示及做行走前的准备工作。患者不能独立步行 50 米时,在没有他人帮助的情况下,不论使用辅助设备或用具与否,能步行 17m 达到室内生活(家庭内移动)的功能水平。

4 分——最小量帮助　步行时需他人轻轻地用手接触或偶尔帮助。患者至少独立完成≥75%的 50m 行走动作。

3 分——中等量帮助　步行时需他人轻轻地上提患者身体。患者至少独立完成 50% ~ 74%的 50m 行走动作。

2 分——最大量帮助　患者至少独立完成 25% ~49%的 50m 行走动作。仅需 1 人帮助。

1 分——完全帮助　患者仅完成不足 25%的行走动作。需要 2 人帮助,不能行走 17m。

第五节　定量分析法

定量分析是借助于专用设备对步态进行运动学和动力学的分析。步态的定量分析能够为制订治疗计划和评定治疗效果、检查医疗质量提供客观数据。

一、运动学分析

运动学分析是一种描述性的定量分析,所得结果反映了被检查者的步态特征,包括时空参数和关节运动的模式等。

(一)时空参数

时空参数指时间和距离参数,是临床常用的客观指标,它能够监测患者行走能力的变化。

1. 步态的距离参数测量　步态的距离测量包括步长、跨步长、步宽、足夹角的测量。因此,测量的关键技术是如何获得行走中的足印。在传统的临床分析中,采用足印法来获得上述各种结果。目前这种古老的方法已为足底开关、视频系统、由许多压力传感器组成的步态垫(gait mats)或其他运动分析系统所代替。通过结果分析,可以大致判断患者的步态是否对称以及步态的稳定性。步行时如出现左右步长不等,提示行走的对称性被破坏;步宽缩窄和足夹角减小都会使得人体站立的支持面积减小,因而使步行中身体的稳定性下降。由于身高、下肢长与跨步长和步长密切相关,因此在进行分析前需要将跨步长/下肢长、步长/身高进行归一化处理,使不同身高、不同下肢长的患者之间的结果具有可比性。

2. 步态的时间参数测量　步态的时间测量指与步行相关的时间事件,如步频、步行速度、跨步即步行周期时间、同侧站立相和迈步相时间及其比例,左右侧站立相之比或迈步相之比,站立相各分期发生时间及所占时间百分比等参数的测量。步行周期时间可通过直接测量获得,即用秒表记录同侧下肢前后两次首次着地所用时间;已知行走时间、步数和行走距离,步频和步行速度可计算得之。确定站立相和摆动相的时间可通过观察足跟着地、足尖离地和足跟再次着地点获得,需要用一定的记录分析设备,如脚踏开关或运动分析系统。

步行速度是步态分析最基本、最敏感的指标,步速减慢是绝大多数病理步态的共同特征。步频所反映的是步态的节奏与稳定性。站立相与迈步相时间之比也是反映步态对称性的另一个敏感指标。偏瘫患者因患侧不能有效地负荷身体的重量并害怕摔倒,故急于将身体的重量转移到健侧,步态分析显示患侧下肢站立相时间明显缩短,健侧站立相时间延长,站立相时间与迈步相时间的比例下降。右迈步相时间/左迈步相时间之比也可以用于评定步态的对称性。

(二)关节运动角度

测量下肢诸关节在步行中的角度变化是临床步态分析的重要组成部分。通过分析被检查者躯干和下肢诸关节角度的变化以及这种变化与步行周期的对应关系,能够客观地评定步行中关节功能障碍的部位、出现的时间和程度,进而指导康复治疗。测量技术包括直接测量(电子关节角度计)与成像测量技术(多次曝光照片、电影电视摄像、红外光摄像技术、数字视频技术）。各种摄像测量技术均使用反光标记进行光点轨迹采样。标志点分别置于趾、踝、膝、髋、肩等关节处。计算机分析系统在自动识别标志点及其坐标后，即可计算得到关节角度并绘制成曲线。

二、动力学分析

动力学分析是指对步态进行有关力的分析，如地反力、关节力矩、人体重心、肌肉活动等及人体代谢性能量与机械能转换与守恒等的分析。通过动力学分析可以揭示特异性步态形成或产生的原因。动力学分析需要科技含量高的设备，价格昂贵，分析过程较复杂。但是，随着科技不断进步以及医学的发展，动力学分析在临床中的应用已越来越受到重视和推广。有关内容在此做简单介绍。

（一）地反力

地反力（ground reaction force）指人在站立、行走及奔跑中足底触及地面产生作用于地面的力量时，地面因此而产生的一个大小相等、方向相反的力。人体借助于地反力推动自身前进。地反力分为垂直分力、前后分力和内外分力。垂直分力反映行走过程中支撑下肢的负重和离地能力；前后分力反映支撑腿的驱动与制动能力；内外分力则反映侧方负重能力与稳定性。地反力通过力台测量获得。

（二）力矩

力矩是力与力作用线的垂直距离的乘积，它是使一个关节发生转动的力，是肌肉、韧带和摩擦力作用的最终结果。在正常步态中，关节角度并不达到其运动范围的终点，摩擦力也非常小。因此，力矩常被认为或看作是肌肉力矩。因此，当主动肌与拮抗肌肌肉力量失衡时，维持正常关节运动的力矩将发生改变。力矩分为伸展力矩、屈曲力矩和支持力矩。支持力矩为髋、膝、踝关节力矩的代数和，是保证站立相支撑腿不塌陷的支持力。

（三）表面肌电图在步态分析中的应用

表面肌电图反映步行中肌肉活动的模式、肌肉活动的开始与终止以及与肌肉在行走中的作用、肌收缩类型、和体位相关的肌肉反应水平。步态的表面肌电图检查需要和脚踏开关等能够区分站立相与迈步相的设备同时使用才有意义。有关表面肌电图的检查方法与临床应用参见第十六章。

由于计算机技术和生物力学的迅速发展，三维步态分析系统也在不断完善和发展，并在临床中应用。它不但可以测量分析所有运动学参数，还可以进行步态的动力学分析，具有非常好的临床应用前景。

第六节　常见病理步态的原因及表现

正常人的行走能力体现了神经系统、肌肉骨骼系统、生理支持系统之间的完美整合以及在功能上相互依赖的关系。上述任何一个系统损伤所致的运动功能障碍均可表现为病理步态。从功能损伤的层面分析，引起病理步态的原因包括疼痛、肌力减弱、畸形、感觉障碍、与中枢神经系统损伤有关的肌活动障碍如肌肉活动增加和运动障碍等。理解这些静态和动态因素如何影响人体运动(步态)质量将有助于准确认识病理步态的特征,进而使康复治疗有的放矢,提高疗效。

一、疼痛

急、慢性疼痛均可影响运动功能。患者为避免疼痛通常会尽量减少活动,久而久之将导致关节的活动能力下降、关节固定,进而进入一个恶性循环即疼痛进一步加剧和严重的功能障碍。为了减少疼痛关节所承受的压力,疼痛侧下肢站立相时间明显缩短;行走迈步相中减少下肢运动范围或减慢下肢摆动速度也是行走中常见的减痛方式。无论何种原因导致行走疼痛,跨步长缩短、步速下降、站立相时间缩短都是疼痛步态的共同特征。

髋关节疼痛的患者在行走时,为减轻负重期的疼痛,患侧站立相时间缩短。当疼痛的髋关节位于站立相时,患者常通过患侧肩关节下降、对侧肩关节抬高、躯干向患侧过度倾斜等代偿动作使身体重心越过疼痛关节以减少对关节面的机械性压力并减轻疼痛。迈步相过程中,疼痛的髋关节轻度屈曲、外展、外旋可使关节囊和韧带松弛以减少关节压力。为了避免刺痛和关节过度负荷,髋关节疼痛患者在行走时会尽量避免足跟着地。

膝关节疼痛时,患者在整个行走周期中以轻度屈曲膝关节为特征。关节内渗出存在时,膝关节轻度屈曲可降低关节囊的张力,同时,患者回避患侧足跟着地而以足尖着地代之。任何引起膝关节疼痛的疾患(如半月板撕裂、游离体、骨折、感染或滑囊炎)都可以导致此种类型的步态。

踝足创伤、炎症、退行性关节炎等可引起疼痛。患者为了避免疼痛,通常会限制疼痛部位负重,患侧跨步长明显缩短,正常的足跟－足尖运动模式消失。疼痛位于足前部时,跖屈踝关节和足趾离地的动作消失。如果疼痛限于踝关节或足后部,则首次着地时足跟着地动作消失而以患侧足尖步态取而代之。

二、肌无力

肌腱损伤或脊髓前角细胞、神经肌肉接头或肌纤维破坏均可以导致肌肉瘫痪,它对于行走能力是破坏性的影响。但是,如果感觉正常,感觉整合与运动控制正常,无严重的关节畸形存在,即便患者存在广泛性肌力下降也仍然能够行走。肌力减弱对于步态的影响主要见于步行周期不同阶段中肌肉离心性收缩活动(又称限制性收缩活动)和向心性收缩活动中。例如,胫前肌离心性肌收缩活动下降时足跟着地后由于缺乏跖屈限制而不能有效控制踝关节的跖屈角度;胫前肌向心性收缩活动减弱导致迈步相中期足趾拖地。

(一)臀大肌无力

臀大肌为主要的髋关节伸肌和躯干稳定肌(在足跟着地身体重心前移时防止躯干前倾摔倒)。臀大肌肌力减弱者,患侧足跟着地后,腹肌和脊柱旁肌群立即收缩将髋关节向后拽。为了使身体的重力线落在髋关节轴的后方而将髋关节锁定于伸展位,躯干在整个站立相始终保持后倾,同时肩关节后撤,从而形成挺胸凸腹的臀大肌步态(图14－7)。单纯性的臀大肌肌力弱可由腘绳肌收缩代偿而使步态接近正常。但在临床中,腘绳肌常与臀大肌同时受累(如骶1神经根病。)

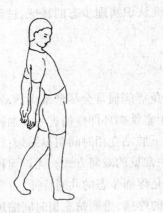

图 14 -7　臀大肌步态

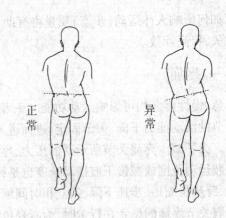

正常　　　异常

图 14 -8　Trendelenberg 征

（二）臀中肌无力

正常情况下,臀中肌在迈步相过程中起到稳定、支持骨盆的作用。臀中肌肌力弱行走时步态异常,表现为 Trendelenburg 征(图 14 -8),即下肢离地侧(处于摆动相)骨盆下降,躯干向支撑腿(处于站立相)侧侧弯,故臀中肌步态又称 Trendelenberg 步态。臀中肌步态通常从患者背面或正面进行观察。臀中肌肌力弱时,处于站立相的一侧骨盆的稳定性受到影响。一侧臀中肌肌力减弱者在患侧足跟着地到健侧足跟着地期间,其健侧(即下肢于摆动相)的骨盆下降 >5°,患侧骨盆方突出。一侧臀中肌完全瘫痪者行走时,为代偿下肢处于摆动相的健侧骨盆下降,躯干向患侧(支撑腿侧)弯曲,同时患侧肩关节下掣,因而使健侧骨盆下降减少。臀中肌瘫痪的患者通过这种方式使重心维持在髋关节上方,从而减少对稳定骨盆所需肌力的要求。无论是臀中肌肌力减弱还是完全瘫痪,由于骨盆下降使处于迈步相的下肢相对变长,进而影响足趾廓清动作完成。为此,髋、膝关节屈曲角度以及踝关节背屈角度相应增加,通过夸张运动以代偿迈步相的足趾廓清动作。两侧臀中肌受损时,其步态特殊,步行时上身左右交替摇摆,状如鸭子,故又称鸭步。任何累及臀中肌本身或其支配神经的疾病或损伤均可出现 Trendelenberg 步态,如脊髓灰质炎。此外,髋关节骨性关节炎引起髋关节疼痛亦可表现出 Trendelenberg 步态。

（三）髋关节屈肌无力

髋屈肌是步行周期迈步相过程中主要的加速肌群。髋关节屈肌向心性收缩减弱时将阻碍下肢向前摆动。一侧髋屈肌无力的患者行走时可表现为跛行,蹬离期至迈步相中期,患者躯干向后、向健侧倾斜,其结果导致髋关节锁定,躯干进一步伸展,利用躯干和髋关节所产生的惯性将下肢带入屈曲状态,步长明显缩短。

（四）股四头肌麻痹

股四头肌为跨双关节肌。正常时,股四头肌活动始于迈步相末期以伸展小腿,站立相负重期达到高峰。此时作为膝关节伸肌产生离心性收缩以控制膝关节屈曲度 <15°~20°。保证膝关节于站立中期不因过度屈曲而跪倒,因而起到维持膝关节稳定性的作用。股四头肌另一个收缩活动见于趾离地后。此时作为双关节肌具有双重作用。作为髋关节屈肌,拉起将要摆动的下肢向前;作为膝关节伸肌,控制小腿在站立相初期向后的摆动量,从而启动下肢向前迈步。股神经损伤时股四头肌麻痹,主要表现为对足跟着地期的影响。为保证膝关

节不出现过度屈曲的情况,患侧足跟着地时,臀大肌和小腿三头肌代偿性收缩,使髋关节伸展并将受累膝关节锁定在过伸展位。同时伴有髋关节伸肌无力时,有些患者常常在足跟首次着地期和站立相时俯身用手按压大腿以助膝关节伸展(图 14-9)。快速行走时,由于患肢于迈步相动作滞后,因而可见足跟过度抬高。膝关节反复过伸展将使韧带和关节囊受到牵拉并导致站立相时膝关节呈反张状态。

(五)胫前肌无力

胫前肌为踝关节背屈肌。正常人足跟着地时,为控制踝关节的跖屈度,防止足前部拍击地面,胫前肌离心性收缩;在站立相末期足趾离地时,胫前肌再次离心性收缩以确保迈步相中期足趾能够离开地面。因此,胫前肌轻度无力时,患者在疲劳或快速行走时可出现足前部拍击地面的情况。胫前肌中度无力时,足跟着地时踝关节跖屈控制减弱,足跟着地到足放平动作迅速出现,胫前肌的离心性控制减少使足前部在足跟着地时就可能出现拍击地面的情况。踝关节背屈肌麻痹时,踝关节于整个迈步相过程中呈跖屈,即表现为足下垂;首次着地方式异常,即足跟着地消失而代之以足尖着地或全足底同时着地。为了使足尖离地,保证足廓清动作的完成,患者需要通过抬高患肢(过度屈曲髋、膝关节)进行代偿,其动作犹如跨越门槛,故称为跨阈步态(steppage gait),常见于腓总神经麻痹患者(图 14-10)。如果同时合并髋关节屈肌无力或下肢伸肌痉挛则不能出现跨阈步态,患者可表现为足趾拖地行走,同时下肢外展、外旋。这种步态可在脑卒中和其他跖屈肌痉挛的患者中见到。

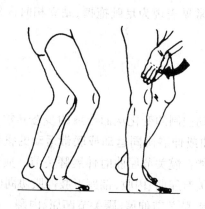

图 14-9　股四头肌步态

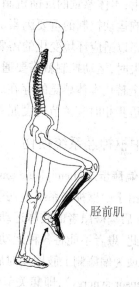

胫前肌

图 14-10　跨阈步态

(六)腓肠肌无力

腓肠肌是站立相末期足产生蹬离(push - off)动作,促使腿向前摆动的主要肌群。作为踝关节部位的跖屈肌,腓肠肌在蹬离期中通过强大的向心性收缩而使踝关节产生一爆发性跖屈,强而有力的蹬离动作将身体的重心推向上、前方。腓肠肌肌力减弱或麻痹时将使蹬离动作的爆发力减弱,身体前移力量减小、运动减慢,阻碍了下肢向前迈进,进而导致步幅缩短,步行速度下降。

小腿三头肌肌力减弱也使单支撑期胫骨的稳定性受到严重威胁,在站立中期和末期时可由于踝关节过度背屈而跪倒。

三、畸形

关节畸形所导致的关节活动受限必然影响步态。下肢任何关节的活动性下降不仅干扰该关节的功能活动,而且对相邻关节也产生影响,需要较多的能量以替代丧失的运动。

正常站立姿势要求髋、膝关节充分伸展,踝关节背屈 5°~10°。身体重心此时位于髋关节后、膝关节前。该重心位置使得髋、膝关节在不需要肌肉作功的情况下就能够保持伸展状态。当上述诸关节活动范围不能保持时,需要肌肉额外作功以维持正常的身体对线或重心位置。膝关节屈曲挛缩 30°时,患者将无法进行功能性移动。如果一患者踝关节跖屈挛缩 15°,行走时或者用足尖行走,或者足底触地而采取代偿姿势,即身体对线位于足后,丧失平衡。为避免向后倒,患者躯干必须前倾,使躯干位于足上方,从而保持了平衡。踝关节跖屈挛缩也可以引起迈步相拖步,患者常采取踮起对侧足尖的策略来帮助患侧完成足廓清动作。

四、感觉障碍

运动对环境的反应依赖于大量的感觉输入,传入信息受阻将影响运动的完成、调节与控制。本体感觉在关节活动中提供关节的位置和运动信息,并在肌张力调节、肌肉控制方面具有重要作用;本体感觉的反馈机制在维持关节功能稳定中也具有重要作用。因此,本体感觉损伤是影响运动控制的重要因素。尽管感觉输入不是运动模式的基础,但通过感觉输入可以调整步态以适应环境变化的需要。当肢体的空间位置觉或构成关节的骨与骨之间的关系的感觉丧失时,运动控制就需要通过依赖视觉输入或外部装置来实现。但是,这些代偿机制并不能完全替代本体感觉的存在。位置觉丧失的常见表现为足趾拖拽、站立相时内外踝不稳定或在迈步相时髋关节过度屈曲。

五、中枢神经系统损伤

(一)偏瘫步态(hemiplegic gait)

这是由于中枢神经系统损伤引起肌张力和运动控制的变化从而导致的步态异常。脑卒中、脑外伤后偏瘫患者的肢体运动常常表现为屈曲或伸展协同运动或联带运动的整体刻板模式。因此,患者不能将各种运动随意结合,如不能在髋关节屈曲时伸展膝关节。典型的偏瘫步态表现为偏瘫侧上肢摆动时肩、肘、腕及手指关节屈曲、内收;偏瘫下肢伸肌协同(联带)运动(extensor synergy),即髋关节伸展、内收并内旋,膝关节伸展,踝关节跖屈、内翻。偏瘫患者步行速度减慢,健侧步幅缩短,由于踝关节跖屈,首次着地时足跟着地方式消失、膝反张。患侧站立相时间较健侧缩短,摆动相时由于股四头肌痉挛而使膝关节屈曲角度显著减小甚至消失(图 14-11)。为了使瘫痪侧下肢向前迈步,迈步相时患侧肩关节下降,骨盆代偿性抬高,髋关节外展、外旋,偏瘫下肢经外侧画一个半圆弧以代替正常的足趾廓清动作,故又称画圈步态(图 14-12)。

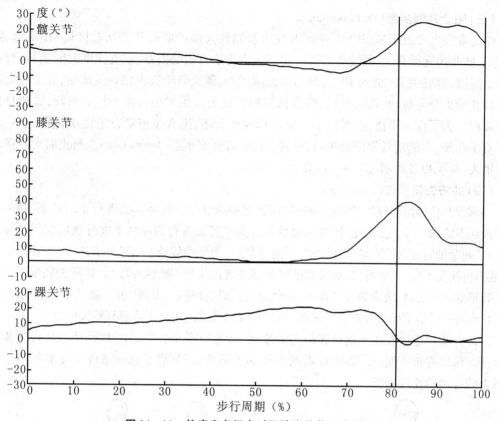

图 14 - 11 偏瘫患者行走时下肢诸关节运动曲线

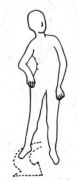

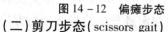

图 14 - 12 偏瘫步态

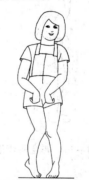

图 14 - 13 剪刀步态

（二）剪刀步态(scissors gait)

中枢神经系统受损影响肌张力尤其是下肢肌张力时可以出现各种痉挛步态。痉挛型脑瘫患儿(双瘫)行走时,骨盆前倾,由于髋关节内收肌群痉挛,行走时迈步相下肢向前内侧迈出,双膝内侧常相互摩擦碰撞。腘绳肌活动过度而使膝关节即使在站立相时也保持屈曲;胫骨后肌、踝关节跖屈肌、内翻肌痉挛时,身体重心前移,以足前部着地行走并呈剪刀步或交叉步,交叉严重时步行困难。踝关节跖屈肌痉挛使下肢相对延长,下肢向前摆动时足趾拖地。为此,要求髋、膝关节屈曲角度代偿性加大。为了使下肢摆动向前,患者需付出极大的努力,站立相时间明显延长,迈步相缩短,下肢的屈曲与伸展交替运动十分困难,故表现为一个不稳定的疲劳步态(图 14 - 13)。

（三）帕金森病步态（Parkinsonian gait）

帕金森病患者由于基底节病变而表现为双侧性运动控制障碍和功能障碍，以面部、躯干、上下肢肌肉运动缺乏、僵硬为特征。步态表现为步行启动困难、双支撑期时间延长、行走时躯干前倾、髋膝关节轻度屈曲、关节活动范围减小、踝关节于迈步相时无跖屈，双下肢交替迈步动作消失呈足擦地而行，步长、跨步长缩短表现为步伐细小。由于躯干前倾，致使身体重心前移。为了保持平衡，患者以小步幅快速向前行走，患者虽启动行走困难，而一旦启动却又难于止步，不能随意骤停或转向，呈现出前冲或慌张步态（festination）。行走时上肢摆动几乎消失，常见患者跌倒（图 14 - 14）。

（四）共济失调步态（ataxic gait）

小脑或其传导路受损可导致运动的协调性和精确性受到破坏。患者行走时步态不稳，动作夸张且不协调。步态多变化，因而重复性差。典型特征为行走时两上肢外展以保持身体平衡，两足间距加宽，高抬腿，足落地沉重；不能走直线，而呈曲线或呈"Z"形前进；因重心不易控制，故步行摇晃不稳，状如醉汉，故又称酩酊步态或醉汉步态（图 14 - 15）。共济失调步态亦见于下肢感觉缺损患者，表现为步宽加大，步调急促（跌跌撞撞）。此外，由于缺乏本体感觉反馈，患者行走时常常需要低头看着自己的脚，因此在晚间或黑暗中行走将感到特别困难。

正常人能够通过改变和调整其行走的步频、步速以及步长以适应和满足各种行走要求和条件。病理性步态则最终影响行走的效率和灵活性，即患者不能随条件变化而相应改变其行走的各种功能性指标。

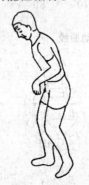

图 14 - 14　帕金森步态

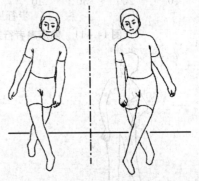

图 14 - 15　共济失调步态

小　结

步态分析是物理治疗师在制订步态矫正训练计划之前必做的一项工作。因此，治疗师必须熟练掌握有关正常步态的概念和正常参考值，掌握定性与定量分析的步态分析方法，更重要的是能够发现问题，确定障碍诊断，学会分析障碍发生的原因，为制订治疗计划提供可靠的依据。

思考题

1. 临床常用的步态分析量表有哪些？

2. 采用专用设备进行步态分析的基本参数有哪些？

3. 脑卒中后偏瘫步态、截瘫步态以及脑瘫步态各自有何特点？

（恽晓平）

第十五章 临床肌电图与神经传导检查

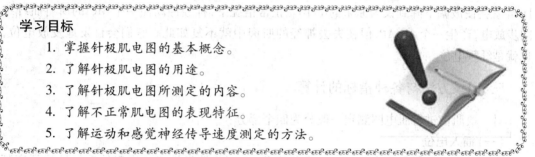

学习目标

1. 掌握针极肌电图的基本概念。
2. 了解针极肌电图的用途。
3. 了解针极肌电图所测定的内容。
4. 了解不正常肌电图的表现特征。
5. 了解运动和感觉神经传导速度测定的方法。

肌电图与神经传导检查是康复医学中不可缺少的评定方法。肌电图可以定位诊断神经肌肉疾病,预测神经外伤的恢复,协助制订正确的神经肌肉诊疗和康复计划,在康复治疗中为物理治疗师提供信息以帮助评定或确定治疗方案;神经传导检查能够定量测定神经损害的程度,确定反射弧损害的存在和部位,是康复评定中的客观、可靠、灵敏的指标。

第一节 临床肌电图

临床肌电图(clinical EMG),又称针电极肌电图(needle EMG),是指以同心圆针插入肌肉中收集针电极附近一组肌纤维的动作电位(motor unit,MU)以及在插入过程中肌肉处于静息状态下,肌肉做不同程度随意收缩时的电活动。如果收集到的是单根肌纤维的电位,则称单纤维肌电图。如果要研究整个运动电活动,则可应用巨肌电图;如果要研究一个肌群的电活动,可应用表面肌电图。表面肌电图将在第十六章讨论。

一、肌电图检查的目的

肌电图可反映运动系统不同环节的损害,包括上运动神经元(皮质和髓质),下运动神经元(前角细胞和脊髓轴索),神经肌肉接头和肌肉。

肌电图可看作是临床体格检查的延伸。通过 EMG 可以了解到:

- 肌肉病变是神经源性还是肌源性损害。
- 神经源性损害的部位(前角,根,丛,干,末梢)。
- 病变是活动性还是静息。
- 神经的再生能力。
- 提供肌强直及分类的诊断和鉴别诊断依据。

二、肌电图原理

细胞的电性质形成了临床肌电图学的基础。用同心圆针极记录的肌肉动作电位,是通过容积导体在细胞外记录到的一个正相起始的三相电位,这是冲动接近、到达以及离去记录电极时形成的。

在不同的肌肉部位测到的运动单位动作电位(motor unit action potentials, MUAPs)由于 MU 与记录针尖的距离不同而不同。如果用一个很小面积的电极,只要针极离开电的起源 1mm 就会使波幅下降到仅为原来的 1/10。正常情况下,神经冲动使一个 MU 的所有肌纤维同步放电,产生一个 MUAP,但在失去神经的肌肉中就不复如此。它们会自发地发放电位,也就是纤颤电位。

三、记录方法与各种指标的计算

对一块肌肉进行肌电图测定一般分为四个部分:

(一)插入电位

将记录针电极插入肌肉所引起的电位变化,表现为爆发性成组出现的重复发放的高频棘波,持续时间为几百毫秒。正常插入活动最一致的特征是其持续时间不超过针移动时间。肌肉纤维化时,肌肉的兴奋性降低。失神经支配或在炎性过程中插入活动时间延长。

(二)终极活动

如在终极区针尖刺激到肌肉的神经末梢,将会出现低波幅终极噪声和高波幅终极棘波,两者常常同时出现,也可单独出现,此时患者可感到疼痛,此时轻退针可消失,此为自然生理表现,但在失神经支配的肌肉中明显增强。

(三)运动单位(motor unit, MU)和运动单位动作电位(motor unit action potentials, MUAPs)

运动单位(MU)是由一个运动神经元及其所支配的几百条纤维所组成,运动神经元的单次发放冲动可以引起其轴索支配的全部肌纤维同步收缩,因此 MU 是肌肉收缩的最小功能单位,其全部收缩时记录的波形即 MUAPs。因此 MUAPs 是单个前角细胞支配的所有肌纤维电位的总和(图 15 – 1),其相关参数包括:

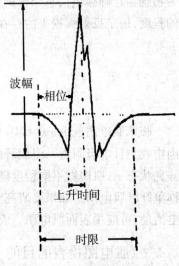

图 15 – 1　运动单位电位

1. 上升时间　上升时间是指从起始正峰与随之而来的大的负峰的时间间隔,即时滞(time lag)。它可以帮助人们了解记录针尖与发放冲动的 MU 的距离。用作定量测定的 MU,其上升时间应小于 $500\mu s$,最好在 $100 \sim 200\mu s$ 之间。这样的 MU 产生尖锐、清脆的音响。如果 MU 距针极较远,声音就会变钝,而上升时间也过长,此时应调整针的位置。

2. 波幅　虽然一个 MU 内所有单独的肌纤维几乎同步放电,但仅仅位于针尖附近的少数肌纤维决定着 MUAPs 的波幅大小。单根肌纤维电位的波幅,在离开电源 $200 \sim 300\mu m$ 时降到 50% 以下,离开数毫米时降到 1% 以下。MUAPs 中的高电压棘波,是在针尖 1mm 半径范围内、由不足 20 条肌纤维所产生的。因此,同一个 MU 在不同的记录部位可有不同波幅的 MUAPs。正常情况下,使用同心圆针极引出的 MUAPs 波幅波动于数百微伏至数个毫伏之间,使用单极针时则要大得多。

3. 时限 MUAPs 时限是一个十分重要的数据,是从电位偏离基线到恢复至基线的一个时间过程。它代表长度、传导速度以及膜兴奋性不同的肌纤维同步化兴奋的程度。时限一般在 5~15ms 之间,因年龄而不同,年龄越大时限越宽;不同的肌肉也有明显的不同,如口轮匝肌时限较短而胫前肌较宽。

4. 相位 测定一个 MUAPs 的相位数时,一般是通过电位从离开基线再回到基线的次数再加一而得的。正常 MUAPs 多为四相或三相,如果多于四相,称之为多相电位,这是同步化欠佳或肌纤维脱失的表现。正常的肌肉中多相电位在 5%~15% 之间(图 15 - 2)。

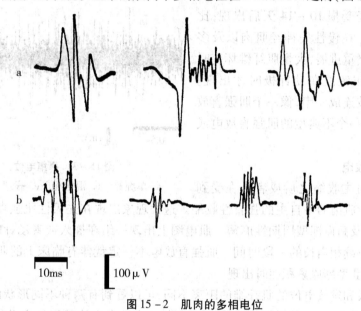

图 15 - 2 肌肉的多相电位

a. 神经源性病变 b. 肌源性病变

(四)募集(recruitment)电位

此为肌肉进行大力收缩时引出的电位。此时运动单位的发放形式有两种变化:一是原来不处于活动状态的运动单位兴奋和募集,二是已处于活动状态的运动单位的发放频率加快。

募集是指当活动性 MUAPs 增加其发放频率时,启动另外的运动单位发放(图 15 - 3)。不同病因其表现形式不同:①周围神经病:单纯相、混合相组。②肌源性肌病:病理干扰相。③正常:干扰相。

四、不正常肌电图

(一)插入电活动

1. 插入电位减少和插入电位延长 当出现电位活动明显减少或插入电位缺如时,提示肌纤维数量减少,如严重肌萎缩和肌纤维化。功能性的肌肉不能兴奋,如家庭性周期性麻痹发作期的病人,也会出现同样的异常表现。在这种情况下,应当首先寻找有无技术性原因,如导线破裂、针极损坏、插入不够深以致针极停留在皮下脂肪内等等。如果出现插入电位延长提示肌肉易激惹或者肌膜不稳定。这种情况往往与失神经状态、肌强直或者肌炎相关联。有时某些正常人也会在插入电位最后连续出现数次但不持续的正锐波。

2. 插入性正锐波 在插入电位之后出现连贯的正锐波，有时可以持续数秒，甚至达数分钟。其频率在 3～30 次/s 之间，与安静期出现的正锐波频率相似。这种尾随插入电位出现的正锐波在神经受损 10～14 天后出现，比纤颤电位出现早。在慢性失神经肌肉以及多发性肌炎急性期严重进展，大量肌纤维坏变时也会出现。有时正锐波在动针极时才出现。有时插入后的正波连成一串，像一个肌强直放电，也有可能就是一个不典型的肌强直放电或称肌强直样放电。

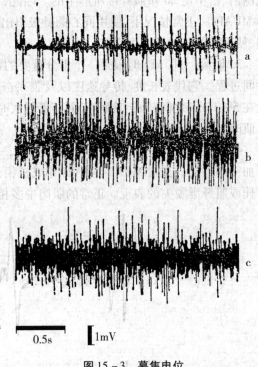

0.5s   [1mV

图 15 - 3　募集电位

a. 单纯相　b. 混合相　c. 病理干扰相

(二)肌强直放电

肌强直是在自主收缩之后或者是在受到电或机械刺激之后肌肉的不自主的强直性收缩。这种现象出现在先天性肌强直、萎缩性肌强直、副肌强直以及高血钾型周期性麻痹。肌电图上出现一组在插入或者动针时激发的节律性电位发放并持续相当长的一段时间。肌强直放电不一定就伴有临床上的肌强直，也可以在多发性肌炎、Ⅱ型糖原累积症时出现。

由于记录针极和发放电位的肌纤维的距离不同，可以看到有两种不同形状的肌强直电位，一种是正锐波样的，一种是纤颤波样的，后者开始先有一个小的正相电位，两种电位都有波幅和频率时大时小的变化，波幅可以在 10μV～1mV 之间变化，而频率最高处在 50～100 次/s 之间变化。因此，它伴有一种典型的轰炸机俯冲的声音。也有人认为更像一种正在减速的摩托车发出的声音(图 15 - 4)。目前，对肌强直的病理生理虽然还没有完全清楚，但多数认为与安静时肌膜的氯离子电导性减小有关。

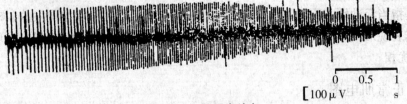

0　0.5　1
[100μV　s

图 15 - 4　肌强直放电

(三)自发电位

自发电位包括纤颤电位、正锐波、束颤电位、肌蠕颤放电以及复合性重复放电。可见的肌肉抽动可以合并有束颤和复合性重复放电，但纤颤和正锐波是不可见的。肌蠕颤放电可见于痛性痉挛综合征。

1. 纤颤电位 纤颤电位的时限范围是 1~5ms,波幅为 20~200μV(图 15-5)。一般是两相或三相,起始为正相。这是一般同心圆针极的结果。在扩音器中,可以听到如破碎样的声音,很清脆。在加温后可以增多,也可在服用 Ach 脂酶抑制剂如新斯的明后增多,冷却或缺氧则会减少。因此肢体过冷会影响在肌电图检查时发现纤颤电位。

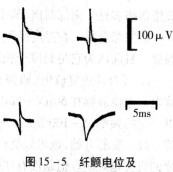

图 15-5 纤颤电位及
正锐波(右下)

典型的纤颤电位以 1~30 次/s(平均 13 次/s)的频率规则发放。而频率很不规则的纤颤电位,则是多个肌纤维发放的结果。但同一根肌纤维也有在 0.5~25 次/s 范围内不规则发放纤颤电位的情况。

纤颤电位在正常肌肉偶然也可出现,但如果在同一块肌肉上出现两处以上的纤颤电位,就应考虑是病理性的。首先应想到下运动神经元疾病。在肌肉疾病如肌营养不良、皮肌炎、多发性肌炎中也很常见。还有一些疾病如神经肌肉接头病、旋毛虫肌病等也偶然可以见到。

在进行性肌营养不良病中 25% 有自发电位,有一部分是由于肌肉坏死后继发性失神经所引起的。多发性肌炎者出现自发电位,提示膜的应激性(irritability)增强、肌肉内的神经纤维炎性变或者与终板区分离的一部分肌纤维局部的退行性变。

2. 正锐波 正锐波呈锯齿样,初始为正相,后伴有一个时限较宽、波幅较低的负相。它们可以随着插入电位后出现,也可以自发发放。负波的缺失说明记录针极很接近受损的部位(图 15-5)。纤颤电位和正锐波常常是同时出现的。但因为正锐波可以尾随插入电位出现,所以常被首先发现。

正锐波和纤颤电位一样可以在失神经肌肉中见到,也可以在肌源性疾病中见到,如皮肌炎、多发性肌炎和进行性肌营养不良。虽然肌强直放电的个别波形与正锐波相似,但是肌强直放电有它自己的特点。

3. 束颤电位 束颤现在被认为是自发的肌肉抽动,是指一组运动单元电位的全部或部分肌纤维自发放电。肌肉深部的束颤电位通常不能被临床检查所发现,而需要通过肌电图来显示。但是还应该强调临床检查的重要性,因为在临床上可以进行全身观察,范围比肌电图检查广泛得多,更易发现客观问题。

束颤电位的波幅、波形常有轻度的变化,其起源至今不明。有人发现在轴索,也有人认为是在脊髓或周围神经全长。尽管有远端神经的阻滞,但束颤电位有时也可持续存在。完全去除肌肉的神经支配 4 天之内仍可以出现束颤。

典型的束颤电位多在前角细胞病变时出现。但在神经根病、嵌压神经病以及肌肉-痛性束颤综合征中也可出现。这种束颤电位可以在正常肌肉中出现,也可引起痛性痉挛。

总之,束颤本身不能确定为异常,只有同时发现纤颤电位及正锐波才有肯定的病理意义。束颤也不能定位,因为在病理情况下也可以发生在前角细胞直至周围神经的任何一个部位。

4. 肌纤维颤搐(myokymic discharges) 与束颤的单个运动单元发放不同,肌纤维颤搐是一个复合的重复发放,在临床上可以看见皮肤下面的肌肉蠕动。相同 MU 的冲动,是以 0.1~10s 的间隔、规律性的爆发发放,伴有 2~10 个棘波的发放、频率为 30~40 次/s。这种肌纤维颤搐多见于面部肌肉、脑干胶质瘤和多发性硬化病人,也可见于慢性周围神经病,如吉兰－巴雷综合征。在过度换气后引起低血钙,使轴索的兴奋性增强,同样可以诱发出肌纤维颤搐。目前认为它是起源于脱髓鞘运动纤维的异位兴奋。

5. 复合性重复放电(肌强直样放电) 复合性重复放电又名假性肌强直放电、奇异重复放电。电位波幅在 $50\mu V \sim 1mV$,时限为 $50 \sim 100ms$,代表一组肌纤维的同步放电,整个电位以一定的频率($5 \sim 100$ 次/s)重复发放。多相而且复杂的电位形态在一次次重复发放中保持一致。突然开始,也可以突然停止或者突然变形。在扩音器中发出如同青蛙的噪声或持续的机关枪声响。但是没有肌强直放电的波幅和频率的反复变化。

此电位见于一部分肌病,如肌营养不良、多发性肌炎,还有多种慢性失神经状态,如运动神经元病、神经根病、慢性多发性神经病、黏液性水肿和 Schwartz－Jampel 综合征。在一个大型的研究中,研究者们发现此电位最多见于进行性肌营养不良 Duchenne 型、脊肌萎缩和 Charcot－Marie－Tooth 病。个别健康人也有此电位。

(四)运动单元电位

一个 MUAPs 可以分为波幅、时限、上升时限、多相波百分比、稳定性和范围等不同的指标。在广泛的神经肌肉疾病中,这些指标有不同的表现。可以通过各指标的异常组成分辨出肌源性和下运动神经元性病损。在肌源性病变时,MUAPs 时限缩短,波幅减小,这反映肌纤维数量的减少。在前角细胞病损时,轴索减少,导致 MU 数量减少,但存活的 MU 经过芽生形成了一个比正常大得多的 MU。因此,如果能将插入电位、自发电位、MUAPs 的变化以及大力收缩的募集型的特点综合起来分析,就可以得到有助于诊断神经肌肉疾病的结论。

1. MUAPs 的异常所见 为了避免误差,在测定 MUAPs 时要注意到记录针极与电位起源之间的距离,因此电位一定要选择上升时限在 $500\mu s$ 之内的。波幅越大说明记录针极与放电肌纤维的距离越小。如果按要求选择波幅有一定的参考价值,可以与同一块肌肉同一年龄组的正常值相比较。MUAPs 的时限包括了远近整个 MU 的纤维。远处的可以反映在时限的前后两端。因此,在 MUAPs 所有的数据中,时限是反映 MU 的最可靠的最有用的数据。但是,当要决定其意义时,应与正常人的同一块肌肉同一年龄组的数值作比较,才能得出结论。

在正常肌肉中双相和三相 MUAPs 占多数,只有 20% 左右的四相以上的 MUAPs,但各肌肉还有所不同,如三角肌需要 25% 以上、胫前肌需要 35% 以上才能考虑为异常。多相波增多在肌源性和神经源性损害均可以见到,它反映了 MUAPs 肌纤维放电的离散和不同步。明显的离散反映了神经末端分支传导不一致或者是肌肉膜传导不均匀。在神经功能阻滞或者轴索切断的急性期,运动传导的 MUAPs 如果正常,表明保存下来的轴索是完整的。

一般 MU 的发放有一定的节律性,连续发放时常很相似。如果疲劳了,MU 的发放会不规律而且频率减慢,但波形保持不变。在神经肌肉接头疾病患者中,可以出现 MUAPs 波幅时高时低或逐渐减低下来。这种现象提示,在发放的过程中有不同组的肌纤维传导受阻,或减低了可以即刻释放的 Ach 数量,这种发现对于用其他方法未能发现异常的病人特别有用。这种异常可见于重症肌无力、肌无力综合征、肉毒毒素中毒,还有运动神经元病、小儿脊髓灰质炎、脊髓空洞症和神经再生的早期。先天性肌强直患者 MUAPs 连续发放也会出现波幅逐渐下降,但最典型的是在不停的连续收缩后,波幅会再度上升。

还有一种异常是二联、三联或多联电位,这是一个 MUAPs 在很短的间期内再发放的结果。

一般两个电位间隔 2~20ms,如果间隔时间长达 20~80ms,就可称之为双放电。这种现象的生理机制还不完全清楚。它们在潜在性手足搐溺、过度换气和凡可引起神经元细胞过度兴奋的代谢病中出现,此外在小儿脊髓灰质炎、运动神经元病、吉兰-巴雷综合征、神经根病和萎缩性肌病强直中也都出现过。这种二联电位偶然也在正常肌肉收缩的开始或终末时发现。

2. 神经源性和肌源性 MUAPs 的不同　波幅和时限的增大提示神经源性损害,其中包括运动神经元病、小儿脊髓灰质炎、脊髓空洞症以及周围神经病。它是由 MU 范围增大所致。由于轴索的芽生,有更多以前失神经的肌纤维加入到这个 MU 中来。但应注意到偶尔也有神经元细胞池过度兴奋引起两个运动神经元同步发放,或者末端轴索的异位兴奋。MUAPs 时限的延长不完全是解剖范围的扩大,而再生神经轴索的长度和传导偏慢可能更起作用。MUAPs 波幅增高说明肌纤维密度增加,增加了原来就在这个 MU 范围内的其他受损 MU 的失神经纤维。

在外伤后周围神经恢复过程研究中可以发现神经再生的时间表。全神经切断后,出现异常多相波增多和波形一过性不稳定,这与再生运动轴索不规律的节段性传导阻滞有关。部分切断神经后,健康的运动轴索就会有侧支芽生支配失神经的肌纤维。因此,这部分晚发的电位是附在已有的正常电位之中的。如果没有激发和延迟线技术,很容易忽略这些晚成分。有时可以看到这样的多相、宽时限电位中,晚成分的全部和一部分出现一过性受阻滞而不出现现象。其原因与上述完全切断后再生电位相同。

一般地说,MUAPs 的波幅和时限减小是肌源性损害表现,如进行性肌营养不良、先天性肌病、肌炎、周期性麻痹的晚期、神经肌肉接头病的晚期等。所有这些病人一般都有 MU 的部分肌纤维丧失或失去功能。在严重的病例中,MUAPs 已不能和单纤维肌电位区别。时限在 1~2ms,波幅也很小。与遗传性肌病不同,肌炎或代谢性肌病是可以恢复的。

神经源性和肌源性损害可以用肌电图测定加以区别。肌电图与肌肉活检的结果符合率为 90%。但应注意在失神经的早期,其所支配的肌纤维只有少数几条。因此,此时的 MUA-Ps 是多相、时限短和波幅小的。也有一种神经源性损害只是轴索末端部分分支的坏变。这两种情况都可以有类似肌源性肌电图所见。

反过来,在再生过程中,肌病也可以有宽时限的多相波,这常常被误诊为神经病,这时,其晚成分也可以和原来的波形相隔很远,如同神经病出现一样。如果肌病在再生过程中,其 MU 肌纤维密度增加,也会出现高波幅。因此,肌电图上的神经源性和肌源性病损与临床不符合时,不一定就是错误的。

尽管有这些不肯定之处,肌电图在大多数病例中是可以区别肌源性和神经源性损害的。对多块肌肉和肌肉的多处进行测定,可避免差错和早期发现异常。

(五)募集型

1. 下运动和上运动神经元病变　募集型决定于用力时发放的 MU 数量以及 MU 发放的频率。在下运动神经元病变时,MU 减少,即使客观上很用力,也是一个 MU 减少型表现。如果在减少 MU 的情况下,要维持一个用力强度,MU 就要加快发放频率。如果减少的 MU 不多,不到总数的 25%,就可以造成一个干扰相。

下运动神经元病时肌肉大力收缩,会引起减少的 MU 频率加快,而上运动神经元病或癔病性肢体无力则呈频率减慢。在后者以及不合作的情况下,经常会有阵发性的不规律 MU

发放。因此临床上和肌电图可以表现为时好时坏。肌力时强时弱这种现象,在一个器质性瘫痪病人是不会见到的。EMG 还可以为上运动神经元性瘫痪的严重性作定量的分析。例如在临床诊断完全性截瘫的病人中,肌电图仍可以发现有部分神经元是保持功能的。

2. 肌病　肌病患者的 MUAPs 时限和波幅都小,需要做代偿性的收缩,即使在小力收缩时,已经有很多 MU 发放,出现作为代偿的干扰相,但其峰峰值是低的。基于同样的理由,神经肌肉接头病有的也有这个现象。如果肌病严重已经引起了一个个 MU 的完全坏变,而不是 MU 中部分肌纤维坏变,则可出现如同神经源性损害所表现的不完全干扰型或 MU 减少型。

3. 不自主运动　不自主运动可以通过肌电图来显示,如震颤就可以看到一组相当规律的肌电图阵发性发放。它们是由不同的 MU 组成的,MU 之间没有一定的相关性。因此,发放的时间长短、波幅大小、波形都不是一样的。在临床上也可以看见肌肉震颤。

五、肌电图检查的注意事项

1. 禁忌证

(1)有出血倾向者。

(2)易患反复性系统性感染者。

2. 肌电图检查 6 小时后血 CPK 可有升高,但在 48 小时后恢复正常。因此,若检查血肌酶谱应在肌电图测定之前进行。

3. EMG 是一种有创检查,会引起患者不适,因此检查前一定要与病人协商好,以求得患者的配合。由于插针和移动针电极过程中可致肌肉损伤,因此肌电图检查后最好不要在同一部位进行肌肉活检。

第二节　神经传导速度

1850 年德国的 Helmhotz 首先用机械的方法记录到肌肉反应,使研究运动纤维的传导开始成为可能。1909 年 Piper 首先使用了肌肉动作电位一词。到 20 世纪后半叶,经过一系列的动物实验,才为临床应用打下基础。Eichier 首先在人身上用皮肤电极记录到在胫后神经上的神经电位;Dawson 和 Scott 利用重复曝光照相方法以后,又用电子平均技术发展了这种技术,使之能在临床上应用。Dawson 还使用了环状电极测定出纯感觉神经电位。现在,由于电子技术的飞速发展,测定神经传导速度,不论属于运动神经传导还是感觉神经传导都简便易行。这样,这种可以常规使用的技术为临床提供了一个客观又可以定位的周围神经病的诊断方法。对于运动纤维,是测定在电刺激神经时所获得的肌肉动作电位,而对于感觉纤维,是测定电刺激神经末梢或神经干时所获得的神经诱发电位。在不同的神经上,由于解剖各异,测定技术有所不同,但它们的原理都是相同的。

一、神经干上的电刺激

(一)负极和正极

电刺激器可以用皮肤电极,也可以用针电极,均由负极和正极组成。电流在它们之间流动时,负极下的负电荷使神经去极化,正极则使神经超极化。在两极都置于神经干上用电刺激时,应使负极更接近要刺激的神经,以免正极阻滞扩展的神经冲动。测量距离时应测量负极而不是正极到记录点的距离。刺激器有很多种,一般应用的是双极,即正负两极,两者相距2~3cm。有的刺激器上有刺激强度调节器。也可以用单极刺激器,就是用小的负极置于神经干上,而用大的正极置于其他处,用针电极刺激时,可以用一单极针刺入皮下接近要刺激的神经,另一针极则刺入附近的皮下。刺激器有两种:一种是恒压刺激器,通过调节电压来增减刺激的强度,但因电极、皮肤和皮下组织的阻抗不同而电流有所变异,不能反映实际电流量;另一种为恒流刺激器,直接调控实际电流量。这两种刺激器都在临床上应用,但恒流刺激器能更准确地控制刺激的电流量。

(二)刺激强度和持续时间

刺激电流输出一般为方波脉冲,时限不等,在0.05~1.0ms之间。通常表面刺激方波的时限0.1ms、电压100~300V或电流5~40mA的强度,就完全可以兴奋健康神经。在测定有病变的神经时,由于其兴奋性降低,有时最大输出量要到400~500V或60~70mA。用上述强度范围内的电刺激对一般病人不会有特殊危险。要注意的是,如病人安置了心脏起搏器,电刺激可以阻滞它。为了保证病人的安全,要注意接好地线,并把刺激器远离起搏器。对使用心脏导管的病人,为避免导致电流输入心脏组织,最好禁止采用电刺激的测定方法。

电刺激强度常常决定所测的诱发电位的大小。在某些情况下,阈强度刺激几乎不能诱发出轴索的反应。最大强度刺激时兴奋所有的轴索,此时如果再增加刺激强度即超强刺激,也不再增大诱发电位的波幅。最大刺激的强度在每个人各有不同,在同一个人不同的神经也有不同。从理论上讲,人的大纤维也像动物实验中的一样,有其最低阈值,次强度就足以测定出快传导纤维的起始潜伏期。但实际上,受到大、小纤维的排列等等的影响,用次强度刺激得到的潜伏期往往不恒定。因此,在临床上应使用超强刺激,以便保证全部神经恒定地兴奋起来;有的仪器还有两个刺激器,可以以不同的时限、不同的强度、在不同的时间刺激,示波器上刺激同步激发导联扫描。

(三)刺激伪差

在神经传导研究中,主要的技术问题在于控制刺激伪差的产生。良好的刺激隔离器可以减少过多的刺激伪差,不仅可以消除放大器过载,而且可保护病人免于意外漏电所致的危险。但是,刺激隔离器会多少改变一些刺激的波形。高频刺激隔离器,对刺激波形的改变小,且同样可以减少刺激所需的刺激强度。也可用快速恢复的放大器来克服刺激伪差。尽管如此,要记录到理想的动作电位,减少刺激电流的表面扩散是非常重要的。

刺激电极和记录电极之间的距离越大,记录电极 G_1 与参考电极 G_2 之间的距离越大,刺激伪迹会随之增大。刺激与记录电极过近也会有较大的伪迹。皮肤有汗,刺激电流扩散过多,记录误差会很大。因此,宜用酒精棉球擦拭局部,使汗与酒精混合而挥发干净。另外,减少刺激电极与记录电极部位的皮肤电阻,如用乙醚擦拭局部的油污,或用导电膏擦拭局部,或用砂纸摩擦局部,都会有所帮助。

二、肌肉和神经电位的记录

一般用皮肤电极就可清楚地记录到肌肉动作电位。肌肉动作电位的波幅可反映放电运动单位的数量。如果肌肉明显萎缩,有时需要用平均仪来帮助。针电极只能收集一小部分的肌肉动作电位,对明显萎缩的肌肉,选用针电极可避免邻近肌肉收缩的影响;针极电极记录对于近端不能个别收缩的肌肉也是有用的。在有严重损害的时候,用近神经的针电极记录到的电位更清晰准确,所得到的电位波幅,也可以较好地反映兴奋起来的神经数量。很多实验室应用环状电极逆向收集纯感觉的神经动作电位,在健康人的上肢可以不用平均技术,但对病人和下肢的测定应用平均技术还是有必要的,可以提高信噪比。

一个 1.0mV 的肌肉动作电位在 1V/cm 条件下要放大 1 千倍,就能显示出 1cm 高的电位。但一个 10μV 的感觉动作电位,就要放大 10 万倍才能有同样大的电位。这就要求放大器的噪场很小,信噪比为 10000∶1 左右,而带通频率为 2Hz~10kHz,以便减少信号变形。

(一)平均技术

电子平均技术对以往 Dawson 的照相技术作了重大的改进。从刺激到动作电位之间随机出现的伪差,因其不规律性,在平均过程中互相抵消了,而与刺激锁时关系的动作电位则因每次均出现而得到加强。最后,动作电位就在平均技术处理后显示出来。电位的放大程序与平均次数的平方根成正比。例如,如果平均 4 次就比原来大 2 倍,平均 9 次就大 3 倍。但改良过的电位波幅不受平均次数的影响。

(二)信息的显示和存储

通过自动电子显示器,可将标记线的毫秒数以及波幅的大小计算并显示出来,如为多导联仪,还可把两个动作电位之间距计算出来。在示波器显示的同时可以通过照相、磁带、热敏记录仪或激光记录仪记录或打印出来。

三、运动神经传导

(一)测定和计算方法

进行运动神经传导测定一般用正负极相隔 2~3cm 的刺激器,将其负极置于神经的远端引起神经去极化,而正极在近端引起超极化,从而阻滞冲动的传播。先以低强度刺激,用负极寻找最佳位置,即引起最明显的肌肉动作的位置。然后加大刺激强度至超强,就可以诱发出最大肌肉动作电位。所谓超强刺激是,引起最大肌肉动作电位的强度,再增加 20%~30% 的刺激量。记录可用一对皮肤电极,其 G_1 置于肌腹运动点上,G_2 置于肌腱上。这样,可以得到一个负正两相肌肉动作电位,如果位置摆得不好,得到的将是一个在负波前有一小正波的肌肉动作电位。波幅测定有两种方法:一为由基线到负峰,一为峰-峰值。肌肉动作电位的时限是从开始偏离基线到回归基线的时间。潜伏期为刺激伪差到负波起始处间隔的时间(图 15-6)。利用电子技术还可以计算出波的面积。运动末端潜伏期包括三部分:①神经传导时间;②神经肌肉接头传递时间;③在肌肉纤维上的传导时间。测定肌肉动作电位起始点就是测定传导最快的运动纤维的传导时间。

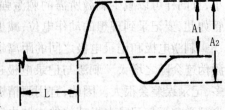

图 15-6 运动神经传导检查的动作电位及潜伏期(L)、负峰波幅(A_1)和峰-峰波幅值(A_2)的测量方法

计算传导速度需要测定运动纤维上的两个点。用两点之间的距离(mm)除以近端刺激

的潜伏期减去远端刺激的潜伏期(ms)的差值,其结果为每秒传导的米数(m/s)。为了准确起见,一般两刺激点间的距离不能少于 10cm;但为了测出局灶受压的部位又不宜将距离拉得过宽,否则就会使非受损区的正常传导掩盖了局部病损的异常。

(二)各种引起误差的可能性

在测定不同点刺激时,最好诱发出相似的肌肉动作电位。如果电位很不相似,测定就有可能发生错误。如果刺激强度过大,刺激范围会扩大到几个毫米,因而产生较短的潜伏期;放大倍数很高时,会看到在负波前有一小的正波。如果把它也计算进去,潜伏期就会缩短。最重要的是,潜伏期的测定一定要在固定的放大倍数中进行。这个放大程序与所用的正常值的条件是一样的。

(三)不同类型的异常所见

如前所述,神经脱髓鞘和轴索损害经常是重叠的,但在传导速度测定的结果表现上,主要是三种:①波幅明显下降而潜伏期正常或接近正常;②波幅正常而有明显潜伏期延长;③无反应。对这三种的具体分析如下:

1. 在病灶近端刺激,波幅明显下降而潜伏期正常或接近正常。这种情况如果发生在损害的早期,常见于部分神经损伤引起神经失用或轴索断伤早期。而在远端轴索尚未变性时,此时不能鉴别为神经失用或是轴索断伤。几天以后,若轴索完全断伤,因远端轴索变性,刺激受损部位远端神经肌肉不再发生反应;神经失用表现为跨病灶的肌肉动作电位波幅比病灶远端的小;如果是轴索部分断伤,则在病灶近远端都会诱发出小波幅的肌肉动作电位。正常人的波幅变异很大,因此轻度的波幅下降往往易被忽略。

2. 在病变部位以上刺激时,传导减慢而波幅相对正常,提示有大多数神经纤维节段性脱髓鞘改变。在兔的实验研究中,近段不完全性受压也可引起传导减慢,且有受压远侧节段纤维直径的减小。然而,其恢复的时间过程提示:在病灶远端节段的传导减慢是由于远端的结旁脱髓鞘所致。快传导纤维的轴索变性,也可引起潜伏期延长或传导速度减慢。波幅下降较大、小于正常平均值的 40%~50%,常常伴有这种类型的传导减慢。事实上,如果波幅保持正常的一半以上,而传导速度下降到不足正常均值的 50%~60%,提示是脱髓鞘病变。如果波幅降到正常平均值的一半以上,而传导速度即使是下降到正常均值的 70%~80%,也可以没有脱髓鞘改变。同样道理,运动传导的减慢也可因脊髓前角细胞受损导致,运动传导的减慢也可因脊髓大前角细胞受损导致;运动传导速度(MCV)下降到正常平均值的 70%,而波幅则下降到不足正常值的 10%。然而,不管波幅如何,如果传导速度下降到不足正常平均值的 60%,就提示是周围神经病变而不是脊髓病变。

神经失用时,在病变以上近端刺激所获得的肌肉动作电位比在病变以下的远端刺激所得的波幅小。从腓总神经腓骨小头处受压病例中可以很清楚地看到这种变化,即受损近端刺激时波幅下降,也可有波形离散。这种现象在吉兰 - 巴雷综合征中常有出现,这也是神经失用或称神经传导阻滞所致。

3. 如果绝大多数神经纤维都不能通过病灶进行传导,就没有神经兴奋的反应。这时应小心鉴别究竟是神经失用还是神经完全断伤,这对于处理和判断预后均十分重要。在受伤后的第 4~7 天,有可能两者远端的传导都还是正常的,但在受损第 2 周就不同了。神经完全断伤的远端再也不能引起神经传导兴奋,这是顺向变性的结果;在神经失用时,连续追踪测定可以看到肌肉动作电位波幅的逐渐提高,这是日益修复的结果。

四、感觉神经传导

(一)方法

为了记录感觉神经传导速度,对多数测试者是刺激手指或刺激足趾的末梢神经,顺向性地在近端收集;也有刺激神经干而逆向性地在手指或足趾上收集的。感觉神经粗大纤维的兴奋阈值低而且传导速度快,比运动纤维快 5% ~ 10%,但是这种相关性在受损的神经上并不可靠。因此,刺激混合神经时,利用感觉神经和运动神经在传导速度上的差异作为鉴别感觉神经末梢并记录感觉神经动作电位,就可以避免运动神经电位的干扰;在相应的支配肌肉上记录运动诱发电位,则二者不难区别。在常规工作中,可以尽量使用皮肤电极,以减少给病人带来的疼痛,尤其在目前平均技术已很普遍的情况下,可靠的感觉动作电位是可以获得的。但是,对于一些受损很严重的病例,有时还需要用针电极近神经收集,才能圆满完成。

(二)波幅、时限和波形

由于感觉动作电位很微小,测定波幅采用峰 – 峰值,潜伏期也从刺激伪差到动作电位正峰的时间计算(图 15 – 7)。无论用皮肤电极或针电极都是如此。波幅的大小与刺激强度有关。对于左利手者,左手的感觉动作电位波幅比右手大;而右利手者则右手波幅大。记录电极的位置对记录到的波形影响很大。起始波为正相的三相波是顺向性测定感觉动

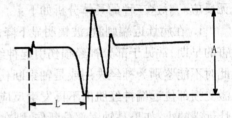

图 15 – 7   感觉神经传导速度
潜伏期(L)和波幅(A)的测量

作电位的典型所见。这时 G_1 置于神经干上,而 G_2 在远离神经的部位。如果是逆行性测定,初始正相消失,这对于测量不利。这是因为逆向法测定使用的是环状电极记录,抵消了两极之间的电位差异的缘故。

(三)异常所见

上述运动传导的三种异常在感觉神经传导速度分析中也是适用的。明显的传导减慢有利于脱髓鞘病的诊断,而在轴索断伤时波幅是明显下降的,感觉神经的退行性变只是在后根结节以下受损时出现。因此,周围神经的感觉动作电位的正常与否也可作为神经根、神经丛和周围神经受损的鉴别要点。通常臂丛受损时临床感觉障碍的范围广,如手指全部受损;而根性受损通常是有选择性的,如拇指因 C_6 受损,中指因 C_7 受损,环、小指因 C_8 受损,而有相应皮肤区域感觉障碍。颈神经根病变时感觉动作电位正常,而臂丛或周围神经受损时感觉动作电位波幅减小。

(四)计算潜伏期和传导速度

因为没有神经肌肉接头参与,感觉传导速度可以直接由刺激到记录点的距离及潜伏期计算出来。感觉传导在神经干不同的部位上所记录到的电位形状也不尽相同,这是由于传导速度不相同的纤维在越来越长的距离的传导过程中越来越离散所致。有时在皮肤电极记录时,只能看到负波,因此也可以应用从刺激伪差到负波峰的距离来计算感觉传导速度。这时如果以刺激电极的正负两极的中点作为起点测量到记录点的距离,可以纠正神经冲动到正波和负波出现之间的时差。顺向性传导的正常值标准差比较小,而且末端潜伏期比较短。

五、对冲刺激方法

在一次神经动作电位之后的几个毫秒时间之内,神经兴奋处于不应期,即此时神经对外界刺激的反应性消失。临床上根据这一原理可以采用对冲刺激方法,先给予一个条件刺激,使与检测无关的神经肌肉处于不应期之中,以避免这些神经肌肉兴奋干扰随后的测试结果。通常,对冲刺激方法用于近端神经相距很近,或有交通支存在的两条神经,其远端支配的肌肉兴奋可以互相影响的测试结果。具体方法为,在干扰来源的神经远端放置一刺激电极,先给予一条件刺激,在测试神经上放置的另一刺激电极,随即给予一测试刺激,由于这时干扰源正处于不应期之中,可避免对测试结果形成干扰。对冲刺激也可用在选择性地阻滞性或慢的传导纤维的测试中。

六、神经传导速度测定的临床应用

在临床上进行神经传导速度测定时,准确测量刺激点到记录点 G_1 的距离和潜伏期是十分关键的。如果测定有误差就会计算出错误的结果。现在的技术完全可以使测定错误减少到最小限度,如多次重复测定以确定潜伏期以及固定放大倍数都是很重要的。由于感觉动作电位波幅很小,在病理状态下则更小,所以有时要在不同的放大倍数下测定,但必须注意到在这样高倍放大的情况下,会出现感觉动作电位起始的细微改变,使潜伏期比低倍放大时缩短。测定距离时,误差常常发生在测定有角度变化的地方,如尺神经的肘上点和 Erb 点等。但只要按照实验室正常值的测定方法,肢体的放置关节的角度保持一致就可以避免。应用皮肤电极连续多次测定,其结果最好超过 10m/s 才判断为有改变。如果是应用针电极,变化只要超过 20% 就可以判断有改变。如果能严格地遵循规范的方法重复进行测定更为可靠,重复性越好越有把握测出轻微的变化来。

(一)温度的影响

感觉传导速度测定,与运动传导速度测定一样,明显受到体温变化的影响。在 29~38℃ 之间每上升 1℃,感觉传导速度可以升 2.4m/s,正中神经和尺神经的末端潜伏期也会缩短 0.3ms。在低温情况下,肌肉动作电位和神经动作电位波幅均增大,这与钠离子通道关闭减慢有关。因此,传导速度测定必须在温暖的实验室中进行,室温保持在 21~25℃ 之间。当然,从理论上说,室温到 26~28℃ 甚至 30℃ 更好,有一种体温加热装置通过测定肢体的温度控制红外加热,可以保持肢体温度在 34℃ 以上。但在实际操作中,如果体温不足 34℃,可以在测出的传导速度数上每降低 1℃ 增加 5%,以纠正温度的影响。

(二)不同神经和不同节段的差异

运动传导速度及感觉传导速度有共同的特点,下肢比上肢慢 7~10m/s,这种减慢不能用体温差来解释,可能是由于长纤维比短纤维传导要慢些。远端比近端传导也慢,这与神经纤维长短是一致的。另一方面,神经到了末端时相应地逐渐变细,体温逐渐下降,用 F 波测定出来的近端神经传导速度就明显快于末端段。

(三)年龄的影响

在胎儿期,神经传导速度由于髓鞘厚而速度快;到了足月新生儿期,其速度已达成人的一半;到了 3~5 岁就完全发育到成人水平。在一个系列研究中发现,发育不全的婴儿神经传导速度减慢,婴儿的营养对神经髓鞘发育的影响是很重要的。在儿童和少年时期上肢传导速度稍有增加,而下肢由于年龄和身高的增加略有减慢,真正由于年龄而使传导速度下降约 10m/s。研究发现,神经传导与年龄相关,一般在 60 岁时传导速度下降 10%。年龄也会影响波幅的大小,年龄超过 40 岁以后波幅逐渐减小,而且波形变得较为离散,F 波的潜伏期和 SEP 潜伏期都是如此。其他如血压计的捆绑压迫引起的缺血,也会引起受压神经传导速度减慢、波幅下降以及波形离散。

(四)应用范围以及其局限性

近半个世纪以来,对正常人和周围神经病病人的研究证明,神经传导速度测定对于了解病变程度、病变范围、鉴别脱髓鞘和轴索受损等方面都是十分重要的。这种测定的结果往往能够在神经的病理上得到证实。如在腓肠神经进行的体内传导测定中发现,与离体测定和组织学所见的密切相关性就说明了这一点。异常类型还常常可以作为临床疾病本质的辅助判断,如在遗传性脱髓鞘神经病中表现为广泛异常,一个病人身上的不同神经受损程度很相似,在同一家族中的病人之间也是如此。这组病人虽然神经传导速度很慢,但其动作电位离散并不明显。相反地,在获得性脱髓鞘病如格林-巴利综合征中,不同神经、不同部位的损害程度不同是多见的,而且动作电位也很离散。

有效地使用神经传导速度的测定,需要对这一技术的原理及其局限性有足够的认识,传统的技术只对周围神经的远端部分进行测定,但较新的技术也能测定近端神经,还增加了对病变作出准确定位以及找出临床下病灶的可能性。

七、各种神经的测定方法

根据神经解剖与生理以及神经传导速度的原理,还需进一步了解各个神经的测定点、刺激点、记录点以及神经传导速度的正常值。每一个实验室均应有自己的正常值,在方法上应力求与国际上通用的标准一致,以减少人为的差别。传导速度正常值可以用平均值 ±2SD 作为正常范围,但因波幅不是常态分布的,所以不能这样计算。在实际应用中,可以用正常平均值的一半作为波幅正常范围的低限。如果能在自己的实验室中设立自己的正常值最好。

国内外常测定的是正中神经、尺神经、桡神经、腓总神经、胫神经以及腓肠神经的运动和感觉传导速度。虽操作较难一些,但也可以测定的其他神经,如腋神经、副神经、肌皮神经、股神经、隐神经以及股外侧皮神经等,这些测定都只限于神经末端;而近端如神经根的损害,只能借助于 F 波、H 反射、SEP 和 MEP 来完成。这里介绍几种常用且易操作的正中神经、尺神经、桡神经、胫后神经、腓神经以及腓肠神经的运动和感觉传导速度的检查方法。

(一)正中神经(图 15-8)

1. 运动传导

刺激点:用表面电极于腕、肘、腋、Erb 点刺激。

记录点:用表面电极或针电极于拇短展肌肌腹记录。

2. 感觉传导(顺向法)

刺激点:用指环电极于拇指、示指或中指刺激。

记录点:用表面电极或针电极于腕、肘或腋部记录。

3. 感觉传导(逆向法)

刺激点:用表面电极于腕部刺激。

记录点:用指环电极于拇指、示指或中指记录,活动电极置于近端指–指关节,参考电极置于远端。

正中神经是较表浅的神经,测定运动传导时可以在 Erb 点、腋下、肘和腕部刺激其神经干,拇短展肌肌腹处安置记录的作用电极,参考电极置于掌指关节处。有些患者正中和尺神经在前臂存在吻合支,就会出现在近端和远端刺激后所获得的肌肉动作电位不同。这是因为在腕部刺激收集到的是正中神经动作电位,同时激发了尺神经的部分纤维,在拇短展肌处收集了包含由尺神经支配肌肉的动作电位成分,这种情况尤其在使用皮肤表面电极时更为明显。在 Erb 点和腋窝处刺激,由于正中神经和其他上肢神经很接近,因此常常同时兴奋而形成干扰。在测定腕管综合

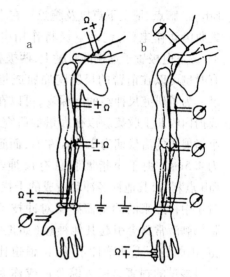

图 15 – 8 正中神经运动传导速度(a) 和感觉传导速度(b)的刺激点和记录点

征时,除了在腕部刺激正中神经外,又在手掌部另选一刺激点,以便能够更直接地测定正中神经的腕管段。但这种测定由于距离短,较小的距离差异就可以导致传导速度较大的变化,故测量距离时应尤其准确。而且,由于正中神经向拇短展肌的走行的反转,稍有不慎容易刺激到拇短展肌分支而使潜伏期缩短,造成错误的腕段传导时间延长的现象。此时,刺激器的放置还应反过来,即负极在近端,正极在指端,以免在正极下引起拇短展肌神经分支的兴奋。实际上,在诊断腕管综合征时感觉传导速度的测定更为常用。顺向性感觉传导检测时,上述的运动刺激点即成为记录点,而指环电极放在示指、拇指和中指都可以(图 15 – 8)。这样可分别反映不同神经根的神经障碍,如拇指可以反映 C_6,中指可以反映 C_7。另外,中指最长,测出的传导速度误差最小。要鉴别是腕管综合征还是其他病变,如多发性末梢神经病或更广泛的正中神经损害,还应测定不同区段的正中神经传导速度或末端尺神经的传导速度以便比较。

(二)尺神经(图 15 –9)

1. 运动传导

刺激点:用表面电极于腕上下、肘上下、腋、Erb 点刺激。

记录点:用表面电极或针电极于小指展肌肌腹记录,检查尺神经的掌深支于背侧第一骨间肌记录。

2. 感觉传导(顺向法)

刺激点:用指环电极于小指的指间关节刺激。

记录点:用表面电极或针电极于腕上下、肘上下、腋部记录。

3. 感觉传导(逆向法)

刺激点:用表面电极于腕部刺激。

记录点:用指环电极于小指记录,活动电极置于近节指关节,参考电极置于远端。

与正中神经一样,尺神经在上肢的走行也是表浅的。测定运动传导速度时刺激点包括

Erb 点、腋点、肘上下点以及腕点。在小指展肌上收集肌肉动作电位，记录电极将作用电极置于肌腹上，参考电极置于远端的肌腱上，两极相距 2～3cm，有时也可以在前臂的尺侧腕屈肌或指深屈肌上记录。为了研究尺神经的掌深支，可以在第一骨间肌或拇内收肌上收集。以往大量的研究发现，从腕到小指展肌的潜伏期为 2.0ms 左右，而到第一骨间肌为 4.5ms。由于小指展肌只有尺神经支配，如在 Erb 点刺激，其他神经冲动造成的干扰比较小，但有时正中神经来的冲动需要用对冲技术对冲掉。在腋部刺激常常会引起其他神经（如正中神经）的兴奋，因此临床上准确性不够，价值也比较小。尺神经最多见的损害是腕管综合征或称为迟发性尺神经麻痹。在这种情况下，必须刺激肘上、下两点（它们之间的距离为 10cm 左右），以便了解跨过病灶区

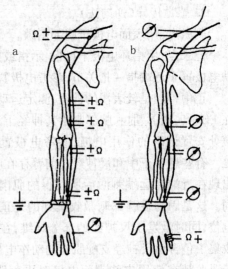

图 15 - 9　尺神经运动传导速度（a）
和感觉传导速度（b）的刺激点和记录点

段的神经传导改变。如果使用单一肘点刺激，常常因只在病灶的边上刺激，就会使病灶的传导减慢，并隐匿在一段长距离的正常神经传导中不能被发现。在肘关节活动时，尺神经在肘管中前后滑行，如果在测定时保持肘关节弯曲 135°或 90°，而测量距离时也是如此，则可以减少计算上的误差。记录电极和腕部刺激电极的距离最好要固定，便于比较受试者之间和两手之间的潜伏期（图 15 - 9）。如果做逆向性感觉传导速度测量，可以刺激神经干，在环、小指上收集。在腕部刺激时，可将负极置于腕横纹上 3cm 处；在掌部刺激时，负极置于腕横纹下 5cm 处；这两种情况，刺激的正极均应置于负极近端 2cm 处。如果做顺向性感觉神经传导速度测量，就用环状皮肤刺激电极环绕小指的指间关节，负极在近端，正极在远端，然后在神经干的不同点上收集。记录电极可以是皮肤电极，也可以是针电极。这项测定可以帮助鉴别 C_8、T_1 根和臂丛的损害。如果病灶在 C_8、T_1 后根结节前，临床上可表现为明显的 C_8、T_1 分布区感觉障碍，但感觉动作电位完好无缺，而在臂丛有关纤维受损时感觉动作电位波幅减低。尺神经的感觉支在腕部尺侧茎突以上 5～8cm 处分离出来，沿着尺侧腕屈肌肌腱向前分布在手的尺侧及其一个半指上，如果刺激手背尺侧的皮肤，也可以在环、小指上收集到电位。如果刺激更近端些，就刺激到感觉和运动混合的神经干上了。末端感觉潜伏期为 2ms ± 0.3ms，而肘至腕的传导速度为（60 ± 4）m/s，末端刺激的神经动作电位波幅为（20 ± 6）μV。如果病灶在前臂或者腕部，尺神经都可以用皮肤电极来测定。欲了解受损部位在感觉分支上或下，可采用逆向感觉神经测定法，病灶近端放置刺激电极，在小指展肌和环、小指放置运动记录电极和感觉记录电极分别采集运动和感觉电位。

（三）桡神经（图 15 - 10）

1. 运动传导

刺激点：用表面电极于前臂、上臂外侧、腋、Erb 点刺激。

记录点：用表面电极或针电极于肱三头肌、肱桡肌、指总伸肌、拇长伸肌及示指固有伸肌记录。

2. 感觉传导(顺向法)

刺激点:用表面电极于拇指根部刺激。

记录点:用针电极于腕、肘、腋部近神经记录。

3. 感觉传导(逆向法)

刺激点:前臂远端。

记录点:G_1、G_2。

桡神经有的部位在表浅处。它经锁骨上窝、腋下从后面进入桡神经沟,在肘关节处重返近皮的浅处,随后沿着前臂到桡侧手背。因此,运动传导测定的最佳刺激点是:①Erb 点;②腋部肱二头肌和肱三头肌内侧头之间;③肘部肱桡肌与肱二头肌肌腱之间,肱骨外上髁上 6cm 处;④尺侧腕伸肌和小指伸肌之间,尺侧茎突上 8 ~ 10cm 处。这些位点的刺激都可以在指总伸肌或示指伸肌上记录到肌肉动作电位(图 15 - 10)。在运动传导测

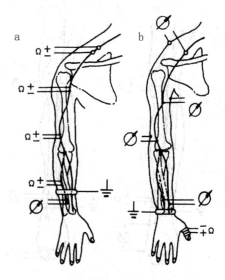

图 15 - 10　桡神经运动传导速度(a)和感觉传导速度(b)的刺激点和记录点

定中,常常由于其他伸肌的兴奋通过容积传导使所需要的波形改变,在不同点刺激得出的波形不相似。若同时用针电极刺激和收集则比较理想,误差也少。用针电极还可以有选择地记录出肱三头肌、肱桡肌以及肘后肌的肌肉动作电位。其感觉纤维在拇指基底部穿过拇长伸肌肌腱(有时可以扪到这种感觉神经),在前臂远端刺激桡神经,用皮肤电极置于第一、二指骨间肌之间(即 G_1)和 G_2(G_1 远侧 2 ~ 3cm)收集到其逆向性感觉动作电位;用环状皮肤电极置于拇指根部刺激,用针电极于腕、肘、腋部近神经记录收集到其顺向性感觉动作电位;也可以用针电极刺激这一点上的感觉神经干,在近端的不同点上收集,这比用环状电极刺激拇指为好。因为在拇指受刺激时,正中神经同时也兴奋。研究表明,在腕部或肘部收集到的电位中 25% 来自正中神经,而在腋部收集时 50% 来自正中神经,这样就造成了很大的误差。实际工作中,桡神经感觉传导的逆向测定更为常用。

(四)胫后神经(图 15 - 11)

1. 运动传导

刺激点:用表面电极于腘窝,内踝上、后方刺激。

记录点:用表面电极于拇短展肌记录。

2. 感觉传导(顺向法)

刺激点:用指环电极于第 1 趾或第 5 趾刺激。

记录点:用表面电极或针电极于内踝记录。

其运动纤维可以于腘窝以及内踝处刺激,在拇展肌和小趾展肌处收集(图 15 - 11)。这两块肌肉分别由足底内、外侧神经两个分支支配。距记录处 10cm 间隔刺激。如果在内踝上、下分别刺激胫神经,对于测出踝管综合征是有用的。测定感觉传导可用环状电极刺激第 1 趾或第 5 趾,在内踝处收集。如果刺激内踝,在膝部收集,则为混合神经的传导结果。对于足下垂患者,测定足蹈神经的状态,可评价发自 L_4 和 L_5 神经根节前纤维的完整性。

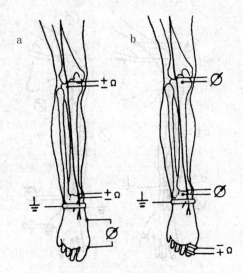

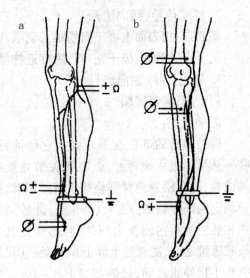

图 15 - 11　胫后神经运动传导速度(a)
和感觉传导速度(b)的刺激点和记录点

图 15 - 12　腓神经运动传导速度(a)
和感觉传导速度(b)的刺激点和记录点

(五)腓神经(图 15 - 12)

1. 腓深神经运动传导

刺激点:用表面电极于踝部、腓骨小头后方与上方刺激,如果怀疑病变部位位于腓骨小头,还应在腓骨小头远端及腘窝处刺激。

记录点:用表面电极于趾短伸肌记录。

2. 腓浅神经感觉传导(顺向法)

刺激点:用表面电极于踝部刺激。

记录点:用针电极于腓骨小头下、腓骨小头上记录。

3. 腓浅神经感觉传导(逆向法)

刺激点:用表面电极于外踝上缘上方 10~15cm、腓骨长肌前面刺激。

记录点:用表面电极于内、外踝连线外 1/3 正上方记录,刺激与记录之间接地。

刺激腓骨小头上下以及足背踝关节处,都可以在趾短伸肌上收集到肌肉动作电位。这块肌肉是由腓深神经支配的,但有时也可有腓浅神经支配的变异。这一交通吻合支从外踝后面绕过来支配肌肉的外侧,又称为腓深副神经。在这种变异情况下,在踝部刺激所得到的肌肉动作电位远远小于在膝部刺激所得。如果病变严重,就可以在胫前肌收集,要收集混合纤维传导的神经动作电位,用针极与平均技术效果要好一些。

(六)腓肠神经(图 15 - 13)

刺激点:小腿下 1/3 中线稍外侧用表面电极于外踝与跟腱之间刺激。

记录点:外踝后方。

腓肠神经是一条感觉神经,主要是 S_1 神经根支配,由胫神经分出,在小腿中、下 1/3 之间穿出到皮下。此处腓肠神经与腓总神经的分支合并,有时还以后者占优势,合并后向下分布在足背的外侧。刺激小腿下 1/3 中线偏外侧,在外踝下方收集;也可以在外踝下刺激,在小腿下 1/3 处收集。一般不用平均技术,如对病人或老年人测定则需要用平均技术。

腓肠神经传导速度是周围神经病最为敏感的测定,并且与离体的神经传导测定以及神经活检测得的神经病理结果甚为一致。这种神经测定可以反映 S_1 或 S_2 的情况。在马尾损害时,临床上有感觉障碍,但此神经感觉动作电位可不受损。

八、检查注意事项

1. 测试前全面了解患者的症状与体征,通过阳性发现确定检查部位。

2. 测定时,保证刺激电极的固定位置,防止压迫性移动致使距离改变引起的误差。

3. 测定前,宜用酒精棉球擦拭局部,使汗与酒精混合而挥发干净,以减少刺激电极与记录电极部位的皮肤电阻。

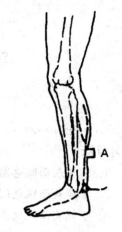

图 15-13 腓肠神经逆向性感觉传导检查

小 结

肌电图与神经传导检查是康复评定中一种常用手段,在康复医学中,它不仅是评价神经肌肉损害的重要依据,而且是康复训练中非常有用的辅助手段。物理治疗师可以应用肌电图与神经传导检查对各种类型的瘫痪进行定性、定位、定量诊断,制订康复治疗目标和计划,评价康复治疗效果。

思考题

1. 何谓运动单位动作电位?包括哪些参数?

2. 针极肌电图测定有何临床应用?

3. 运动和感觉神经传导速度测定有何临床应用?

（张通）

第十六章　表面肌电图

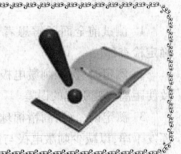

学习目标
1. 掌握表面肌电图的基本概念。
2. 了解表面肌电图的生理学基础。
3. 了解表面肌电图检查的步骤与方法。
4. 熟悉表面肌电图分析的相关参数。
5. 了解表面肌电图检查的临床应用。

表面肌电图(surface electromyography, sEMG)又称为动态肌电图(dynamic EMG),由于其无创及实时多点记录肌电活动等优点,近年来在康复领域受到广泛关注并逐渐应用于临床。本章将就表面肌电图检查的基本原理和数据分析做简单介绍,并与读者共飨其在临床康复中的应用成果。

第一节　概　述

表面肌电图与同心圆针极肌电图同属广义肌电图检查,是研究肌肉静息和随意收缩及周围神经受刺激时的各种电特性的科学。两者具有相同的解剖生理学基础,不同的临床应用目的及数据采集分析技术。

一、解剖生理学基础

(一)静息电位和动作电位

静息电位是指细胞在未受刺激时存在于细胞膜内、外的电位差,为内负外正的电平衡状态,与钠-钾泵等离子通道的调节有关。

在静息电位的基础上,细胞受到适当的刺激时产生去极化电位,当去极化电位达到阈电位水平时,即产生动作电位。

(二)肌细胞的电兴奋

骨骼肌的收缩是在神经系统控制下完成的。每个肌细胞都受到来自运动神经元轴突分支的支配。当运动神经元未兴奋时,肌细胞处于静息状态,细胞内外离子趋于平衡。当运动神经纤维兴奋时,其动作电位下传至神经-肌肉接头处,通过突触传递,产生微终板电位,叠加成终板电位,达到阈电位而形成动作电位,兴奋随即沿着肌细胞膜传播,形成兴奋收缩耦联过程。在肌肉收缩的同时也相应地产生了微弱的电位差,即肌电信号的来源。

二、表面肌电图的信号源

表面肌电图信号起源于运动单位动作电位(motor unit action potential,MUAP)(图 16 - 1)。运动单位是肌肉活动的最小单位,实际的肌肉收缩是多个运动单位共同参与活动的结果。大量的运动单位同时兴奋则电位募集(motor unit recruitment),电流通过人体组织到达皮肤,再通过记录电极、放大器显示(图 16 - 2)。因此表面肌电图信号实质上是多个运动单位动作电位的总和。这些运动单位活动的总和构成了肌电信号的强度。

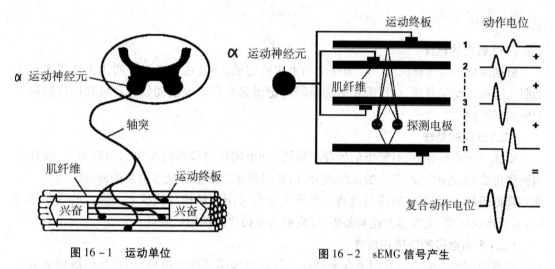

图 16 - 1　运动单位　　　　　　　图 16 - 2　sEMG 信号产生

参与运动的肌纤维可分为慢肌纤维和快肌纤维。慢肌纤维力量产生较慢,其 ATP 产生是有氧代谢,工作时间较长;快肌纤维力量产生较快,其 ATP 产生是无氧酵解,工作时间较短,易产生疲劳和乳酸堆积。因此,不同种类肌纤维收缩时的肌电信号有其特征,而肌电信号的特征亦可反映肌肉活动的疲劳性及其代谢的情况。

三、临床应用目的

针极肌电图将电极插入肌肉,主要用以明确神经源性损害和肌源性损害,有助于判断神经源性损害的范围,提示病变的活动情况和神经再生情况。

表面肌电图与针极肌电图具有相同的电生理基础,但表面肌电图将电极置于皮肤表面,可以收集较大范围内的肌电信号;非侵入检查,可以实时监测运动过程中的肌肉功能的改变;多通道采集,可以同时观察多个肌群的协同工作状态。因此,其应用目的主要有以下方面:

1. 间接评价肌力。
2. 评价肌张力。
3. 观察肌肉的运动模式。
4. 评价肌肉的疲劳度。
5. 疗效评价。
6. 用于生物反馈治疗。

第二节　数据采集与分析

表面肌电图仪器的基本构成包括数据采集系统和数据分析系统。数据采集系统一般由表面电极、传输导线、放大器等组成，数据通过导线或无线传输至电脑存储，电脑安装相应分析软件对数据进行各种运算处理。

一、数据采集

(一)肌肉的选择

根据测试目的选择肌肉。功能性活动由肌群完成，一般选择肌群中的代表性肌肉或主动肌。完成运动学分析，往往需要多通道同时记录多个肌肉电活动如主动肌和拮抗肌以及双侧同名肌肉。

(二)皮肤的处理

皮肤属于不良导体，对肌电信号存在阻抗(即电流通过物质时所遇到的阻力)。皮肤的阻抗受皮肤的潮湿程度、表皮的油脂成分、角质层和死亡细胞等众多因素的影响。为了尽可能地降低阻抗，需要对皮肤进行处理。临床上通常采用酒精棉球擦拭来去除皮肤表面的油脂、附着物和死皮，毛发多者还需备皮，使皮肤与电极之间的阻抗降低。

(三)表面电极的选择和放置

目前应用的表面电极多用银合金制成。每块肌肉需要两个电极，小容积的肌肉需要小的电极，电极间距亦需较小，大容积的肌肉需要较大的电极，较大间距，但不宜过大。不同设备配置的电极有所不同，有固定两个电极间距的线状电极和纽扣式电极，还有不固定间距的电极。一般推荐两电极中心间距为1～3cm。

为获得最大波幅，目前临床多将电极放置在肌腹正中，两电极沿肌纤维走向排列。另外，参考电极是必不可少的，一般就近放置于无肌肉组织的骨面皮肤上。

附:步态分析相关肌肉电极放置标定点

臀中肌:髂嵴中点下3cm左右。

阔筋膜张肌:股骨大转子前2横指。

臀大肌:股骨大转子和坐骨结节连线上肌肉最膨隆处。

半腱肌:坐骨结节和胫骨内侧髁连线中点。

股二头肌:坐骨结节和腓骨头连线中点。

缝匠肌:髂前上棘和胫骨内侧髁连线上端8cm处。

股直肌:髂前上棘和髌骨上缘连线中点。

股外侧肌:大腿下半部股直肌外侧肌肉膨隆处。

股内侧肌:股直肌内侧髌骨中部上4横指。

长收肌:肌腱附着线上耻骨结节下8cm。

大收肌:股薄肌和内侧腘绳肌间大腿上中1/3交界处。

胫骨前肌:小腿上半部胫骨上端外侧肌肉膨隆处。

趾长伸肌:小腿下半部胫骨前肌外侧。

腓肠肌内侧头:腓肠肌内侧部最膨隆处。

腓肠肌外侧头:腓肠肌外侧部最膨隆处。

比目鱼肌:腓肠肌内侧头下 1cm。

腓骨长肌:腓骨头和外踝连线中点。

腓骨短肌:腓骨长肌腱前(或胫骨后)外踝上一掌宽处。

竖脊肌(L3 – L4):髂嵴水平棘突旁 2cm。

竖脊肌(T9):第 9 胸椎棘突旁 2cm。

斜方肌(上部):第 7 颈椎棘突旁 3cm。

头夹肌:耳垂下端(发际线下)水平颈椎旁 3cm。

腹直肌:脐旁 3cm。

腹外斜肌(外侧纤维):肋下缘至髂嵴中点连线的中点。

腹外斜肌(内侧纤维):脐上 2cm,旁开 8cm 处,电极 45°走向。

(四)运动程序设置

根据测试目的设计运动方式。设计功能性活动如步行、作业活动等观察肌肉是否活动及其协调性,设计等长收缩观察肌肉的疲劳性、间接评定肌力。不同的目的需要设计不同的运动方式,以便更好地反映肌肉功能。

(五)设置表面肌电图同步设备

表面肌电图记录的是肌肉的电活动,当肌电活动与相应功能活动状态联系时,记录的肌电信息才具有分析价值。因此,临床需要设置相应同步设施如平衡仪、足踏开关、摄像机、关节角度计、等速肌力测试系统等同时记录肌电活动和功能活动状态。

(六)数据采集

设置肌电采集参数。多数肌电设备根据临床应用存储了默认参数,可以根据实际需要进行更改。上述程序准备就绪,即可按操作说明进行数据采集。

二、数据处理

数据采集后,以原始信号存储于电脑,分析软件可以显示原始信号,并对其进行各种运算处理。

(一)原始肌电信号

原始肌电图(raw EMG)是未经过处理的波形,从原始波形中可以大致了解电位的高低、激活的状况以及肌肉动作的时间(图 16 – 3)。在临床中用于观察动作过程中肌肉收缩的起止情况,并可粗略观察有无干扰波。

(二)表面肌电图的数据处理

在对肌电数据进行定量分析前,需要对原始肌电信号进行一系列的处理。

1. 半波或全波整流(后者又称绝对值)　原始肌电信号的平均值近似于零,所以应对其进行整流(rectification),整流不仅是下一步量化处理的需要,也是为了对肌肉动作的观察更加方便、直观。

(1)半波整流(half – wave rectification)是去除肌电信号中的负值,仅保留正值。

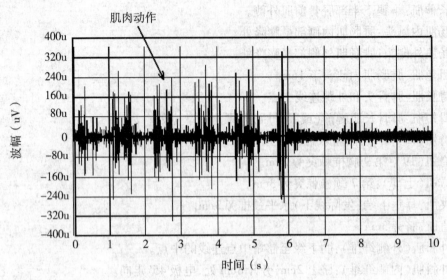

图16-3　原始肌电信号（行走和站立过程中胫前肌的肌电信号）

（2）全波整流（full - wave rectification）更为常用，是将信号中的所有数据取绝对值，因此包含了肌肉动作的所有信息。

2. 包络线（Linear envelope）　将原始信号半波或全波整流后进行低通滤波可生成 EMG 包络线，可将其看做运动平均值（moving average）。包络线很好地反映 EMG 的趋势，并且很接近肌肉张力曲线的形状，在步态分析中应用较多，可显示步行过程中肌肉电活动的起始和终止时间、峰值出现时间等。

3. 积分（integration）　将全波整流后的肌电信号数值进行积分运算（图16-4）。

（三）表面肌电图数据采集和处理注意事项

临床工作中应尽可能建立标准化的操作程序，以便不同肌肉、不同个体和不同时段的测试结果具有可比性。

1. 受试者尽量穿着宽松衣物，过紧的衣物束在电极上会产生干扰波。

2. 可在测试点上用笔做标定。

3. 可用磨砂纸或磨砂膏等擦拭皮肤降低阻抗，但临床最快捷方便的方法是应用医用酒精处理皮肤，但要反复擦拭至皮肤发红，尽量将皮肤表面的污物死皮等清理干净。

4. 为了信号采集的稳定性，电极片的放置尽量避开运动点（即运动终板密集区）。

5. 可应用小的电极避免串扰（cross - talk，邻近肌肉肌电信号的干扰）。

6. 电极和皮肤接触需要一定的时间方达到稳定的电阻抗条件。

7. 必要时要先主动或被动活动肢体做准备。

8. 检查基线是否有偏移（baseline offset），肌电平均值不等于零，可通过"remove mean"或"offset correction"处理（图16-5）；是否有漂移（baseline shift），电极受外力牵拉或局部压力时出现较大的干扰波，可通过良好的电极和导线固定及良好的皮肤处理解决。进行动态测试（如步行、关节的屈曲伸展等）需固定好导线，但要给电极留出一定的活动范围。若出现运动干扰波（movement artifacts），其频率范围是 0 ~ 10Hz，可应用高通滤波（highpass），将低于某频率的肌电信号去除。

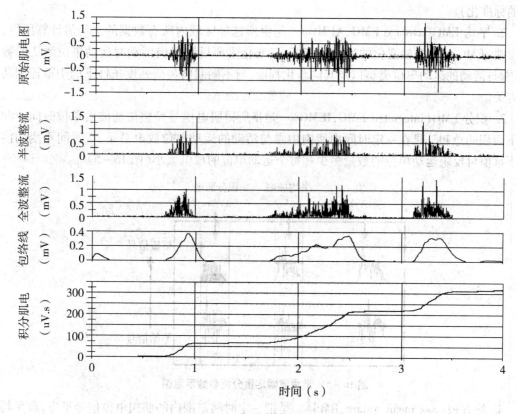

图 16 - 4　表面肌电图常用数据处理

9. 心电杂波（ECG artifacts）　去除肩部或脊柱左侧近心处肌肉的肌电采集会记录到心电杂波。实际上,心电杂波可被看做心脏的肌电图,但其肌肉放电同步化程度较高,放电电压达 mV 级,极易穿越组织到达躯干上部肌肉表面电极,其频率正位于骨骼肌放电频率谱中心附近。某些肌电图设备程序已设置复杂的数学算法 ECG Reduction,直接点击此功能键即可将 ECG 杂波去除,对所需肌肉肌电信号无明显影响。

10. 电源线干扰　来自电源线的主要是 50Hz（欧洲）、60Hz（北美洲）干扰。因其频段亦位于肌电频谱范围,因此滤波去除时对肌电信号有一定的影响。

11. 装有心脏起搏器等植入性医疗仪器者禁用。

12. 按随机说明书操作使用。

三、常用参数

肌电数据分析包括波幅定量分析和频率定量分析。不同肌电图设备提供的参数名称和运算略有不同,现将较为通用的参数简述如下。

（一）波幅分析

波幅定量分析可以通过最大振幅、平均振幅、积分值、均方根等来进行分析。根据不同的目的选择相应的分析方法。此外将肌电图整流后进行低通滤波生成包络线亦为常用分析方法。

1. 最大振幅（peak value,即峰值）　因其变异较大,仅在进行标准化时才有意义（见分析的标准化）。

2. 平均 EMG（average EMG，AEMG） 是由所选择区域内所有数据的平均值计算所得，是反映 sEMG 信号振幅变化的特征性指标，其变化主要反映肌肉活动时运动单位激活的数量、参与活动的运动单位类型以及其同步化程度，与不同肌肉负荷强度条件下的中枢控制功能有关。

3. 积分 EMG（integrated EMG，IEMG） 是指所得肌电信号经整流滤波后单位时间内曲线下面积的总和。是在一定时间内肌肉中参与活动的运动单位放电总量，在时间不变的前提下该值可反映运动单位的数量多少和每个运动单位的放电大小（图 16 - 5）。

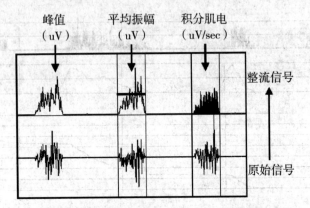

图 16 - 5 常用波幅定量分析参数示意图

4. 均方根（root mean square，RMS） 是把一定时间范围内的肌肉电位信号平方，取平均值后再开方得到的数值。这是目前最常用的解析方法（图 16 - 6）。反映肌电信号的平均功率，可以用来平滑表面肌电图。

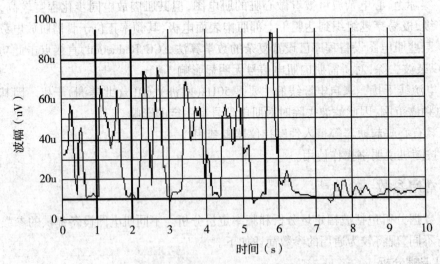

图 16 - 6 RMS（行走和站立过程中胫前肌的肌电信号）

（二）频率分析

肌电图是由各种具有不同频率的波形组成的，波形经过快速傅立叶转换（fast fourier transform，FFT）进行频率分析。常用指标有功率谱密度、中位频率和平均频率等。

1. 功率谱密度（power spectrum density，PSD）　是由所选区域肌电信号经快速傅立叶转换后平方的数值再平均计算得来，反映不同频率段的肌肉放电强度。

2. 中位频率（median frequency，MDF）　把有源频谱的面积分为 2 个相等区域的频率，将每一时段频谱计算出 MDF，可观察随时间推移的频率变化。MDF 斜率即疲劳度指数，用于观察在维持等长收缩过程中疲劳的程度。

3. 平均频率（mean frequency，MEF）　各个频率的平均值。

中位频率、平均频率均可作为肌肉疲劳的肌电指标，但不同的研究者结果显示上述参数对疲劳敏感程度的结论存在差异，在临床中可酌情应用（图 16-7）。

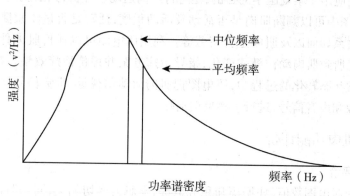

图 16-7　常用频率分析示意图

（三）分析的标准化

因为不同个体的年龄、性别、皮下脂肪厚度、肌容积、肌肉静息长度、收缩速率、肌纤维类型以及姿势的微小变化等多方面存在差异，操作程序中如电极间距、皮肤阻抗等存在变异性，所以不同肌肉、不同个体间 sEMG 结果比较存在相当大的难度，因此，若要进行比较，必须在操作标准化的基础上进行分析的标准化。

最常用的方法是最大自主等长收缩（maximum voluntary isometric contraction，MVIC/MVC）标准化：测试前分别测定相关肌群的 MVIC 肌电信号。为了能够得到真正的最大收缩，需要规定测试体位，固定关节于 1/2 关节活动度。然后将测试结果与 MVIC 肌电信号进行比较，以 % 表示，得出百分比肌电图，再与其他个体或正常值比较（图 16-8）。但是此种

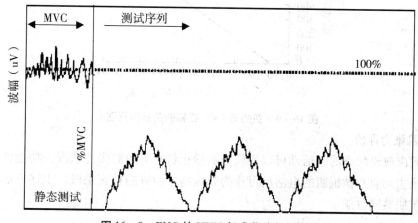

图 16-8　EMG 的 MVIC 标准化分析示意图

方法亦存在一定缺陷,即对疼痛、关节活动受限和主动性差的患者,是否达到"最大"收缩较难确定。因此有研究将 50% MVIC 作为参考定标。另外,步态分析中亦可将峰值和平均 EMG 作为参考值定标。

第三节　表面肌电图在康复医学中的应用

表面肌电图应用于康复医学的目的,是进行肌肉运动学分析,判断肌肉组织的状态正常与否,即从肌电图中可以判断肌肉是否活动及活动程度,活动是否过于敏捷或过于弛缓,各个肌肉的活动关系如何以及肌肉是否疲劳等。利用肌电图可以评价肌肉骨骼组织疾患、中枢神经系统疾患所致肌肉动作模式变化,指导治疗方案并评价治疗效果。在控制引导异常肌肉动作向正常状态转化的过程中,肌电图把肌肉活动用视觉、听觉信号体现出来,也就是把它变换成图像和声音信号,进行生物反馈治疗。

一、神经肌肉功能评价

(一)肌力评价

量化的表面肌电图数值,如振幅和积分值等,与肌力密切相关,同一肌肉在未出现疲劳状态下进行等长收缩,肌力增加,肌电值增大(图 16 - 9)。但肌电图并不直接表示肌肉力量的大小。它显示的是正在活动的肌纤维产生的电位经过一定的时间、空间差后到达电极时的电信号量,由于不同肌肉的状况(肌纤维的数量和肌纤维的粗细)不同,即使在发出大小相同力量的情况下,肌电图的数值也是有差异的。也就是说,肌电图显示的是"要让多少肌纤维收缩才能发出一定值的肌肉力量",它与我们常说的肌肉力量评价是不同的。

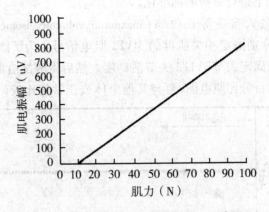

图 16 - 9　肌力与 EMG 振幅的关系示意图

(二)肌张力评价

记录肌肉放松状态的电活动可以反映该肌静止状态下的肌张力状况。功能活动如步行中同时记录主动肌和拮抗肌的电活动可作为临床痉挛检查的补充手段。上述方法可以鉴别挛缩和拮抗肌共同收缩。

(三)肌肉协调性评价

通过多通道记录功能活动相关的多组肌群肌电活动,结合步态分析系统、等速肌力测试系统等进行时域频域分析,确定每块肌肉在运动中的动作状态并对其作用进行评价。

(四)肌肉疲劳性评价

1. 时域分析(time domain)

(1)时间域　是指可以在时间维度上反映肌电曲线变化特征的评价指标,主要指标有积分 EMG、平均振幅(MA)、均方根振幅(RMS)等,但目前不同的研究结果存在不一致,因此对其解释需慎重。

①积分 EMG(IEMG):IEMG 是指所得肌电信号经整流滤波后单位时间内曲线下面积的总和,它可反映肌电信号随时间进行的强弱变化,是评价疲劳的重要手段。随运动的持续,先前参与的运动单位开始疲劳,需要募集更多的运动单位参与运动,肌肉放电现象增强,单位时间内的积分 EMG 值也随之增加。随运动单位疲劳的产生,参加收缩的运动单位减少,频率下降,表现 IEMG 值降低。这种肌电变化规律是疲劳过程中不同阶段的表现,并不因肌肉的位置或用力方式变化而改变。因此可以认定在 IEMG 值下降到低于初始值时即为出现疲劳的指征,疲劳程度越重,IEMG 值越低。

②均方根振幅(RMS):RMS 指一段时间内所有振幅的均方根值。用来描述该段时间内肌电信号的平均变化特征,但不反映肌电信号的细节变化。疲劳时肌电信号的振幅增高,引起 RMS 的增加。可以通过比较不同时期的 RMS,确定疲劳发生的时间和疲劳的程度。

(2)频域分析(frequency domain)　是指在频率方面评价肌电信号的指标分析。与时域指标对比,频域指标有以下优势:A. 在肌肉疲劳过程中均呈明显的直线递减型变化,而时域指标的变化则有较大的变异;B. 频域指标时间序列曲线的斜率不受皮下脂肪厚度和肢体围度的影响,而时域指标则易受影响;C. 频域指标时间序列曲线的斜率与负荷持续时间明显相关,而时域指标的相关不明显。

频率域分析主要指标有平均频率(mean frequency,MEF)、中位频率(median frequency,MDF)。疲劳时,功率谱大多由高频向低频漂移,MDF 和 MEF 值也相应下降。一般认为 MEF 在反映较低负荷收缩时的灵敏度较高;MDF 在抗噪声干扰方面更具优势。MEF 斜率和 MDF 斜率分别代表运动过程中两者随时间的相对变化。在肌肉运动过程中,肌肉疲劳,频谱左移,表现为 MEF 或 MDF 下降,故斜率通常为负值。在持续收缩过程中,EMG 频谱的负向斜率不易受干扰的影响,对与肌肉疲劳相关的生理变化(特别是动作电位传导速度的降低)较为敏感,是测量局部肌肉疲劳的客观指标。

二、临床应用

(一)脑卒中康复

脑卒中是一种突然起病、可引起持续性神经功能缺损的脑血液循环障碍性疾病,其中运动控制障碍是其致残的重要因素,因此运动功能的评价和康复是脑卒中康复工作的重要组成部分,应用表面肌电图来评价其神经肌肉系统功能状态并指导治疗成为近年来康复医学研究的一个新领域。

1. 等长收缩研究

（1）肘关节屈伸肌群

屈曲：患侧肱二头肌 IEMG 低于健侧，协同收缩率有增大趋势，肱三头肌 IEMG 与健侧无差别或大于健侧，健侧肱二头肌 IEMG 低于健康人群。

伸展：患侧肱三头肌 IEMG 低于健侧，协同收缩率明显大于健侧，肱二头肌 IEMG 大于健侧。健侧肱三头肌 IEMG 低于健康人群。

协同收缩率＝拮抗肌 IEMG／（主动肌 IEMG＋拮抗肌 IEMG），可以反映拮抗肌在主动收缩过程中所占的比例。

临床意义：表面肌电图研究不仅提供了脑卒中患者肘屈肌群痉挛的肌电证据，而且提示患者健侧也存在肌电异常。恢复期脑卒中患者的康复不但应该增强患侧肘屈伸肌尤其是肘伸肌的力量训练，也应该进行肘屈伸肌群协同收缩的控制性训练。此外，健侧肘屈伸肌也应进行适当训练。

（2）膝关节肌群　脑卒中患者患侧股外侧肌、股直肌及股内侧肌 AEMG 均显著低于健侧，股外侧肌和股直肌 MPF 显著小于健侧。脑卒中腘绳肌等长收缩研究尚未见报道。

（3）踝关节屈伸肌群

背伸：胫骨前肌 IEMG 低于健侧，协同收缩率明显大于健侧。

跖屈：腓肠肌 IEMG 低于健侧，协同收缩率有增大趋势。

脑卒中患者健侧踝背伸和跖屈肌群的 IEMG 接近健康老人，但协同收缩率踝背伸和踝跖屈均明显高于健康老人，尤以踝背伸协同收缩率的增加明显。

临床意义：表面肌电图研究显示腓肠肌在脑卒中肢体恢复的早期就表现出痉挛的趋势，并提示患侧腓肠肌的收缩功能减弱，提示康复训练过程中应以增强胫骨前肌的肌肉控制为重点，但是否抑制腓肠肌收缩有待进一步研究。

（4）躯干屈伸肌群

前屈：前倾坐位，重度偏瘫患者双侧竖脊肌电压值低于健康人群。轻度患者与健康人群无差别。

后伸：后倾坐位，重度偏瘫患者双侧腹直肌电压值低于健康人群。轻度患者与健康人群无差别。

临床意义：重度偏瘫患者的躯干前倾后伸肌群功能降低，临床康复应将躯干训练作为偏瘫康复治疗的基本内容。

（5）躯干旋转肌群　重度偏瘫患者双侧背阔肌、腹内斜肌电压值低于健康人群。轻度患者与健康人群无差别。

2. 痉挛评价

（1）肌电积分值（IEMG）　有研究者对脑卒中偏瘫患者的肘关节屈肌（肱二头肌）痉挛进行量化评定，记录其被动活动的肌电信号，并建立与改良 Ashworth 分级相对应的肌电积分值量化区间。Ashworth 分级为 0 级对应 $1.3 \sim 12.1(6.7 \pm 5.4)\mu V \cdot s$；Ⅰ级对应 $4.6 \sim 12.3(8.5 \pm 3.9)\mu V \cdot s$；Ⅰ＋级对应 $15.3 \sim 28.4(21.8 \pm 6.6)\mu V \cdot s$；Ⅱ级对应 $37.2 \sim 68.9(53.1 \pm 15.6)\mu V \cdot s$；Ⅲ级对应 $82.3 \sim 144.1(113.2 \pm 30.9)\mu V \cdot s$。除 Ashworth 分级为 0 级与Ⅰ级所对应的 IEMG 范围有重叠，其它各 Ashworth 分级所对应的 IEMG 范围均无重叠，因此研究结

果显示肌电积分值可对除 Ashworth 分级为 I 级以外的脑卒中偏瘫患者肘关节屈肌痉挛进行客观评定及量化分级。

（2）拮抗收缩分布曲线 拮抗收缩分布曲线（Co‑contraction profile,CCP）是在时间概念上由主动肌和拮抗肌同时收缩所产生的 EMG 包络线重叠的部分。对痉挛性偏瘫患者步行中股四头肌和腘绳肌进行测定,CCP 水平比正常人的 CCP 水平高,并且根据正常的 CCP 模式,可以直观判断受试者的异常所在,进一步检查可揭示异常的根源,因此 CCP 可视为随意运动中痉挛评价的一种工具（图 16‑10,图 16‑11）。

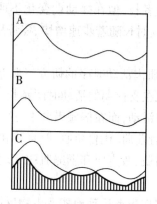

图 16‑10 股四头肌和腘绳肌动态 EMG 及 CCP 产生的示意图
A‑股四头肌;B‑腘绳肌;C‑股四头肌和腘绳肌的 EMG 拮抗收缩
（栅栏线示）,粗线标示 CCP 水平

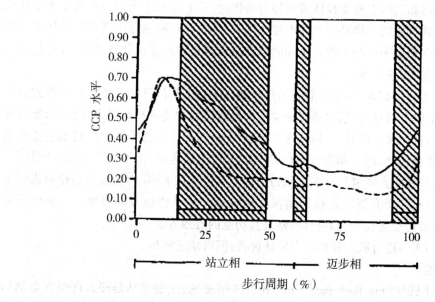

图 16‑11 正常人和痉挛性偏瘫患者步行周期中的 CCP 比较
虚线‑正常人 CCP 均值曲线;实线‑痉挛性偏瘫患者 CCP 均值曲线;
斜线‑痉挛性偏瘫患者与正常人之间 CCP 具有显著性差异的部分。

3. 步态分析 表面肌电图在康复医学中应用最早最多的是步态分析。分析主要使用时域分析,记录步行中的肌电活动,说明参与步行的肌肉活动,各肌肉肌电活动的起止时间表明该肌肉参与步行活动的协同性,肌电活动的波幅和时程表示肌肉活动的合理性。

(1)脑卒中患者步行肌电活动模式　脑卒中患者偏瘫侧臀中肌、长收肌、半腱肌、股外侧肌、腓肠肌内侧头、胫骨前肌的肌电活动水平普遍下降,臀部肌肉的活动模式与正常模式相差无几。健侧肌肉激活程度增强,不同脑卒中患者肌肉活动模式差异很大,且机体会依据损伤范围、类型、损伤部位的不同采取不同的代偿方法。

(2)脑卒中患者步行时肌肉共激活　主动肌与拮抗肌共激活是正常人运动控制的重要部分。患者健侧肌肉共激活的增强,脑卒中患者健侧肌肉共激活持续时间在整个步态周期和支撑期比偏瘫侧和健康被检查者长,但在摆动期变化不明显,延长只发生在双腿支撑期,偏瘫侧肌肉共激活时间的缩短,其时长随着步速增快、姿势稳定性及动力学强度的增强而趋向正常。

(3)脑卒中患者各步行周期肌肉活动时序的研究　脑卒中患者肌电活动模式的时序异常普遍表现为腘绳肌和股四头肌在支撑期的活动时间延长。健康被检查者腘绳肌和股四头肌仅在摆动晚期和支撑早期才有活动,而在偏瘫患者中,这些肌肉的活动延长至支撑中期甚至覆盖整个支撑期。臀中肌、胫骨前肌、比目鱼肌、股直肌和腘绳肌在脚跟着地时,活动开始时间明显提前,比目鱼肌、胫骨前肌、股直肌和腘绳肌的活动停止时间明显推后。

(二)脊髓损伤康复

目前国内外研究涉及脊髓损伤患者运动模式及生物反馈治疗,临床多用于肌力、肌张力评价和生物反馈治疗。

1. 运动模式研究　经 sEMG 监测,C_{5-6} 水平脊髓损伤患者在完成日常活动如抓取杯子、触摸开关、前驱轮椅和利用上肢支撑体重等伸肘动作时,其上肢和躯干的残存肌中主要作用肌较正常人群多,并且在同一项动作中的主要作用肌不同,在不同动作中残存肌的代偿方式亦不同,即脊髓损伤患者采用与正常人不同的神经肌肉募集方式完成伸肘活动,并通过改变代偿方式完成不同的运动任务。

2. 生物反馈治疗　sEMG 生物反馈的治疗机理,是通过患者观察以光滑曲线形式显示在显示器上的自主肌电信号,该信号通过视觉传入通路反馈并经中枢神经系统整合,部分叠加在下一次的输出自主肌电信号上,使其强度得到增加。EMG 生物反馈治疗技术主要侧重于恢复中枢神经细胞功能,建立和完善中枢神经细胞间传导通路,而不侧重于肌力的恢复。因此,自主肌电信号较肌力恢复早且多。肌力的恢复有待于在 EMG 生物反馈治疗后进行的肌力训练中得到提高。研究提示慢性脊髓损伤仍有进一步功能恢复的可能。如果应用得当,生物反馈是一种治疗慢性颈脊髓损伤、恢复其功能的有效方法。

临床亦有将 sEMG 进行肌力和肌张力的评价者,但尚缺乏常模。

(三)骨科康复

1. 下腰痛　下腰痛(low back pain,LBP)在临床很常见,主要症状是腰背疼痛和运动功能障碍,多数病因不明确。目前 LBP 的诊断主要依靠患者主诉和物理检查。影像学检查有助于明确特异性腰痛病因如椎间盘突出、软组织疾病等,但腰背肌的运动功能的评价缺少客观指标。近年来,许多学者选用表面肌电图对 LBP 患者进行研究,取得一定的成果。

(1)LBP 诊断及疗效评定　屈曲－松弛现象是发现于正常人群的肌电现象,即腰椎最大屈曲时竖脊肌肌电活动与静息状态下相似。应用 AEMG、IEMG 和腰骶 ROM 作为指标。发现所有正常受试者都有屈曲－松弛现象,而大多数慢性 LBP 患者不存在此现象。众多研究均证明屈曲－松弛肌电测试能够将下腰痛患者和正常人群准确区分开来,通过进行多种方式的测试可以提高 sEMG 的敏感性和特异性。进一步研究的方向需要确定联合测试方案以便高效、可靠、准确地进行 LBP 的诊断。

王健等研究慢性非特异性 LBP 患者腰部肌肉活动的 sEMG 信号特征及主动运动治疗对 sEMG 信号特征的影响效应。正常对照组和非特异性 LBP 患者主动运动治疗前后依次完成"等长－动态－等长"运动负荷试验,采集双侧 L_5、S_1 的 sEMG 信号,计算比较 AEMG、MEF 等指标变化情况。发现动态运动负荷过程中 LBP 患者 MPF 均值明显低于正常人,主动运动治疗前后患者 MPF 值均增高。认为运动负荷试验过程中 LBP 患者腰部肌肉 sEMG 指标有多种不同于正常人的信号特征,这些特征有望成为 LBP 诊断和疗效评定的有效指标。

(2)肌肉疲劳的评估 肌肉的收缩调节依靠运动单位的募集数量和放电频率,因此决定了肌电信号的幅值和频率。腰背肌的疲劳检测常采用静态的腰背肌等长收缩模式。当肌肉运动至疲劳时,肌纤维的兴奋传导速度减慢,运动单位放电频率下降,主要表现为 MDF 和 MEF 值的下降以及 PSD 波峰左移(图 16－12),而波幅可能有一定的增加。

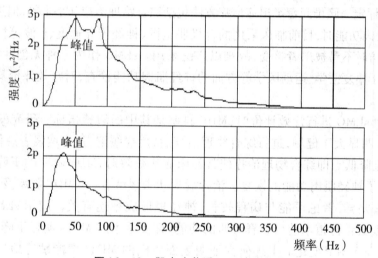

图 16－12 肌肉疲劳后 PSD 波峰左移
上图－弯腰搬运重物前 L1 水平竖脊肌肌电 PSD;
下图－弯腰搬运重物 25 次后 L1 水平竖脊肌肌电 PSD

除静态疲劳试验外,亦有研究检测动态疲劳。J. Srinivasan 研究了下腰痛患者和无下腰痛者骑自行车过程中的肌肉疲劳性。在骑自行车前、骑后 15 分钟、30 分钟记录肱二头肌、斜方肌、背阔肌和竖脊肌的 sEMG,并进行相关肌肉的 MVC 测试。应用 MPF 测定肌肉疲劳性。腰痛组的右侧斜方肌和竖脊肌显示了更高的疲劳性,并提示其病情的加重可能与骑车有关。

(3)LBP 发病机制相关研究 负荷重物后,疼痛患者腹肌肌电明显与正常不同。异常值的大小与疼痛程度无明显相关。研究并未发现存在肌肉运动机能紊乱,支持个体机制在背痛发生的因素中重于某一靶肌群,不同程度的劳损积累可导致急性背痛。在疼痛发生前肌电已显示出异常,提示受损肌肉的功能可能是背痛发生的一个危险因素。进一步研究应关注鉴别受损肌肉并矫正其功能。有研究发现,受试者诱发下腰痛后进行相同运动条件下的等长运动 30s,竖脊肌和臀大肌的 MPF 值较正常对照者升高,RMS 值较正常对照者降低,原因是下腰痛时在运动后 30s 募集纤维中 I 型纤维的比例增加,II 型纤维的比例降低。

2. 腰椎间盘突出症(lumbar disc hernia,LDH)

(1)sEMG 特征 腰椎间盘突出症是因腰椎间盘变性,纤维环破裂,髓核突出,刺激和(或)压迫神经根或脊髓,产生以根性坐骨神经痛为主要症状的一种综合征,是腰腿痛最常见的原因之一。肌电图检查可从神经电生理方面反映神经功能状态,客观反映神经病损程度。有研究测定 10% MVC 和 20% MVC 负荷强度 90s 运动中 LDH 患者和健康人群的 sEMG 特征,结果显示 LDH 患者的 AEMG、MEF 等的变化斜率都快于健康对照组,并且除 AEMG 外,其他指标改变均有统计学差异。研究已知腰部肌电信号的 MEF 下降斜率与慢肌构成比例和面积百分比有关,慢肌纤维越多,面积百分比越大,MPF 下降斜率也就越慢。临床研究发现,LDH 可以诱发腰部肌肉快肌纤维百分比构成及其面积百分比增加,而慢肌纤维百分比及其所占面积相对减少,因此能较好的解释 LDH 患者 MEF 下降斜率快的特点。可见,临床上利用肌电图来对 LDH 进行疗效评估有着重要的依据。

(2)疗效评定 腰椎间盘突出症治疗方法包括综合物理治疗和手术等,但进行疗效评估而测定神经肌肉功能时,目前临床采用的针极肌电图、神经传导速度、F 波等检查均会造成一定损伤,随访时不易被患者接受,故难以广泛采用。sEMG 作为一种无创性检查,操作方便,已广泛用于康复医学、运动医学等方面的神经肌肉功能检查,对疗效评价具有较高临床价值。

目前应用 sEMG 进行疗效评价时,MDF 斜率是其中的敏感指标。研究发现患侧腰脊旁肌的 MDFs 明显大于健侧,进行综合物理治疗后,疼痛缓解、耐力增强者患侧的 MDFs 的下降程度明显降低。即综合物理治疗使其临床症状缓解时,MDF 斜率的下降程度也同时降低,这反映了神经肌肉功能的恢复。治疗后症状未缓解者,其 MDF 斜率及 EMG 波幅与治疗前无显著差异,考虑可能与病程较长,神经根形成粘连有关。应用 sEMG 评价 LDH 患者行全椎板截骨再植术前后腰脊旁肌的功能,证实手术后 MDFs 明显下降,神经肌肉功能改善,但波幅无明显变化。上述研究证明表面肌电图 MF 斜率能敏感地反映神经肌肉的功能状态。

另外腰椎间盘突出症后引起神经根受压,以往认为综合物理治疗的基本原理是促使腰椎间盘突出部分回纳,去除对神经根、脊髓的压迫,同时加速其周围无菌性炎症的吸收消散,使神经痛得以消除或减轻。但吴文等研究显示 13 例复查 CT 或 MRI 的病人,无 1 例显示椎间盘回纳。因此影像学检查结果与疗效之间并无特定相关,而表面肌电图可敏感反映神经肌肉功能,可作为腰椎间盘突出症临床疗效评定的客观指标之一,具有较高的临床价值,值得进一步研究。

3. 骨关节炎(osteoarthritis,OA) 目前 sEMG 在骨关节炎中的应用涉及多个方面,如肌肉功能评价、康复疗效评估以及与其他康复测试和训练仪器结合进行诊断和评定等。

(1)肌肉功能评价 对髋关节骨关节炎患者进行研究,在行走过程中记录 sEMG,结果显示髋 OA 患者臀中肌激活较健康人群增加,说明髋 OA 患者存在肌肉功能障碍。

(2)康复疗效评定 用 sEMG 评价了不同康复治疗方法对髋关节置换术后废用性股四

头肌萎缩的治疗效果,结果显示在5周和12周的治疗后肌力训练组股外侧肌的EMG平均振幅大于常规康复治疗组。

(3)与其他康复测试和训练仪器结合进行诊断和评定

步态分析:膝OA患者在步行过程中存在较大的股内侧肌–腓肠肌内侧头共同收缩,并且与膝关节内收运动相关。

等速肌力测试系统:可客观评价特定肌肉在各种运动状态,包括静态、动态和功能活动状态下的神经肌肉活动情况,而且表面肌电图的多通道测量特性,可同步监测主动肌、拮抗肌和协同肌的功能特性和相互间的协调性。因此,可结合等速肌力测试系统应用表面肌电图,研究膝关节骨关节炎患者的屈膝伸膝肌的功能状态。

有研究采用拮抗肌/主动肌肌电比值反映等长运动过程中膝关节相对面两块肌肉的协同运动的方式。应用腘绳肌共同活动比率反映腘绳肌在下蹲运动过程中相对股四头肌的共同活动情况。其研究结果显示,患侧膝关节屈伸肌在最大等长收缩状态下的sEMG振幅均值较健侧下降,在下蹲运动过程中存在腘绳肌共同活动比率增高,这反映了膝关节OA患者的患肢存在屈伸肌肌力平衡改变和腘绳肌协同活动增强等异常。这可能是对于疼痛、局部力学结构改变和股四头肌软弱的一种代偿性适应。因此膝关节OA患者的肌肉训练方案应该不仅改善最大股四头肌肌力,而且应改善患者膝关节周围肌肉平滑和准确地产生力量的能力。膝关节肌肉功能异常会影响膝关节正常的应力负荷分布、易化疾病的发展。康复治疗不仅应重视股四头肌肌力增强,而且应重视改善膝关节屈伸肌力的平衡,并重视在日常生活活动中的正确应用。

(四)脑瘫康复

脑瘫(cerebral palsy,CP)是自受孕开始至婴儿期非进行性脑损伤和发育缺陷所导致的综合征,主要表现为运动障碍及姿势异常。常并发智力障碍、癫痫、感知觉障碍、交流障碍、行为及其他异常。近年来sEMG在小儿脑瘫诊治中的应用正处于不断的扩展中,其在步态分析和平衡功能评价中的应用较多,亦有等长收缩肌肉疲劳性和痉挛的评价。其临床应用具有以下特点:

1. 客观评定儿童神经系统疾病中神经肌肉的功能状态,精确了解每块肌肉的瘫痪程度。

2. 利用肌电生物反馈进行肌肉松弛性反馈训练,适用肌张力高的患儿;亦可进行肌肉兴奋性反馈训练,适用于肌力低的患儿。

3. 根据sEMG信号的变化可分析康复功能训练过程中肌肉疲劳的具体情况,制订有针对性的康复训练策略和适当的康复训练强度,达到最佳治疗效果。

4. 康复治疗可在sEMG信号连续检测下进行,有利于异常运动模式的校正和正常运动程序的重新固化。在sEMG的监测下,医生和患者能及时知晓训练的进步情况,最大限度调动患儿及家长治疗的积极性和主观能动性。

5. 无刺激和副作用,患儿无痛,真正实现在愉悦中康复。

国外sEMG在儿童神经系统疾病的应用研究已比较成熟,我国尚属起步阶段,但sEMG已经成为儿童神经电生理检查的重要组成部分,儿童康复中应用sEMG评估疗效与指导治疗具有重要的意义。

小结

sEMG 为临床提供了一种安全、简单、无创、有关肌肉功能状况的检查手段,它可以对所查肌肉的工作情况、工作效率进行量化,并指导患者进行神经、肌肉功能训练。其重要性和实用性已被越来越多的康复医师接受并应用于临床及科研工作,但仍需注意其技术的不完善,谨慎解释结果,尽快建立标准化常模,更加深入康复医学工作。

思考题

1. 表面肌电图与针极肌电图有何区别?
2. 如何选择表面肌电图的记录部位?
3. 影响肌电信号的因素有哪些?
4. 常用的表面肌电图分析参数有哪些?

（张慧丽）

第十七章 感觉功能的评定

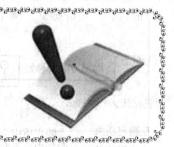

学习目标

1. 掌握躯体感觉的分类及体表感觉的节段分布。
2. 掌握深、浅感觉,复合感觉检查的方法。
3. 理解和了解感觉障碍的定量分析方法。
4. 掌握定性和定量分析的临床应用。

感觉功能以神经系统为结构基础。感觉器官中的感觉细胞(感受器)受到某种刺激而产生神经冲动,经传入神经传导到各级中枢,直到大脑皮质的相应区域,通过综合分析,产生某种感觉。外周神经系统损伤使传入到中枢神经系统的信息减少,而脑损伤将干扰知觉和感觉信息的整合。因此,躯体感觉受损将影响患者的躯体运动功能和日常生活活动能力。治疗师必须熟练掌握感觉检查的具体操作方法并能够利用检查结果指导制订训练计划。

本章主要讨论躯体感觉功能障碍的有关内容。视觉与前庭觉在运动控制中的作用将在其他章节中论述。

第一节 躯体感觉

感觉分为躯体感觉和内脏感觉两大类,其中躯体感觉是康复评定中最重要的部分。

一、躯体感觉传导通路

一般感觉传导路径是将冲动自躯干、四肢感受器,经周围神经、脊髓、脑干、间脑传导至大脑皮质的神经通路,由三级神经元组成。第一级神经元位于脊髓后根神经节内,其周围突经神经干分布至皮肤、黏膜、肌腱及关节组织的神经末梢感受器,中枢突组成后根进入脊髓;第二级神经元位于脊髓后角灰质内,或位于延髓薄束核及楔束核内,其发出的纤维交叉至对侧后再上行传导;第三级神经元位于丘脑内,发出的纤维终止于中央后回的大脑皮质。

二、躯体感觉分类

躯体感觉是由脊髓神经及某些颅神经的皮肤、肌肉分支所传导的浅层感觉和深部感觉。根据感受器对于刺激的反应或感受器所在的部位不同,躯体感觉又分为浅感觉、深感觉和复合感觉。

（一）浅感觉

浅感觉包括皮肤及黏膜的触觉、痛觉、温度觉和压觉。此类感觉是因受外在环境的理化刺激而产生的。浅感觉的感觉器大多表浅,位于皮肤内。躯干及四肢的浅感觉传导路如图17－1所示。

（二）深感觉

深感觉是测试深部组织的感觉,包括关节觉、震动觉、深部触觉,又名本体感觉。它是由于体内的肌肉收缩,刺激了在肌、腱、关节和骨膜等处的神经末梢,即本体感受器(肌梭、腱梭等)而最后产生的感觉。躯干及四肢的深感觉传导路如图17－2所示。

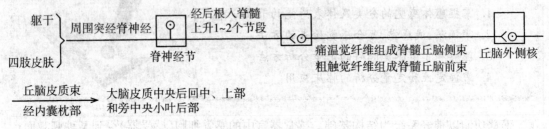

图 17－1　浅感觉传导路

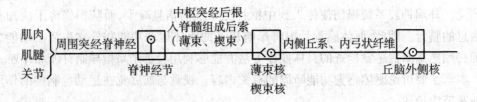

图 17－2　躯干及四肢的深感觉传导路

（三）复合感觉

包括皮肤定位感觉、两点辨别感觉、体表图形觉、实体觉、重量觉等。这些感觉是大脑综合、分析、判断的结果,故也称皮质感觉。

三、体表感觉的节段分布

每一对脊髓后根的感觉纤维支配一定的皮肤区域,此种节段性分布,胸髓节段最为明显,在体表上的排列较为规律和整齐。如 T_4 神经分布于乳头平面,T_{10} 神经分布于脐平面,$T_{12} \sim L_1$ 神经分布于腹股沟平面等。但上下肢的节段性分布比较复杂。如 C_2 支配枕部皮肤,C_3 支配颈部皮肤,C_4 支配肩胛部皮肤,$C_{5\sim7}$ 支配手、前臂、上臂桡侧面皮肤,$C_8 \sim T_1$ 支配手、前臂、上臂尺侧面皮肤,$L_{1\sim5}$ 支配下肢前面皮肤,$S_{1\sim3}$ 支配下肢后侧皮肤,$S_{4\sim5}$ 支配臀部内侧、会阴部、肛门、生殖器皮肤。这些标志有助于脊神经或脊髓损伤的定位诊断,即根据出现感觉障碍的皮肤节段,可以诊断出受损的脊神经或脊髓属于哪一节段。脊髓节段性感觉支配及其体表检查部位见表17－1。

表 17 - 1　节段性感觉支配与感觉检查部位

节段性感觉支配	检查部位	节段性感觉支配	检查部位
C_2	枕外隆凸	T_8	第 8 肋间
C_3	锁骨上窝	T_9	第 9 肋间
C_4	肩锁关节的顶部	T_{10}	第 10 肋间(脐水平)
C_5	肘前窝的桡侧面	T_{11}	第 11 肋间
C_6	拇指	T_{12}	腹股沟韧带中部
C_7	中指	L_1	T_{12} 与 L_2 之间上 1/3 处
C_8	小指	L_2	大腿前中部
T_1	肘前窝的尺侧面	L_3	股骨内上髁
T_2	腋窝	L_4	内踝
T_3	第 3 肋间	L_5	足背第 3 跖趾关节
T_4	第 4 肋间(乳头线)	S_1	足跟外侧
T_5	第 5 肋间	S_2	腘窝中点
T_6	第 6 肋间(剑突水平)	S_3	坐骨结节
T_7	第 7 肋间	$S_{4\sim5}$	肛门周围

四、感觉障碍的定位诊断

感觉通路的受损水平不同,所产生的感觉障碍的分布区域亦不同。根据病变部位及特征,可将感觉障碍分为周围神经型和脊髓型。

(一)周围神经型

1. 末梢神经损害　主要表现为双侧对称性的四肢末端手套样及袜套样感觉障碍。受损区域内各种感觉均有障碍,常表现为近端轻远端重,上肢轻下肢重。

2. 神经干损害　某一周围神经干受损时,其支配区皮肤的各种感觉呈条、块状障碍。但感觉障碍的程度可不一致,在中心部可为感觉消失,而周边部可为感觉减退。

3. 神经丛损害　当颈、臂、腰、骶丛的任何神经丛损害时,则出现该神经丛支配区的各种感觉障碍。感觉障碍的范围为该神经丛所分布的各神经干感觉纤维支配区,故感觉障碍的区域要比神经干型为大。

4. 后根损害　感觉障碍呈节段性带状分布,在受损的后根支配区域内各种感觉减退或消失,常伴发神经根痛和神经根的牵拉痛。由于皮肤的感觉支配呈节段性重叠,一个神经根的损害多无明显的感觉减退。

周围神经型除了受损神经支配区域感觉障碍外,该神经相应区域常伴有麻木、疼痛、肌力减退、肌肉萎缩、肌张力降低,以及感觉障碍区腱反射减弱或消失。

(二)脊髓型

1. 脊髓横断性损害　指脊髓完全性横贯性损害,除了病变节段水平以下各种感觉障碍外,还伴有膀胱肛门括约肌功能障碍和截瘫。

2. 半侧脊髓损害　病变侧深感觉障碍和锥体束损害,对侧痛、温觉障碍。因为触觉纤维在两侧传导,故触觉无障碍。

3. 后角损害　由于深感觉及部分触觉的纤维进入脊髓后走向后索,而痛觉及温度觉的纤维进入后角,因此后角损害表现为病灶同侧的节段性痛觉和温度觉障碍,触觉大致正常,深感觉正常,即所谓的浅感觉分离。

五、评定目的及意义

(一)物理疗法的评定目的及意义

感觉是正常运动的基本前提和保证,视觉、前庭觉以及躯体感觉与运动的输出密切相关。通过上述感觉,可以使人体感受身体的运动和位置。感觉通路任何环节损伤均可使正常的运动功能受到影响。例如,脊髓损伤(脊髓痨)由于本体感觉第一级神经元传导中断导致关节位置觉丧失,患者可表现为运动失调,步态不稳,行走时必须看着自己的下肢。物理治疗师通过感觉检查发现影响安全、运动控制、运动再训练以及运动速度的感觉损伤状况,从而为制订物理疗法治疗计划提供重要的依据。

物理治疗师通过感觉功能评定确定:

1. 感觉障碍的类型、部位和障碍的范围。

2. 感觉损伤对运动功能的影响。

3. 针对感觉障碍的特点,在物理疗法康复治疗中制订相应的治疗计划。

4. 确保患者安全,预防出现继发损害如压疮、烫伤等。

(二)作业疗法的评定目的及意义

手里握物时所用握力的大小随物品重量及物品表面的光滑或粗糙程度即摩擦力而变化,这种变化是通过接触物品的手掌面皮肤感受器传输感觉信号至中枢神经系统而实现的。手部感觉严重缺失的患者需要依赖视觉反馈来指导手的各种操作,了解物体的形状、大小以及材质。因此,感觉缺失的患者难以进行或完成那些在视线控制以外的活动,如从衣服口袋里摸出硬币或钥匙,在背后系带或拉上拉链等。手的部分感觉缺失使得患者在进行手工操作(工作或玩耍)时动作变得缓慢、笨拙、效率低下。由于保护性感觉反馈减少将增加外伤的机会,患者可因惧怕而表现出患侧肢体"废用"的情况。由此可以看出,躯体感觉功能丧失,即便运动功能正常也仅仅具有非常有限的价值。

躯体感觉障碍的康复是作业疗法重要的工作内容之一。作业治疗师通过感觉功能评定发现和确定:

1. 躯体感觉损伤的情况即感觉损伤的部位、范围、种类和性质,作出神经损伤的定位诊断。

2. 感觉损伤对日常生活活动的影响。

3. 制订感觉康复计划,包括感觉再教育、继发损伤的预防措施、代偿技术的应用等。

4. 评估疗效。尤其对于周围神经损伤,需要通过连续追踪检查,评估其恢复的情况。

六、适应证

1. 中枢神经系统损伤   如脑卒中、脑外伤、脊髓损伤等。

2. 周围神经损伤、复合性骨折、烧伤、神经移植、皮肤移植、趾/指移植等。

第二节　检查方法

感觉检查由两部分组成,即给予刺激和观察患者对刺激的反应。如感觉有障碍,应注意感觉障碍的类型、部位和范围、程度及患者的主观感受。检查方法包括常规检查、单丝皮肤阈值检查和定量感觉测定。

一、常规检查

(一)检查步骤

躯体感觉检查遵循以下步骤进行。

1. 向患者介绍检查的目的、方法和要求,取得患者的合作。

2. 检查前进行检查示范。

3. 遮蔽双眼。

4. 检查先健侧后患侧。检查非患侧部位的目的是在判断患者理解力的同时,建立患者自身的正常标准用于与患侧进行比较。

5. 给予刺激。

6. 观察患者的反应。患者不能口头表达时,可让其用另一侧进行模仿。

7. 将检查结果记录在评定表中,或在节段性感觉支配的皮肤分布图中标示。

(二)检查方法

1. 浅感觉检查

(1)触觉(light touch)

【刺激】令患者闭目,检查者用棉签或软毛笔轻触患者的皮肤。测试时注意两侧对称部位的比较,刺激的动作要轻,刺激不应过频。检查四肢时,刺激的走向应与长轴平行,检查胸腹部的方向应与肋骨平行。检查顺序为面部、颈部、上肢、躯干、下肢。

【反应】患者回答有无一种轻痒的感觉。

(2)痛觉(pain)

【刺激】令患者闭目。分别用大头针的尖端和钝端以同等的力量随机轻刺患者的皮肤。

【反应】要求患者立即说出具体的感受(疼痛、疼痛减退/消失、感觉过敏)及部位。

对痛觉减退的患者检查要从障碍部位向正常部位逐步移行,而对痛觉过敏的患者要从正常部位向障碍部位逐渐移行。测试时注意两侧对称部位的比较。有障碍时,要记录障碍的类型、部位和范围。

有关疼痛强度的评定方法详见第十八章《疼痛的评定》。

(3)温度觉(temperature)

【刺激】用盛有热水(40℃~45℃)及冷水(5℃~10℃)的试管,在闭目的情况下冷热交替接触患者的皮肤。选用的试管直径要小,管底面积与皮肤接触面不要过大,接触时间以2~3秒为宜。检查时应注意两侧对称部位的比较(图17-3)。

【反应】患者回答"冷"、"热"。

（4）压觉（pressure）

【刺激】检查者用拇指或指尖用力压在皮肤表面。压力大小应足以使皮肤下陷以刺激深感受器。

【反应】要求患者回答是否感到压力。

触觉障碍见于后索病损；局部疼痛为炎性病变影响到该部末梢神经之故；烧灼性疼痛见于交感神经不完全损伤；温度觉障碍见于脊髓丘脑侧束损伤。

许多神经疾病都有痛、温、触觉的丧失或减退，如脑卒中、脊髓损伤等。糖尿病性神经病、神经炎、带状疱疹后神经痛、雷诺氏病、束性脊髓病等常出现感觉异常或感觉迟钝。

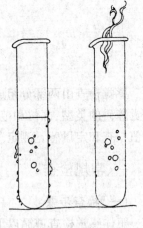

图17－3　温度觉检查法

2. 深感觉（本体感觉）

（1）关节觉　关节觉是指对关节所处的角度和运动方向的感觉，其中包括关节对被动运动的运动觉和位置觉，一般两者结合起来检查。

①位置觉（position sense）

【刺激】令患者闭目，检查者将其肢体移动并停止在某种位置上。

【反应】患者说出肢体所处的位置，或另一侧肢体模仿出相同的位置。

②运动觉（movement sense，kinesthesia）　该检查评定运动知觉。

【刺激】令患者闭目，检查者在一个较小的范围里被动活动患者的肢体，让患者说出肢体运动的方向。如检查者用示指和拇指轻持病人的手指或足趾两侧做轻微的被动伸或屈的动作（约5°左右）。如感觉不清楚可加大活动幅度或再试较大的关节。

【反应】患者回答肢体活动的方向（"向上"或"向下"），或用对侧肢体进行模仿。患者在检查者加大关节的被动活动范围后才可辨别肢体位置的变化时，提示存在本体感觉障碍。

患肢被动地做4~5次位置的变化，记录准确回答的次数，将检查的次数作为分母，准确地回答或模仿出关节位置的次数作为分子记录（如上肢关节觉4/5）。

在神经学检查中，通常仅检查肢体远端关节如手指、足趾、腕和踝关节的位置觉。然而，任何关节轻微的本体感觉障碍都会引起肢体运动功能异常。例如，髋关节本体感觉丧失必将影响姿势与步态。因此，对于物理治疗师而言，检查位置觉时不应仅仅局限于远端关节。

（2）震动觉（vibration）

【刺激】用每秒震动128~256次（Hz）的音叉柄端置于患者的骨隆起处。检查时常选择的骨隆起部位有：胸骨、锁骨、肩峰、鹰嘴、尺桡骨茎突、腕关节、棘突、髂前上棘、股骨粗隆、腓骨小头及内、外踝等。

【反应】询问患者有无震动感，并注意震动感持续的时间，两侧对比。正常人有共鸣性震动感。

关节觉障碍、震动觉障碍均见于脊髓后索损害；本体感觉障碍主要表现为协调障碍，即运动失调。由本体感觉障碍引起的运动失调以脊髓痨、多发性神经炎多见。

3. 复合感觉检查

由于复合感觉是大脑皮质（顶叶）对各种感觉刺激整合的结果，因此必须在深、浅感觉均正常时,复合觉检查才有意义。

（1）皮肤定位觉（tactile localization）

【刺激】令患者闭目,用手轻触患者的皮肤。

【反应】让患者用手指出被触及的部位。

（2）两点分辨觉（two - point discrimination）

【刺激】令患者闭目,采用心电图测径器或触觉测量器沿所检查区域长轴刺激两点皮肤,两点的压力要一致。若患者有两点感觉,再缩小两点的距离,直到患者感觉为一点时停止,测出此时两点间的距离（图17 - 4）。

【反应】患者回答感觉到"一点"或"两点"。

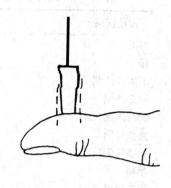

图17 - 4　两点分辨觉检查法

身体各部位对两点辨别的灵敏度不同。一个对年龄在20～24岁之间的43例在校大学生所做的两点分辨觉检查的调查结果见表17 - 2～4。

表17 - 2　正常年轻者（20～24岁）上肢两点分辨值（n = 43）

皮肤区域		$\bar{X}$（mm）	S
上臂	上部外侧	42.4	14.0
	下部外侧	37.8	13.1
	中部内侧	45.4	15.5
	中部后面	39.8	12.3
	中部外侧	35.9	11.6
前臂	中部内侧	31.5	8.9
	中部后面	30.7	8.2
第1背侧骨间肌		21.0	5.6
拇指	掌侧远节指骨处	2.6	0.6
中指	掌侧远节指骨处	2.6	0.7
小指	掌侧远节指骨处	2.5	0.7

表17 - 3　正常年轻者（20～24岁）下肢两点分辨值（n = 43）

皮肤区域		$\bar{X}$（mm）	S
大腿	近端前面	40.1	14.7
	远端前面	23.2	9.3
	中部外侧	42.5	15.9
	中部内侧	38.5	12.4
	中部后面	42.2	15.9
小腿	近端外侧	37.7	13.0
	远端外侧	41.6	13.0
	内侧	43.6	13.5
大趾尖		6.6	1.8
第1～2跖骨间隙		23.9	6.3
第5跖骨		22.2	8.6

表 17 - 4　正常年轻者(20~24 岁)面部和躯干两点分辨值(n = 43)

皮肤区域	$\overline{X}$(mm)	S
眉毛	14.9	4.2
颊	11.9	3.2
下颌骨外侧	10.4	2.2
颈部外侧	35.2	9.8
肩峰内侧	51.1	14.0
乳头外侧	45.7	12.7
肚脐外侧	36.4	7.3
髂嵴	44.9	10.1
第 7 颈椎外侧	55.4	20.0
肩胛骨下角	52.2	12.6
第 3 腰椎外侧	49.9	12.7

（3）图形觉(graphesthesia)

【刺激】令患者闭目,用铅笔或火柴棒在其皮肤上写数字或画图形(如圆形、方形、三角形等)。

【反应】患者说出所画内容(图 17 - 5)。

（4）实体觉(stereognosis)

【刺激】实体觉检查是测试手对实物的大小、形状、性质的识别能力。检查时令患者闭目,将日常生活中熟悉的物品放置于患者手中(如火柴盒、小刀、铅笔、橡皮、手表等)。检查时应先测患侧。

【反应】让患者抚摩后说出该物的名称、大小及形状等。

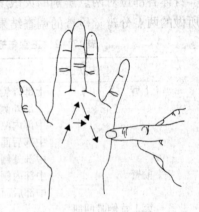

图 17 - 5　图形觉检查法

触觉正常而两点分辨觉障碍见于额叶疾患;图形觉障碍见于脑皮质病变;实体觉功能障碍提示丘脑水平以上的病变。脑卒中和神经炎患者常有复合感觉障碍。

（5）重量觉(barognosis)

【刺激】检查分辨重量的能力。检查者将形状、大小相同,但重量逐渐增加的物品逐一放在患者手上;或双手同时分别放置不同重量的上述检查物品。

【反应】要求患者将手中重量与前一重量比较或双手进行比较后说出谁比谁轻或重。

（6）材质识辨觉(recognition of texture)

【刺激】检查区别不同材质的能力。将棉花、羊毛、丝绸等一一放在患者手中,让其触摸。

【反应】回答材料的名称(如羊毛)或质地(粗糙、光滑)。

（7）双侧同时刺激(bilateral simultaneous stimulation)

【刺激】检查同时感受身体两侧、肢体或身体远近端的触觉刺激的能力。检查者同时触压:①患者身体两侧相同部位;②身体两侧远、近端;③身体同侧远、近端。

【反应】要求患者说出感受到几个刺激。"消失现象(extinction phenomena)"指患者仅能感受到近端刺激,而不能感受到远端的刺激。

二、单丝检查

对于神经损伤的患者,为了更仔细查明神经损伤程度和术后恢复情况,有必要采用单丝皮肤阈值测验(Semmes Weinstein monofilament cutaneous threshold test)进行检查。单丝触觉测验用不同直径的尼龙丝与手指皮肤接触,通过皮肤对不同压力(轻触觉)的反应测得触觉阈值。正常人对轻触感觉很灵敏。正中神经感觉分布区的触觉阈值测量选择示指近节指骨和远节指骨掌侧面、拇指的远节指骨掌侧面;尺神经感觉分布区的触觉阈值测量选择小指近节指骨、远节指骨的掌侧面和小鱼际。

在实际临床工作中,对每个患者并不需要进行所有的感觉检查。选择哪种或哪些感觉检查取决于检查目的。对于一个不完全性脊髓损伤的患者,治疗师需要了解感觉消失与存在的分界水平;为了判断手外伤患者是否能够拿到视线以外的物品,则需要进行实体觉的检查。选择哪些部位进行感觉检查同样基于诊断和患者的主诉。如果已知某一周围神经损伤,详细地检查该神经支配区域即可,其他区域仅需筛查。

神经的感觉纤维在皮肤上有一定的分布区,检查感觉减退或消失的范围,可判断是何神经损伤。一般只检查痛觉及触觉。相邻的感觉神经分布区有重叠支配现象,神经伤后数日内感觉消失范围逐渐缩小,但并不能说明神经已有恢复,而是邻近神经的替代功能有限度地扩大了,最后只有该神经单独的分布区无任何感觉恢复。检查时可与健侧皮肤感觉对比。实体觉与浅触觉为精细感觉,痛觉与深触觉为粗感觉。神经修复后,粗感觉的恢复较早也较好。检查手指的精细感觉时,可做两点分辨试验和实体觉检查。

三、定量感觉测定

定量感觉测定(quantitative sensory testing,QST)采用专用仪器对受试者的感觉功能进行定量分析。神经感觉分析仪(neurosensory analyzer),又称温度觉分析仪(thermal sensory analyzer,TSA),是一种利用温度和振动的方法将受试者感觉功能量化的检测仪器(图17-6)。该仪器测试冷感觉、热感觉、冷痛觉、热痛觉及震动觉的感觉阈值。

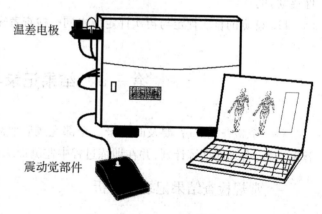

图17-6　定量感觉测定仪

温度觉阈值测试是将一个温差电极与病人的皮肤相接触。该电极可以根据需要加热和冷却。测试的初始温度为30℃到32℃之间(在这段温度内接触几秒钟不会感觉到凉和热)。测试开始后,要求病人当感觉到指定刺激(如冷、热、冷痛、热痛)时按键,仪器记录即时温度即为被试的指定感觉阈值。震动觉阈值测定是将被测部位(如足、手)放置在震动装置上,震动刺激频率在0.1~0.3μm/s之间。

四、检查注意事项

1. 感觉检查时,患者必须意识清晰,认知状况良好。

2. 感觉检查应在安静、温度适宜的室内进行。患者应保持放松、舒适的体位。检查部位应充分暴露。

3. 以随机、无规律的时间间隔给予感觉刺激。刺激的部位应位于每一被检查区域的中心点。

4. 皮肤增厚、瘢痕、老茧部位的感觉将有所下降,检查中应注意区别。

5. 患者在回答问题时,检查者忌用暗示性提问。

6. 检查中注意左、右侧和远、近端部分的对比。若发现感觉障碍,从感觉消失或减退区查至正常区,若有过敏区则从正常区移向过敏区。根据病变的部位不同,在检查中应有所侧重。

7. 注意感觉障碍的类型(性质)、部位、范围和界线,其界线可用笔在皮肤上画出,最后将结果准确地描绘在感觉记录图上。

8. 检查者必须熟练掌握脊髓节段性神经支配及周围神经感觉支配区域,按其分布的范围有的放矢地进行检查,以获得准确的结果。

9. 应根据各种疾病或创伤的感觉障碍特点选择感觉检查方法。

10. 鉴于感觉障碍将影响运动功能,感觉评定应先于主动运动功能(MMT、AROM、功能性活动)的评定。

11. 感觉的首次评定与再次评定应由同一检查者完成。

第三节　结果记录与分析

每一个检查完成后,要及时记录。全部完成后要对结果进行进一步分析。根据障碍学诊断,制订合理的训练计划,并在训练过程中监测训练效果。

一、常规检查结果记录与分析

(一)结果记录

浅感觉障碍的程度(如减退、消失、过敏)、性质、部位及范围,核准后应详细记录和画出图示(图17-7)。不同的感觉障碍可分别采用不同颜色在图中进行标示。浅、深感觉以及复合感觉的检查结果记录在感觉记录表中(表17-5)。图、表应结合起来使用。患者对感觉变化的主观感受也应记录。结果记录方法应前后保持一致。

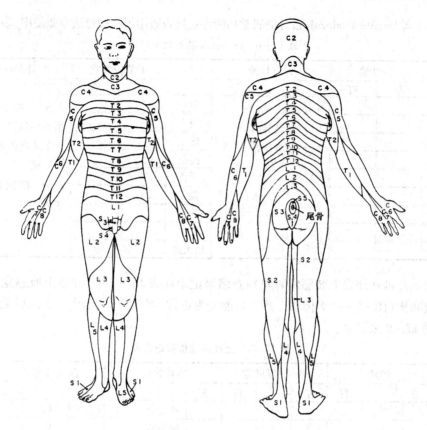

图 17 - 7　节段性感觉支配的皮肤分布图

表 17 - 5　感觉检查记录表

左侧			检查项目		右侧		
躯干	下肢	上肢			上肢	下肢	躯干
			浅感觉	触觉			
				痛觉			
				温度觉			
				压觉			
N			深感觉	位置觉			N
N				运动觉			N
				震动觉			
			复合觉	皮肤定位觉			
				两点分辨觉			
				双侧同时刺激			
				图形觉			
N	N			重量觉		N	N
N	N			实体觉		N	N
N	N			材质分辨觉		N	N

注:N = 在该部位不需要检查的项目。

瑞典学者 Birgitta Lindmark 设计的感觉功能评定量表适用于物理疗法专业使用(表17－6)。

表 17－6　Lindmark 感觉功能评定

	轻触觉		评分标准		关节位置觉		评分标准
	左	右			左	右	
上臂			0分:无感觉	肩			0分:不能答出关节
手掌			1分:感觉异常	肘			所处的位置
腿部			2分:感觉正常	腕			1分:4次回答只有3
足底				拇指			次正确
				手指			2分:每次回答均
				髋			正确
				膝			
				踝			
				足大趾			

作业治疗师在评定上肢感觉时将检查结果记录在表17－7中,并在上肢感觉神经支配的皮肤分布图(图17－8)上标明。感觉功能分为正常、部分缺失、消失。手的感觉障碍定位可采用图17－9来记录。

表 17－7　上肢感觉检查记录表

触觉		痛觉/温度觉		本体感觉		两点分辨觉*	
左	右	左	右	左	右	左	右
C_4		左	右	肩关节		C_6	
C_5				肘关节		C_7	
C_6				腕关节		C_8	
C_7				手		实体觉	
C_8						图形觉	
T_1						重量觉	

*两点分辨觉结果记录:3~6mm 为正常;6~12mm 为部分异常;>12mm 为严重异常。

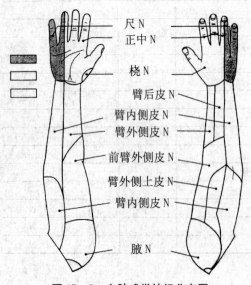

图 17－8　上肢感觉神经分布图

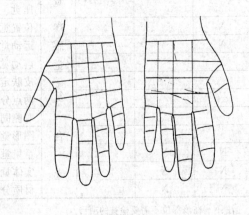

图 17－9　手部感觉障碍定位记录

（二）结果分析

通常要对检查结果进行健、患侧比较,或与公认的正常标准值进行比较。

1. 感觉障碍的性质　感觉系统受到刺激或兴奋性增高时,引起感觉过敏、感觉过度、感觉异常和感觉倒错及疼痛等。感觉系统被损坏或功能受抑制时,出现感觉减退或消失。

（1）感觉减退或消失　是指在意识清晰的前提下,刺激阈值增高,患者对刺激的反应降低。这是由于感觉神经遭受破坏性损害,使感受器冲动全部或部分不能传导到感觉中枢所致。

（2）感觉异常　系指无外界刺激而出现自发的感觉,例如麻木感、蚁走感、针刺感或寒冷感、灼热感、触电感等。常见于感觉神经早期、不全性损害时。

（3）感觉过敏　感觉的刺激阈降低,对轻微的刺激出现强烈反应或对正常刺激敏感性增加。感觉过敏多指疼痛过敏即轻微刺激即可引起剧痛。是由于感觉神经受到刺激性损害所致,见于早期病变。

（4）感觉分离　是指同一部位某种感觉障碍而其他感觉正常。浅感觉分离主要指某一部位的痛、温觉减弱或消失而触觉正常。深浅感觉分离主要指深感觉障碍而浅感觉正常。

2. 本体感觉障碍对运动控制的影响　当被动关节运动达到终末端时,或只有在关节周围肌群收缩引起运动时才能指出运动的方向时,提示患者存在较严重的本体感觉障碍。本体感觉完全丧失时,即便关节运动达到终末端也仍然只有50%的正确率(指出关节运动方向)。

本体感觉下降提示关节和肌肉感受器功能障碍。这两种感受器功能障碍都可因高龄或肌肉骨骼系统损伤所引起,也可以由大的有髓传入神经病变、脊髓丘系上行通路被破坏或较高水平的感觉加工中枢功能障碍所致。尽管本体感觉与脊髓后柱内侧丘系密切相关,但是仅仅出现后柱联系中断并不能消除有意识的本体感觉。

当本体感觉和/或运动消失时,患者对自己的肢体在空间中的位置缺乏认识,并因此而无法自发地运用肢体和调整姿势,也不能在运动治疗中正确地作出运动反应。因此,正常运动模式的运动感觉再教育、本体感觉刺激训练是矫治这种运动控制障碍的关键。

二、单丝检查结果分析与治疗计划的制订

（一）Semmes – Weinstein 单丝检查

Semmes – Weinstein 单丝检查(Semmes – Weinstein monofilament testing)对于功能的预测总结于表 17 – 8。触觉阈值正常者轻触觉和深压觉保留在正常范围内;轻触觉减退者尚可用手进行操作,温度觉正常,实体觉接近正常;患者也可能并未意识到存在感觉缺失。保护性感觉减弱的患者用手操纵物品有困难,且物品易从手中掉下;痛觉和温度觉正常。保护性感觉消失提示患者基本上不能使用手即手功能丧失;温度觉减退或消失,但保留针刺觉和深压觉;外伤的危险增加。

表 17 - 8   Semmes - Weinstein 单丝检查临床意义

单丝编号	直径(mm)	平均力(g)	颜色	意　义
2.83	0.127	0.076	绿	正常
3.61	0.178	0.209	蓝	轻触觉减退
4.31	0.305	2.35	紫	保护性感觉减弱
4.56	0.356	4.55	红	保护性感觉消失
6.65	10143	235.61	红	所有感觉均消失(除外深压觉)

(二)周围神经损伤后的感觉障碍

周围神经损伤时,由于传入纤维受损,痛觉、温度觉、压觉及本体感觉减退或消失。出现功能倒错时,可发生疼痛及感觉异常。正中神经提供拇指、示指、中指及环指桡侧的感觉。由于手的桡侧部分主要用于精细抓握和捏物,所以正中神经损伤将导致手的大部分感觉丧失,使手失去了从事各种精细活动的能力。桡神经的感觉分支损伤导致鱼际外侧部分及拇指桡、背侧感觉障碍。

因此,在明确存在感觉障碍后,应继续观察感觉障碍是否影响了功能活动。若感觉障碍已严重到影响日常生活活动,则需要进一步确定是何种性质的感觉障碍影响了功能活动。并由此制订针对性感觉康复计划。例如,感觉再教育适用于能够感觉到针刺、温度变化以及压力,但触觉定位、两点分辨以及触觉识别功能受损的患者;脱敏疗法用于感觉过敏(疼痛过敏)者;当患者的针刺觉、触觉、压觉及温度觉均完全消失或严重受损时,则应考虑教给患者代偿保护性感觉丧失的各种方法,以减少生活中出现烫伤、冻伤、切割伤或压伤等继发损害的可能。在康复治疗过程中,通过随时检查感觉恢复情况,决定开始感觉再教育的时间以及在作业活动中是否需要给予预防受伤的教育。

手的感觉十分精细而且复杂。手的正常感觉功能使人得以用手操作物品和体验各种物品的材质,保护自己免于伤害刺激。一个人的手一旦失去了正常的神经功能,就如同废手一般。因此,必须尽最大可能帮助外周神经损伤患者恢复手的功能。

(三)脑卒中患者的感觉障碍

脑卒中患者表现为偏身深浅感觉障碍,如损伤部位波及大脑皮质则可以出现复合感觉障碍。感觉障碍与顶叶综合征如单侧忽略、空间失定向和躯体失认以及运动计划障碍等密切相关。在卒中后偏瘫的康复治疗过程中,常常将感觉功能与运动功能的再教育结合在一起进行。偏瘫患者的感觉再训练需要成百上千次的重复,因此感觉再训练的内容应当包括在每一个治疗单元中。在治疗严重运动功能障碍的患者时,将感觉刺激加入到训练活动中有利于促进和加强运动功能的进步。在上肢负重训练过程中,采用不同质地的支撑面,既可以易化运动又可以促进感觉功能的恢复。触觉障碍存在时,应在每一次治疗开始时首先运用强触觉刺激,如叩打、摩擦及用刷子刷皮肤表面。

三、定量感觉测定结果分析与临床应用

采用神经感觉分析设备可定量检测温度觉和振动觉观察不同类型的感觉纤维功能。在周围神经中,冷刺激由小髓鞘纤维($A-\delta$ 纤维)传导,热刺激由无髓热特异纤维(C 纤维)传导,而冷痛和热痛刺激的传导与 $A-\delta$ 纤维和 C 纤维均有关;振动刺激由大的有髓纤维(A -

β 纤维)传导。因此,既可定量评价小神经纤维(A－δ 纤维和 C 纤维)功能,亦能够评价大神经纤维(A－δ 纤维)。

传统的电生理检查如肌电图、神经传导速度测定,主要反映较大神经纤维病变,而对于小神经纤维病变较难检测和诊断。TAS 作为无创性检查,能检测早期小纤维功能障碍,对周围神经病变的早期诊断、及时治疗与减少并发症具有重要作用。

TSA 已广泛应用于神经科、内分泌科、骨科、疼痛科、皮肤科、口腔科、耳鼻喉科以及所有和感觉障碍相关的临床和科学研究领域。在脊髓损伤、神经根痛、复杂性区域疼痛综合征、周围神经病变与损伤的感觉评定及康复疗效判断方面具有重要的价值。

小　结

感觉检查为评定躯体感觉系统状况提供了重要的信息,为制订康复目标、治疗计划以及疗效判断提供了客观依据。治疗师应熟练掌握各种定性与定量感觉检查方法及注意事项,理解感觉障碍对于运动功能的影响,将感觉功能与运动功能的再教育有机地结合在一起,从而使运动障碍的康复治疗更加有效。

思考题

1. 感觉检查的步骤是什么?
2. 感觉障碍对运动功能的影响有哪些?

（恽晓平）

第十八章 疼痛的评定

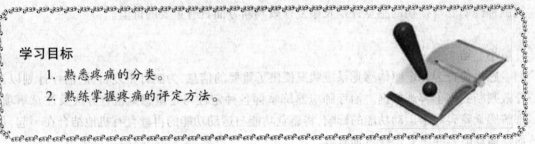

学习目标
1. 熟悉疼痛的分类。
2. 熟练掌握疼痛的评定方法。

疼痛是一种与实际或潜在组织损伤有关的不愉快感觉和情感体验,是临床上最常见的症状之一,也是康复医学科就诊者的常见症状。例如,脑卒中后肩手综合征、截肢后幻肢痛、各种神经痛等。疼痛评定是判断疼痛的发生原因、进行障碍诊断的必要步骤。通过疼痛评定,可准确地判定疼痛特征,寻找疼痛与解剖结构之间的联系;确定疼痛对运动功能和日常生活活动能力的影响;为选用最恰当的治疗方法和药物提供依据;用定量的方法判断治疗效果。

第一节 疼痛分类

一、急性疼痛

由皮肤、深部结构、内脏的损伤和/或疾病、肌肉或内脏的功能异常产生的有害刺激所诱发。由于有效的治疗和/或疾病、损伤的自限性结果,急性疼痛及其伴随反应通常在数天或数周内消失,普遍可以接受的急性疼痛的时间标准通常为 < 30 天。但是,若治疗不当,则会引起疼痛的持续存在,病理生理学改变增加,致使疼痛发展为亚急性或慢性疼痛。

二、慢性疼痛

是指一种急性疾病过程或一次损伤的疼痛时间持续超过正常所需的治愈时间的情况。普遍可以接受的慢性疼痛的时间标准通常为 6 月以上。对于慢性疼痛的确定,更重要的是其并非与急性疼痛一样是疾病的一个症状,而是其本身就成为了一种疾病。

慢性疼痛与急性疼痛相比具有 3 方面的差别,即:心理反应不同;产生疼痛之外的各种障碍表现;一旦形成慢性疼痛,完全疼痛缓解的可能性极小。

慢性疼痛时,除疼痛之外还将伴随如下异常改变:

(1)疼痛组织的代谢改变,如局部血液循环不畅、水肿增加、营养不良、局部肌肉缺血等;

(2)运动控制功能不良,如运动技巧水平降低、本体感觉水平降低等;

(3)自主功能不良,如自主反应不良、交感神经活动性增高、肌张力增高、感觉过敏和刺激过敏等;

(4)中枢神经系统功能不良,如疼痛耐受性、痛阈、内啡肽水平、5-羟色胺水平降低等;

(5)自我感受差,如内疚感、羞耻感、自我价值感降低等;

(6)心理障碍,如孤独、抑郁、躯体症状化、失眠等。

三、亚急性疼痛

疼痛持续时间介于急性疼痛和慢性疼痛之间,这一过程也可被视为是疼痛可完全治愈的最后机会。亚急性疼痛在病因学和感受伤害机制方面与急性疼痛极为相似。亚急性疼痛可进一步以疼痛产生后的第 100 天为界,在疼痛产生的最初 100 天,接受充分的治疗尚可使患者基本恢复正常;若超过 100 天,大部分患者虽然可恢复大部分缺失的功能,但不会完全恢复或仍会存在不适感。

四、再发性急性疼痛

为一种间隔较长一段时间后再度发作的“孤立”的疼痛模式。它往往是在慢性病理基础上由外周组织病理的急性发作所致。与慢性疼痛和亚急性疼痛不同,它是不连续的急性发作的再现。持续数周以上的疼痛可能为亚急性疼痛,而在数月或数年中数次有限的发作(例如头痛、脊柱退行性椎间盘和关节疾病等)即为典型的再发性急性疼痛。

第二节　评定方法与结果记录

一、采集病史

包括与疼痛有关的现病史和既往史。重点了解疼痛的发生时间和诱因、疼痛的部位、性质、疼痛的程度、缓解或加剧疼痛的因素、伴随症状以及是否存在 ADL 受限等。例如,检查肘关节时,治疗师需要判断患者功能受限的程度,可询问是否能够自己梳头,是否能够自己用手端碗、脱衣服;为了确定膝关节功能受限的程度,询问患者能否独立上下楼梯,是上楼梯疼痛加重还是下楼时加重,能否下蹲,能否完成单腿蹲或跪。

二、疼痛部位的确定

一般可应用疼痛示意图等方法,以量化疼痛区域的大小、评定疼痛部位的改变,同时可评定疼痛强度和性质。常用的方法为 45 区体表面积评分法等。适用于疼痛范围相对较广的患者,如颈痛、腰痛及肌筋膜痛等。

(一)评定方法

采用 45 区体表面积图等疼痛示意图及颜色笔等。45 区体表面积图将人体表面分为 45

个区域(前22,后23),每一区域有该区号码。让患者用不同颜色或符号将相应疼痛部位在图中标出(图18-1)。

(二)评分标准

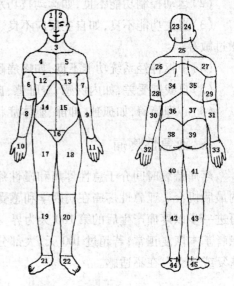

涂盖一区(即便为局部)为1分(每一区不论大小均为1分,即便只涂盖了一个区的一小部分也评1分),未涂处为0分,总评分反映疼痛区域。不同颜色或不同符号表示疼痛强度,如用无色、黄色、红色和黑色(或"—"、"○"、"□"、"△")分别表示无痛、轻度疼痛、中度疼痛和重度疼痛。最后根据各疼痛区域占整个体表面积的百分比计算患者疼痛占体表面积的百分比。

图18-1 45区体表面积评分法

三、疼痛强度的评定

疼痛强度的评定适用于需要对疼痛的强度及强度变化(如治疗前后的对比)进行评定的患者。量化评定疼痛强度及其变化的方法较多,临床常用目测类比量表法。

目测类比量表法又称视觉模拟量表法(visual analogue scale,VAS)。VAS通常采用10cm长的直线(可为横线或竖线),按毫米划格,两端分别表示"无痛"(0)和"极痛"(100)。被检查者根据其感受程度,用笔在直线上划出与其疼痛强度相符合的某点,从"无痛"端至记号之间的距离即为痛觉评分分数。一般重复两次,取两次的平均值。VAS是目前最常用的疼痛强度评定方法。

VAS 无痛|——|——|——|——|——|——|——|——|——|——|极痛

0   100

VAS也可采用游动标尺进行评定。游动标尺评定时,游动标尺正面为在0~10之间可游动的标尺,背面为从0至10数字的VAS游动标尺(相应长度的厘米数,可精确到毫米)。患者移动游动标尺至自己认定的疼痛位置时,医生立即在尺的背面看到具体数字。

若在线上的两端分别标上"疼痛无缓解"、"疼痛完全缓解",则成为衡定疼痛强度的疼痛缓解目测类比评分法,用于评价疼痛的缓解情况。

四、疼痛特性的评定

适用于需要对疼痛特性进行评定的患者、合并存在疼痛心理问题者。常采用多因素疼痛调查问卷评分法。疼痛问卷表是根据疼痛的生理感觉、病人的情感因素和认识成分等多方面因素设计而成,因此能较准确的评价疼痛的性质与强度。其中,McGill疼痛问卷(MPQ)和简化McGill疼痛问卷(SF-MPQ)较为常用。简化McGill疼痛问卷是在MPQ基础上简化而来。由11个感觉类和4个情感类对疼痛的描述词以及现时疼痛强度(present pain intensity,PPI)和VAS组成。所有描述词可根据个人感受选择"无痛"、"轻度痛"、"中度痛"和"重度痛"。简化 McGill 疼痛问卷在临床应用上具有简便、快速等特点。问卷内容见表 18 – 1。

表 18 – 1　简化 McGill 疼痛问卷

A. 疼痛分级指数

Ⅰ. 分数：_____

疼痛描述词	无痛	轻度疼痛	中度疼痛	极度疼痛
1. 跳痛	0 分_____	1 分_____	2 分_____	3 分_____
2. 放射痛	0 分_____	1 分_____	2 分_____	3 分_____
3. 刺痛	0 分_____	1 分_____	2 分_____	3 分_____
4. 锐痛	0 分_____	1 分_____	2 分_____	3 分_____
5. 夹痛	0 分_____	1 分_____	2 分_____	3 分_____
6. 咬痛	0 分_____	1 分_____	2 分_____	3 分_____
7. 烧灼痛	0 分_____	1 分_____	2 分_____	3 分_____
8. 创伤痛	0 分_____	1 分_____	2 分_____	3 分_____
9. 剧烈痛	0 分_____	1 分_____	2 分_____	3 分_____
10. 触痛	0 分_____	1 分_____	2 分_____	3 分_____
11. 割裂痛	0 分_____	1 分_____	2 分_____	3 分_____

以上 11 项相加,得出疼痛感觉方面总分(S)　　　　　_____分

12. 疲劳耗竭感	0 分		2 分_____	3 分_____
13. 不适感	0 分		2 分_____	3 分_____
14. 恐惧感	0 分		2 分_____	3 分_____
15. 受折磨感	0 分		2 分_____	3 分_____

以上 4 项相加,得疼痛情感方面总分(A)　　　　　_____分

以上两总分相加(S + A) = 疼痛总分(T)　　　　　_____分

Ⅱ. 选词数：_____

B. 目测类比评分(VAS)：

C. 现时疼痛强度(PPI)：

0 分	无痛_____		3 分	痛苦_____
1 分	轻痛_____		4 分	可怕_____
2 分	不适_____		5 分	极痛_____

总结　　　S = _____;　　　A = _____;　　　T = _____;　　　VAS = _____;　　　PPI _____

每词分别以无痛(0 分)、轻痛(1 分)、中等痛(2 分)和极痛(3 分)的等级记分。受测者根据自己的实际情况进行打分。评定指标包括感觉类分、情感类分和两者相加所得疼痛总分;选词数;现时疼痛强度(PPI,采用 6 分法评定即 0~5 分)和 VAS 分。

五、慢性疼痛与残疾的评定

慢性疼痛分级量表(chronic pain grading scale)由 Von Korff 等人于 1992 年发表。该量

表不仅评估患者的疼痛强度,还评估疼痛相关的功能受限即残疾程度,并根据致残程度和致残天数得出残疾分数(表18-2)。适用于疼痛持续6个月以上的头、颈、肩、腰、腿痛患者。

表18-2 慢性疼痛分计量表

1. 疼痛强度

　A. 你现在疼痛的程度(选择0~10中的某一数字)

```
0    1    2    3    4    5    6    7    8    9    10
```

　B. 过去半年中疼痛最强烈的程度(选择0~10中的某一数字)

```
0    1    2    3    4    5    6    7    8    9    10
```

　C. 过去半年中疼痛的平均强度(即你通常感到的疼痛强度,选择0~10中的某一数字)

```
0    1    2    3    4    5    6    7    8    9    10
```

　注:0——无痛,10——极度疼痛

2. 致残程度

　D. 过去半年因疼痛不能进行日常活动(工作、上学或做家务)的累计天数,_____天

　E. 过去半年中疼痛对你日常活动的影响大小(选择0~10中的某一数字)

```
0    1    2    3    4    5    6    7    8    9    10
```

　F. 过去半年中疼痛对你参与娱乐、家庭和社会活动能力的影响程度(选择0~10中的某一数字)

```
0    1    2    3    4    5    6    7    8    9    10
```

　G. 过去半年中疼痛对你的工作能力(包括家务劳动)的影响程度(选择0~10中的某一数字)

```
0    1    2    3    4    5    6    7    8    9    10
```

　注:0——无影响;10——影响极大,不能进行任何相关活动

3. 评分

　(1)疼痛程度 =(A+B+C)/3

　(2)致残程度 =(E+F+G)/3

　(3)致残天数:问题D的天数,如果应用3个月标准的版本,将天数乘以2后计算残疾评分。

　(4)残疾评分:残疾评分为致残天数换算分+致残程度换算分。具体换算方法见表18-3。

表18-3 残疾评分方法

致残天数(0~180天)	换算分	致残程度(0~10)	换算分
0~6天	0分	0~2.9	0分
7~14天	1分	3~4.9	1分
15~30天	2分	5~6.9	2分
31天以上	3分	7~10	3分

（5）慢性疼痛状况分级

0 级:无疼痛(过去半年中无疼痛问题)　　———————

1 级:疼痛强度 <5,残疾评分 <3 分

2 级:疼痛强度 ≥5,残疾评分 <3 分

3 级:不管疼痛强度如何,残疾评分为 3~4 分　　———————

4 级:不管疼痛强度如何,残疾评分为 5~6 分　　———————

1、2 级提示疼痛所导致的日常生活能力受限程度较小;3 级提示中等程度受限;4 级提示重度受限。

思考题

1. 在临床中如何使用 VAS 方法评定疼痛?

2. 常用的疼痛评定方法有哪些?

（恽晓平）

第十九章　肌肉骨骼系统损伤的评定

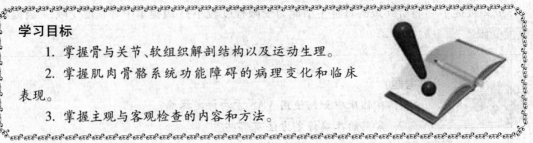

学习目标

　　1. 掌握骨与关节、软组织解剖结构以及运动生理。

　　2. 掌握肌肉骨骼系统功能障碍的病理变化和临床表现。

　　3. 掌握主观与客观检查的内容和方法。

　　临床医学对肌肉骨骼系统疾患的研究重点是病因学诊断和治疗，而康复医学中的运动疗法则重点研究肌肉骨骼系统功能障碍及其原因（组织和结构方面的原因）和因此而导致的残疾，以及如何利用物理疗法改善运动功能障碍的具体措施。正确的评定是治疗肌肉骨骼系统功能障碍的基础。本章将讨论肌肉骨骼系统评定的目的、意义、方法以及如何分析和解释检查所见等相关内容。为了使学生更好地理解有关肌肉骨骼损伤的评定，对相关基础知识也将作简要回顾和介绍。

第一节　肌肉骨骼系统及其功能障碍

　　肌肉骨骼系统由骨、软骨及软组织（韧带、关节囊、肌肉、肌腱、滑膜、滑囊和筋膜）组成，起着运动、支持和保护作用。

一、骨与关节

　　全身的骨借关节相连构成骨骼，提供身体的结构，成为人体活动的支架。

（一）关节的生理学运动

　　关节的生理学运动（physiological joint movement）包括屈、伸、内收、外展、旋内、旋外、内翻、外翻、背屈、跖屈、环转等。日常生活中人的正常功能活动大都通过上述运动的不同组合而实现。例如，左上肢屈曲、外展、外旋，右上肢屈曲、内收、内旋组合成为劈柴动作；拿杯子喝水的动作则通过对角线方向的弧线运动完成。由此可见，生理运动是实现各种日常生活活动运动的基础。这些运动可以由患者本人主动完成，也可以由治疗师被动地实施。

（二）关节的副运动

　　关节的副运动（accessory joint movement）。副运动是发生在关节面之间、运动幅度小且不可随意控制的关节囊内或关节间隙运动（joint play movement）。肢体和脊椎滑膜关节内都存在副运动。其运动方式包括转动、滑动和轴旋转。

1. 转动(roll)　从一个骨表面转动到另一个骨表面。转动只在两个关节面不一致或不相符合时出现。转动的结果产生骨的角运动,转动的方向与关节面的凹凸形状无关,常与骨的角运动方向相同。如果仅仅出现单纯的转动,那么与骨的角运动相同方向一侧骨面受到压迫,另一面受到牵拉。因此,做单纯骨角运动的被动伸张手法时,关节表面压力增大,容易导致关节的损伤。功能正常的关节不产生单纯的转动,一定伴随着滑动或轴旋转。

2. 滑动(glide)　从一个骨表面滑向另一个表面。滑动运动是关节副运动中重要的运动形式。滑动在两个关节面完全相一致或相符合时发生。实际上在关节内,两个完全一致的关节面是不存在的。因此,关节面之间不会出现纯粹的滑动运动。生理状态下,滑动的方向遵循凹凸法则(concave - convex rule):运动的关节面为凸面时,滑动的方向与骨的角运动方向相反(图19 - 1a)。运动的关节面为凹面时,滑动的方向与骨的角运动方向一致(图19 - 1b)。这种关系是关

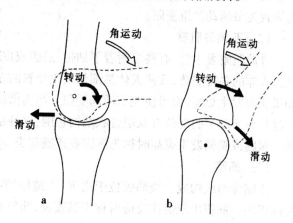

图 19 - 1　骨根据凹凸法则进行滑动

节松动术中使用滑动手法时施加外力方向的基础。

3. 轴旋转(spin)　骨围绕着机械轴进行旋转的运动。在关节内很少出现单纯的轴旋转,往往是与转动、滑动组合出现。人体产生轴旋转的关节如肱骨屈曲、伸展时肱骨头的轴旋转,股骨屈曲、伸展时股骨头的轴旋转和桡骨旋前、旋后时桡骨头出现的轴旋转。

关节面之间进行的运动是转动、滑动和轴旋转的组合运动,而转动和滑动发生在所有主动和被动骨运动时。如果两个关节面比较符合,一个关节面向另一个关节面滑动的比例较大。如果两个关节面不甚符合,一个关节面向另一个关节面转动的比例较大。关节的副运动是伴随主动或被动的生理学运动而产生的运动,是保证正常、无痛的关节生理运动的前提。关节的副运动消失将导致关节活动范围的消失和骨干的轴旋转消失。关节囊由于炎症等原因而致关节囊纤维化或纤维短缩时,关节的松弛度变小,副运动必然受到影响。

二、软组织

Cyriax 将软组织分为收缩性组织和非收缩性组织。收缩性组织包括肌肉、肌腱及骨附着端。主动运动或抗阻力运动时肌肉收缩使内部张力增加或被动运动使收缩组织受到牵张均可以诱发局部疼痛。非收缩性组织也称为惰性组织,是不具备收缩和松弛能力的组织。非收缩性组织包括韧带、关节囊、筋膜、滑囊、神经根、硬脊膜。当关节达到其活动范围终末端时,非收缩结构受到牵拉或受压。所谓软组织损伤即指上述结构的损伤。

(一)韧带

韧带位于关节周围(关节囊外韧带)或关节内(关节囊内韧带),是关节的静态稳定结构,具有限制关节活动和活动时保护骨的双重作用。韧带在关节运动的中间位时是最松弛

的。韧带血管较少,因此损伤后愈合能力差。但韧带内神经分布丰富,因此当韧带部分撕裂时,牵拉所产生的张力负荷作用于损伤的韧带而产生剧烈的疼痛;而当韧带结构完全断裂时,被动牵拉损伤的韧带仅产生轻微的疼痛。这一特点对评价韧带损伤的严重程度、判断预后以及制订治疗计划均具有重要的意义和价值。关节囊是一个韧带样结构,关节囊破裂可以导致严重的关节不稳;外伤或炎症引起的关节囊纤维化将使关节囊松弛度下降或消失,进而导致关节活动严重受限。

(二)肌肉与肌腱

骨骼肌附着于骨,有些也附着于韧带、筋膜或皮肤。肌肉收缩时,以关节为支点牵动骨,维持人体的各种姿势,或使人体某部位发生位置的变化。虽然肌肉在被动活动中不收缩,但如果肌肉发生短缩,也可使关节活动受限。肌肉借肌腱附着于骨。有些肌腱如腕、踝、指、趾等腱长而活动多的部位有双层管状结构包围,这种结构称为腱鞘(滑膜鞘),肌腱在腱鞘内滑动。肌腱或腱鞘发生炎症时称为肌腱炎或腱鞘炎。

(三)筋膜

由结缔组织构成。浅筋膜位于皮下,为疏松结缔组织;深筋膜位于浅筋膜深面,为致密结缔组织。筋膜出现炎症反应时称为筋膜炎,筋膜炎又将成为持续性疼痛、肌肉痉挛以及关节活动障碍的原因(图19-2)。

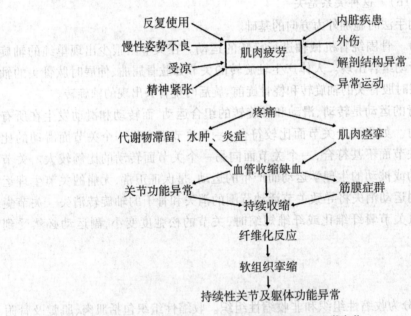

图19-2 筋膜病变的病理生理学变化

(四)滑膜与滑囊

滑膜组织位于滑膜关节和滑囊的内面。滑膜含有丰富的血管和神经,因此当外伤或炎症时可产生明显的疼痛。滑囊多位于肌、腱与韧带或骨之间,作用是减少摩擦;有的滑囊与滑膜关节腔相通,也有的位于关节伸侧皮下。外伤、炎症或异物引起的滑膜或滑囊组织的炎症称为滑膜炎或滑囊炎。

三、肌肉骨骼系统功能障碍

(一)病理变化与功能障碍的关系

肌肉骨骼功能障碍系指肌肉骨骼系统中的组织和结构所发生的病理生理学和病理运动学的变化。这种变化使关节周围及关节外软组织的结构特性和功能发生改变,从而出现相应症状、体征和功能障碍,甚至导致残疾以及参与社会的能力受限(图 19－3)。

(二)临床表现

肌肉骨骼系统疾病的一般常见症状有疼痛、无力、肌肉痉挛、软组织密度异常、触痛、渗出、水肿以及关节活动受限等。物理治疗师应能充分地理解患者所描述的症状或临床表现的本质。例如,由患者描述的肿胀可能是积液,也可能是水肿。水肿是关节囊外的软组织间隙液体过多积聚,而积液是关节囊内的液体过度增多。又如,关节疼痛伴有活动受限,可以是关节囊损伤所致,也可以是关节囊外的组织损伤所致。治疗师必须掌握肌肉骨骼系统损伤常见症状的鉴别诊断。

肌肉骨骼系统不同损伤又有其特征性的临床体征和临床症状。例如,不同组织的损伤均可引起关节区域的疼痛,治疗师理解和掌握了不同组织的损伤所具有的症状和体征特点,就能够将患者的主诉和症状、体征与可能的损伤所具有的特点进行比较,判断症状产生的可能原因,制订检查计划,从而将检查范围压缩到最小的程度。

四、评定目的

(一)确定损伤部位及其原因

通常疼痛是患者就诊的主要原因。因此,评定的首要目的是寻找和确定疼痛的来源。治疗师通过运用有控制的外力,对于可能引起患者症状的组织或结构进行有控制的激发试验,诱发出疼痛、触痛、活动受限或肌痉挛等症状、体征。例如:一个膝关节疼痛的患者,主诉膝关节弥漫性疼痛。治疗师应通过激发试验做检查:①对肌腱单位的局部加压触诊使疼痛再现。②对膝关节内外侧副韧带、前后十字韧带、髌韧带等组织的被动运动牵拉,再次诱发疼痛。③对半月板、髌骨进行挤压而引起疼痛。④对膝关节做开链的屈伸活动和闭链的单侧或双侧下蹲运动诱发疼痛等检查。综合检查结果,可确定引起膝关节疼痛的原因和具体损伤部位。

(二)评价损伤组织、结构的完整性和功能状况

不同的组织整合在一起形成具有某种功能的结构(器官)。治疗师通过检查具有特定功能的结构来评定其功能状况。例如:肌纤维和胶原组织构成肌腱单位。肌腱单位的功能是提供身体各部位的运动和稳定。治疗师评定肌腱单位的力量,其中肌肉检查用于评定肌肉产生力矩的能力,而肌腱检查是评定负荷传送即力的传导能力。肌腱单位的评定与其他结构的检查相结合,将从整体功能状况上为治疗师提供全面的信息。上述肩袖肌腱炎患者的组织与结构功能状况检查显示肩袖肌力减弱、盂肱关节囊长度变短和关节的可动性下降,其结果必然出现关节活动受限。

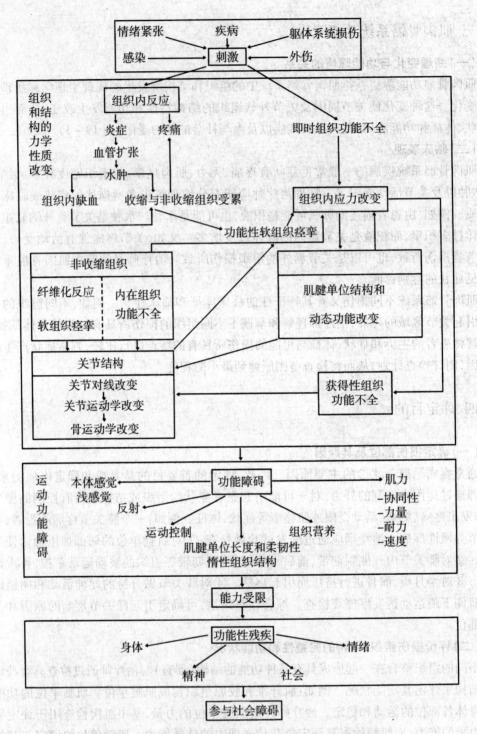

图 19 - 3　肌肉骨骼功能障碍的病理生理学、病理运动学
变化与功能障碍、能力障碍以及参与社会障碍的因果关系

(三)确定患者的日常生活、工作、休闲活动能力

依赖轮椅进行活动的脊髓损伤合并肩袖肌腱炎的患者由于肩关节活动受限,最终导致功能性活动能力丧失:不能驱动轮椅。物理疗法的目标是在身体组织与结构及其功能状况允许的情况下,最大限度地恢复其功能。组织与结构是构成某种功能活动的基础,对功能性活动水平的评定有助于更实际地预测及确定治疗方案。

(四)为制订正确的治疗计划和判断疗效提供依据

治疗师在治疗前首先应确定患者的症状是功能性的还是器质性的,是属于手术或药物治疗的范畴还是物理疗法的适应证。例如,膝关节半月板损伤应通过手术摘除半月板,而髌骨软骨炎、髌韧带炎等功能性疼痛则应选择科学的训练方法做物理治疗。不可将关节疼痛、活动受限笼统地诊断为关节功能障碍,盲目地进行"训练",而应通过系统检查后综合分析找到关节功能障碍的根本原因再采取相应的治疗手法并在治疗过程中观察治疗效果,对组织的功能状况、各种活动能力以及可比较征进行定期复查。由于症状的频率与强度随患者的活动、心理、环境、对症状的感知而波动,因此,单凭症状本身很容易形成误导,而根据评定的结果进行分析判断则更为准确、科学。

五、肌肉骨骼系统评定的必要基础知识

物理治疗师必须具备基本的理论和技能才能准确地制订和实施有效的评定计划。当一个患者前来就诊并将病史讲述给治疗师时,治疗师的脑海中出现障碍学中若干可能出现的病理生理学或病理运动学的变化,其中某些变化有可能是患者存在问题的主要原因。治疗师必须假定各种可能性的存在,选择必要的检查方法并依照一定的顺序,慎重地诱发某一组织的阳性反应。在检查的过程中根据患者的表现特点确定进一步检查的重点,同时也可以从中去除一些不必要的检查。随着检查的继续,问题的本质逐渐显露并清晰,最后得出正确的评定结果。这一评定过程也是一个分析的过程。因此,无论肌肉骨骼系统损伤的评定还是治疗,治疗师都必须掌握以下基本理论和技能。

1. 基本理论　解剖学、运动学、病理运动学、生理学、病理生理学、肌肉骨骼系统以及周围神经损伤的症状、临床表现以及功能障碍的特点。

2. 基本技能　肌肉骨骼系统检查的基本流程、检查技术及手法。

六、评定流程

评定的过程是一个逻辑思维、形成诊断的过程。物理治疗师要建立和养成良好的习惯,有组织、有系统地进行检查,避免遗漏重要信息。

肌肉骨骼系统损伤及功能障碍的临床检查以解剖学、生理学、生物力学为基础,结合一般和特殊的骨科损伤症状、体征变化的自然过程展开。尽管如此,要区分各种不同组织、结构的病变或损伤以判断疼痛或功能障碍的原因,仅凭某个单一的阳性检查结果尚不足以断定某组织损伤的存在,必须通过多种相关的检查加以证实。在一时难以确定引起功能障碍的原因时,治疗师可能需要建立一个假设诊断并在此基础上制订治疗方案。治疗师密切跟踪观察患者对治疗的反应。如有效可继续治疗,诊断成立;无效则必须重新评定并制订新的治疗计划。患者的病因诊断是否准确有时会在治疗成功后才能被证实。这种假设诊断的评

定流程如图所示(图 19 - 4)。

患者出现不明原因的疼痛或活动受限、功能障碍时，治疗师进行检查：

（1）采集病史及临床症状
↓
（2）进行检查，通过检查确定或诱发分离出受损的组织结构
↓
（3）阳性结果，提示一个或多个组织或结构受累　　　　阴性结果，暂时减少对该组织受累的怀疑
↓　　　　　　　　　　　　　　　　　　　　　　　　　　↓
（4）进一步检查以缩小范围，确定受损的组织或结构　　进一步做激发试验，排除该组织或结构受损的可能性
↓
（5）发现和确定受累组织：明确主诉的病因学
↓
（6）评定组织和结构的损伤对其功能状况如关节活动度、肌力、软组织的柔韧性、关节的可动性等的影响
↓
（7）日常生活活动能力评定
↓
（8）分析所有相关资料
↓
（9）确定治疗目标
↓
（10）实施训练计划
↓
（11）跟踪治疗结果

图 19 - 4　肌肉骨骼系统损伤及功能障碍的评定流程

第二节　评定方法

检查的过程以特定和符合逻辑的顺序进行。这个过程包括主观检查和客观检查两部分。治疗师通过运用解剖学、生物力学和运动学知识以及对不同组织的结构、作用和反应的理解，从检查中获得有诊断价值的信息。

一、主观检查

主观检查包括收集患者的相关资料：主诉、现病史、症状的部位、症状表现、过去史、职业及家族史等。通过主观检查，治疗师将患者的症状等相关资料与有关病理情况联系起来，获得初步印象，为客观检查提供依据。收集资料的方法包括阅读病历和问诊，其中问诊在肌肉骨骼系统损伤的检查过程中十分关键。以下就问诊的重点内容进行讨论。

（一）主诉

主诉是患者表达前来就诊的最主要的原因。肌肉骨骼系统损伤患者的主诉大致包括疼痛、关节活动受限、肌力下降三个方面。患者一般不会直接说出"肌力低下"，而是常常描述

出反映肌力低下的症状如"走路时脚尖拖地"、"肩抬不起来"等。这些主诉往往都是肌力低下的表现,治疗师应注意获取。

(二)现病史

现病史包括患者患病及患病后的全过程。在了解现病史的过程中,治疗师应思路清晰,按照一定程序进行询问。以下以疼痛症状为例,对现病史询问重点进行讨论。对于疼痛的叙述,因患者不同而各异,根据其叙述的特征性表现可以大体上推断出存在问题的组织。

1. **疼痛的发生时间和诱因** 除外伤、急性炎症外,疼痛逐渐出现通常多由肿瘤、变性疾病、劳损而致。晨起疼痛提示特异性关节炎的可能性大;晨僵是关节水肿等的影响所致,多为关节的变性和慢性关节炎的表现。外伤、负重、受凉、姿势变化等都可能成为诱发疼痛的原因。自发痛多为炎症或肿瘤的表现。

2. **疼痛的部位** 疼痛发生的部位可采用身体图记录(图 19-5,表 19-1)。接近皮肤的浅表性疼痛,其部位明确,患者很容易指出;对于深部的疼痛患者常常叙述不清。

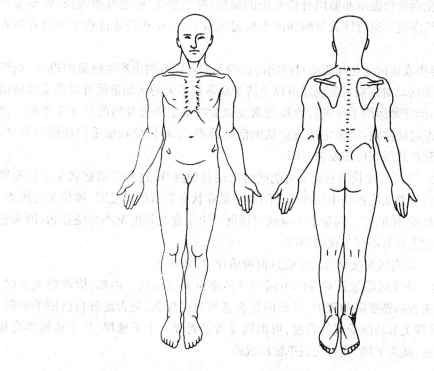

图 19-5 疼痛部位记录图

3. **疼痛的性质** 可通过以下提问了解疼痛的性质。例如,疼痛是锐痛、刺痛还是钝痛? 疼痛放射到整个肢体吗? 是持续还是间断的? 疼痛区有麻木感吗? 某些症状的性质特征可以提示与解剖结构的相关性。例如,锐痛或刺痛提示神经根损害;钝痛提示躯体性疼痛;肌肉痛也可表现为痉挛样的疼痛;神经痛表现为烧灼样疼痛;血管痛为跳痛、弥漫性疼痛;骨痛表现为深部痛。疼痛的性质和标记符号见表 19-1。

表 19 – 1　疼痛的性质和标记符号

疼痛的性质	标记符号	疼痛的性质	标记符号
麻木	= = = = = =	刺痛	/ / / / / /
隐痛	0 0 0 0 0 0	剧痛	a a a a a a
烧灼痛	× × × × × ×	钝痛	△ △ △ △ △ △

4. 疼痛的程度　疼痛是一种不愉快的主观感觉,个体差异很大,疼痛的强度或程度难以进行客观量化。在问诊中通常采用 VAS(视觉模拟量表)进行评定,具体方法见第 18 章。

5. 缓解或加剧疼痛的因素　特殊体位使疼痛增强或缓解往往可以推测出产生疼痛的组织和部位。例如,行走时疼痛加重,休息则缓解为间歇性跛行,往往考虑血栓闭塞性脉管炎或椎管狭窄症;老年退行性变以运动开始时即出现疼痛为特征且呈持续性,通常温热和热浴可缓解;炎症性疾患遇温热使疼痛加重;负重关节关节炎初期疲劳可以诱发疼痛,后期开始走路时疼痛,走一段时间后疼痛减轻,随步行量的增加疼痛再次加重。

一般而言,疼痛随体位改变而出现或消失多是组织的机械感受器受到刺激所致;疼痛不随休息或姿势变化而变化提示非肌肉骨骼系统的损伤;神经根受压、急性滑囊炎、肿瘤等严重疾患夜间可持续疼痛。退行性关节病倾向于晨起关节僵硬;正在炎症过程中的患者多表现出晨间疼痛。

了解休息、姿势或体位变化和活动对疼痛的影响不但可以推测出产生疼痛的根源(组织和部位),通过了解活动对疼痛的影响还可以更清楚地掌握多大的活动量就可以诱发疼痛出现,这对于下一步治疗师运用手法进行疼痛的激发试验时确定施加外力的量非常重要。评定患者的激惹状况时应注意:①确定诱发症状的活动种类;②确定症状加重的性质与程度;③确定症状加重到症状缓解所需要的时间。

6. 伴随症状　在主要症状的基础上可能同时出现其他症状,这些伴随症状常常是鉴别诊断的依据。肌肉骨骼系统损伤中与疼痛伴随的常见症状有关节活动受限、体位变化困难、面色苍白、冷汗、眩晕、呕吐等。问诊中不应放过任何一个主症之外的细小伴随症状,因为它可能会在明确诊断上具有不可忽视的作用。

7. 治疗经过　应询问本次就诊前实施过何种治疗,疗效如何。

8. 特殊问题　特殊问题是针对身体不同的具体部位而提出的。例如,检查肘关节时,治疗师需要判断患者功能受限的程度,可询问是否能够自己梳头,是否能够自己用手端碗、脱衣服;为了确定膝关节功能受限的程度,可询问患者能否独立上下楼梯,是上楼梯疼痛加重还是下楼时加重,能否下蹲,能否完成单腿蹲或跪。

(三)既往史

除了询问或从病历中了解患者过去的病史,治疗师应着重了解以下问题:以往发生过同样的问题吗? 如果有,是怎样治疗的? 是否有其他与关节相关的问题? 通过回答上述问题,治疗师可以了解损伤部位是否固定,其他关节是否还存在问题以及接受过哪些治疗等。

(四)职业及家族史

最后还要了解患者现有症状是否影响和如何影响其日常生活活动、工作等;了解患者的家庭环境、家庭成员等情况。其目的是使物理治疗师更好地理解患者问题的本质,分析是否有其他影响症状的因素存在,以便在今后的治疗中取得患者家属的支持与配合。

二、客观检查

(一)视诊

有关功能障碍的程度、功能水平、姿势及对线、平衡、负重能力以及行走能力都可以通过视诊观察到。这些资料对获得有关疾病的完整信息、协助诊断都是十分重要的。例如,对腰疼的患者进行视诊时要尽量脱去外衣,立位观察有无脊柱侧弯。椎间盘突出患者常伴有功能性侧弯以扩大椎间孔,减少对神经根的压迫,故矫正其姿势时疼痛加重。若取坐位或卧位使疼痛缓解时侧弯消失。观察生理弯曲的状态,前凸加大常见于腰椎滑脱,前凸减小或消失常见于椎间盘突出或椎管狭窄症。

对髋关节疼痛的患者应从静态和动态两方面进行观察。静态观察患者站立时外展肌或臀大肌有无萎缩,骨盆位置是否对称。当髋关节内收、屈曲受限时髋关节呈外旋位,骨盆上抬,站立时足跟不能着地。当屈曲和内收挛缩时双侧足底扁平,膝关节过伸展,骨盆向患侧倾斜,脊柱侧弯,腰椎前凸增大。动态观察从坐位到立位完成起立动作或开始步行时是否犹豫、恐惧。外展肌肌力低下时呈 Trendelenburg 步态。髋关节僵硬会出现外展或画圈步态。患肢短缩者步行时躯干向患侧倾斜。

对膝关节痛的患者在非外伤性韧带损伤的情况下,判断下肢的对线关系非常重要,也需要进行静态和动态两方面的观察。静态观察:正面观下肢有无 X 形腿或 O 形腿、Trendelenburg 征(摇摆、鸭步)、双侧髌骨高低是否对称,有无向一侧偏斜,双侧髂嵴是否同高,股四头肌有无萎缩;侧面观察有无膝反张,髋关节,踝关节对线是否正常;后面观察脊柱有无侧弯,髂后上棘是否对称,腘横纹是否同高,有无凸出的囊肿,足弓有无塌陷。动态观察:患者仰卧位,双侧膝关节用力向床面下压,观察髌骨是否正直向上移动,有无向外侧倾斜、移动、前后翘、左右翘等,从而判断髌骨有无移位和可能导致髌骨移位的原因,从解剖学和生物力学、运动学的角度分析膝关节疼痛的若干种可能性。

X 形腿当过度劳损时很容易造成内、外侧的侧副韧带损伤,膝关节过伸展容易造成前交叉韧带损伤,髌骨周围边缘不清,常伴有膝关节腔积液。后交叉韧带损伤时膝关节呈屈曲位,仰卧位时可见胫骨近端后坠,髌骨对位对线异常常导致髌骨软骨炎或髌韧带炎。

(二)触诊

触诊检查用于发现皮肤、软组织和骨的异常。

1. **皮肤** 受累部位皮肤的温度与湿度检查,滚动皮肤确定是否存在粘连。

2. **软组织** 检查肌肉、筋膜、韧带和肌腱有无压痛,从解剖学的角度正确地判断损伤部位及其周围出现的压痛是非常重要的,同时还应注意柔韧性和组织结构密度的变化。触诊时用力方向应与结构的长轴平行或垂直。肌肉触诊时应注意有无痉挛、肌卫(负重、随意运动或外力作用下时肌肉持续收缩,非负重体位时消失)、结节和压痛及其部位。此外,如果存在肿胀,要将软组织水肿与关节内渗出相鉴别。例如,对膝关节疼痛的患者应注意对髌骨周围股骨内外髁、韧带、关节囊、腱(股二头肌长头肌腱、半腱肌与半膜肌肌腱等)、腘窝等部位的触诊。当关节肿胀时应鉴别是关节囊内的积液还是关节囊外的水肿:治疗师用手压迫膝关节囊上部,使关节液聚积到髌骨下方,然后用另一只手的手指将上浮的髌骨从前方向股骨髁部压,若出现波动感同时发出髌骨与股骨间撞击声,则可疑为十字韧带损伤、半月板损伤或关节囊损伤等。关节囊外的水肿如髌骨前滑液囊炎,可以在髌骨前面皮下感到波动。

3. 骨 通过触诊骨性突起部位,检查关节对线、压痛和肿块。例如,对腰痛检查时首先触摸棘突、横突、髂嵴、髂后上棘、髂前上棘、尾骨、坐骨结节等,并进行两侧对比,一般横突在俯卧位状态下不能触及,如在一侧可以触到说明脊椎向同侧方向旋转(如左侧横突可触及脊椎向左旋转),对臀部、骶髂关节、梨状肌、腰方肌等髋关节周围的触诊以寻找压痛点。

触诊还应检查受累部位的动脉搏动以确定是否存在血管的损害。例如,当下肢有麻木感时需触摸足背动脉。

通过触诊可鉴别急性损伤和慢性损伤。急性损伤时,皮肤潮湿,皮温增高,韧带压痛剧烈,不同肌层肿胀和张力增高。慢性损伤时,皮肤发凉、发紧或凹陷,韧带增厚,肌层变硬或纤维化。

(三)主动运动检查

通过让患者主动做屈伸、内收外展、内旋外旋等各方向的动作来检查主动运动。在患者运动过程中,治疗师应注意观察运动的范围、对称性以及速度,是否出现疼痛以及疼痛出现在运动过程中的何部位,患者是否愿意或惧怕活动等(图19-6)。通过主动运动可以大体确定疼痛的部位、疼痛发生在关节活动范围内的确切位置、运动对疼痛程度的影响、运动模式正常与否、患者现有的运动功能水平、患者对于运动的主观愿望。例如,膝关节检查让患者呈仰卧位,下肢完成等长收缩:膝关节用力向床面加压,观察髌骨是否正直向上运动,股内侧肌与外侧肌是否同步收缩。患者站立位做下蹲动作,观察能否完成该动作或疼痛出现的位置、关节角度和运动中变化的程度;是否可以完成单腿下蹲等。这些检查对判断髌骨软骨炎、髌韧带炎或髌骨移位均有重要的参考价值。

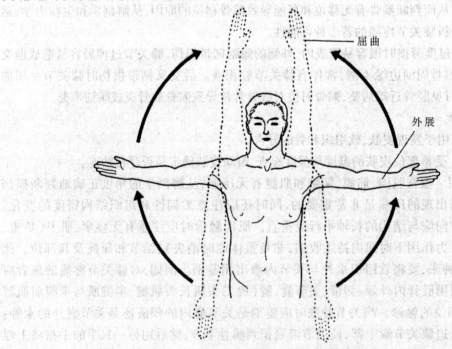

屈曲

外展

图 19-6 肩关节外展与屈曲的主动运动检查

由于收缩组织和非收缩组织同时参与主动运动,因此主动运动检查不能发现和确定症状(疼痛和活动受限)是由哪一种组织或结构损伤所引起。如果患者可以进行全关节活动范围的运动,治疗师可继续进行抗阻力试验;如果患者表现出关节活动受限,则应采用被动运动检查以期确定引起关节受限的原因。若在主动运动过程中的某一点上患者主诉疼痛,治疗师应继续做被动运动试验检查和抗阻力试验检查,以明确疼痛的原因是收缩组织还是非收缩组织损伤所致。

有关关节活动度的测量详见第六章《关节活动度的测量》。

(四)被动运动检查

被动运动检查包括生理运动检查和副运动检查。通过这些检查可确定患者的主要疾病或症状是否由非收缩成分或组织引起。

1. 生理学运动的被动检查 用于检查非收缩组织的状态,除了确定关节运动受限的程度(实际 ROM)以及疼痛外,通过被动运动检查还可以确定终末感性质和鉴别关节活动受限是否由于关节囊型病变或损伤所致。

(1)运动终末感 在关节的被动生理运动结束时,由于非收缩组织受到牵拉或压迫而限制了关节的进一步活动,使检查者感觉到一种抵抗性的终末感。检查者应当确定所感受到的是正常的还是病理性的终末感。当运动不能达到全关节活动范围时,提示为病理性活动受限。为寻找和确定活动受限的原因,治疗师要通过判断运动终末感的性质(骨抵抗、软组织抵抗、结缔组织抵抗、虚性抵抗等)来确定运动受限的结构性原因。有关正常与异常终末感的种类详见表 6 - 4 和表 6 - 5。

(2)关节囊型与非关节囊型运动受限 在检查患者的 PROM 时,除了受限的程度和性质外,治疗师要能够区分关节运动受限的类型,即是关节囊型还是非关节囊型,进而鉴别病变或损伤属于关节囊性还是非关节囊性。损伤评定结果的正确与否和治疗措施的制订均取决于治疗师是否能够鉴别限制关节运动的两种类型以及病因。

1)关节囊型(capsular pattern):关节囊型运动受限继发于关节囊纤维化。关节囊纤维化致使关节囊韧带的灵活性和伸展性消失,进而导致关节运动受限。关节囊型受限具有如下特点:

● 运动受限不是发生在一个固定的角度,而是多种运动方向(屈、伸、收、展、旋转),并按不同的固定比例组合而成,如肩关节囊型损害由外旋、外展和内旋受限组成,外旋受限最显著,外展受限次之,内旋受限程度最轻。

● 无论关节内产生炎症的基础病或原因如何,凡属关节囊型运动受限都表现出固定的损伤模式,如髋关节为屈曲、内旋、外展受限;膝关节为屈曲受限大于伸展受限。不同关节的关节囊型运动受限特征取决于该关节囊内松弛的解剖位置。

特定关节的关节囊型受限表现列于表 19 - 2 中。

2)非关节囊型(non - capsular pattern):关节运动受限并非由关节囊病变所致,与关节囊型受限不同,非关节囊型运动受限表现无固定模式。例如:膝关节内紊乱(如半月板撕裂)导致的非关节囊型受限表现为伸展受限;股四头肌短缩则引起膝关节屈曲受限或消失。

主动和被动运动检查相结合,可以进一步发现对特定症状的组织反应类型,如:主动和被动运动均受限并在相同运动方向上出现疼痛,提示关节囊或关节损伤;主动和被动运动均受限,疼痛出现在相反方向,提示收缩组织损伤,此时需要进一步做抗阻力运动检查加以明确。

表 19-2 脊柱、上下肢关节囊型运动受限特征

关　节	受 限 运 动 及 程 度
颈椎	除前屈外所有方向均有同等程度的运动受限
肩关节(盂肱关节)	外旋严重受限
	外展中等度受限
	内旋轻度受限
肘关节	屈曲受限大于伸展受限
腕关节	屈伸受限程度相等
拇指腕掌关节	外展、伸展受限,屈曲无受限
腕掌关节(II-V指)	所有方向运动均等受限
指间关节	屈曲受限大于伸展受限
胸椎	伸展、侧屈、旋转受限大于前屈受限
腰椎	侧屈严重受限
	屈伸受限
髋关节	屈曲、内旋受限
	外展少量受限
	内收和外旋无受限
膝关节	屈曲受限大于伸展受限
踝关节(距小腿关节)	跖屈受限大于背屈受限
距下关节	内翻受限,关节固定于外翻位
跗横关节	背屈、跖屈、内收、内旋受限
跖趾关节(I)	伸展严重受限,轻度屈曲受限
跖趾关节(II-V)	不定,趋向屈曲受限
趾间关节	趋向伸展受限

2. 副运动检查　是关节的可动性检查,通过副运动检查可获得关节松弛程度的信息。检查时关节必须处于最松弛的休息位,使关节得以做最大范围的活动。关节的松弛位(loose-packed position,LPP)或休息位指在无肌肉收缩的情况下关节囊和韧带达到最大松弛状态,可充分进行关节间隙运动的关节位(图 19-7)。在此关节位下,关节的活动角度可达最大。当然,松弛位本身具有的特点也为关节内渗出提供了较大的空间。关节肿胀时,患者自然地将关节保持在松弛位,因为这种体位让患者感到比较舒服。关节的松弛位除了用于检查关节的副运动外,也是做关节松动治疗的最佳体位。

与松弛位相反,关节紧张位(close-packed position,CPP)指关节表面互呈最大一致的位置和角度。处于该体位的关节囊和韧带紧张,关节面也不能通过牵引力将其相互分离(图 19-7)。紧张位有利于稳定或固定一个关节,但不能用于副运动(关节间隙运动)或关节活动性的检查。全身诸关节的紧张与松弛位见表 19-3,治疗师应熟悉并掌握。

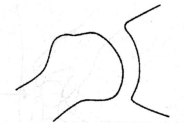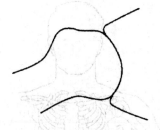

图 19 - 7　松弛位(LPP)与紧张位(CPP)

表 19 - 3　上、下肢关节的紧张与松弛位

	关节	紧张位	松弛位
肩	盂肱关节	最大外展并外旋	外展55°
			水平内收30°
肘	肱尺关节	肘关节完全伸展/旋后	肘关节屈曲70°
			旋后10°
	肱桡关节	肘关节屈曲90°	肘关节伸展
		旋后5°	旋后
前臂	近端桡尺关节	前臂旋后5°(中立位)	旋后10°
	远端桡尺关节	前臂旋后5°(中立位)	旋后35°
			肘关节屈曲70°
手	腕掌关节	充分对掌	中立位
	掌指关节(Ⅱ-Ⅴ)	完全屈曲	半屈曲位/轻度尺偏
	指间关节	完全伸展	轻度屈曲
腕	完全伸展并桡偏	中立位(无屈伸、无桡尺偏)	
髋	完全伸展	屈曲90°	
	内旋并外展	外展30°并轻度外旋	
膝	完全伸展并外旋	屈曲25°	
踝	距小腿关节	完全背屈	跖屈10°
			无内、外翻
趾	跗横关节	旋后	中立位
	掌趾关节	完全伸展	伸展10°
	趾间关节	完全伸展	轻度伸展
椎间关节		最大伸展	半屈位
颞下颌关节		闭口	口微微张开

　　副运动检查的手法包括牵拉或牵引(纵向牵引、侧方牵引)和滑动。例如,检查肩关节(盂肱关节)的松弛程度,可进行侧方牵引和纵向牵引(图 19 - 8);检查髌骨的活动性,可进行髌骨的牵引、向内侧、外侧和下方滑动的检查(图 19 - 9)。关节内滑动的方向与关节运动方向的关系见表 19 - 4。牵引和滑动的量以关节松弛消失,关节囊变得紧张为度。在牵引和滑动的过程中,治疗师体会和判断关节内的可动程度是正常还是高于或低于正常。

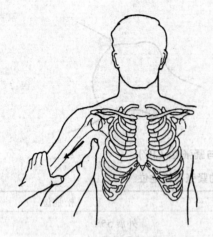

图 19-8　肩关节纵向牵引的检查

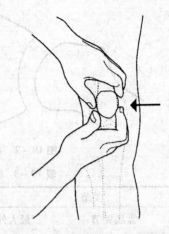

图 19-9　髌骨外侧滑动的检查

表 19-4　关节的生理运动方向与滑动方向的关系

关节	生理运动	关节内骨滑动的方向
肩肱关节	屈曲	后方
	伸展	前方
	外展	下方
	内收	上方
	水平外展	前方
	水平内收	后方
	内旋	后方
	外旋	前方
桡腕关节	屈曲	远端、前方
	伸展	近端、后方
	外展	内侧
	内收	外侧
桡尺近侧关节	旋内	后方(背侧)
	旋外	前方(腹侧)
桡尺远侧关节	旋内	前方(腹侧)
	旋外	后方(背侧)
髋关节	屈曲	后方
	伸展	前方
	外展	下方
	内收	上方
	内旋	后方
	外旋	前方
膝关节	屈曲	后方
	伸展	前方
踝关节	背屈	后方
	跖屈	前方

(五)抗阻力试验

抗阻力运动用于检查收缩组织即肌肉及其附属结构。通过施加徒手阻力,肌肉获得最大等长收缩,可将收缩组织作为疼痛产生的来源分离出来。将抗阻力运动检查的反应分为肌力强与弱、疼痛与无痛。肌力强指肌肉力量能够对抗中度以上阻力;肌力减弱指肌肉不能产生足够的力量以抵抗阻力;疼痛的程度不随阻力增加而改变被视为无痛;疼痛的程度随阻力变化而增加则是疼痛的反应。肌力与疼痛之间关系和相应的组织损伤类型见本章第三节。

(六)神经学检查

神经功能检查可帮助治疗师确定患者的症状是否与神经损伤有关。例如,主诉肩痛的患者可能有 C_5 神经根病变或三角肌下滑囊炎。治疗师需要完成颈椎和肩关节的全面检查才可能鉴别出肩痛症状是由哪一种病变所致。此外,神经检查对于制订治疗计划、追踪神经功能恢复过程也都是十分重要的。神经学检查适用于所有脊柱和周围神经病损的患者。

检查包括肌力、深反射、神经根的可动性(压迫征)、感觉。

1. 肌力 通过与特定脊髓水平相关的肌力和关节运动检查可以确定神经损伤水平。

2. 深反射 反射弧任何部位的中断均可导致深反射减弱或消失。不同部位的肌腱反射减弱反映特定的神经根病变如膝反射检查 L_3 和 L_4 神经根病变,跟腱反射则检查 L_5 神经根病变等。因此,通过反射的变化可判断损害部位。反射亢进是锥体束对深反射反射弧抑制作用减弱所引起的释放现象,是上运动神经元损害的重要体征。

3. 神经根的可动性检查 采用神经牵拉试验。牵拉试验所表现出的压迫征提示神经根受压。临床常用的检查有直腿抬高试验(用于检查 $L_4 \sim S_2$ 神经根,直腿抬高后患者大腿后部疼痛并向远端放射为试验阳性)和俯卧屈膝试验(牵拉 L_3 神经根,用于股神经检查,大腿后部出现疼痛为阳性)。在直腿抬高试验的基础上背屈踝关节可进一步牵拉硬脊膜,从而刺激压迫征的出现。神经根检查(反射和压迫征)见表 19-5。

表 19-5 神经根检查

关节运动	神经根水平	反射	压迫征
颈部旋转	C_1		
肩关节上抬(斜方肌)	C_2,C_3,C_4		
肘关节屈曲(二头肌)	C_5	肱二头肌反射	
肩关节外展(冈上肌、三角肌)			
肘关节屈曲(二头肌)	C_6	肱二头肌反射	
腕关节伸展(桡侧腕伸肌)		肱桡肌反射	
肘关节伸展(三头肌)	C_7	肱三头肌反射	
腕关节屈曲(桡侧腕屈肌)			
拇指内收(拇指内收肌)	C_8		
腕关节尺偏(尺侧腕屈肌、尺侧腕伸肌)			
手指内收(骨间肌)	T_1		
髋关节屈曲(髂腰肌)	L_2		
髋关节屈曲(髂腰肌)	L_3	膝反射	俯卧屈膝
膝关节伸展(股四头肌)			

续表

关节运动	神经根水平	反射	压迫征
踝关节背屈(胫前肌)	L_4	膝反射	直腿抬高
大趾伸展(踇长伸肌)			
大趾伸展(腓骨肌)	L_5		直腿抬高
踝关节外翻(腓骨肌)			
髋关节外展(臀中肌)			
踝关节外翻(腓骨肌)	S_1	踝反射	直腿抬高
踝关节跖屈(腓肠肌)			
膝关节屈曲			
髋关节伸展(臀大肌)	S_2	踝反射	直腿抬高
膝关节屈曲(腘绳肌)			

4. 感觉检查　首先用轻触觉进行筛查以确定皮肤感觉的存在与消失情况,并将所查结果与皮肤节段或周围神经支配相联系。如果患者出现明显的神经缺损,应该进行更加详细的感觉检查如温度觉、本体感觉等。

(七)注意事项

1. 进行抗阻力试验时,必须固定关节,以排除非收缩组织的作用对检查结果的影响。

2. 为判断患侧肢体功能是否异常,在做每一种检查时都要进行健、患侧对比。

第三节　资料整理与结果分析

评定的最后一个步骤也是最困难的部分,是将所有主观检查和客观检查所获得的结果进行整理、将重要资料汇总进行综合分析并作出诊断。肌肉骨骼系统损伤及功能障碍主要反映在以下四个方面:①疼痛;②关节活动受限与挛缩;③关节不稳;④无力。肌肉骨骼系统损伤的功能障碍诊断包括确定与上述症状相关的受累组织或结构和组织结构损伤的功能障碍状况。

一、疼痛

检查者将一个外负荷施加到被检组织。除非力的大小和持续时间超过组织负荷能力,否则不会引起正常组织的疼痛。炎症组织因外周伤害感受器和机械感受器受到刺激而引起疼痛。

(一)被动运动与疼痛反应

在被动运动过程中,疼痛常伴随抵抗出现。不同的时间出现疼痛为诊断和预测急、慢性炎症提供了有价值的信息(图19-10)。疼痛伴随抵抗有三种表现形式:

1. 抵抗之前出现疼痛　疼痛发生在运动终末之前,提示关节内、外存在急性炎症损伤(图19-10A)。

2. 疼痛和抵抗同时出现　提示一个亚急性的炎症过程(图19-10B)。

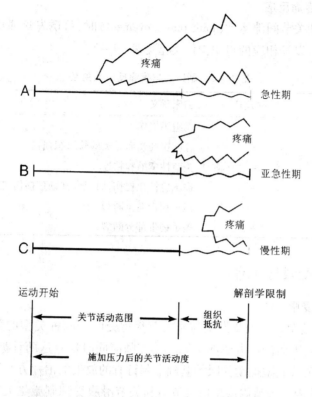

图 19 - 10　疼痛出现的时间与不同炎症时期的关系

3. 抵抗之后出现疼痛　用较大的力量被动牵拉组织,使其超过该组织能承受的生理负荷范围,过度的压力诱发疼痛出现。正常的滑膜关节能够耐受较大的压力负荷而不会诱发出疼痛。该种类型提示组织存在较轻的或慢性损伤(图 19 - 10C)。这种损伤能耐受较强手法的治疗。

对一个关节的全面评定,需要将疼痛和抵抗的性质与正常的运动终末感结合在一起进行分析、判断。

(二)抗阻力运动与疼痛反应

在抗阻力运动中,疼痛也常常伴随肌肉收缩出现。在抗阻力运动检查中,肌力与疼痛之间的关系以及相应的组织损伤类型见表 19 - 6。

表 19 - 6　抗阻力运动与疼痛反应的关系

肌力	疼痛反应	临床意义
强	–	损伤(–),正常
	+	轻微损伤如轻度肌腱炎
弱	–	神经损伤或肌腱完全断裂
	+	肌腱部分断裂,重大损伤如骨折、肿瘤

(三)副运动与疼痛反应

在检查副运动即关节间隙运动(joint play movement)时,可诱发疼痛出现。关节间隙运动与疼痛反应的关系以及相应的组织损伤类型见表 19-7。

表 19-7　副运动与疼痛反应的关系

副运动	疼痛反应	临床意义
正常	-	无组织损伤
	+	轻度扭挫伤而导致的软组织损伤
受限	-	关节性挛缩和粘连
	+	提示急性扭挫伤,肌卫合并韧带损伤、断裂
过度	-	提示韧带完全断裂
	+	提示韧带部分断裂

二、关节运动受限与挛缩

(一)关节运动受限

1. 运动受限的类型——关节囊型与非关节囊型受限　两种类型的关节运动受限原因不同、损伤部位不同,因而治疗方法亦不同。治疗师应同时检查这两种类型的运动受限,在鉴别关节囊型和非关节囊型运动受限的基础上制订有的放矢的治疗方案。

(1)关节囊型受限　关节内渗出使关节囊和关节滑膜受到刺激是关节囊型关节运动受限的主要病因。关节囊纤维的长度和柔韧性由于关节内炎症而受到损伤,炎症组织愈合后出现关节囊组织纤维化。因此,关节囊型损害提示关节内炎症。

(2)非关节囊型受限　三种导致非关节囊型损伤的常见原因及特点如下:①韧带粘连。粘连形成常发生在外伤后。疼痛局限,牵拉该韧带可诱发疼痛出现。②关节内紊乱。紊乱发生在有关节内碎片(骨或软骨)存在的关节。若碎片在关节内突然发生位移,将阻止关节运动并引发疼痛。③关节外损伤。限制关节运动的结构位于关节外(如肌肉短缩)。生理运动受限常常表现为一个方向的运动受限而相反方向的运动不受限。例如,腓肠肌部分断裂,当牵拉受伤肌肉时可引起踝关节背屈受限,但跖屈不受影响。

2. 活动受限时的终末感性质的判断　在判断运动终末感时,除了确定组织抵抗出现的时间,还应注意疼痛与抵抗伴随情况以及不同的抵抗类型。病理性或异常终末感表现在一个运动过程中提前或延迟出现,或出现异常的抵抗类型。不同抵抗类型反映了关节活动障碍的结构性原因:①肌肉痉挛,肌肉、关节囊、韧带短缩:以突然停止并伴有轻度的反弹感为特征。②关节腔积液,滑膜炎:出现踏入沼泽地样的感觉,柔软的抵抗。③关节内紊乱如半月板撕裂:弹性抵抗似橡胶样的反弹伴有坚硬抵抗。④疼痛:虚性抵抗,病人用这种运动以阻止或预防被动运动继发的剧烈疼痛。⑤关节囊纤维化:关节囊的坚实抵抗,在关节运动范围内提前出现。⑥骨软化症、退行性关节疾病、骨性关节炎、关节内游离体、骨化性肌炎、骨赘等:骨抵抗,突然出现的运动受限,有骨与骨接触的手感。⑦肌腱、韧带断裂:松弛,超过正常解剖运动范围的过度活动。

3. 副运动　与关节的生理运动比较,副运动的运动幅度很小也难于测量。Maitland 于

1986 年提出一个适合评定关节的生理运动和副运动的分级系统（表 19 – 8）。该法按关节运动过程中不同阶段所处状态进行分级。用于正常和异常关节的评定。在评定异常关节运动时，分级随 ROM 的改善而变化。为了便于初学者理解，在图 19 – 11 中将分级评定的概念用示意图表示。

表 19 – 8　Maitland 关节的生理运动与副运动分级系统

分级	标准
I	在 ROM 开始位的小幅运动
II	ROM 内的大幅运动，或尚未达到由僵硬或肌肉痉挛引起的活动受限部位
III	大幅运动到达 ROM 末端，或达到僵硬或肌肉痉挛引起的活动受限部位
IV	在 ROM 终末端的小幅运动，或异常时牵拉僵硬或痉挛的组织
V	快速、小幅的运动，但仍在解剖限制范围内

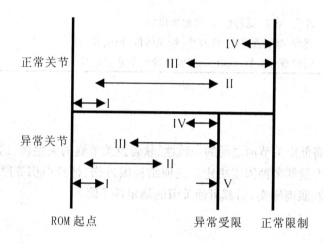

图 19 – 11　关节的生理运动和副运动的分级评定标准示意图

关节内的转动 – 滑动运动的情况通过手法检查可按表 19 – 9 中的标准进行分级。关节滑动受限或关节面不能通过牵引而相互分离时，提示存在副运动障碍即关节的松弛度和可动性下降或消失。

表 19 – 9　转动 – 滑动运动分级

分级	标准	
0	无活动（关节僵硬）	
1	活动明显减少	活动性低下
2	活动性低下	
3	正常	
4	活动轻度增加	
5	活动明显增加	活动性增高
6	完全不稳定	

(二)挛缩

挛缩是由于肌肉、肌腱、韧带或皮肤永久性的短缩或关节病变导致相关身体部位正常运动(主动或被动运动)范围受限并导致永久性的关节畸形。除各种病理因素外,肢体的位置以及制动的时间也是影响挛缩形成的重要因素,关节在任何位置上长时间制动将导致肌肉短缩,关节囊与其他软组织胶原纤维缩短。根据形成挛缩的解剖结构特点,将挛缩分为关节性、软组织性、肌性及混合性(表19－10)。

表19－10　挛缩的分类及原因

挛缩的类型	原　　因
关节源性	关节软骨损伤、不适合性关节、炎症、外伤、退行性关节病、滑膜增生、关节囊纤维化
软组织性	皮肤及皮下组织、肌腱和韧带、关节周围组织的炎症、外伤
肌源性	
内在结构性	外伤、炎症、退行性变、缺血性疾病
外因性	痉挛、弛缓性瘫痪、机械性(错误体位、长期制动)
混合性	同时兼有关节、软组织、肌肉性导致挛缩的原因

三、关节不稳

关节的稳定性高低由关节面之间的一致性、软骨及关节囊的完整性、韧带及肌肉强度以及关节所能承受的力量等多种因素决定。任何结构因外伤、神经损伤等原因受到损伤或破坏(如韧带完全断裂、肌肉瘫痪)后都可使关节的稳定性下降。

四、无力

无力主要是指肌力下降。多种原因均可引起肌力下降。例如:下运动神经元损伤;包括周围神经损伤、多发性神经炎、脊髓损伤、脊髓灰质炎后遗症、横贯性脊髓炎;原发性肌病如肌萎缩、重症肌无力;骨关节疾病如骨折、关节炎等由于长时间制动也可能导致肌肉废用而致肌力下降。

五、治疗计划的制订

制订治疗计划要建立在正确的诊断基础上。应根据患者的具体情况选择治疗方法,如软组织挛缩或肌肉短缩应使用牵张技术以恢复组织的长度和柔韧性;关节周围组织松弛导致关节活动度过大或软组织延长时应通过力量——增强稳定性训练、矫形器或外科手术修补等方法提高关节的稳定性。

恢复正常的副运动是关节的生理运动重建的前提,若在尚未恢复正常副运动之前试图改善受限关节的生理运动范围或增强肌力,其结果将适得其反,可引起关节的炎症、疼痛、渗出,关节积血,关节囊韧带松弛甚至骨折等。因此,对于由关节囊内损伤所引起的关节活动受限,康复治疗应首先恢复关节的松弛度和活动性。在没有异常的关节囊外因素存在的情况下,通过恢复关节的副运动就可能达到改善关节的运动受限、缓解疼痛、渗出吸收和改善功能活动的目的。关节松动技术是恢复关节运动的惟一方法,而增强肌力和旋转运动都不能达到恢复正常副运动的目的。

小　结

对肌肉骨骼系统损伤的评定,首先要确定产生症状或功能障碍的部位和存在问题的组织,还要确认产生这些问题(症状)的原因是什么。临床上,单一组织的问题较少见,多是由多种组织的问题掺杂在一起。因此,要区分出有问题的组织有时比较困难。不同的组织出现的问题具有不同的特征,应通过逐步地排查将问题尽可能搞清楚。首先应区分问题出在收缩性组织还是非收缩性组织,在非收缩性组织中进一步区分是关节内组织损伤还是关节外组织损伤。收缩性组织的问题通过肌力检查来发现;非收缩性组织的问题通过活动有无受限来判断;通过副运动检查来确认是关节内组织的问题还是关节外组织的问题。因此,对肌肉骨骼系统损伤的评定,必须按照逻辑推理的思维方法和系统检查方法进行,才可能使问题逐渐清晰,最终明确诊断。脊柱与四肢的详细检查方法将在临床康复课程中进一步深入学习。

思考题
1. 疼痛与被动运动、抗阻力运动及副运动的关系是什么?
2. 简述关节运动受限与挛缩的分类与原因。

（于兑生）

第二十章 运动控制障碍的评定

学习目标

1. 了解运动控制的反射－等级理论和系统理论。
2. 理解运动控制障碍产生的原因。
3. 掌握以传统的运动控制理论为基础的中枢神经系统功能障碍的评定方法。
4. 掌握以现代的运动控制理论为基础的中枢神经系统功能障碍的评定方法。
5. 理解不同运动控制理论与评定和治疗方法的关系。

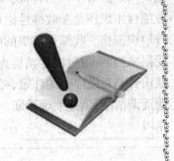

运动控制障碍是神经系统损伤或肌肉骨骼系统损伤引起的姿势控制与运动功能障碍,评定包括所有与运动功能有关的内容:关节的灵活性与稳定性、肌张力、反射、肌力、运动模式、协调性、平衡、步态等。本章所讨论的运动控制障碍局限于中枢神经系统损伤后所表现出的躯体运动功能障碍以及相关知识。

第一节 运动控制

运动控制是用于描述管理姿势与运动功能的术语。运动控制伴随运动学习以及成长、成熟过程而逐渐建立。正常的运动控制能够限制身体的自由度,同时使身体产生一个平滑、高效和协调的运动。

一、运动控制的模型与理论

有关运动控制的机制即模型理论是神经生理学家一个世纪以来一直在研究的热点。模型是以简单的方式表现复杂的现象,而理论是将与这种现象相关的知识组织在一起并进行系统的总结,描述各种概念之间的关系并对现象进行预测。运动控制的理论已成为指导中枢神经系统损伤后的运动控制障碍治疗的重要基础,治疗师在选择某种疗法时,实际上是有意无意地接受或认同了某一种运动控制理论。

运动控制模型分为传统的运动控制模型和现代的运动控制模型。前者包括反射模型、等级模型、闭环与开环系统模型;后者指系统模型。

(一)运动控制的反射模型

反射是指在中枢神经系统的参与下,机体对外界刺激即感觉输入所作出的规律性的或较为固定的反应。反射模型（reflex model）是经典的运动控制模型。神经生理学家 Sir Charles Sherrington（1906）的经典实验研究工作为运动控制的反射模型提供了坚实的基础。他通过刺激去大脑皮质动物的特定感觉感受器诱发出各种不同的固定或刻板的运动,从而证实了反射模型的存在。该模型的核心思想是:反射是运动的基本单位,人体运动是各种反射的总和或整合的结果。最简单的反射是腱反射,较复杂的反射（如莫勒反射、屈肌退缩反射、非对称紧张性颈反射、紧张性迷路反射、联合反应、调整反应、平衡反应等）活动见于新生儿和中枢神经系统损伤患者。该模型主张者试图将复杂的运动行为用简单的反射或反射行为加以解释,强调运动的外周型中枢控制即依赖感觉输入来控制运动的反应。

许多实验研究和临床观察显示出反射模型的局限性。脊髓横断的猫虽然丧失感觉输入,但仍然显示出协调的运动;下肢严重感觉缺失的患者仅表现出轻度的协调运动障碍,这些现象说明感觉输入并不是所有类型的运动行为所需的。此外,反射模型不能解释或说明快速运动是如何发生的,新的运动技能是如何学习的,环境背景与运动反应变化之间的关系等。因此,运动控制的反射模型自身存在着明显的局限性,并不能解释所有的运动控制现象。

根据反射模型提出的感觉运动疗法假设感觉输入能够控制运动的输出,这种感觉运动输入-输出的关系与治疗技术相结合,运用特定的感觉刺激输入来诱发和控制特定的运动输出。通过推、拉或破坏位于平衡板上或治疗球上的患者（或患儿）身体的平衡来诱发平衡反应就是运用感觉输入诱发运动输出的一个典型例子。

（二）运动控制的等级模型

神经学家 Sir Hughlings Jackson（1932）最早提出运动控制的等级模型。在这个模型中,通过自上而下的中枢性方式控制运动,即大脑皮质、脑干和脊髓按照高、中、低水平由上一级水平对下一级水平依次进行控制（图20-1）。运动控制的等级模型强调中枢性运动控制的观点即中枢神经系统通过运动程序（motor programs）管理正常运动。所谓运动程序是指在运动开始之前即已编好的、不受外周反馈影响的一整套关于肌肉运动的命令。

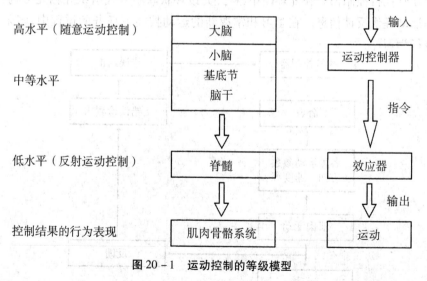

图20-1 运动控制的等级模型

中枢神经系统的某些区域负责产生或控制与运动发育有关的反射,如莫勒反射、屈肌退缩反射、非对称紧张性颈反射、紧张性迷路反射、联合反应、调整反应、平衡反应等。根据等级模式的观点,这些反射根据从脊髓到大脑皮质分布不同而分为不同的等级。最低水平或最原始的反射产生在脊髓如莫勒反射、屈肌退缩反射,向上分别是脑干和中脑水平的反射直至较高级的反应如调整反应与平衡反应。运动控制的反射等级理论假设较高级水平的反射抑制较低级水平的反射。这一假设在调整反应、整合张力性反射的研究结果中得到证实,即张力性反射如非对称性紧张性颈反射随着颈部调整反应的成熟而被抑制。原始反射的存在将不但阻碍调整反应和平衡反应的发育,也干扰正常运动的发育和成熟。中枢神经系统损伤患者也可重新出现这些刻板的运动,这一现象被认为是组织和控制反射的较高级系统受到破坏进而导致对原始反射系统失控。

运动控制的反射等级理论是在大量动物实验的基础上提出的,人体仅在部分反射中得到证实。尽管如此,反射等级模型目前仍然是神经发育疗法的重要理论基础。

(三)闭环与开环控制模型

运动控制的信息加工模型分为开环控制系统和闭环控制系统。该模型的提出受到自动控制系统理论发展的深刻影响。

1. 闭环控制模型(closed-loop control model) 闭环控制模型的原理是系统被控对象的输出量直接或间接地反馈到输入端控制器,影响控制器的输出,形成一个或多个闭合回路。为了实现闭环控制,必须对输出量进行测量,并将测量的结果反馈到输入端,与输入量相减得到偏差,再由偏差产生直接控制作用消除偏差。闭环控制系统是一个伺服系统,即通过对输出反应结果的精确跟踪与监测,将动作、状态或信息调整到最精确、最准确的水平。

人体是一个具有负反馈的闭环控制系统。人体的闭环系统将感觉信息作为反馈用以提高运动的效率和准确性(图20-2)。因此,闭环控制系统强调外周感觉反馈。当人伸手去拿东西的时候,眼睛便是感受传感器,视觉信息被不断地反馈到大脑皮质(控制器),人体系统通过不断的修正最后拿到所要取的物品。在人体的闭环控制系统中,所有激活反应的结果都要反馈到执行控制器。在此环路中,神经元以环状联系方式组织并相互影响,为进一步激活生理活动提供反馈信息。在学习和掌握新的运动技能或任务的过程中,多采用闭环控制模式进行学习。

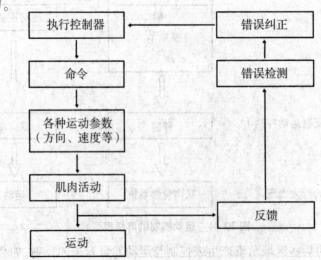

图20-2 运动控制的闭环系统结构

闭环控制模型的观点主张运动的学习者在控制、调节和产生行为的过程中扮演主动和主要的角色,而环境或治疗师并不是促使产生运动的关键因素。按照闭环控制的观点,患者在治疗过程中应积极主动地参与治疗活动并鼓励患者在不同的环境下体验和训练随意运动。治疗师提醒患者注意运动的"感觉"时,实际上是在鼓励患者利用外周感觉反馈以获得更好的随意控制。

2. 开环控制模型(open - loop control model)　在自动控制技术中,开环控制系统是指被控对象的输出(被控制量)对控制器的输出没有影响。在这种控制系统中,不依赖于将被控制量送回控制器,因而不形成任何闭环回路。在人体的运动控制中也引入了开环模型的概念,该模型系统中的运动命令包括所有与产生运动有关的必要信息,神经元以链条的方式在一个方向上进行单向联系(图20-3)。若盲人取物,看不见所要拿的物品,视觉不能提供反馈信息,没有了反馈回路,也就成为一个开环控制系统。因此开环控制系统不依赖感觉反馈指导运动,而是按照已预先编制的固定运动模式进行;由于不利用反馈信息且不需要跟踪错误,因此各种运动参数在运动中不发生调整性变化。开环控制模型见于已熟练掌握的技巧(能)运动、预见性姿势调整和快速运动中。在快速运动(如棒球手击球或弹钢琴)中,由于速度太快而没有时间利用感觉反馈信息对运动输出进行监测、调整和修正。开环控制模型在概念上与等级模型一致。

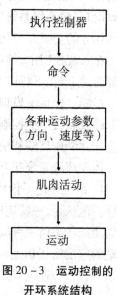

图20-3　运动控制的开环系统结构

大多数功能性活动任务通过开环和闭环运动模式相结合来实现。在分工上,开环控制系统用于产生运动,闭环控制系统则对运动进行调节。但是,这些信息加工的模型仅仅能部分描述和解释人体运动行为,并未完全反映感觉和运动系统多方面相互影响的复杂性。无论经典理论还是信息加工理论都不能解释、说明正常运动的变化性。

(四)模式发生器理论

该理论的核心思想是,模式发生器将多组肌群以一定的时空关系组织在一起合作产生一种特定的运动。肌群的这种合作被称为协同(synergy),多组肌群在功能上相互配合所产生的协调运动称为协同运动。在正常的运动中,选择不同的协同模式并将其组织在一起从而产生协调的运动。按照模式发生器理论,行走及其步态就是多组肌群以一定的时空关系组织在一起所产生的运动。抗平衡干扰的踝关节策略和髋关节策略也支持模式发生器的理论观点。这种预先组织好的肌肉活动模式使运动控制程序得以简化。中枢神经系统损伤时,协同的组织受到破坏,当选择性运动控制出现障碍或完全消失时,肢体的运动以整体模式出现;原始反射、异常协同模式出现。肢体运动完全受控于上述病理运动模式中。遵循这一观点,物理治疗师在康复治疗中所采取的治疗方针是努力诱发正常模式所需要的肌群活动,抑制不必要的肌肉活动。

(五)多系统控制模型

多系统控制模型是20世纪60年代末问世、几十年不断充实和完善的现代理论体系。该模型体现出运动控制是一个动态、多系统分配控制的模式,而不是一个单向等级控制模式的观点,强调个体与其所在环境(背景)之间相互作用的密切关系。多系统控制模型的理论表明运动行为是个体多个系统与特定任务和环境条件相互作用的结果。因此,与反射等级模型比较,运动控制的系统模型是一个更具有相互作用或多层交织结构特征的模型,它更强调环境的作用。所谓多层交织结构性(heterachical)是指不同成分或子系统相互作用而产生控制;子系统之间没有"较高级系统"与"较低级系统"的排列,因而在对运动行为的影响上也就没有"较高级系统"控制"较低级系统"之分,系统中不存在固定的命令下达顺序;子系统随任务的需要而变化。

在系统模型中,神经系统仅仅是影响运动行为的众多系统当中的一个系统。神经系统内部通过上行、下行以及横向联系,子系统之间形成一个相互重叠的环形网络而相互作用和相互影响。在系统模型中,子系统之间没有高级或低级之分,因此,也就与传统的运动控制概念即较高级中枢控制较低级中枢完全不同。在多系统模型中,神经系统的闭环与开环系统合作并利用反馈和前馈控制达到任务目标。当个体试图达到一个目的时,中枢神经系统与个体和环境系统相互作用。以下分别简述几种关于多系统分配的运动控制理论。

1. 系统理论　俄罗斯科学家 Bernstein 首先提出了环境与个人特性在运动行为中的重要性。他认为,一特定肌肉在运动中的作用取决于运用该肌肉(动作发生)时的状态或环境。肌肉功能状态由三种因素决定。从运动学角度分析,肌肉的作用与当时肢体的位置和肢体运动的速度密切相关。例如,胸大肌具有屈或伸肩关节的功能,是屈还是伸,取决于上肢的起始位置。快速内收肩关节时,背阔肌收缩;慢速内收肩关节时背阔肌并不收缩,而是三角肌发生离心性收缩。从上述例子中可以看出,肌肉的作用取决于肌肉被用时的状态。从力学角度分析,有许多肌肉以外的力量如重力或惯性决定肌肉收缩的程度,如肌肉抗重力收缩所付出的力要大于去除重力收缩所需要的力。生理学因素也影响肌肉的收缩状态。当较高级中枢下传某一肌肉收缩的指令时,低、中级中枢通过接受外周感觉反馈来修正该指令。因此,该指令对肌肉的影响将取决于当时的背景环境和低、中级中枢的影响程度,高级中枢或指令与肌肉之间并没有一对一的关系。

许多关节都可以屈曲、伸展或旋转,这些选择使得运动控制变得十分复杂。Bernstein 认为在协调运动中,对运动的这种多自由度需要加以控制。他认为中枢神经系统不可能解决运动自由度问题,协调性结构则是解决自由度问题的一个办法。这一协调性结构就是多组肌群,它们通常跨多个关节并被作为一个功能单位一起工作。自然肌腱固定抓握和释放(natural tenodesis grasp and release)现象(手外在屈肌和伸肌的长度效应所致的腕和手部的自然动作即腕关节背伸时手指屈曲而成抓握状;腕关节掌屈时手指伸展,手中物品被释放)就是协调性结构的一个例子。在协调运动中,在没有高级中枢的参与下,知觉信息具有调整协调性结构的作用,姿势和运动根据知觉信息的变化而进行调整。

2. 动态系统理论　动态系统理论来源于对动力学(即系统中的各个部分如何在一起工作)的研究。动态系统理论回答两个基本问题:①多个无序的部分如何形成为有组织的模式;②系统如何随时间发生变化。对于第一个问题,该系统理论的基本观点是"自我组织"(self-organization)。这一观点认为,当一个系统的各个部分集合在一起时,是以一个有序的模式加以表现的。特定环境下的特定任务通过一个稳定的运动模式来完成,从节能和高效的角度而言,它是一个达到功能目标的最佳模式。例如,吃饭或写字时,人们可以有许多选择来完成这些活动,但耗能最少、效率最高的运动模式是首选的模式。这种首选模式在动态系统理论中被称为吸引子(attractor)。自我组织的观点说明运动控制并不需要由一个高级中枢发出命令来达到运动的协调。这一观点与反射等级模型理论形成对照。对于第二个问题,动态系统理论阐明:自我组织系统的行为是一个非线性行为,自我组织系统的这种非线性特性可用数学参数来表达,即当系统中的某一个参数被改变并达到一定程度而具有重要意义时便形成不同的行为模式。这个参数被称为控制参数(control parameters)。一个人越走越快直至达到一个点,在这个点上变成小跑然后是飞奔。在这个例子中,被改变的参数是行走速度,伴随的各种行为变化包括行走、小跑、飞奔。

可以看出,运动控制的系统模型对运动行为变化的解释与反射等级模型大不相同。

二、中枢神经系统损伤引起的运动控制障碍

中枢神经系统损伤后引起的与运动控制相关的障碍反映在多方面,如异常肌张力、异常肢体运动模式、不对称性姿势、躯干控制障碍、平衡功能下降、运动的协调下降以及功能性活动能力丧失如独立地翻身、坐起、行走、穿衣及洗澡等。许多障碍在其他各章已有阐述,本章仅就中枢神经系统损伤后所导致的主要运动控制障碍——运动模式的异常改变进行讨论。

异常的运动模式即联带运动,为异常的协同运动模式(abnormal synergitic patterns),是不同的肌群以错误的时空关系被组织在一起的结果并因此导致分离运动消失即不能随意、独立地进行单关节运动,代之以肢体刻板的整体运动。偏瘫患者进行肩关节运动时同时出现屈肘;行走中向前迈步时下肢僵硬地伸膝的状态,都说明了中枢神经系统由于损伤而不能选择适当的肌群参与特定运动的特征。运动功能的刻板程度越大,获得复杂的粗大或精细运动的协调性和速度的可能性越小。

著名的物理治疗师 Brunnstrom、Bobath 以及 Carr 和 Shepherd 对其产生的原因提出了各自的见解,并因此产生了不同的评定与治疗方法。

(一)Brunnstrom 的观点

20 世纪 60 年代初,Brunnstrom 提出了对于中枢性瘫痪的本质的认识。他认为在正常运动发育过程中,脊髓和脑干水平的反射因受到较高位中枢的抑制而不被表现。脊髓和脑干水平的反射和肢体的整体运动模式是正常发育过程中早期的必然阶段。脑卒中发生后,患者出现发育"倒退",上述原始发射和肢体整体运动模式由于脑损伤导致脱抑制而被释放出来。因此,Brunnstrom 认为脊髓及脑干水平的原始反射和异常的运动模式都是偏瘫患者恢复正常的随意运动以前必须经过的阶段,是偏瘫患者运动功能恢复的"正常"或必然过程。脑卒中后随意运动的恢复遵循从整体、刻板的屈肌或伸肌运动模式到两种运动模式相组合,最终出现随意的分离运动的规律。Brunnstrom 由此而提出了在脑卒中后恢复的初期阶段可利用各种原始反射和运动模式诱发出联带运动,进而促进随意运动恢复的观点。当患者可以随意地进行刻板的、整个肢体屈肌或伸肌的运动(屈肌或伸肌联带运动)后,再从这种固定的运动模式中脱离出来,直至恢复正常、随意的分离运动。

(二)Bobath 的观点

Bobath 的专著《成人偏瘫的评价与治疗》于 1970 年正式出版发行。1990 年,该书第三版发行。Bobath 总结了导致异常姿势和运动模式的三种因素,分述如下。

1. **肌张力异常**　肌张力正常是维持各种姿势和正常运动的基础。肌张力的大小因人而异,取决于当时所处情形和活动要求。在正常情况下,肌张力与正在进行的活动相匹配。

几乎所有的中枢神经系统损伤患者都存在肌张力异常。以脑卒中患者为例,急性期时,患侧躯干和肢体弛缓,肌张力低下。急性期过后偏瘫侧躯干和肢体肌张力逐渐增高,出现痉挛。偏瘫肢体的肌张力增高程度在各肌群分布不一致,上肢屈肌比伸肌肌张力高,下肢伸肌比屈肌肌张力高。肌张力异常严重干扰了正常运动模式和姿势模式的出现。

2. **姿势控制能力丧失**　姿势控制是指维持姿势和平衡的能力,是进行正常运动和功能活动的基础。这一系统包括各种姿势反应,包括调整反应、平衡反应和肌群对姿势变化的自主调整。在身体重心发生变化即使是细微的变化时,人体通过肌张力的变化进行适应调整。这种反应与调整反应(如头的控制、躯干和骨盆旋转)相结合,形成人体防止跌倒的第一道防线。当身体失衡时,为了防止头、面部的损伤,上肢保护性伸展反应构成了第二道防线。各种姿势反应正常与否有赖于躯干、骨盆及肩胛带肌的控制能力,有赖于身体重心在各个方向转移和负重的能力。在正常的运动过程中,各种姿势调整和反应自发地出现而并不受皮质控制。

仍以脑卒中患者为例,脑卒中偏瘫患者的姿势控制系统受到破坏,丧失了姿势控制能力。调整反应、平衡反应以及肌群对姿势变化的自主调整等各种保护性反应均丧失。患者被控制在一种固定的、刻板的、静止的异常姿势模式之中,表现为不能自如地向侧方移动肢体;也不能向各方向进行躯干运动和重心转移;由于患侧运动控制能力下降,躯干、肩胛带及下肢呈现不对称姿势;坐位或站立时,由于躯干肌活动异常而无法维持姿势的稳定;不能利用患侧上肢进行功能活动或保持身体平衡,使患者在功能活动中过多地依赖其健侧,或使用手杖和适应性辅助具以代偿其平衡功能障碍。

3. **运动协调性异常**　正常运动中,上下肢的主动肌、拮抗肌以及协同肌之间相互协调产生平滑、省力却又有效的运动模式:①肢体近端肌群为远端进行功能活动提供稳定的基础;②上下肢肌群根据功能活动的需要,按照一定的兴奋顺序将手、足正确地移动到指定位置;③主动肌和拮抗肌群之间的交互抑制确保了肢体进行平滑的运动。各种肢体运动只有伴随着躯干的姿势反应才能达到动作的最佳状态。

中枢神经系统损伤患者的运动协调性出现异常,表现为低效、无功能的肢体运动。患者肌肉兴奋的时间选择、顺序排列以及协调性遭到破坏。因肌肉控制障碍所导致的运动模式和协调性异常是中枢神经系统损伤患者的典型表现。肌肉失控制有三种情况:①构成某种动作的诸肌群不能同时恢复至正常状态,致使动作失败。如偏瘫患者可能具有屈曲肩关节和伸展肘关节的功能,但是由于不能控制腕伸肌和前臂旋前肌,导致不能用手抓握物品。②肌肉在错误的时间兴奋。由于肌肉在不应该兴奋时兴奋,因而产生异常的肢体运动模式。如偏瘫患者进行进食动作时,其提肩胛肌及肱骨外展肌错误地用力收缩,引起肩关节上抬,同时外展、外旋,致使动作不能完成。③出现同时收缩。主动肌群和拮抗肌群同时收缩导致肢体僵硬而不能完成选择性运动。对于大多数患者来说,进行患侧肢体运动需有意识地注意和主观努力,如患者步行时必须注视患侧下肢等。

基于上述观点,Bobath 提出了与 Brunnstrom 疗法不同的治疗理论框架,即偏瘫的治疗技术并非以发育顺序为基础,而是在分析各种运动和功能活动的重要成分或因素(如肌张力、姿势控制、运动模式等)的基础上进行选择设计。

(三)Carr 和 Shepherd 的观点

与 Brunnstrom 和 Bobath 的观点均不同,澳大利亚物理治疗师 Carr 和 Shepherd 认为,痉挛、异常运动模式并不是脑损伤患者恢复过程中的必然阶段。相反,偏瘫患者的异常、刻板的运动模式只是一种代偿,是偏瘫患者不适当的努力活动而形成的结果。图 20－4 阐明偏瘫患者异常运动模式的形成过程并指出干扰平滑、有效运动并导致代偿对策形成的因素。Carr 和 Shepherd 认为,持续不断地"实践"这些不适当的代偿对策,是限制和阻碍脑损伤患者躯体功能恢复的重要原因。因此,治疗的主要目标应是指导患者采用最适宜的运动行为,确保代偿性行为不发生或不出现。为防止代偿性行为出现,发病早期即应针对可能干扰正常运动模式出现的因素采取预防对策,如预防肌

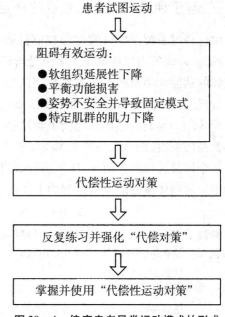

图20－4 偏瘫患者异常运动模式的形成

肉短缩、预防固定模式的出现、预防由肌力减弱引起的各种代偿等。

三、评定目的

中枢神经系统损伤的躯体功能评定有别于肌肉骨骼系统损伤的评定。物理治疗师通过功能评定期望确定以下问题,为制订康复治疗计划提供依据:

1. 肢体运动功能水平所处的阶段。
2. 原始反射对于中枢神经系统损伤患者运动功能的影响。
3. 肌张力异常是否存在及其分布。
4. 有无异常运动模式。
5. 有无功能性活动的关键成分的缺失、过多或时空错误。
6. 患者功能性活动能力的水平。

通过评定运动控制方面的功能状况,也为作业治疗师制订康复训练方案提出依据,包括从作业疗法的角度提出个性化的治疗性作业活动设计提高和改善患者的功能;设计、制作和使用辅助具以帮助患者完成功能性任务;改造环境以减小异常运动控制对日常生活活动所造成的影响。

第二节 运动控制障碍的评定内容与方法

根据对偏瘫肢体功能障碍认识的不同,中枢神经系统(CNS)损伤后的运动控制障碍评定分为两大类,即以神经发育疗法观点为基础的评定和以运动再学习理论为基础的评定。前者包括对肌张力、运动模式、发育性反射等的评定;后者主要是以任务为中心的功能活动分析。

一、基于神经发育疗法观点的评定

中枢神经系统损伤后的运动控制障碍表现在其恢复过程中的不同阶段有着不同的表现。因此,评定的内容应根据患者所处阶段进行选择。按照 Brunnstrom 的观点,脑卒中后偏瘫肢体的功能大都遵循一个大致相同的发展和恢复过程并将其分为弛缓、痉挛、联带运动、部分分离运动、分离运动和正常六个阶段(表 20 - 1)。Bobath 将其分为弛缓、痉挛和相对恢复三个阶段。他们虽然在如何使患者从弛缓期恢复到正常持有不同观点,但一致认为偏瘫患者都经历弛缓(肌张力下降)、痉挛(肌张力增高)、异常的运动模式和分离运动恢复等过程。这个恢复过程因人而异,恢复进程或快或慢,也可能停止在某一阶段不再进展。基于对脑卒中患者肢体偏瘫的恢复过程的上述认识,临床中做如下内容的评定。

表 20 - 1　Brunnstrom 肢体功能恢复阶段

第Ⅰ阶段	急性期发作后,患侧肢体失去控制,运动功能完全丧失,称为弛缓阶段。
第Ⅱ阶段	随着病情的控制,患肢开始出现运动,而这种运动伴随着痉挛、联合反应和联带运动的特点。被称为痉挛阶段。
第Ⅲ阶段	痉挛进一步加重,患肢可以完成随意运动,但由始至终贯穿着联带运动的特点,因联带运动达到高峰,故此阶段称为联带运动阶段。
第Ⅳ阶段	痉挛程度开始减轻,运动模式开始脱离联带运动的控制,出现了部分分离运动的组合,被称为部分分离运动阶段。
第Ⅴ阶段	运动逐渐失去联带运动的控制,出现了难度较大的分离运动的组合,被称为分离运动阶段。
第Ⅵ阶段	由于痉挛的消失,各关节均可完成随意的运动,协调性与速度均接近正常,被称为正常阶段。

(一)肌张力

肌张力消失表现为发病后立即出现的弛缓性瘫痪,一般持续时间较短,可持续几个小时、几天或几周。此后大约90%的患者出现痉挛。痉挛主要发生在抗重力肌群,即上肢为屈肌型痉挛,下肢为伸肌型痉挛。由于伸、屈肌,旋前、旋后肌肌张力分布异常,致使偏瘫患者出现痉挛性的姿势模式。上肢:肩胛带向后、下,肩关节内收内旋,肘关节屈曲,前臂旋前,腕关节掌屈尺偏,手指屈曲;下肢:骨盆后撤,髋关节内收、内旋,膝关节伸展,踝关节跖屈内翻,足趾屈曲(表 20 - 2)。检查者可根据肌张力异常分布的特点进行检查。检查方法参考第十章《肌张力的评定》。

表 20 - 2　上下肢痉挛模式

肢体	痉 挛 肌 群	痉 挛 模 式
上肢(屈肌型)	肩胛骨后撤、下掣肌群、肩内收肌、内旋肌,肘屈肌,前臂旋前肌,腕指屈肌	肩胛带下沉、后撤,肩关节内收、内旋,肘关节屈曲,前臂旋前,腕关节掌屈尺偏,手指屈曲
下肢(伸展型)	骨盆后撤肌,髋关节内收肌、内旋肌,髋、膝关节伸肌,踝关节跖屈内翻肌,足趾屈肌	骨盆后撤,髋关节内收、内旋,髋、膝关节伸展,踝关节跖屈内翻,足趾屈曲

(二)反射

反射变化在脑卒中恢复过程中的不同阶段而不同。卒中早期,偏瘫侧肢体肌张力低下,反射消失;恢复中期,痉挛和联带运动(病理性协同运动)出现并逐渐达到高峰,深反射由消失转为亢进;病理反射(Babinski 征)阳性;原始反射即张力性反射模式出现,包括对称性紧张性颈反射、非对称性紧张性颈反射、对称性紧张性迷路反射、紧张性腰反射、阳性支持反射以及联合反应;较高级水平的各种平衡反应如调整反应、平衡反应以及保护性伸展反应常受到损害或消失。

治疗师应着重评定原始反射和各种平衡反应。具体评定方法参见第十一章《发育性反射与反应的评定》。评定的目的有二:确定患者是否存在原始反射或皮质水平的反应消失,据此预测患者当前运动功能的质量;为制订治疗计划提供依据如抑制原始反射或采用特定刺激诱发平衡反应。

一种反射是针对一种特异性刺激而产生的不随意、刻板的反应。这种反射对于刺激的反应自胎儿期即已开始发育并在婴儿早期的运动行为中占优势。成人在生理情况下,这些反应作为应激或疲劳的结果可在运动中再现。评定中应注意反射控制所达到的最高水平,若现有水平与年龄相符,说明反射发育正常;若控制水平低于当前年龄应有的水平,则提示需要进行治疗。制订治疗计划时需要考虑的因素包括:原始反射的强弱、中枢神经系统损伤(发病)的时间以及损伤的程度等。发病时间越短,损伤越轻,反射越弱,则治疗效果越好。脑损伤发生在发育早期(如脑瘫)时,随意运动控制将被延迟,结果表现为运动行为以本应消失的脊髓或脑干反射占优势。脑损伤发生在成人时,低水平反射脱离了高水平的抑制性控制而被释放。康复目标是使反射等级水平与年龄或发育相适应,康复治疗的重点均为抑制低水平反射和促进高水平的调整反应和平衡反应。

(三)联合反应

偏瘫患者的联合反应是指当身体某一部位进行抗阻力运动或主动用力时,患侧肢体所产生的异常的自主性反应,是丧失随意运动控制的肌群出现的一种张力性姿势反射。联合反应见于脑卒中早期患者,常以固定的模式出现。一般来说,联合反应诱发出对侧上肢相同运动方向的运动如屈曲诱发屈曲,伸展诱发伸展;而诱发出对侧下肢相反方向的运动如一侧下肢伸展诱发出对侧下肢屈曲。联合反应还有一些特殊的反应形式。例如,偏瘫上肢上抬可诱发出手指的伸展和外展,这一反应被称为 Souques 现象;健侧上肢或下肢内收或外展抗阻力运动诱发出对侧肢体的相同反应,被称为 Raimiste 现象;屈曲偏瘫上肢可诱发出偏瘫下肢屈曲,被称为单侧肢体联带运动。诱发不同部位联合反应的方法总结在表 20 – 3 中,仅供参考。

表 20 – 3 **联合反应的诱发方法及患侧肢体反应**

联合反应		诱发方法	患侧肢体反应
对侧联合反应	上肢	抵抗健侧肘关节屈曲	患侧上肢屈肌张力增加或出现联带运动模式的运动
		抵抗健侧肘关节伸展	患侧上肢伸肌张力增加或出现伸肌联带运动模式的运动
		抵抗健侧肩关节内收或外展	患侧内收或外展肌收缩可触及或出现相同的运动
		健侧紧握拳	患侧抓握反应
	下肢	抵抗健侧髋关节内收或外展	患侧内收或外展肌收缩可触及或出现相同的运动
		健侧下肢抗阻力屈曲	患侧下肢伸肌联带运动模式的运动
		健侧下肢抗阻力伸展	患侧下肢屈肌联带运动模式的运动
同侧联合反应		患侧上肢上抬	患侧手指伸展、外展
		患侧下肢抗阻力屈曲	患侧上肢屈肌收缩或肌张力增高

检查者一手在健侧肢体上施加阻力以诱发抵抗运动,另一手触摸患侧被检肌群的反应或观察有无联带运动出现。痉挛存在时比较容易诱发出联合反应。对于轻度或中度痉挛、偏瘫侧肢体不能活动的患者,联合反应会造成一种假象,似乎患侧肢体出现了"运动"。而实

际上,以生理学的观点而言,这仅是一种单纯的肌张力的变化,而不是运动。对于伴有重度痉挛的患者,仅用触诊的方法就可以清楚地判断出联合反应只是引起肌群的同时收缩,并没有出现肢体位置的变化。

(四)异常的肢体运动模式

正常时多种肌肉活动模式是以固定的时空关系与力量和谐地在一起工作,使得两个或两个以上的关节通过这种高度组织的协同性肌肉活动被联系在一起并产生协调的功能运动。

异常的运动模式即联带运动,也称异常的协同运动(abnormal synergies)模式,是不同的肌群以错误的时空关系被组织在一起的结果并因此导致分离运动(isolated movement)消失即不能随意、独立地进行单关节运动,代之以肢体刻板的整体运动。这种运动没有实用价值。联带运动模式是中枢神经系统损伤后偏瘫肢体出现的典型特征。根据 Brunnstrom 卒中后偏瘫肢体功能的恢复阶段的理论,联带运动出现在第二阶段即痉挛阶段,即偏瘫患者出现痉挛时,其运动模式就具有联带运动特点;第三阶段联带运动即运动模式的刻板及固定程度达到高峰,进入第四阶段后联带运动开始减弱。肢体运动时的刻板程度越大,不仅完成精细动作(如系扣、系鞋带、编织等)越困难,速度越慢,粗大运动功能(如行走)也必然受影响。

上、下肢联带运动均存在伸、屈肌型两种模式,其特征总结于表 20 – 4。

通过原始反射如联合反应或随意运动均可以诱发出联带运动模式。联带运动模式的评定为定性评定。检查者观察和判断患者在不同体位下的运动情况是正常还是刻板,若运动是刻板的,与哪些肌群相关? 各肌群之间的联系程度即刻板的程度有多大? 该运动是否受原始反射的影响? 这些异常运动模式在何时、何种环境条件下出现? 有哪些特殊表现? 除了对联带运动模式进行评定,还需要对部分分离运动以及分离运动进行评定,判断肢体运动是否部分或完全脱离了联带运动模式。

表 20 – 4　上、下肢联带运动模式

肢体		屈肌联带运动	伸肌联带运动
上肢	肩胛带	上抬、后撤	前突
	肩关节	屈曲、外展、外旋	伸展、内收*、内旋
	肘关节	屈曲*	伸展
	前臂	旋后	旋前*
	腕关节	掌屈、尺偏	背伸
	手指	屈曲	伸展
下肢	髋关节	屈曲*、外展、外旋	伸展、内收*、内旋
	膝关节	屈曲	伸展
	踝关节	背屈、内翻(外翻)	跖屈*、内翻
	足趾	伸展	屈曲

*表示该联带运动中的强势成分。

Brunnstrom、Fugl – Meyer、上田敏等方法的评定通过采用联带运动的模式和脱离联带运动的模式来评定运动控制功能水平。Brunnstrom 评定法根据所达到的关节运动范围进行评分,Fugl – Meyer 和上田敏则是在 Brunnstrom 的工作基础上将其进行改良。前者根据每一种动作基本完成、部分完成或小部分完成情况制订出三级评分量表。后者根据动作完成的充分与不充分,将 Brunnstrom 恢复分级进一步细化。Bobath 重点评定偏瘫患者的异常运动模式的程度;具体评定项目以检查选择性运动控制为主。Bobath 评定法对上、下肢及手指的运动模式及质量设计了全面的检查方法。具体评定方法见本章附表1~10。

（五）协调障碍

小脑、基底节损伤或本体感觉丧失均可引起运动的协调障碍。有关协调障碍的评定方法请参考第十二章《协调运动障碍的评定》。

（六）运动计划障碍

左、右大脑半球在运动控制中有不同的功用。左半球负责运动顺序编排；右半球主管维持姿势与运动。因此，左脑损伤（右侧偏瘫）后患者会表现出启动运动和执行运动顺序发生困难，可能需要花较长的时间学习一个新任务，常发生定位错误，运动速度变缓。此外，左脑损伤的患者也可以出现失用症表现，包括意念性失用和意念运动性失用。右脑损伤（左侧偏瘫）后患者表现出不能持续一个运动和保持一种姿势。有关评定方法参考第二十四章。

（七）功能性活动障碍

除了对运动控制障碍的相关因素进行评定之外，还应了解运动控制障碍对功能性活动的影响。患者的翻身、坐起、转移、站起及行走等功能水平是物理治疗师必须了解的内容。

着重于床上或轮椅里安全的评定不能体现和反映大多数日常作业活动水平。由于许多日常生活技能是在姿势调整和适应的基础上完成的（如穿袜子、进出浴盆、参加各种体育活动等），因此对姿势适应障碍的识别与治疗就成为作业疗法治疗脑卒中患者的重要组成部分。姿势适应（postural adaptation）指身体自动地维持平衡的能力并在体位变化或稳定性受到威胁的过程中持续保持抗重力直立姿势的能力。偏瘫患者双侧整合和自主姿势控制功能的下降致使患者必须付出较多的努力来维持直立姿势，因而无法将注意力放在目的性作业或任务的完成上。当进行具有挑战性的活动时，偏瘫患者常常倒退或滞留在发育水平较低的代偿策略中以维持姿势的稳定。

二、以任务为中心的功能性活动分析

该法由 Carr 和 Shepherd 提出，是运动再学习方案（motor relearning program，MRP）疗法的组成部分。评定方法包括对患者日常生活中七种功能性作业活动（上肢功能、口面部功能、床边坐起、坐位平衡、站起和坐下、站立平衡、行走）情况进行详细的分析。该评定法是建立在理解和掌握正常功能及必需的基本运动成分的基础上，对患者功能进行的分析。通过对特定活动的观察与比较，分析患者功能活动的障碍点。在采用该方法分析每一项功能活动时检查者都须注意观察以下问题：

1. 缺失的基本成分。指完成特定活动所必需的基本成分，如站起时骨盆前倾和髋关节屈曲成分缺失。

2. 错误的肌肉活动顺序。

3. 缺失的特定肌肉活动。

4. 出现过度或不必要的肌肉活动。

5. 代偿运动行为。例如，伸手向前时整个肩袖上抬。

针对不同的功能活动特征，Carr 和 Shepherd 提出了一系列患者可能存在的常见问题和各种代偿行为。分析的另一个重点在于寻找和确定患者形成代偿行为的原因。检查者要区分原发问题和继发问题。原发问题是阻碍运动的原因，继发问题则是可直接观察到的运动功能障碍。

　　Carr 和 Shepherd 将定性分析与定量分析相结合,在观察分析功能活动的基础上,提出了相应的运动评定量表(motor assessment scale, MAS)。该表由 8 个功能活动项目和一个肌张力的评定构成。8 个功能活动项目包括:从仰卧位到侧卧位、从仰卧位到床边坐、坐位平衡、从坐到站、行走、上肢功能、手运动、手的高级活动即精细活动。评定采用等级量表法即每一个功能活动从 0 分~6 分,共分为 7 个等级,6 分为功能的最佳状态。该法重测信度(测试者内部信度和测试者间信度)高,与 Fugl - Meyer 运动功能评定及 Barthel 指数具有高相关性。具体评定方法见本章附表11。

第三节　结果记录与分析

一、结果记录

　　对于中枢神经系统损伤后的运动控制障碍的评定以定性评定为主。因此,无论观察原始反射、异常运动模式还是进行功能活动的分析,都要对所见的异常做详尽的描述记录。为了使检查具有系统性,临床中也可以依据一定的评定表进行检查如 Bobath 运动模式质量的评定表。为了跟踪治疗效果或从事科研,可采用量表进行评定如 Fugl - Meyer、上田敏、MAS 运动功能评定量表等。

二、结果分析

　　表20-5 总结了有关运动控制的模型、理论、评定方法的传统和现代的观点。可以得出这样的结论:运动控制理论是指导运动障碍患者康复评定与治疗的指南。选择不同的评定内容与方法是基于不同的运动控制模型与理论,基于对 CNS 发育和损伤后恢复过程的不同认识。不同的评定方法也将指导制订不同的治疗计划。

　　Brunnstrom、Rood、PNF 以及 Bobath 的 NDT 治疗技术均以运动控制的等级模式理论为基础,即大脑皮质运动功能障碍导致较原始的脑干和脊髓反射脱抑制而释放。因此,主张者认为脑卒中后主要的神经运动方面的后果是痉挛和张力性原始反射占优势。基于上述指导思想,治疗目标及治疗计划的制订均以降低肌张力、减少异常的原始反射活动和抑制异常的运动模式为主要目的。

　　Carr 和 Shepherd 提出的运动再学习疗法(MRP)以运动生物力学和运动行为学为基础。功能评定以观察日常生活中最基本的功能活动的基本成分为主要内容,在观察、比较、分析中确定缺失的成分、各成分之间错误的时间顺序、缺失的肌肉活动、过度或不必要的肌肉活动以及代偿行为等。一旦确定哪些运动成分缺失、哪些成分过度或运动顺序发生错误,治疗主要集中在训练和练习丧失的成分,抑制过度的肌肉活动或运动成分上。与传统的神经生理学疗法(Brunnstrom、Rood、PNF、Bobath)评定比较,这种以任务为中心(task - oriented)的功能活动分析能够提供更多关于运动控制问题的更有价值的信息。而传统的评定方法通常是让患者在一个固定体位进行检查,如在仰卧位检查肌张力、肌力、反射、感觉、肢体运动功能等,而这些检查结果常与运动行为表现脱节。临床中常常出现这样的尴尬局面:偏瘫患者经过一段时间的康复训练后,再评定结果显示肢体功能水平改善,然而实际功能活动能力却未见任何提高。因此,这些检查结果并不能反映和说明实际的功能活动水平。

表 20 - 5 传统与现代观点整体比较

传 统 理 论 观 点	现 代 理 论 观 点
模型特征 反射 - 等级模型： • 运动由中枢神经系统控制或由感觉输入诱发 • 运用开环和闭环控制系统 • 前馈和反馈影响运动 • CNS 以等级方式控制运动,即较高级中枢控制较低级中枢 • 交互抑制支配是协调运动的关键	多系统模型： • 运动是多系统相互作用的结果 • 个人特性和环境状况相互作用最终达到功能目标 • 系统是动态、自我组织和多层交织结构的 • 一个特定任务的运动模式是稳定并且是达到功能目标的首选方式 • 一个或多个系统内的控制参数或变化能够引起运动行为从一种运动模式向另一种运动模式转变
有关疗法 的学说 神经发育疗法： • CNS 以等级方式组织 • CNS 损伤后出现的行为变化具有神经生理学基础 • 感觉刺激可用于抑制异常反射和易化肌张力和正常的运动模式 • 运动的重复可引起 CNS 积极的、永久性的变化 • CNS 损伤的恢复遵循一定的顺序	以任务为中心的现代疗法： • 人和环境系统包括 CNS 是以多分交织结构的方式组织的 • CNS 损伤后可见其他系统的变化 • 功能性任务有助于组织行为 • 作业活动或角色活动是人与环境多系统相互作用的结果 • 为寻找最佳运动解决方案和培训运动技能,进行各种对策的实验和实践是必要的 • 由于每个患者的个体情况和环境不同,CNS 损伤的恢复过程是不定的
评定 • 肌张力 • 异常反射 • 异常运动模式 • 姿势控制 • 感觉和知觉 • 记忆和判断力 • 恢复或发育水平所处阶段	• 以患者为中心确定问题点和重要的任务 • 在不同条件状态下特定任务(功能活动)的最佳运动模式 • 能够引起运动模式转换的系统控制参数 • 干扰任务完成的子系统检查
治疗 • 纠正评定中发现的损伤成分 • 抑制痉挛、异常反射和用感觉刺激抑制异常运动模式 • 易化正常肌张力,运用感觉刺激易化正常的运动模式和平衡反应 • 按照发育顺序或恢复顺序进行治疗	• 协助寻找达到功能目标的最佳对策 • 提供在不同背景下实践的机会 • 改变任务要求或环境以提高运动行为效果 • 纠正干扰功能活动完成的个人系统缺损

小 结

运动控制理论是运动障碍患者康复治疗的指南。随着模型和理论的变迁,基于某种理论的评定与治疗方法也将面临挑战。当前,大多数关于运动控制模型的研究已从反射等级模型向多系统模型转变。运动发育与运动学习理论也发生了类似的变化。这种变化导致人们对传统的(包括 Rood 感觉运动疗法、PNF、Brunnstrom 运动疗法、Bobath 的神经发育疗法在内的)神经发育疗法的学说提出了质疑。以任务为中心的现代疗法的问世向传统疗法提出了挑战。但是,传统的神经发育疗法并非完全过时,神经发育疗法的某些思想与现代疗法是一致的。因此,治疗师应根据患者的具体情况,将运动模式等评定与功能活动分析相结合,为运动控制障碍的患者制订治疗计划和确定治疗方案提供最有价值的依据。

附表 1　Brunnstrom 上肢运动功能评定表

被动运动感觉	肩关节	
	肘关节	
	前臂旋前旋后	
	腕关节屈曲伸展	
1. 出现运动(无诱发)		
2. 出现痉挛(联带运动的最初表现)		
屈肌联带运动		
伸肌联带运动		

3. 联带运动阶段(痉挛明显)：

屈肌联带运动	肩胛带	上抬	
		后撤	
	肩关节	屈曲	
		外展	
		外旋	
	肘关节	屈曲	
	前　臂	旋后	
伸肌联带运动	肩关节	伸展	
	肘关节	伸展	
	前　臂	旋前	

4. 部分分离运动阶段(痉挛稍减弱)			
(1)手背后触摸脊柱			
(2)肩关节屈曲、肘关节伸展			
(3)肘关节屈曲、前臂旋前与旋后			
5. 分离运动阶段(痉挛减少)			
(1)肩关节外展、肘关节伸展			
(2)上肢上举			
(3)肩关节屈曲、肘关节伸展、前臂旋前 　　与旋后			
6. 正常(痉挛最轻)			
手指从大腿到下颏 5 秒钟(次数)	健侧_____患侧_____		
手从大腿到另一侧膝关节 5 秒钟(次数)	健侧_____患侧_____		

附表 2 **Brunnstrom 躯干与下肢运动功能评定表**

1. 仰卧位			
被动运动感觉	髋关节		
	膝关节		
	踝关节		
	踇指		
屈肌联带运动			
伸肌联带运动			
髋关节外展			
髋关节内收			
2. 坐位			
躯干的坐位平衡			
足底感觉(回答次数)		正_____ 误_____	
髋、膝、踝关节同时屈曲			
膝关节屈曲(小范围活动)			
膝关节伸展(小范围活动)			
膝关节屈曲90°以上			
踝关节单独背屈			
髋关节内旋			
3. 立位			
独立站立			
辅助站立			
单腿站立	健侧(秒)		
	患侧(秒)		
髋、膝、踝关节同时屈曲			
膝关节的屈曲、伸展(小范围活动)			
髋关节伸展并膝关节屈曲			
踝关节单独背屈			
膝关节伸展并髋关节外展			

附表3 上田敏上肢运动功能评定表

姓名		性别		年龄		病案号		
科室		病房/床			临床诊断			

序号	体位	项目	开始肢位及检查动作	判定		月 日	月 日	月 日
1	仰卧位	联合反应（胸大肌）	开始肢位:患肢的指尖放于近耳处(屈肌联带运动型)检查动作:使健肢从屈肘位伸展以对抗徒手阻力,此时,触知患侧胸大肌是否收缩	不充分(无)				
				充分(有)				
2	仰卧位	随意收缩（胸大肌）	开始肢位:同1 检查动作:口令"将患侧手伸到对侧腰部",触知胸大肌收缩	不充分(无)				
				充分(有)				
3	仰卧位	伸肌联带运动	开始肢位:同1 检查动作:用与2相同的动作,观察手指尖移动到的部位(伸肌联带运动)	不可能				
				可能	不充分	耳－乳头		
						乳头－脐		
					充分	脐以下		
						完全伸展		
4	坐位	屈肌联带运动	开始肢位:将手放于健侧腰部(使肘尽量伸展,前臂旋前,伸肌联带运动型)。检查动作:口令"将患侧手拿到耳边",观察指尖到达的部位	不可能				
				可能	不充分	0－脐		
						脐－乳头		
					充分	乳头以上		
						与耳同高		
5	坐位	部分分离运动	将手转于背后观察手是否达到背部脊柱正中线附近5cm以内注意躯干不要有大的移动	不可能				
				不充分	达到体侧			
					过体侧但不充分			
				充分	距脊柱5cm以内			

续表

序号	体位	项目	开始肢位及检查动作	判定		月 日	月 日	月 日
6	坐位	部分分离运动	上肢向前方水平上举（注意屈肘不超过20°，肩关节的水平内收、外展保持在±10°以内）	不可能				
				不充分	5°~25°			
					30°~55°			
				充分	60°~90°			
7	坐位	部分分离运动	屈肘，前臂旋前（手掌向下）。将肘紧靠体侧不要离开（靠不上者不合格），肘屈曲保持在90°±10°的范围内	肘不靠体侧				
				不充分	靠体侧但前臂旋后			
					前臂可保持中立位			
					可旋前5°~45°			
				充分	旋前50°~85°			
					旋前90°			
8	坐位	分离运动	伸肘位，将上肢向侧方水平外展，注意上肢水平屈曲不得超出20°，屈肘不超出20°	不可能				
				不充分	5°~25°			
					30°~55°			
				充分	60°~85°			
					90°			
9	坐位	分离运动	上肢上举，肘弯曲不超过20°，尽量从前方上举，上肢向侧方外展不超过30°	不充分	0°~85°			
					90°~125°			
					130°~155°			
				充分	160°~175°			
					180°			
10	坐位	分离运动	肘伸展位，肩屈曲，前臂旋后（手掌向上）肘弯曲不超过20°，肩关节屈曲超过60°	不充分	不能向前方上提			
					能上提但前臂旋前			
					能保持中立位			
					旋后5°~45°			
				充分	旋后50°~85°			
					旋后90°			

序号	体位	项目	开始肢位及检查动作	判定		月　日	月　日	月　日
11	坐位	速度检查	指尖触肩做快速上举动作,测量反复10次所需的时间 上举时,屈肘不超过20°,肩关节屈曲130°以上(先测量健侧)判定:患侧所需时间为健侧的1.5倍以下为充分	需时间	健侧	秒	秒	秒
					患侧	秒	秒	秒
				不充分	健侧的2倍以上			
					健侧的1.5~2倍			
				充分	健侧的1.5倍以下			

附表4　上田敏偏瘫手指功能评定表

姓名		性别		年龄		病案号	
科室		病房/床			临床诊断		

检查序号	检查项目		开始肢位及检查动作	判定		月　日	月　日	月　日
1	联合反应		健手持握力计并用力抓握,观察患手的屈曲程度,患手的位置不限(置于膝上或体侧)	不充分	无			
				充分	有			
2	手指联合运动	联合屈曲	开始肢位:前臂中立位手指伸展,腕关节中立位(背伸不超过1/4ROM)。患者不能取中立位时,检查者可给予小量帮助。令患者手指屈曲	不能做				
				ROM < 1/4				
				1/4 < ROM < 3/4				
				ROM > 3/4				
3		联合伸展	开始肢位:前臂中立位手指屈曲,腕关节在中立位至掌屈位的范围。患者不能取中立位时,检查者可给予小量帮助。令患者手指伸展	不能做				
				ROM < 1/4				
				1/4 < ROM < 3/4				
				ROM > 3/4				
4	腕关节分离运动	腕关节背伸	开始肢位:前臂中立位手指屈曲3/4ROM以上,前臂放在桌上。检查中尺、桡偏<1/4ROM,令患者腕关节背伸	不充分	ROM < 3/4			
				充分	ROM > 3/4			

续表

检查序号	检查项目	开始肢位及检查动作	判定		月　日	月　日	月　日
5	手指分离运动	四指屈曲时示指伸展	开始肢位:同检查2。第3~5指保持主动屈曲>3/4ROM。令患者示指伸展	不充分	ROM<3/4			
				充分	ROM>3/4			
6		MP伸展时指间关节屈曲	开始肢位:前臂中立位,腕关节背伸(>1/4ROM),掌指(MP)关节伸展(>3/4ROM),拇指自由位。令患者屈曲DIP和PIP关节	不充分	ROM<3/4			
				充分	ROM>3/4			
7	手指分离运动	腕关节背伸手指屈曲时示指伸展	开始肢位:前臂中立位,第1~5指屈曲(>3/4ROM),腕关节背伸(>1/4ROM)。令患者示指伸展	不充分	ROM<3/4			
				充分	ROM>3/4			
8		腕关节背伸手指屈曲时小指伸展	开始肢位:前臂中立位,第1~5指屈曲(>3/4ROM),腕关节背伸(>1/4ROM)。令患者小指伸展	不充分	ROM<3/4			
				充分	ROM>3/4			
9	速度检查	用拇指和示指以最快的速度将桌上的铅笔捏起距桌面2~3cm高处,再放下。反复10次。注:先健手,后患手进行检查。第3、4、5指须保持屈曲(>3/4ROM)	所需时间(以10次为1计算单位)	健侧(秒)			
					患侧(秒)			
			不充分	患侧健侧>1.0患侧>8秒			
			充分	患侧健侧≤1.0患侧<8秒			

附表5 上田敏下肢运动功能评定表

姓名			性别		年龄		病案号					
科室			病房/床			临床诊断						

序号	体位	项目	开始肢位及检查动作	判定		月 日	月 日	月 日
1	仰卧位	联合反应	将健侧下肢稍外展,对抗徒手阻力使下肢内收。观察患侧下肢有无内收动作或内收肌群的收缩(Raimiste现象)	不充分(无)				
				充分(有)				
2	仰卧位	随意收缩	令患侧下肢内收,触知内收肌群的收缩	不充分(无)				
				充分(有)				
3	仰卧位	伸肌联带运动	开始肢位:屈膝90° 检查动作:令"伸患侧腿",观察有无随意动作及伸膝程度	不可能				
				不充分	90°~50°			
					45°~25°			
				充分	20°~5°			
					0°			
4	仰卧位	屈肌联带运动	开始肢位:髋伸展(0°~20°) 观察动作:令"屈患侧腿",观察有无随意动作及其程度	不可能				
				不充分	5°~40°			
					45°~85°			
				充分	90°~			
5	仰卧位	部分分离运动	在膝关节伸展状态下髋屈曲,观察髋关节屈曲角度。膝关节屈曲不得超过20°	不可能				
				不充分	5°~25°			
					30°~45°			
				充分	50°~			

续表

序号	体位	项目	开始肢位及检查动作	判定		月	日	月	日	月	日
6	坐位	部分分离运动	开始肢位:坐位屈膝90° 检查动作:使脚在地板上滑动,同时屈膝100°以上,要使髋关节保持屈曲60°～90°。足跟不得离开地面	不可能（不充分）							
				可能（充分）							
7	坐位	部分分离运动	足跟着地使踝关节背屈,背屈5°以上为充分	不可能（不充分）							
				可能（充分）							
8	仰卧位	分离运动	取髋、膝伸展位做踝关节背屈的动作	不可能							
				不充分	可能但在跖屈范围内						
				充分	背屈5°以上						
9	坐位	分离运动	观察踝关节有无背屈动作及其程度,髋关节屈曲60°～90°,膝屈曲不超过20°	不可能							
				不充分	可能但在跖屈范围内						
				充分	背屈5°以上						
10	坐位	分离运动	取屈膝位,观察髋关节内旋角度,髋关节屈曲60°～90°,使大腿保持水平、屈膝90°±10°	不可能							
				不充分	内旋5°～15°						
				充分	内旋20°～						

续表

序号	体位	项目	开始肢位及检查动作	判定		月　日	月　日	月　日
11	坐位	速度检查	检查同 10 的动作。取屈膝位,髋关节从中间位内旋 10 次,记录所需时间(内旋要在 20° 以上,其它条件与检查 10 相同),先测量健侧 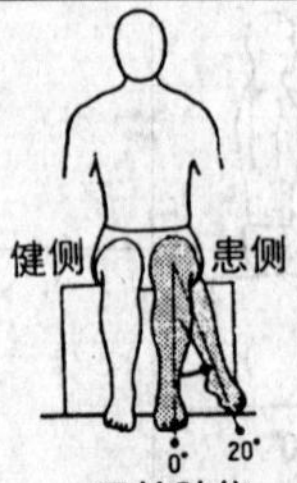	需时间	健侧	秒	秒	秒
					患侧	秒	秒	秒
				不充分	健侧的 2 倍以上			
					健侧的 1.5~2 倍			
				充分	健侧的 1.5 倍以下			

图中标注：健侧　患侧　0°　20°　开始肢位

附表 6　Fugl – Meyer 上肢运动功能评定表

部位	运动功能评价(该项最高分)	评价标准
上肢 (坐位)	Ⅰ. 上肢反射活动 　ⅰ. 肱二头肌腱反射(2) 　ⅱ. 肱三头肌腱反射(2)	0 分:不能引出反射活动 2 分:能够引出反射活动
	Ⅱ. 屈肌联带运动 　ⅰ. 肩关节上提(2) 　ⅱ. 肩关节后缩(2) 　ⅲ. 外展(至少 90°)(2) 　ⅳ. 外旋(2) 　ⅴ. 肘关节屈曲(2) 　ⅵ. 前臂旋后(2)	0 分:完全不能进行 1 分:部分完成 2 分:无停顿充分完成
	Ⅲ. 伸肌联带运动 　ⅰ. 肩关节内收/内旋(2) 　ⅱ. 肘关节伸展(2) 　ⅲ. 前臂旋前(2)	0 分:完全不能进行 1 分:部分完成 2 分:无停顿充分完成
	Ⅳ. 伴有联带运动的活动(部分分离运动) 　ⅰ. 手触腰椎(2)	0 分:没有明显活动 1 分:手必须通过髂前上棘 2 分:能顺利进行
	ⅱ. 肩关节屈曲 90°(肘关节伸展)(2)	0 分:开始时手臂立即外展或肘关节屈曲 1 分:在接近规定位置时肩关节外展或肘关节屈曲 2 分:能顺利充分完成
	ⅲ. 肩 0°,肘屈 90°,前臂旋前旋后(2)	0 分:不能屈肘或前臂不能旋前 1 分:肩、肘位正确,基本上能旋前、旋后 2 分:顺利完成

续表

部位	运动功能评价(该项最高分)	评 价 标 准
上肢 (坐位)	Ⅴ. 分离运动(指与联带运动分离的运动) 　ⅰ. 肩关节外展90°,肘关节伸展,前臂旋前(2)	0分:一开始肘关节就屈曲、前臂偏离方向不能旋前 1分:可部分完成或者在活动时肘关节屈曲或前臂不能旋前 2分:顺利完成
	ⅱ. 肩关节屈曲90°~180°,肘于伸展位,前臂于中立位(2)	0分:开始时肘关节屈曲或肩关节外展 1分:在肩部屈曲时,肘关节屈曲,肩关节外展 2分:顺利完成
	ⅲ. 在肩关节屈曲30°~90°、肘关节伸展位时前臂可旋前旋后(2)	0分:前臂旋前旋后完全不能进行或肩肘位不正确 1分:能在要求肢位上部分完成旋前、旋后 2分:顺利完成
	Ⅵ. 正常反射活动(2) 　肱二头肌腱反射 　指屈肌反射 　肱三头肌腱反射	0分:2~3个反射明显亢进 1分:一个反射明显亢进或2个反射活跃 2分:反射活跃不超过一个并且无反射亢进 (患者只有在Ⅴ项得6分,第Ⅵ项才有可能得2分)
	Ⅶ. 腕 　ⅰ. 肩关节0°,肘关节屈曲90°时腕背伸(稳定性)(2)	0分:不能背伸腕关节达15° 1分:可完成腕背伸,但不能拒阻力 2分:施加轻微阻力仍可维持腕背伸
	ⅱ. 肩关节0°,肘关节屈曲90°时腕关节屈伸(2)	0分:不能随意运动 1分:不能在全关节范围内主动活动腕关节 2分:能平滑地不停顿地进行
	ⅲ. 肘关节伸展,肩关节屈曲30°时腕关节背伸(稳定性)(2)	评分同ⅰ项
	ⅳ. 肘关节伸展,肩关节屈曲30°时腕关节屈伸(2)	评分同ⅱ项
	ⅴ. 环转运动(2)	0分:不能进行 1分:不平滑的运动或部分完成 2分:正常完成
	Ⅷ. 手 　ⅰ. 手指联合屈曲(2)	0分:不能屈曲 1分:能屈曲但不充分 2分:(与健侧比较)能完全主动屈曲
	ⅱ. 手指联合伸展(2)	0分:不能伸 1分:能放松主动屈曲的手指(能够松开拳) 2分:能充分地主动伸展
	ⅲ. 钩状抓握:掌指关节伸展并且近端和远端指间关节屈曲,检测抗阻握力(2)	0分:不能保持要求位置 1分:握力微弱 2分:能够抵抗相当大的阻力抓握
	ⅳ. 侧捏:所有指关节伸直时,拇指内收(2)	0分:不能进行 1分:能用拇示指捏住一张纸,但不能抵抗拉力 2分:可牢牢捏住纸

部位	运动功能评价(该项最高分)	评 价 标 准	
上肢 (坐位)	ⅴ. 对捏:患者拇示指可捏住一支铅笔(2) ⅵ. 圆柱状抓握:患者能握住一个圆筒状物体(2) ⅶ. 球形抓握:抓握球形物体,如网球(2) Ⅸ. 协调性与速度:指鼻试验(快速连续进行5次) ⅰ. 震颤(2) ⅱ. 辨距不良(2) ⅲ. 速度(2)	评分方法仿ⅳ 评分方法仿ⅳ 评分方法仿ⅳ 0分:明显震颤 1分:轻度震颤 2分:无震颤 0分:明显的或不规则辨距障碍 1分:轻度的或规则的辨距障碍 2分:无辨距障碍 0分:较健侧长6s 1分:较健侧长2~5s 2分:两侧差别少于2s	

上肢共33项,最高总积分66分。

附表7　Fugl – Meyer 下肢运动功能评定表

体位	运动功能评定(该项最高分)	评 分 标 准
仰卧位	Ⅰ. 反射活动 　ⅰ. 跟腱反射(2) 　ⅱ. (髌)膝腱反射(2) Ⅱ. 联带运动 　屈肌联带运动 　ⅰ. 髋关节屈曲(2) 　ⅱ. 膝关节屈曲(2) 　ⅲ. 踝关节背屈(2) 　伸肌联带运动 　ⅳ. 髋关节伸展(2) 　ⅴ. 髋关节内收(2) 　ⅵ. 膝关节伸展(2) 　ⅶ. 踝关节跖屈(2)	0分:无反射活动 2分:反射活动 0分:不能进行 1分:部分进行 2分:充分进行 0分:没有运动 1分:微弱运动 2分:几乎与对侧相同
坐　位	Ⅲ. 伴有联带运动的活动 　ⅰ. 膝关节屈曲(2) 　ⅱ. 踝背屈(2)	0分:无主动活动 1分:膝关节能从微伸位屈曲,但不超过90° 2分:屈膝超过90° 0分:不能主动背屈 1分:主动背屈不完全 2分:正常背屈

体位	运动功能评定(该项最高分)	评 分 标 准
站立位	Ⅳ. 分离运动(髋关节0°) ⅰ. 膝关节屈曲(2)	0分:在髋关节伸展位不能屈膝 1分:髋关节不屈曲的情况下,膝能屈曲,但不能达到90°,或在进行时髋关节屈曲 2分:能自如运动
	ⅱ. 踝背屈(2)	0分:不能主动活动 1分:能部分背屈 2分:能充分背屈
坐 位	Ⅴ. 正常反射(2) 膝部屈肌 膝反射 跟腱反射	0分:2~3个明显亢进 1分:1个反射亢进或2个反射活跃 2分:活跃的反射不超过1个
仰卧位	Ⅵ. 协调/速度:跟胫膝试验(连续重复5次) ⅰ. 震颤(2)	0分:明显震颤 1分:轻度震颤 2分:无震颤
	ⅱ. 辨距障碍(2)	0分:明显的不规则的辨距障碍 1分:轻度的规则的辨距障碍 2分:无辨距障碍
	ⅲ. 速度(2)	0分:比健侧长6s 1分:比健侧长2~5s 2分:比健侧长2s

下肢共17项,最高积分34分。

附表8 Bobath上肢与肩胛带运动模式评定表

阶段	运动模式	仰卧位		坐位		站立位	
		能	否	能	否	能	否
Ⅰ	a. 能否保持上肢上举(肘关节伸展)						
	上肢上举时能否内旋						
	能否保持上肢上举时的外旋位						
	b. 能否将上肢从上举位移动到水平位,再返回到上举位(肘关节伸展)						
	能否在前方完成上述动作						
	能否在侧方完成上述动作						
	移动过程中上肢能否内旋						
	移动过程中上肢能否外旋						
	c. 能否将上肢从水平外展位移动到体侧,再回到水平外展位(肘关节伸展)						
	移动过程中上肢能否内旋						
	移动过程中上肢能否外旋						

阶段	运动模式	仰卧位		坐位		站立位	
		能	否	能	否	能	否
Ⅱ	a. 能否举起上肢触摸对侧肩						
	能否用手掌触摸						
	能否用手背触摸						
	b. 能否屈肘举起上肢用手触摸头顶						
	能否用手掌触摸(旋后)						
	能否用手背触摸(旋前)						
	c. 能否双肩水平外展并屈肘时双手于枕部交叉						
	是否伴有腕关节屈曲						
	腕关节伸展时能否完成						
Ⅲ	a. 前臂和腕关节能否旋后						
	患侧躯干不伴有侧屈时能否完成						
	是否伴有肘与手指关节屈曲						
	肘关节与手指关节伸展时能否完成						
	b. 肩关节无内收时前臂能否旋前						
	c. 上肢伸展时能否外旋						
	●能否在水平外展位外旋						
	●能否于体侧外旋						
	●上肢于上举位能否外旋						
	d. 能否在外展外旋位时屈伸肘关节,完成用手触摸同侧肩部的动作:						
	上肢从体侧位开始						
	上肢从水平外展位开始						

附表 9　腕关节与手指运动模式质量评定表

阶段	运动模式	是(能)	否
Ⅰ	a. 能否将手平放在前面的桌子上		
	坐在治疗床边时,能否将手平放侧方		
	是否伴有手指和拇指内收		
	手指和拇指能否外展		
Ⅱ	a. 能否伸手(张开手指)抓握物品		
	是否伴有腕关节屈曲		
	腕关节能否伸展		
	是否伴有前臂旋前		
	前臂能否旋后		
	是否伴有手指和拇指内收		
	手指和拇指能否外展		

续表

阶段	运动模式	是(能)	否
Ⅲ	a. 用手抓握后能否再松手(放下物品)		
	肘关节是否可以屈曲		
	肘关节是否可以伸展		
	前臂是否可以旋前		
	前臂是否可以旋后		
	b. 手指能否单独活动:		
	拇指		
	无名指		
	小指		
	示指和中指		
	c. 各指能否与拇指对指:		
	拇指和示指对指		
	拇指和中指对指		
	拇指和小指对指		

附表 10　Bobath **骨盆、下肢及足运动模式评定表**

体位	阶段	运动模式	是(能)	否
仰卧位	Ⅰ	a. 患侧下肢能否屈曲		
		患足离开床面是否伴有健侧下肢屈曲		
		健侧下肢伸展时能否完成		
		患侧上肢不屈曲能否完成		
		b. 患侧下肢能否从伸展位开始屈髋屈膝(足底支撑于床面向骨盆方向移动)		
		患足不离开床面能否伸展下肢		
	Ⅱ	能否双足抵于床面,在不伸展患侧下肢的前提下抬起骨盆(搭桥运动)		
		• 能否在骨盆保持抬起位的同时,健侧下肢离开床面		
		• 骨盆抬起时,骨盆患侧是否向下倾斜		
		• 能否在骨盆保持抬起位的同时,双膝进行内收外展		
	Ⅲ	a. 踝关节能否背屈		
		足趾能否背屈		
		足置于支撑面上能否进行下肢屈曲		
		下肢能否伸展		
		是否伴有踝关节内翻		
		踝关节能否外翻		
		b. 患者仰卧于治疗台边缘,患侧髋关节伸展时,能否屈曲膝关节(足底支撑于地面)		
坐位	Ⅰ	a. 双足踏在地面时,患侧下肢能否内收、外展		
		b. 双足离地时,患侧下肢能否内收、外展		
	Ⅱ	a. 能否抬起患侧下肢放在健膝上(翘二郎腿,不得用手帮助)		
		b. 能否足跟不离地,患足后移到座椅下方		
		c. 能否健足在前、患足在后站起来		

体位	阶段	运动模式	是(能)	否
站立位	I	能否双足并拢站立		
	II	a. 能否患侧单腿站立		
		b. 能否于患侧单腿站立时患侧下肢做屈伸动作		
		c. 能否患侧下肢在前、健侧下肢在后(健侧足置于患侧足尖后面)站立时,患侧下肢负重(重心前移)		
		d. 能否健侧下肢在前、患侧下肢在后站立时,健侧负重、患侧下肢膝关节屈曲但足趾不离地		
	III	a. 能否健侧下肢在前、患侧下肢在后站立时,健侧负重、患侧膝关节屈曲并足离地,但不伴有髋关节屈曲		
		患足是否出现内翻		
		是否伴有患足外翻		
		b. 能否患侧下肢负重并转移重心为健侧下肢迈步创造条件		
		重心向前移动		
		重心向后移动		
		c. 能否健腿支撑,患腿向前迈步但不出现骨盆上抬		
		d. 能否健腿支撑,患腿向后迈步但不出现骨盆上抬		
		e. 能否患侧足跟站立(患侧下肢支撑,足尖翘起)		

附表 11　Carr – Shepherd 运动功能评定(MAS)

内容	评　分　标　准
(一)从仰卧到健侧卧	0 分:完全依赖
	1 分:自己牵拉侧卧(起始位必须仰卧,不屈膝。病人自己用健手牵拉向健侧卧,用健腿帮助患腿移动)
	2 分:下肢主动横移,且下半身随之移动(起始位同上,上肢留在后面)
	3 分:用健侧上肢将患侧上肢提过身体,下肢主动移动且身体随其运动(起始位同上)
	4 分:患侧上肢主动移动到对侧,身体其他部位随之移动(起始位同上)
	5 分:移动上下肢并翻身至侧位,但平衡差(起始位同上,肩前伸,上肢前屈)
	6 分:在 3 秒内翻身侧卧(起始位同上,不用手)
(二)从仰卧到床边坐	0 分:完全依赖
	1 分:侧卧,头侧抬起,但不能坐起(帮助病人侧卧)
	2 分:从侧卧到床边坐(治疗师帮助病人移动,整个过程病人能控制头部姿势)
	3 分:从侧卧到床边坐(治疗师准备随时帮助将病人的下肢移到床下)
	4 分:从侧卧到床边坐(不需帮助)
	5 分:从仰卧到床边坐(不需帮助)
	6 分:在 10 秒内从仰卧到床边坐(不需帮助)

续表

内容	评　分　标　准
（三）坐位平衡	0分:不能坐 1分:必须有支持才能坐(治疗师要帮助病人坐起) 2分:无支持能坐10秒(不用扶持,双膝和双足靠拢,双足可着地支撑) 3分:无支持能坐,体重能很好地前移且分配均匀(体重在双髋处能很好地前移,头胸伸展,两侧均匀持重) 4分:无支持能坐并可转动头及躯干向后看(双足着地支持,不让双腿外展或双足移动,双手放在大腿上,不要移到椅座上) 5分:无支持能坐且向前触地面并返回原位(双足着地,不需抓物,腿和双足不要移动,必要时支持患臂,手至少必须触到足前10cm的地面) 6分:无支持坐在凳子上,触摸侧方地面,并回到原位(要求姿势同上,但病人必须向侧位而不是向前方触摸)
（四）从坐到站	0分:不能站 1分:需要别人帮助站起(任何方法) 2分:可在别人准备随时帮助下站起(体重分布不均,用手扶持) 3分:可站起(不允许体重分布不均和用手扶持) 4分:可站起,伸直髋和膝并维持5秒(不允许体重分布不均) 5分:坐—站—坐不需别人帮助(不允许体重分配不均,完全伸直髋和膝) 6分:坐—站—坐不需别人帮助,在10秒内重复3次(不允许体重分布不均)
（五）步行	0分:不能行走 1分:能用患腿站,另一腿向前迈步(负重的髋关节必须伸展,治疗师可准备随时给予帮助) 2分:在一个人准备随时给予帮助下能行走 3分:不需帮助能独立行走(或借助任何辅助器具)3m 4分:不用辅助器具15秒能独立行走5m 5分:不用辅助器具25秒能独立行走10m,然后转身,拾起地上一个小沙袋(可用任何一只手),并且走回原地 6分:35秒上下四级台阶3次(不用或用辅助器具,但不能扶栏杆)
（六）上肢功能	0分:上肢不能动 1分:卧位,上举上肢以伸展肩带(治疗师将臂置于所要求的位置并给予支持,使肘伸直) 2分:卧位,上肢保持上举伸直2秒(治疗师应将上肢置于所要求的位置,病人必须使上肢稍外旋,肘必须伸直在20°以内) 3分:上肢位置同2分,屈伸肘部使手掌触及和离开前额(治疗师可帮助前臂旋后) 4分:坐位,使上肢伸直前屈90°(保持上肢稍外旋及伸肘,不允许过分耸肩)保持2秒 5分:坐位,病人举臂同4分,前屈90°并维持10秒然后还原(病人必须维持上肢稍外旋,不允许内旋) 6分:站立,手抵墙(上肢外展90°,手掌平压在墙上),当身体转向墙时要维持上肢的位置

续表

内容	评 分 标 准
（七）手部运动	0分:手不能动 1分:病人坐在桌旁,前臂旋前置于桌上,把圆柱体放在病人掌中,要求病人伸腕,将手中的物体举离桌面,不允许屈肘 2分:坐位,腕部桡侧偏移(将病人前臂尺侧靠放,前臂中立位,拇指与前臂呈一直线,伸腕,手握圆柱体,然后要求病人将手抬离桌面,不允许肘关节屈曲或旋前) 3分:坐位,肘置身旁,旋前或旋后(肘不要支持,并处直角位或3/4ROM范围即可) 4分:手前伸,用双手捡起一直径14cm的大球,并把它放在指定的位置(球应放于桌上距病人较远的位置,使病人完全伸直双臂才能拿到球,肩必须前伸,双肘伸直,腕中位或伸直,双掌要接触球) 5分:从桌上拿起一个塑料杯,并把它放在身体另一侧的桌上(不能改变杯子的形态) 6分:连续用拇指和每一个手指对指,10秒内做14次以上(从示指开始,每个手指依次碰拇指,不允许拇指从一个手指滑向另一个手指或向回碰)
（八）手的精细功能	0分:手指不能动 1分:捡起一个钢笔帽,再放下(病人向前伸臂,捡起笔帽放在靠近身体的桌面上) 2分:从杯子里拣出一颗糖豆,然后放在另一个杯子里(茶杯里有8粒糖豆,两个杯子必须放在上肢能伸到处,左手拿右侧杯里的豆放进左侧杯里) 3分:画几条水平线止于垂直线上。20秒内画10次(至少要有5条线碰到并终止在垂直线上) 4分:用一支铅笔在纸上连续快速点点儿(病人至少每秒钟点两个点儿,连续5秒,病人不需帮助能捡起及拿好铅笔,必须像写字一样拿笔,是点点而不是敲击) 5分:把一匙液体放入口中(不需低头去迎就匙,不许液体溢出) 6分:用梳子梳头后部的头发
（九）全身肌张力	0分:病人处于昏迷状态 1分:弛缓无力。移动身体部分时无阻力 2分:移动身体部分时可感觉到一些反应 3分:变化不定。有时弛缓无力,有时肌张力正常,有时肌张力高 4分:持续正常状态 5分:50%时间肌张力高 6分:肌张力持续性增高

思考题

基于神经发育疗法观点的评定方法与以任务为中心的评定方法有何区别?举例说明。

(恽晓平)

第二十一章　心肺功能的评定

学习目标
1. 掌握6分钟步行试验的评定方法。
2. 掌握运动负荷试验的适应证、禁忌证。
3. 了解多种运动负荷试验方案。
4. 了解运动试验步骤。
5. 熟悉运动试验常用指标及临床意义。

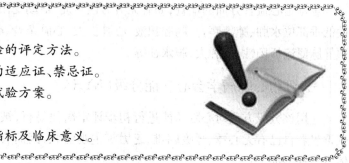

　　心肺康复相对于神经系统疾病康复、骨关节疾病康复等领域而言,属于脏器康复的范畴。当需要对患者进行心肺康复治疗或其他康复治疗而必须明确患者的心肺功能状况时,应当先对患者的心脏功能和呼吸功能作出客观、准确的评价,才便于制订切实可行的康复计划和措施。同时,在康复治疗过程中,心肺功能评定还可以作为检测康复治疗效果的手段而反复加以使用。物理治疗师应掌握与心肺功能评定相关的基础知识和检查方法。

第一节　心功能评定

　　从广义来说心脏有多方面功能:①机械功能主要是收缩功能和舒张功能;②神经内分泌功能指心脏可以分泌某些神经递质与内分泌激素;③电生理功能指心肌内特殊传导系统具有兴奋性、自律性、传导性及不应性。人们一般所说的心功能主要指心脏机械功能,即狭义的心脏功能。它必须承担维持全身血液循环的任务。以下指标可反映心脏的这种功能特征:心率、心输出量、每搏量、左心室收缩末期容量、左心室舒张末期容量、射血分数、心动周期、心室收缩时间、心室舒张时间、心脏重量、冠脉血流量、冠状动脉血氧含量、冠状静脉血氧含量、心脏的氧耗量、心脏基础氧耗量、静态效率等。通过测定这些指标,能够反映出心脏功能的强弱。

　　多种病因可造成心脏功能损害,如心肌细胞减少(心肌梗死、心肌炎)、应力负荷过重(机械和容量负荷)、心室重塑(心肌肥厚和心室扩大)等。故在对患者进行心脏康复前及康复治疗过程中,需不止一次地从不同方面、不同角度对患者进行心功能评定。

　　心功能评定的方法有若干种,既包括传统的详细询问病史、系统的体格检查、简单明了的分级标准,更有借助于仪器、设备的测定和检查。将从不同角度、不同侧面得到的资料相互补充并综合,便能对心功能进行全面评定。

一、病史

应详细了解患者心脏病的发病经过及目前状况。如患过心肌梗死的人,应询问其何时发生心梗,主要治疗(溶栓、放置支架、搭桥手术),有无合并糖尿病、高血压、高脂血症、肾脏疾病等,目前还有无心绞痛发作、药物治疗情况等。

二、体格检查

重点是心血管方面的检查,如有无劳力性气促、活动受限,有无颈静脉怒张、对称性凹陷性低垂部位水肿、肺部啰音、胸腔积液、心脏扩大、心脏杂音、奔马律、心动过速、心律不齐、肝颈静脉回流征阳性、肝肿大、腹水征等。

三、纽约心脏病学会心功能分级(NYHA)

应用该分级方法对心脏功能进行初步评定简便易行,被广泛接受。缺点是该方法主要依据患者自己有无心悸、呼吸困难、乏力等主观症状,因而有时评定结果存在一定差异。具体分级标准如下:

Ⅰ级:体力活动不受限,一般的体力活动不引起过度的乏力、心悸、气促和心绞痛。

Ⅱ级:轻度体力活动受限,一般的体力活动即可引起心悸、气促等症状。

Ⅲ级:体力活动明显受限,休息时尚正常,低于日常活动量也可引起心悸、气促。

Ⅳ级:体力活动完全丧失,休息时仍有心悸、气促。

四、6 分钟步行试验

由于日常体力活动的强度小于最大运动量,测定亚极量的运动能力将提供有用的信息。

6 分钟步行试验是一种简便、易行、安全有效的方法,要求患者在走廊里尽可能行走,测定 6 分钟内步行的距离。6 分钟内,若步行距离 < 150 米,表明心衰程度严重,150 ~ 425 米之间为中度心衰,426 ~ 550 米之间为轻度心衰。6 分钟步行试验结果是独立的预测心衰致残率和病死率的因子,可用于评定患者心脏储备功能,评价药物治疗和康复治疗的疗效。

五、心电图

不作为评定心功能的主要手段,但客观记录下来的心率快慢可反映心肌缺血的 ST – T 改变;提示有无心室肥厚的 QRS 波变化,对评定心功能也有一定参考意义。

六、心脏超声

超声心动图检查无创且可反复测定,不仅能够直接观察心脏和大血管的结构,也可以随着心动周期的变化推算心脏泵血功能、收缩功能和舒张功能。

1. 左室每搏排血量(SV)和心排血量(CO) 应用超声测量心脏内径等数据,然后通过公式计算出 SV 和 CO,心搏出量增高见于各种高搏出量状态,降低见于心功能不全或失血、休克状态。

2. 射血分数(EF) 即每搏输出量占左室舒张末期容量(EDV)的百分比,反映左室的排血效率。射血分数可以用于评定心肌的收缩功能，射血分数的变化可以反映心肌收缩力的改变。

$$EF = SV/EDV = (EDV - ESV)/EDV$$

式中 ESV 表示左室收缩末期容量。

通常认为 EF 低于 58% 可以考虑为异常，在 50% ~ 75% 为轻度降低，在 35% ~ 49% 为中度降低，在 34% 以下为明显降低。

其他左室收缩功能，还可以通过测定左室短轴缩短率和左室向心缩短率，以及左室局部收缩功能而获得。左室舒张功能和右心功能也可以通过多普勒超声、M 型及二维超声心动图测出。

七、心脏导管检查及核素扫描测定心功能

(一)心室造影

将导管插入左心室，快速注入造影剂并摄片，从电影上出现的心动周期不同时刻的左心室心内膜边缘算出每搏量、射血分数等，对心室的节段性运动异常进行定性或定量分析。

(二)指示剂稀释法心功能测定

从右心房经导管快速注入冰水，冰水与血液混合后进入肺动脉内，测定肺动脉的血液温度，通过计算机可自动计算出心排血量。

(三)放射性核素扫描测定左心室功能

利用^{201}Tl 和^{99}Tc 通过门控心肌显像获得左室舒张和收缩期图像，从而可以计算出不同的左室功能参数、左室腔与心肌计数比值和肺心计数比值等，亦可预测出心功能的比值。

八、运动负荷试验及运动心电图评定心功能

(一)原理

机体所有系统，包括心血管系统，都具有巨大的储备能力。运动负荷试验是通过一定负荷量的生理运动，了解患者的生理及病理变化。某些在静止时难以被检出的心脏功能异常，在运动时由于负荷增加而表现出异常，通过运动心电图的检测、记录而得以发现。因此，运动心电图即心电图运动负荷试验是目前对已知或可疑心血管病，尤其是冠心病，进行临床评定的最重要、最有价值的无创性诊断试验。

人体运动一般有两种类型，即等长运动和等张运动。在日常情况下，常是两种运动的混合而以某种运动为主。等长运动是肌肉做功时，肌肉长度保持基本不变，而肌肉张力明显增高，导致外周血管阻力显著增加，从而引起血压明显升高，心脏后负荷增加，使冠脉和骨骼肌血管阻力增加，冠脉灌注减少。因此，等长运动对心血管患者不利，是这些人应力图避免的运动形式。举重、搬运重物、握拳等属于典型的等长运动。

等张运动即肌肉做功时，肌肉张力保持相对恒定，肌肉长度有规律地舒缩。步行、跑步、游泳等是典型的等张运动。等张运动时，骨骼肌及冠状血管是扩张的，血压轻度升高时因心排出量增加，冠脉血流量和流速是增加的。等张运动最符合人体的生理条件，是健康人和心血管疾病患者宜采用的运动形式。运动试验时的运动形式应主要以等张运动为主，尽量避免等长运动，这对提高运动试验的安全性及正确性是十分重要的。

（二）心电图运动试验的类型

1. 活动平板运动试验 活动平板运动是所有目前常用的器械运动中引起心肌氧耗最高的运动方式，因其参与做功的肌群多，包括双下肢、躯干部及双臂。活动平板运动是最接近理想的生理运动方式，等长运动的成分可降至最小。在平板运动中，患者主观的干扰作用亦最小，在每级增加运动量的过程中，有一充分的"清理"阶段。目前，为各种特殊检查需要，还发展了坐位平板或双臂平板，即不活动双腿及膝部亦能达到最大心肌氧耗量，且由于平板活动时前胸可保持不动，因此在运动后即刻可进行超声心动图、心导管和核素扫描等检查。

活动平板的缺点，主要是由于肌肉活动及软组织的弹性作用使心电图记录有一定的干扰，另外，平板运动时噪声较大，并需要一定的空间。

2. 踏车运动试验（自行车测力计） 坐位踏车运动试验的突出优点在于心电图记录干扰少。因此，踏车运动试验在运动时即可进行心脏超声、核素扫描和心导管术。本试验噪声很小且只需要较小的空间。其缺点是需要病人的主观配合，当病人较累时不易保持稳定的工作量。另外，在每一阶段开始增加负荷量时，易形成等长运动，而负荷量易呈"跳跃式"增加，无充分的"清醒"过程。这是此试验中最需要注意避免的情况。

3. 二级梯运动试验 二级梯运动试验是最简便安全的运动方式，故早期曾被广泛应用，但后来发现该试验很难达到最大心肌耗氧量，因此阳性率偏低，且不能在运动中得到满意的心电图，且运动量增加缺少足够的"清醒作用"，故现已很少被采用。

（三）心电图运动试验的方案

1. Bruce 方案 为变速度斜率运动，是目前最常应用的方案。运动强度分为四级：一级能耗值为 5Met，相当于 17.5ml/kg·min 氧耗，此做功负荷相当于 NYHA 心功能分级的 Ⅱ~Ⅲ级；二级相当于 7~8Met；三级相当于 10Met；四级相当于 14Met。由上可见 Bruce 方案氧耗量值及做功递增量较大，较易达到预定心率，但对心功能差或病重者则运动递增速度过快，病人不易耐受，亦不易精确测定缺血阈值。

2. Naughton 方案 为恒速变斜率试验，每一级斜度增加 2.5%，耗能增加 1Met，故总做功量较小，对健康人或可疑病人显然运动量较轻，需较长时间才能达到预期心率，但对病重者则较适宜，病人易耐受，也能较精确地测定缺血阈值。

3. Web 方案 近似恒速变斜，每级斜率增加 3.5%，耗能增加 1Met，和 Naughton 方案类似。

4. ACIP 和其改良方案（mACIP） 每 2 分钟一级，每级耗能 1.5Met。此方案的特点是运动负荷增加较平缓，心率和氧耗增加呈线性相关。因此发生 ST 段压低的时间和心率范围测定较准确，可较其他方案更精确地测定缺血阈值。此方案对已知冠心病病人了解其病情进展情况有独特的优点。mACIP 则更适用于老年人和体弱病人。

（四）运动时心肌缺血的表现

1. 胸部不适 在运动引起 ST 段压低的病人中，约 1/2 的病人感到胸部不适，如运动试验时出现典型心绞痛则更有价值，提示存在显著的冠脉病变。运动试验时心绞痛的典型部位在胸骨后、肋间隙和前颈部包括咽喉部。疼痛可放射至肩部、前臂、肘部、颈上部及下颌。运动引起的心绞痛常随运动负荷增加而加重，终止运动才能缓解。故每次运动试验中都应记录下病人胸部不适的症状及其特点。

2. ST 段偏移　有无 ST 段偏移是运动试验是否引起缺血的主要指征。ST 段抬高常常是心外膜下或透壁缺血所致。ST 段下移则可能是心内膜下缺血引起的。如 ST 段抬高,抬高的 ST 段凹面向上,且常出现在除 aVR 和 V_1 以外的所有胸前导联。冠脉粥样硬化并不是引起心内膜下心肌缺血的惟一原因,任何原因引起的左室高电压都能在运动时引起心内膜下心肌缺血和 ST 段压低,应当注意加以鉴别。

3. 心律失常　运动试验时引起的心律失常,可以是窦性心动过速、房性心律失常、交界性心律失常和室性心律失常。最常见到的是室性早搏,其发生原因尚不清楚,但心肌缺血是诱因之一。如无其他明确的心肌缺血依据,则运动试验时出现的心律失常不一定是因心肌缺血所致。在冠心病病人中运动性心律失常的发生率 3 倍于正常健康者。如运动性心律失常同时伴 ST 段压低或在心肌梗死后的病人中出现,则较单呈 ST 段改变的病人有更为严重的冠脉病变。

4. 心脏最大泵功能降低　在无限制运动能力的残疾或无贫血、严重肺气肿等其他系统病变的人,也无瓣膜性病变、心肌炎、心肌病等其他心血管疾病,而不能达到稳定的心脏做功的正常水平,则表明存在严重的冠脉病变。在轻度运动时出现血压下降,通常反映存在进行性冠脉狭窄。如运动引起左室全部或大部缺血,则会引起心脏的多方面功能受损。

(五)心电图运动试验的适应证和禁忌证

1. 运动试验的适应证

(1)对已知冠心病,尤其是在急性发作后,如心绞痛或心肌梗死后、冠脉成形术或冠脉搭桥术后判断其预后。

(2)了解功能情况,包括对各种治疗措施的效果,如抗心绞痛治疗、抗心律失常药物和冠脉成形术及搭桥术的效果。

(3)对病人适宜进行的体力活动和日常活动的工作负荷量做出个体化的定量指导,以利于心肌梗死后病人及心肌缺血病人的康复治疗,利于其他心血管病人的康复治疗。

2. 运动试验的禁忌证

- 急性心肌梗死。
- 稳定性心绞痛。
- 病毒性心肌炎、心包炎、风湿热、感染性心内膜炎。
- 严重的主动脉瓣或瓣下狭窄。
- 严重的充血性心力衰竭,心源性休克。
- 严重的高血压和低血压。
- 严重的未被控制的心律失常。
- 肺栓塞。
- 任何急性或严重疾病。
- 运动能力障碍。

第二节　肺功能评定

呼吸系统是机体直接与外环境进行气体交换表面积最大的系统。成人每天约吸入空气

2000L,以满足机体代谢的需要。肺的最基本和最重要的功能是进行内外环境间的气体交换即外呼吸,为全身组织细胞供应氧气并清除其代谢产生的二氧化碳,以维持最佳的内环境。正常肺功能的保持取决于完整而扩张良好的胸廓、健全的呼吸肌和肺组织以及呼吸中枢。对肺功能可以根据临床表现、肺通气功能、换气功能、呼吸肌力量测定、运动负荷试验等方面来进行评定。通过相应检查,不仅揭示定性诊断,还可以提出定量数据,对搞清呼吸功能不全的严重程度,鉴别通气障碍的类型,预计耐受呼吸康复训练的能力,评价康复治疗的效果提供重要的参考。

一、病史

对于康复对象的评定,一般从有关呼吸系统疾患的某一重点病史的评估开始,在其病史中,往往有咳、痰、喘的症状。对于咳嗽,应注意了解咳嗽的性质、程度、频度、音色、持续时间、伴随症状、咳嗽的昼夜节律,咳嗽与气候变化的关系、与体位的关系、与活动劳累的关系。咳痰的量、性质、黏度、颜色、气味、持续存在的时间等。呼吸困难的程度、发作的时间规律、频率及节律的改变、有无发绀等。

吸烟史、过敏史、职业史、胸部外伤及手术史、用药史(包括氧疗情况)也应加以了解。

还应注意询问有无伴随疾病如冠心病、高血压、脑血管病后遗症、心衰、严重关节炎等,这些都可能对康复治疗的全面安排产生影响。

二、体格检查

在全面检查的基础上重点对呼吸系统进行检查,为了不至于遗漏重要体征,可按视、触、叩、听的顺序进行。

视诊:呼吸的频率、节律、有无呼吸困难,如果有呼吸困难,还应辨别是吸气性呼吸困难还是呼气性呼吸困难;辅助呼吸肌是否参与呼吸;口唇是否发绀;胸廓的外形等。

触诊:呼吸动度、有无胸膜摩擦感。

叩诊:肺部叩诊是清音、过清音,还是浊音、实音,肺下界。

听诊:呼吸音的强弱,有无异常呼吸音,如果有,需注意分布的部位、强度等。

此外,还需特别注意心血管系统和全身营养状态的检查。

三、呼吸功能的徒手评定

通过让患者做一些简单的动作或短距离行走,即可根据患者出现气短的程度对呼吸功能做出初步评定。

0级:日常生活能力和正常人一样。

1级:一般劳动较正常人容易出现气短。

2级:登楼、上坡时出现气短。

3级:慢走100米以内即感气短。

4级:讲话、穿衣等轻微动作便感到气短。

5级:安静时就有气短,不能平卧。

四、肺功能测定

肺功能测定应用多年,是评定呼吸功能最基本、最成熟、应用最广泛的方法。

(一)肺容量

是指肺内容纳的气量,是呼吸道与肺泡的总容量,反映外呼吸的空间。在呼吸过程中,随着呼吸肌的运动,胸廓扩张和收缩,肺容量随之发生变化。肺容量具有静态解剖的意义,也为动态呼吸功能如通气和换气提供了基础(图21-1)。

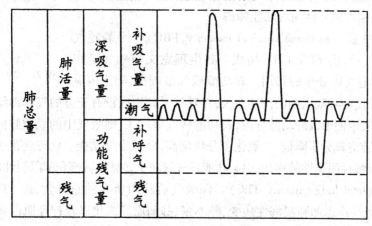

图21-1　肺容量及其组成

1. 潮气量(tidal volume,TV)　在平静呼吸时,每次吸入或呼出的气量。TV 与年龄、性别、体表面积、机体代谢情况、呼吸习惯、运动量及情绪等均有关系,并与延髓呼吸中枢的调节有关。平静潮气量约25%由胸部肋间肌的收缩构成,75%源于膈肌力量。潮气量与呼吸频率决定了每分钟通气量,潮气量越小,就要求较高的呼吸频率才能保证足够的通气量。

2. 补吸气量(inspiratory reserve volume,IRV)　在平静呼吸后,用力吸气所能吸入的最大气量。主要反映吸气肌的力量和储备功能。

3. 补呼气量(expiratory reserve volume,ERV)　在平静呼气后,用力呼气所能呼出的最大气量。ERV 反映呼气肌和腹肌的力量,在正常人中变动较大,体位对其有显著影响。仰卧位因膈肌上抬,肺血容量增加,补呼气量较立位明显减少。肥胖、腹水和肠胀气等都可减少补呼气量。细支气管在呼气相关闭使气体陷闭时补呼气量降低,见于阻塞性通气功能障碍患者。

4. 残气量(residual capacity,RV)　深呼气后,肺内剩余的气量。在生理上起着稳定肺泡气体分压的作用,防止肺萎陷并减少通气间歇对肺泡内气体交换的影响。限制性疾患残气量减少,阻塞性疾患残气量增加。任何可引起残气量绝对值的增加或肺总量减少的疾患都将导致 RV/TLC%的增高。要衡量有无肺气肿,必须将残气量绝对值的增加和 RV/TLC%的增高相结合。

5. 深吸气量(inspiratory capacity,IC)　在平静呼气后,做最大吸气所能吸入的气量。由 TV + IRV 构成。它与吸气肌力量大小、胸肺顺应性有关,是最大通气量与肺活量的主要成分(约占肺活量的75%),因此,足够的深吸气量方能保证肺活量和最大通气量的正常。深吸气量降低,往往提示有限制性通气功能障碍的可能。

6. 肺活量(vital capacity,VC)　深吸气量最大呼气所能呼出的气量,由 IC + ERV 构成。

肺活量与性别、年龄、体表面积、胸廓结构、呼吸肌强度、职业和体力锻炼等因素均有关系,个体差异较大,故临床判断时均以实测值占预计值的百分比作为衡量指标(图21-2)。

肺活量占预计值的百分比>80%为正常,60%~79%为轻度降低,40%~59%为中度降低,<40%为重度降低。引起肺活量降低的常见疾病有弥漫性肺间质纤维化、肺淤血、肺不张、胸廓畸形、膈神经麻痹等限制性通气功能障碍及慢性阻塞性肺气肿、支气管哮喘、支气管肺癌等阻塞性通气功能障碍。

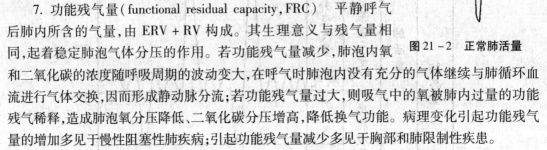

图21-2 正常肺活量

7. 功能残气量(functional residual capacity,FRC) 平静呼气后肺内所含的气量,由 ERV + RV 构成。其生理意义与残气量相同,起着稳定肺泡气体分压的作用。若功能残气量减少,肺泡内氧和二氧化碳的浓度随呼吸周期的波动变大,在呼气时肺泡内没有充分的气体继续与肺循环血流进行气体交换,因而形成静动脉分流;若功能残气量过大,则吸气中的氧被肺内过量的功能残气稀释,造成肺泡氧分压降低、二氧化碳分压增高,降低换气功能。病理变化引起功能残气量的增加多见于慢性阻塞性肺疾病;引起功能残气量减少多见于胸部和肺限制性疾患。

8. 肺总量(total lung capacity,TLC) 深吸气后肺内所含的总气量,由 VC + RV 构成。肺部或胸部限制性疾患如肺浸润性病变、肺不张、肺间质纤维化以及神经肌肉疾病都可导致肺总量减少;阻塞性疾病如支气管哮喘、肺气肿等可引起肺总量增加。

由以上可见,肺容量共有四个基础容积,即潮气量、补吸气量、补呼气量和残气量,基础容积互不重叠。由其中两个或两个以上基础容积构成另外四个复合肺容量,即深吸气量、肺活量、功能残气量、肺总量。正常人由于肺容量随年龄、身高、体重和性别等变化而差异较大,故一般以占预计值的百分比来确定肺容量是否正常,通常将增减20%以上视为异常。

(二)肺通气功能

肺通气功能测定用于进一步了解患者的基础肺功能情况,区别通气功能障碍的类型、受损程度及可复性,并能客观和动态地观察评价治疗效果。通气功能的测定包括每分钟通气量、肺泡通气量、最大通气量以及时间肺活量等项目的测试。

1. 每分钟通气量(minute ventilation,VE) 是指每分钟呼出或吸入的气量,即潮气量与呼吸频率的乘积。静息状态时每分钟通气量正常值为5~8L,男性约6.6L,女性约5.0L。

肺的通气储备功能极大,许多肺部疾病患者肺功能已明显受损,但在静息状态下每分钟通气量仍无明显变化,只有通气功能严重受损或通气调节降低时,才会发生改变。

2. 肺泡通气量(minute alveolar ventilation,VA) 在静息状态下每分钟吸入气量中能到达肺泡进行有效气体交换的通气量称为肺泡通气量;另一部分停留在传导气道,如口腔、鼻腔、气管、支气管等的气量,属于无效通气量,称为解剖无效腔。另外,血流不足的肺泡中不能进行有效的气体交换的气量,称为肺泡无效腔。解剖无效腔与肺泡无效腔总称为生理无效腔。因此,肺泡无效腔等于每分钟通气量减去生理无效腔通气量。

肺泡通气量的大小因人而异,一般为3~5L,正常无效腔量/潮气量比值为0.13~0.40。

肺泡通气量反映了有效通气量。每分钟通气量降低或者死腔比例增加都可导致肺泡通气量不足,从而可使肺泡氧分压降低,二氧化碳分压增高。呼吸中枢疾患、神经肌肉疾患、胸部疾患以及气道阻力增高,均可导致肺泡通气量降低。

3. 最大通气量(maximal volumtary ventilation,MVV)　是指在单位时间内以最深最快的呼吸所得到的最大通气量,通常以每分钟计算。测试时让受检者取立位,先平静呼吸数次,取得平稳的潮气基线,然后让其做最深、最快的呼吸,连续15秒,将15秒内呼出或吸入的气量乘以4,即为每分钟最大通气量。

最大通气量与肺容量、气道阻力、胸肺顺应性以及呼吸肌力都有关。正常人最大通气量应大于预计值的80%以上,如60%~79%为轻度降低,40%~59%为中度降低,小于40%为重度降低。

引起最大通气量降低的常见原因为:

(1)气道阻力增加,如支气管哮喘、慢性阻塞性肺疾病等。

(2)胸部畸形或神经肌肉病变,如脊柱后侧凸、膈肌麻痹等。

(3)肺组织病变,如肺间质病变、肺水肿等。

阻塞性和限制性肺疾患最大通气量都降低,可根据气速指数来鉴别。

$$气速指数 = \frac{最大通气量占预计值百分比}{肺活量占预计值百分比}$$

正常人气速指数为1,若气速指数<1,提示为阻塞性通气功能障碍;气速指数>1,提示为限制性通气功能障碍。

4. 时间肺活量(forced vital capacity,FVC)　是指深吸气后至肺总量位,然后用力快速呼气至残气位,所测得的肺活量称为用力肺活量,同时测定1、2、3秒时间内呼出的气量,并分别以第一秒用力呼气量(FEV$_1$)、第二秒用力呼气量(FEV$_2$)、第三秒用力呼气量(FEV$_3$)表示。FEV$_1$/FVC 称为第一秒用力呼气率。

将用力肺活量分四等份,取中间两等份除以呼出中间两等份容量所花费的时间,即为最大呼气中期流速(MMEF)。

临床上评定通气功能障碍主要用 FEV$_1$ 占 FVC 的百分比(即 FEV$_1$/FVC%)即 FEV1 占预计值的百分比这两项指标。阻塞性疾病 FEV$_1$/FVC% 减少,曲线坡度平坦,而限制性疾病 FEV$_1$/FVC% 正常或增高,曲线陡峭,时间肺活量通常提前完成(图21-3)。

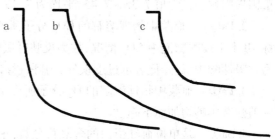

图21-3　正常人、阻塞性与限制性病变患者时间肺活量描图比较

a. 正常人,b. 阻塞性,c. 限制性

用力呼气中期流速临床意义与时间肺活量、最大通气量相似,由于它弃去呼气初始与用力有关的肺容量及呼气终末呼气速度明显减低部分的肺容量,故能更敏感地反映气道阻塞情况,并能反映小气道功能。

(三)通气功能障碍分型

通气功能障碍可分为三种类型,即阻塞性、限制性和混合性。临床上必须结合病史资料与肺功能各项测定指标进行综合分析,方能做出准确评定。以下是三种类型通气功能障碍的肺功能表现(表21-1)。

表 21 - 1　三种类型通气功能障碍分型

		阻塞型	限制型	混合型
肺容量	VC	正常或↓	↓↓	↓
	FRC	↑↑	↓↓	不一定
	TLC	正常或↑	↓↓	不一定
	RV/TLC	↑	不一定	不一定
通气功能	FVC	正常或↓	↓↓	↓↓
	FEV_1	↓↓	↓	↓↓
	FEV1/FVC	↓↓	正常或↑	正常或↓
	MVV	↓↓	↓	↓↓
	气速指数	<1	>1	不一定
	MMEF	↓↓	↓	↓↓

五、动脉血气分析

呼吸的生理功能是保证静脉血的动脉化,血气分析是对呼吸生理功能的综合评定。全身动脉血的气体及其他成分都相同,而静脉血的气体则随身体各部位组织的成分及代谢率、血流灌注量的不同而异。因此考核评定肺功能,多以动脉血为分析对象。

1. pH　它是指体液内氢离子浓度的负对数,是反映体液总酸度的指标,受呼吸和代谢双重因素影响。正常值 7.35 ~ 7.45,平均为 7.40。

2. $PaCO_2$　血浆中物理溶解的 CO_2 分子所产生的压力,它是酸碱平衡呼吸因素的惟一指标,基本上反映肺泡中 CO_2 情况,故为反映呼吸性酸碱平衡的重要指标:增多表示通气不足,为呼吸性酸中毒;降低表示过度换气,为呼气性碱中毒。正常值为 35 ~ 45mmHg。

3. PaO_2　血浆中物理溶解的 O_2 分子所产生的压力,动脉血正常值 80 ~ 100mmHg,其正常值随着年龄增加而下降。

4. SaO_2　是单位血红蛋白的含氧百分数,正常值为 97%,当 PaO_2 低于 60mmHg,血红蛋白氧解离曲线处于陡直段时,SaO_2 才反映出缺氧状态。

5. HCO_3^-　即实际碳酸氢盐(AB),是指隔绝空气的血液标本在实验条件下所测得的血浆 HCO_3^- 值。正常值 22 ~ 27mmol/L,平均值为 24mmol/L。它是反映酸碱平衡代谢因素的指标。在代偿性呼吸性酸中毒时,可见 HCO_3^- 继发性升高。

6. 碱剩余(BE)　是表示血浆碱储量增加或减少的量。正常范围 ±3mmol/L。BE 正值时表示缓冲碱增加;BE 负值时表示缓冲碱减少或缺失。它是反映酸碱平衡代谢性因素的指标。

六、呼吸气分析

呼吸气分析是测定通气量及呼出气中氧气和二氧化碳的含量,并据此推算吸氧量、二氧化碳排出量等各项气体代谢的参数。无创、无痛、可多次重复及长时间观察,还可用于测定基础代谢率、运动能力等,在康复功能评定中具有较大的实用价值。其分析方法可分为化学法和物理法两种。

化学分析方法:设备简单,但操作繁琐,不易进行连续观察,也不能即刻得出结果,已基本不用。

物理分析方法:利用氧的顺磁性来测定氧的含量,利用二氧化碳吸收红外线的特性来测定二氧化碳的含量,也可利用气体的导热性来测定氧或二氧化碳的含量。新型的呼吸气分析仪精密度愈来愈高,临床上逐步得到广泛应用。

(一)呼吸气分析直接参数

1. 每分通气量(VE)。

2. 氧吸收率($FO_2\%$) 即呼气与吸气氧含量的差值,或呼气与空气中氧含量的差值。

3. 二氧化碳排出率($FCO_2\%$) 即呼气与吸气二氧化碳含量的差值,或呼出气中二氧化碳含量与空气中二氧化碳含量的差值。

4. 气体分析的标准状态(STPD) $0\,^{\circ}C$,$101.31\,kPa(760mmHg)$,干气。

(二)呼吸气分析推算参数

1. 吸氧量(耗氧量、摄氧量,VO_2) 是指人体吸收或消耗氧的数量,一般表达为每分钟容量,也可进行体重校正,采用毫升/公斤体重分钟($ml/kg \cdot min$)作为单位。VO_2 可反映人体能量消耗的情况,也可反映人体摄取、利用氧的能力。

$$VO_2 = VE(STPD) \times FO_2\%$$

2. 二氧化碳排出量(VCO_2) 是指通过肺排出的代谢产物——二氧化碳的数量。VCO_2 的绝对数值代表人体能量代谢的强度,与有氧代谢状态有关。

$$VCO_2 = VE(STPD) \times FCO_2\%$$

3. 氧当量($VE/FO_2\%$) 代表通气与换气效率的代偿关系,数值越大,说明气体交换的效率越低。

$$VE/FO_2\% = VE(L/min) \div FO_2\%$$

4. 二氧化碳当量($VE/FCO_2\%$) 同样代表通气与换气效率的代偿关系,但数值变化反映的是无氧代谢所占的比重与通气反应关系。

$$VE/FCO_2\% = VE(L/min) \div FCO_2\%$$

5. 氧脉搏(OP) 代表体内氧运输效率,即每次心搏所能携带的氧量,数值降低说明心血管功能不良,心率代偿性增加太明显。

$$OP = VO_2(ml) \div 心率(次/min)$$

6. 呼吸商(RQ) 标志体内能量产生的来源和体内酸碱平衡状况,在代谢性酸中毒时,RQ 会明显增高。此外,当体内代谢的主要方式由有氧代谢转化为无氧代谢时,RQ 可明显升高。

$$RQ = FCO_2\%/FO_2\% 或 VCO_2/VO_2$$

7. 恢复商(EQ) 是运动中 VO_2 增值和运动后氧债的商,临床上作为体力评定的重要指标。

(三)有氧代谢和无氧代谢能力评定

反映有氧代谢能力的最常用指标为最大摄氧量(VO_2max),是指人体在运动时所能摄取的最大氧量,在康复和临床上是综合反映心肺功能状态和体力活动能力的最好生理指标。

其数值大小主要取决于心输出量、动静脉氧分压差、氧弥散能力和肺通气量,可直接测定或间接推算。

1. 直接测定方法

(1)心输出量和动静脉氧分压差测定

$$VO_2max = 心输出量 \times 动静脉氧分压差$$

$$心输出量 = 每搏量 \times 心率$$

(2)呼吸气分析测定

$$VO_2max = 吸气量 \times 呼吸气氧分压差$$

$$VO_2max \text{ 间接推算法(次极量)}$$

1)Bruce 法:正常人预测 $VO_2max = 6.70 - 2.82 \times ($性别,男 $\times 1$;女 $\times 2) + 0.056 \times$ 运动时间(s)

2)Fox 法:$VO_2max(L/min) = 6300 - 19.26 \times$ 次极量心率(次/min)

2. 无氧代谢能力的测定 无氧阈和无氧耐力测定,参见第二十二章《耐力的评定》。

七、呼吸肌功能测定

呼吸肌是呼吸运动的动力(呼吸泵),泵的衰竭可导致通气功能障碍。引起呼吸肌无力或疲劳的因素有:呼吸中枢驱动不足、神经肌肉疾患、肌肉初长和形态改变、负荷增加、能量供应不足和代谢障碍等。COPD 导致呼吸肌无力或疲劳与上述因素均有关系。呼吸肌疲劳的临床表现有气促增加、呼吸浅快、动用辅助呼吸肌、反常呼吸。

(一)呼吸肌的组成

人的呼吸肌由膈肌、肋间肌(肋间内肌和肋间外肌)、颈部肌、肩带肌和腹肌组成。根据其功能分类,呼吸肌可分为吸气肌和呼气肌。主要的吸气肌是膈肌。吸气时,膈肌的作用占呼吸肌的 60%~80%。在自然呼吸中,胸骨旁肋间肌和斜角肌也参与吸气过程,用力吸气时会动用胸锁乳突肌和肋间外肌。主要的呼气肌是腹肌,尤其是腹横肌;外侧部分的肋间内肌也主要起呼气作用。

在胚胎学、形态学和功能上,呼吸肌属于骨骼肌。和其他骨骼肌一样,呼吸肌均含有红肌纤维,即慢收缩性疲劳纤维(Ⅰ类纤维)和白肌纤维,即快收缩纤维(Ⅱ类纤维)。Ⅱ类纤维又可分为快收缩耐疲劳纤维(ⅡA 类纤维)和快收缩易疲劳纤维(ⅡB 类纤维)。在人类膈肌,三者的比例约为:Ⅰ类 50%;ⅡA 类 25%;ⅡB 类 25%。同时呼吸肌也和骨骼肌一样,遵循初长 - 张力关系、力量 - 速度关系和刺激(驱动)频率 - 力量关系。

(二)呼吸肌功能测定具体方法

呼吸肌功能测定大致可分为:力量测定、耐力测定、疲劳测定。实际上这三个方面互相联系和重复。

1. 呼吸肌力量测定

(1)最大吸气压和呼气压 最大吸气压(maximal inspiratory pressure, MIP)是指在功能残气位(FRC)和残气位(RV)/气流阻断时,用最大努力吸气所产生的最大吸气口腔压,它反映全部吸气肌的综合吸气力量;最大呼气压(maximal expiratory pressure, MEP)是指在肺总量位(TLC)、气流阻断时,用最大努力呼气所产生的最大口腔压,它反映全部呼气肌的综合呼气力量。

（2）跨膈压与最大跨膈压　跨膈压（transdiaphragmatic pressure，Pdi）为腹内压与胸内压的差值。常用胃内压来代表腹内压，用食管压来代表胸内压。跨膈压反映膈肌收缩时产生的压力变化，通常取其吸气末的最大值。在正常情况下，吸气时食道内压力为负值，而胃内压力为正值，跨膈压实际是胃内压与胸内压两个绝对值之和。最大跨膈压（Pdimax）是指在功能残气位气道阻断状态下，以最大努力吸气时产生的跨膈压最大值。

2. 呼吸肌耐力测定　呼吸肌耐力测定是指呼吸肌维持一定的力量或做功时对疲劳的耐受性，对呼吸肌来说，耐力比力量更重要。呼吸肌耐力与肌纤维的组成、血液供应、兴奋收缩耦联和肌肉收缩特点有关。

（1）膈肌张力时间指数（tension – time index of diaphragm，TTdi）　TTdi 是膈肌做功的个体化定量指标。吸气时，膈肌所做的功等于膈肌收缩产生的跨膈压与其收缩持续时间的乘积。跨膈压越大，持续时间越长，做功越大，越可能产生疲劳。

计算公式为 $TTdi = Pdi/Pdimax \times Ti/Ttot$

（Ti 是指肌肉收缩的时间，Ttot 为呼吸总时间）

（2）呼吸肌耐受时间（time limit，Tlimit）　Tlimit 是指呼吸肌肉在特定强度的吸气阻力或特定的 TTdi 负荷下收缩所能维持而不发生疲劳的时间。常用的耐力试验方法有：吸气阻力法、吸气阈值负荷法、可耐受吸气压。

以上均需要特定的器械进行测定。

（3）运动过程膈肌功能动态监测。

（4）通气耐受试验　一般通过最大通气量（MVV）方式测定。

3. 呼吸肌疲劳的测定

（1）反映或预示疲劳的测定　肌电图频谱改变；吸气肌松弛率下降或松弛时间常数增大；TTdi 或 Tlimit 超过疲劳阈值；呼吸浅快，动用辅助呼吸肌，呼吸不同步或反常呼吸。

（2）直接测定　最大等长收缩压力或力量下降；无法达到预设的吸气压力和力量；膈神经电刺激诱发的 Pdi 下降；电刺激胸锁乳突肌的反应下降。

小　结

通过以上内容，可以概括了解评定心肺功能的方法和手段，在实际工作中，要结合各医院的设备情况和每个病人的具体情况灵活运用、综合考虑。重点掌握心脏运动负荷试验的意义、试验方法及心肌缺血的临床表现，注意禁忌证；肺功能测定的内容也应重点加以了解和掌握。

思考题

1. 运动试验中，心肺功能指标分别有哪些？

2. 终止运动试验有哪些标准？

3. 运动试验适用于哪些康复对象？

（王志）

第二十二章 耐力的评定

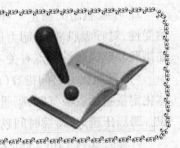

学习目标
1. 了解耐力的分类及影响因素。
2. 掌握肌肉耐力的常用评定方法。
3. 掌握心肺耐力的常用评定方法。

在运动疗法中,患者进行某项训练时,要有一定的强度、时间才能获得满意的效果,这就需要患者具有良好的耐力。耐力下降,无论是无效运动还是维持时间的减少,都是限制患者活动的重要因素,并影响康复训练效果。因此,有必要对耐力进行全面评定。通过对耐力进行评定,可以明确患者的运动能力,选择与之相应的训练方案,估计训练的效果。

第一节 概 述

耐力是指持续进行活动的能力,是衡量体力和健康状况的尺度。它与骨骼－肌肉功能、神经－肌肉功能以及心肺功能密切相关:骨骼－肌肉是运动的主体,而肌肉收缩受神经支配,循环呼吸系统为肌肉收缩提供能量,带走代谢产物。但是,随着肌肉收缩的强弱不同,耐力与上述因素的相关程度也不同。在肌肉收缩力大、时间短的运动中,神经－肌肉系统起主要作用;在肌肉收缩力小、时间长的运动中,氧的供应对运动有很大的影响,循环－呼吸系统就起主要作用。所以,康复训练中将耐力分为周围性耐力(peripheral endurance)和中心性耐力(central endurance),即肌肉耐力和心肺耐力。

一、肌肉耐力

(一)概念

肌肉耐力(muscular endurance)是肌群能够持续长时间收缩或重复收缩的能力,它需要充足的能量供应和正常的神经支配。

肌肉收缩的惟一的直接能量来源是三磷酸腺苷(ATP)。当运动中氧的供应能满足需要时,运动时需要的 ATP 主要由糖、脂肪的有氧代谢来提供。当运动的时间长且强度大时,机体的供氧量不能满足需求,此时人体内的代谢方式由有氧代谢向无氧代谢过渡,运动所需 ATP 主要依靠无氧糖酵解来提供。此时体内乳酸开始积聚,使内环境偏酸,导致酸中毒,降低肌纤维的传导速度,使肌肉疲劳,肌张力与收缩能力降低,肌肉耐力下降。

在正常状态下,只需要少部分运动单位或肌纤维参与活动,工作和休息是交替的,所以日常活动情况下很少发生肌肉疲劳。然而,如果肌群收缩超过其最大随意收缩(maximum voluntary contraction,MVC)的15%~20%,则它的血供将会减少而转为无氧代谢,肌肉易疲劳、收缩能力下降,可出现痉挛、灼痛、震颤等症状。对部分失神经支配的肌肉来说,能参与活动的运动单位或肌纤维更少,所以残存的每个运动单位必须持续工作更长时间,而且肌肉收缩达50%~70%MVC时,才能维持低强度活动,因此更易疲劳。

(二)分类

根据肌肉的工作方式,肌肉耐力可分为静态耐力和动态耐力。

静态耐力(static endurance)是指肌肉在较长时间的静态收缩中克服疲劳的能力。静态收缩是指虽有肌肉收缩,但不能牵动肢体运动,仅在静止状态下发生的肌肉收缩。康复评定中测静态耐力主要在等长收缩状态(肌肉收缩时肌张力明显增加,但肌长度基本不变,不产生关节运动)下进行。

动态耐力(dynamic endurance)则指肌肉在较长时间的等张收缩中克服疲劳的能力。动态收缩是指肌肉收缩伴有关节运动的收缩形式。康复评定中测动态耐力主要在等张收缩状态(肌肉收缩时肌张力基本不变,但肌长度发生变化,引起关节的运动)下进行。

二、心肺耐力

(一)概念

心肺耐力(cardiorespiratory endurance)是循环呼吸系统保证机体长时间肌肉活动时营养和氧的供应以及运走代谢废物的能力。心血管耐力是影响耐力最重要的内在因素。

(二)影响因素

主要有心率、心输出量、最大摄氧量和代谢当量。

肌肉活动需要耗氧,活动强度的增加可以使肌肉对氧的需求量增加,运动时心率和心输出量增加以供应活动肌肉所需要的氧合血液。在轻、中等强度运动时,运动强度、心率与摄氧量呈正线性相关,但强度过大时,心率的增加要比摄氧量的增加显著。

最大摄氧量(maximal oxygen uptake,$\dot{V}O_2max$),是人体运动达到最大做功量时所摄入并供应组织细胞消耗的最大氧量,反映了心肺供氧的最大能力,是衡量心肺耐力的一个重要指标。$\dot{V}O_2max$ 受心输出量、动静脉氧分压差、氧弥散能力、组织氧化代谢能力、血液系统状况影响,但主要取决于最大心输出量和动静脉氧差[$\dot{V}O_2max$ = 心输出量 × (动脉氧分压 - 静脉氧分压)]。由此可知,增加心输出量或动脉氧分压均可增加氧的摄入。成年人 $\dot{V}O_2max$ 可通过适当体育锻炼而增加,并因年龄增长及长时间卧床而降低。

代谢当量(metabolic equivalent,MET)是能量代谢的一种表示方式,METs 值由耗氧量($\dot{V}O_2$)推算而来,即健康成年人坐位安静状态下消耗 $3.5mlO_2/kg \cdot min$ 等于 1MET,它稍高于基础代谢(约 $3.3mlO_2/kg. min$)。不同的人在从事相同的活动时其 METs 值基本相等。因此,可以用 METs 值来表示任何一种活动的运动强度。因为机体在尽力活动时所能达到的最大 METs 值与摄氧量密切相关,所以可以客观地反映心肺耐力。

第二节 评定方法

耐力的评定主要是对肌肉耐力(上肢、下肢、腰背肌)和心肺耐力的评定,以下是临床工作中常用的一些方法。

一、肌肉耐力

测定动态或静态耐力取决于患者工作的功能目标及其心肺功能状态。如果患者的工作和爱好需要肌肉等张收缩,那么就要测定动态耐力。如果一个心肺功能正常的患者希望从事的工作或娱乐活动需要持续抓握或承受负荷,则可以测定静态耐力。

(一)动态耐力的测定

测定肌肉反复收缩持续的时间和一定时间内收缩的次数。由于负荷、收缩速度、频率、关节运动的范围不同,运动停止时收缩的次数和时间也不同。

测试时,规定关节活动范围的角度为30°,把收缩速度定为 60 次/min、30 次/min,负荷量定为相当于最大随意收缩时肌力的 1/2 和 2/3。将这些数据组合起来,测定停止运动前收缩的次数。表 22 - 1 为一般人群的近似正常值,引自《运动生理学概论》(人民体育出版社出版,1988)。

表 22 - 1 不同负荷量和频率下的肌肉收缩次数

负荷量	收缩速度(次/分)	收缩次数
1/2MVC	30	30
2/3MVC	30	15
	60	10

应用等速运动肌力测试仪可分别测定上肢和下肢的动态耐力,方法参见第八章《肌力的仪器评定》;表面肌电图评估肌肉耐力或疲劳性请参见第十六章《表面肌电图》。

(二)静态耐力的测定

可通过记录在一定水平的最大随意收缩下,受试者所能持续的时间来测定。例如受试者能持续抓握物体的时间,抗阻力保持膝关节伸直的时间等。一个正常人可以保持 25% MVC5～10 分钟,50% MVC1～2 分钟,100% MVC 仅一瞬间。

等长收缩可以使血压升高,增加心肺工作负荷,尤其在持续收缩并屏住呼吸时更加明显。因此,受试者在进行等长收缩时应该说话(如数数或唱歌)以免憋气。等长收缩还可导致心律失常,所以有心脏病或心功能异常的患者在接受此测试时应监测心电图和血压。等长收缩的结果不能用来替代等张收缩和有氧运动能力(aerobic exercise capacity)的测定。

二、心肺耐力

在康复训练开始前和训练过程中,需要了解心肺供氧能力,评定心肺耐力,以便指导制订运动处方和估计疗效。工作中常用的指标有:最大摄氧量、无氧阈、代谢当量和心率。

（一）最大摄氧量（$\dot{V}O_2\max$）

最大摄氧量的测定方法有两种：直接法和间接法。

1. 直接测定法 是用心肺功能自动分析仪，自动计算出最大摄氧量的方法。

（1）使用仪器 功率活动平板或功率自行车、心肺功能自动分析仪。

（2）试验方法 受试者戴上呼吸面罩，使呼出气与气体分析仪相连，然后在功率活动平板上或功率自行车上进行递增负荷运动，分析仪每分钟自动记录心率、通气量和摄氧量。此时，摄氧量随负荷的递增而递增。当受试者心率达 180 次/min 以上时，呼吸商（二氧化碳排出量与摄氧量之比称为呼吸商）超过 1，摄氧量不再升高（或两次测量值相差少于 2ml/min），或受试者极度疲劳不能再继续运动下去，这时的摄氧量即最大摄氧量。

直接测定法比较复杂，而且要求受试者进行竭尽全力的运动，故不便广泛应用，而间接测定法较为简便。

2. 间接测定法 是利用心率与运动功率、耗氧量呈线性关系，建立推算公式来间接推算最大摄氧量的方法。这些方法虽不十分准确，但简便易行，可粗略测得受试者的最大摄氧量，能反映个体最大摄氧量的变化趋向。常用的有奥斯特兰德（Astrand）列线图法、FOX 法。

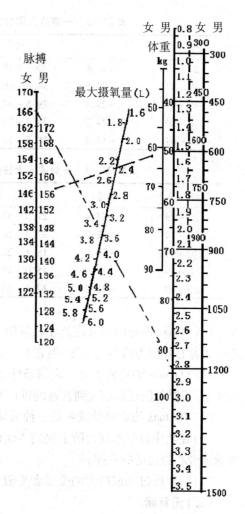

图 22 - 1 奥斯特兰德列线图

（1）奥斯特兰德（Astrand）列线图法 奥斯特兰德等根据其研究结果，设计了一个根据受试者定量工作后（登台阶、蹬功率自行车等）的脉率反应和其体重（台阶试验）或工作负荷（功率自行车测得的功率）的关系，来推算最大摄氧量的列线图（图 22 - 1）将相应的心率点和体重或负荷点相连，连线与最大摄氧量线的相交点即为受试者的最大摄氧量推算值。

（2）FOX 法 1973 年 FOX 提出在自行车测功仪上以 150W 功率骑 5 分钟获得次极量心率来计算 $\dot{V}O_2\max$，其回归方程为：

$$\dot{V}O_2\max(\text{L/min}) = 6300 - 19.26 \times \text{次极量心率（次/min）}。$$

一般来说，测试值大于正常人预计值的 84% 为正常。

为了评定一般受试者的最大摄氧功能的优劣，日本学者池上晴夫根据美国心脏学会报导的不同性别和年龄的最大摄氧量标准结合日本的情况进行适当修订，制订出如下 $\dot{V}O_2\max$ 参考标准（表 22 - 2、22 - 3）。

表 22 – 2　一般成人男性的 VO_2max 参考标准（ml/kg·min）

年龄（岁）	差	可	中	良	优
20～29	～40.6	40.7～45.2	45.5～51.4	51.5～56.1	56.2～
30～39	～34.5	34.6～40.0	40.1～47.1	47.2～52.6	52.7～
40～49	～29.4	29.5～34.9	35.0～42.0	42.1～47.5	47.6～
50～59	～24.2	24.3～29.7	29.8～36.8	36.9～42.3	42.5～
60～69	～18.4	18.5～23.9	24.0～31.0	31.1～36.5	36.6～

表 22 – 3　一般成人女性的 VO_2max 参考标准（ml/kg·min）

年龄（岁）	差	可	中	良	优
20～29	～27.4	27.5～31.9	32.0～37.8	37.9～42.3	42.4～
30～39	～22.2	22.3～26.9	27.0～33.0	33.1～37.7	37.8～
40～49	～18.0	18.1～22.7	22.8～28.8	28.9～33.5	33.6～
50～59	～14.9	15.0～19.6	19.7～25.7	25.8～30.7	30.8～
60～69	～12.2	12.3～16.9	17.0～23.0	23.1～27.7	27.8～

3. VO_2max 测定的局限性及注意事项　VO_2max 的测定是一项很有价值的方法,它是评定受试者心肺耐力的客观指标,但它有一定的限制和缺点。

（1）VO_2max 测定要求有一定的条件,例如需要有功率自行车、活动平板等,目前在国内条件下,基层单位还难以做到普遍的推广和应用。

（2）VO_2max 测定对受试者是一种劳累的运动试验方法,要求受试者充分协作和配合。

（3）在功率自行车或台阶上测定 VO_2max 时,有时易引起下肢肌肉的明显酸痛,从而妨碍受试者心肺功能的发挥。

（4）对年龄过小或较大的受试者要避免发生意外。

（二）无氧阈

无氧阈（anaerobic threshold,AT）是机体内的供能方式由有氧代谢为主向无氧代谢过渡的临界点,表明体力活动和心肺系统能为肌肉提供足以维持有氧代谢摄氧量的最高水平。

无氧阈测定方法:调整好自行车功量计座高,根据需要受试者佩戴面罩,安放心电、肌电电极,连接气体分析仪,采耳垂血,然后受试者进行递增负荷的运动试验,每一运动阶段末（2min）采一次耳垂血,直至力竭。测试结果可用达无氧阈的摄氧量、乳酸浓度、心率、肌电变化来表示。临床多用摄氧量来表示。

1. 通气无氧阈（V_{AT}）　当运动从有氧运动开始向无氧运动过渡时,摄氧量与肺通气量递增的线性相关关系丧失,测定此时的摄氧量。一般正常人不低于40% VO_2max。

2. 乳酸无氧阈（L_{AT}）　在递增负荷运动测验中,分别取血分析乳酸含量,当血乳酸突然明显增加达 4mmol/l（36mg/dl）时,表示运动从有氧运动开始向无氧运动过渡。这时用血乳酸浓度作为指标确定无氧阈。

3. 心率无氧阈（HR_{AT}）　随运动负荷的增加心率发生非线性增长时,表示运动从有氧运动开始向无氧运动过渡。

4. 肌电无氧阈（EMG_{AT}）　由肌电图波形积分的平稳状态转为陡峭升高时,表示运动从有氧运动开始向无氧运动过渡。

（三）代谢当量

代谢当量（MET）可用仪器测量，亦可由 VO_2 推算出来。

临床测定 METs 值亦可参考表 22-4。

表22-4　不同工作量的 METs 值

MET 水平（耗氧量）	日常生活活动	日常工作或生产活动	休闲娱乐活动
1.5～2.0MET （4～7ml/kg·min） ［非常轻］	吃饭 刮胡子、梳头 上下床 站立 行走（1.6km 或 1mph）	办公室工作 打字 写作	打扑克 缝纫 编织
2～3MET （7～11ml/kg·min） ［轻］	洗温水澡 行走（3.25km 或 2mph） 用机器割草	熨衣服 轻木工活 打保龄球	骑自行车（8km 或 5mph） 打台球 打高尔夫球
3～4MET （11～14ml/kg·min） ［中等］	穿脱衣服 行走（5km 或 3mph）	擦窗户 铺床 拖地 用吸尘器清洁地面 砌砖 装配机器	骑自行车（10km 或 6mph） 钓鱼 掷马蹄铁套柱游戏
4～5MET （14～18ml/kg·min） ［重］	洗热水澡 行走（5.5km 或 3.5mph）	擦洗地面 锄地 耙树叶 轻的木雕工作	骑自行车（13km 或 8mph） 打乒乓球 打网球（双打）
5～6MET （18～21ml/kg·min） ［重］	行走（6.5km 或 4mph）	在花园掘地 铲干土	骑自行车（16km 或 10mph） 划独木舟 滑冰（15km 或 9mph）
6～7MET （21～25ml/kg·min） ［非常重］	行走（8km 或 5mph）	铲雪 劈柴	骑自行车（17.5km 或 11mph） 滑降滑雪 滑雪旅行

表中数据是以训练的生理学研究为基础的。此表中的 MET 值是体重为 150 磅的人群测试结果的平均值，体重较重的或较轻的人群 MET 值相应要更高或更低一些。另外，MET 水平受环境和紧张程度影响。例如：如果患者穿衣时没有气短，心率增快不超过每分 20 次，那么可以耐受接近 2.5～3.5MET 的活动。

（四）心率

心率可量化活动时的生理需求。正常个体的最大心率可由公式计算：HRmax = 220 - 年龄，心率随着耗氧量的增加而增快——心率和 VO_2max 呈线性相关（除外最大容量的上限：80%～90%）。例如：如果一个人的心率（HR）是最大心率（HRmax）的 70%，那么他这时的摄氧量接近 70% VO_2max。心率亦可以通过测定每分钟的脉搏来确定。测足整一分钟是最准确的，但训练时的心率只能测 10～15 秒，因为训练停止后心率很快恢复到休息状态，这样的数据可以乘以倍数得到每分钟的脉搏。

有心肺疾患的患者与之不同,心肺疾患使患者活动时的生理反应异常。这类患者进行康复训练时的心率和最大心率成百分比关系。这类患者需要心血管医师进行运动负荷试验来测定最大心率。

第三节　耐力评定的结果分析

对耐力测试后,要对结果进行分析,了解各指标在工作中的意义,明确患者的运动能力,据此制订合理的训练计划,评价训练效果。

一、肌肉耐力

肌肉要维持长时间的收缩,无论是等长收缩还是等张收缩,都需要充足的能量和正常的神经支配,所以心脏或肺的功能减退,严重的创伤或疾病需卧床休息,因疼痛、无力、畸形、使用假肢和支具而产生无效的生物力学调整反应,中枢神经系统病变及周围神经系统病变,都会导致肌肉耐力下降。

测试肌肉耐力的强度在不同时间进行时应保持一致,这样可以估计患者进步的情况。

二、心肺耐力

(一)最大摄氧量

最大摄氧量($\dot{V}O_2$max)反映了机体氧的运输系统(肺、心血管、血红蛋白)及肌肉细胞有氧代谢功能是否正常。上述任一环节的功能障碍如心脏疾患、肺部疾患、血液疾患和肌病均可导致最大摄氧量的下降。在康复训练中可以用 $\dot{V}O_2$max 的百分比表示运动强度,强度越大,耗氧量越大。最大耗氧量的百分比可根据心率计算:

最大耗氧量的百分比 = (实测心率 − 安静心率)/(最大心率 − 安静心率)

结合使用心率表进行 24 小时监测和记录,就可以计算出一天中各种活动的最大耗氧量的百分比,即运动强度。

(二)无氧阈

无氧阈(AT)与最大摄氧量相比,更能反映人体的有氧工作能力,因为人体不可能在达到最大摄氧量后才开始转为无氧代谢。如果受试者在最大摄氧量百分比负荷较低时(如 40% $\dot{V}O_2$max)开始转向无氧代谢,则其无氧阈就较低,即其有氧工作能力较低;如果受试者最大摄氧量在 60% 时开始转为无氧代谢,则其有氧工作能力较高,心肺耐力较好。

(三)代谢当量

代谢当量(MET)可表示运动强度,并因其与摄氧量的关系而能客观评定心肺耐力,而且可以据此决定运动允许量(表 22 − 5)。

由表 22 − 5 可知,患者的运动能力至少应达到 5METs 才能满足日常生活需要。

由于代谢当量以活动时的氧耗量来表示,所以导致最大摄氧量降低的疾病同样可导致 MET 降低。

表 22 – 5　心功能分级

级别	最大代谢当量(METs)	临　床　症　状
1	6.5	患有心脏病,体力活动不受限制;一般体力活动不引起疲劳、心悸、呼吸困难及心绞痛。
2	4.5	患有心脏病,体力活动稍受限制;休息时正常,一般体力活动即可引起疲劳、心悸、呼吸困难及心绞痛。
3	3.0	患有心脏病,体力活动明显受限制;休息时尚正常,但轻体力活动即可引起疲劳、心悸、呼吸困难及心绞痛。
4	1.5	患有心脏病,体力活动不能;休息时仍有心衰症状或心绞痛,任何体力活动均可使症状加重。

(四)心率

在 80% ~ 90% $\dot{V}O_2max$ 以下的运动强度范围内,心率随着耗氧量的增加而增快,与 $\dot{V}O_2max$ 呈线性相关。心率在进行定量负荷的运动中达到稳定时提示摄氧和耗氧达到平衡。一般来讲,住院患者进行训练时的心率增快应控制在 10 ~ 20 次/min。运动时增加少于 10 次/min,提示可增加运动强度;运动时心率增加超过 20 次/min 或心率不随工作强度的增加而加快甚至减慢时,应停止当前的训练。

提示训练量超过受试者的心肺功能极限的症状有:呼吸困难,虚弱无力,感觉改变,心绞痛,增加负荷后心率下降,增多的室性心律失常,面色苍白,发绀。作业治疗中进行耐力测试不应达到这种水平。一旦观察到上述症状或由患者主诉,作业强度应立即降低到一个合适的水平。

如果随着训练效果的出现,训练时的心率比以前做同等量工作时降低,就说明患者的心率储备增加,测试活动的强度及训练强度可以逐渐增加,一直到满足患者期望恢复的需求。

小　结

综上所述,在康复过程中,首先要根据患者具体情况选择适当的评定方法,了解患者的肌肉耐力及心肺耐力,即其运动能力,然后针对不同患者的不同需要来制订可行的训练计划,避免超量训练造成肌肉损伤甚至使心肺疾患加重,但又应当有效,以顺利实现康复目标。

思考题
1. 动态和静态肌肉耐力的评定方法有何不同?
2. 如何通过测量最大摄氧量、无氧阈及心率评估心肺耐力?

(张慧丽)

第二十三章 作业活动的评定

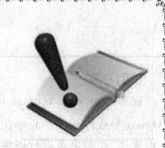

学习目标

1. 掌握作业活动包含的内容和定义。
2. 掌握作业活动障碍的自评方法。
3. 掌握评定 BADL 的常用量表和评定方法。
4. 掌握评定 IADL 的常用量表和评定方法。
5. 熟悉评定工作能力的量表及评定方法。
6. 了解休闲活动能力的评定方法。

在健全人看来能够随意完成的日常活动即作业活动,对于有躯体功能、认知功能障碍的人而言却有可能十分困难。作业活动障碍指作业活动实施者不能以常规方式完成与角色相适应的各种任务和活动。作业活动的评定是作业治疗师在接到治疗通知后,着手进行评定与治疗的起始点。评定的目的在于了解:①患者能做什么,不能做什么;②患者在进行某项活动时是否需要帮助;如果需要帮助,需要何种帮助;需要帮助的程度如何;③为确定康复目标,制订适当的康复治疗训练方案提供依据;④评价疗效,确定是否继续或修订原治疗方案;⑤判断预后,为决定患者是否出院、预测生活独立程度乃至残疾等级提供依据;⑥评估医疗质量,进行投资 - 效益比分析。

第一节 作业活动障碍的自评

Law 等人于 1991 年开发研制了用于作业活动评定的"加拿大作业活动表现测量(the Canadian occupational performance measure, COPM)"。通过该量表测量可以找出患者作业活动中存在的问题点,为确定治疗方向、制订治疗计划提供依据。

一、自评内容

• COPM 检查表由自理活动、生产性活动及休闲活动三部分组成。它要求患者自己评述作业活动方面存在的问题,包括自己找出需要解决的问题即自己不能独立完成的活动;自己评估所述问题的重要性并进行排序;自己评估其作业活动状况的水平及满意度。患者对重要性先后顺序的排列实际上是确定了作业治疗的重点。

• COPM 得出两个评分结果,即作业活动状况评分和满意度评分。通过对原有问题再次评分,可以从患者的角度观察和评价作业活动的变化并评价疗效。COPM 使患者从一开始就主动地参与到作业治疗的过程中。因此,它所体现的是以患者为中心,而不是以治疗师为中心的作业治疗模式。COPM 可用于任何疾病和年龄的患者。

二、自评方法

COPM 采用作业治疗师与病人面谈的方式进行,包含确认问题、评估重要性、评分及再评定等四个步骤(参见表 23 - 1)。

(一)步骤 1——确认问题

接收患者后,治疗师应尽早对其进行 COPM 评定。作业治疗师与患者进行交谈,按照作业活动的内容,通过提示、发问和讨论,帮助患者发现他/她认为需要做并且想要做,而目前由于机体损伤而不能做的事情或活动,并将这样的问题列出,依照活动分类记录在表中。如一截瘫患者分别在“自理活动”中列出不能自己穿衣服、不能自己上厕所、不能外出购物;在“生产性活动”中列出不能做原来的工作;在“休闲性活动”中列出不能写信或不能使用电脑与朋友聊天等。

需要指出的是,治疗师和患者讨论的范围并不仅仅局限于表中所列出的活动。表中所列举的活动仅作为提示在和患者交谈中给予方向性的引导。

患者确认的问题应当是日常生活中他/她想要做、需要做或别人希望他/她做的事情或活动。需要强调的是,COPM 是要获得患者的想法,而不是治疗师的想法,治疗师不要将自己的认识强加于患者,即便是治疗师认为患者所指问题不确切,或患者不认为是问题而治疗师却认为问题存在,也不要继续追究,而是放到以后讨论。

如果治疗师判断患者确实不能够认识、理解或回答问题,可由亲属或其他相关人员(陪护、老师或护士)代之,但答案是他们的看法,而不是患者自己的看法。

在结束步骤 1 时,治疗师应该在患者所关心的问题,即活动障碍点上获得一个全面、综合的印象。

(二)步骤 2——评估重要性

在确认并列出具体存在的问题后,要求患者就每一个问题在其生活中的重要性进行评估与判断。给患者出示如下评分卡。同时问患者:“能从事这项活动或做这件事对你来说有多重要?”重要性的程度分 10 个等级,从 1 分到 10 分。1 分说明完全不重要;10 分则表示非常重要。患者根据自己的需要选择。

重要性评分卡:

1	2	3	4	5	6	7	8	9	10
完全不重要									非常重要

将每一项活动的重要性评估的得分结果分别填于相应的评分表中。重要性评估是评定过程中的关键步骤。它使患者自己从一开始就确定了障碍治疗的先后顺序,也使治疗师更好地理解了病人的需求,因而有助于治疗计划的制订。

(三)步骤 3——现状和满意度的评分

治疗师请者选择出 5 个他/她自己认为亟待解决的重要问题。治疗师可以从患者完成的"重要性评分"中挑出得分最高的 5 个问题,让患者确认这些问题是否为最需要治疗的问题。也可以让患者从已确认但未评分的问题中选择出几个他/她自己认为最重要的问题。治疗师将这些被挑出的问题填入表 23 - 1 的评分部分中。这 5 个问题将成为确定治疗目标的基础。

对挑选出的每一个问题,让患者仍然采用 10 分等级评分卡对自己以下两方面进行评估,即:①就每一个问题的完成情况评分;②就完成活动情况的满意度评分。

完成情况评分卡:

1	2	3	4	5	6	7	8	9	10
完全不能做								能做得非常好	

满意度评分卡:

1	2	3	4	5	6	7	8	9	10
非常不满意								非常满意	

活动的完成情况和满意度的评分方法与重要性评估相同。将每一个确认的问题的相应的分值分别填入完成情况与满意度栏中。现状的总分等于各项现状得分之和,然后除以已确认问题的总数。满意度总分的计算方法与现状总分的计算方法相同。公式如下:

$$P_总 = \frac{\sum P}{n} = \frac{P_1 + P_2 + P_3 + \cdots\cdots + P_n}{n}$$

$$S_总 = \frac{\sum S}{n} = \frac{S_1 + S_2 + S_3 + \cdots\cdots + S_n}{n}$$

式中

$\sum$——求和符号,表示连加;

n——确认问题的个数;

$P_{1,2,3,\cdots\cdots n}$——各项完成情况,即现状得分;

$S_{1,2,3,\cdots\cdots n}$——各项满意度得分;

$P_总$——完成情况,即现状总分;

$S_总$——满意度总分。

所得分数在 1~10 分范围内。10 分意味着患者对某一单项活动的重要性、完成情况或满意度评估值均很高,提示不需要治疗;而低于 10 分则表明希望或需要接受治疗。

再次进行评定时,可将患者首次和再次测量结果进行自身前后比较。研究表明,2 分或 2 分以上的变化具有重要的临床意义,它提示治疗方法有效。因此,完成情况和满意度的评估结果为治疗师和患者提供了很有用的信息。

一旦患者已经确认了问题所在,治疗师则需要进一步评定与其有关的运动、感觉、精神及心理等功能情况以及环境状况,从而决定治疗原则和具体方案。

(四)步骤 4——再评定

经过一段时间治疗后,进行第二次评定。就首次评价中列出的问题,要求患者重新进行活动完成情况和满意度的评估并填入再评定栏中。完成情况总分和满意度总分的计算方法同前。最后,计算完成情况和满意度前后两次得分的变化值。例如,单项分变化值:完成情况或满意度得分的变化是第二次得分与第一次得分之差。同样,完成情况或满意度的总分变化是第二次完成情况或满意度总分与第一次总分之差。治疗后得分与治疗前得分可进行单项比较,如治疗后得分高于治疗前得分,则表明活动障碍经过治疗有很大改善,同时也证实所采取的治疗方法正确、有效。计算完成情况和总满意度的总分可以进行治疗前后总的疗效比较。

治疗师应当决定再次评定的适当时机。如一个新的治疗开始之前、一项治疗终止时、患者已出现很大进步、患者自己感觉问题已得到解决或治疗师需要检验治疗计划时都是再次评定的时机。

表 23 - 1　加拿大作业活动状况测量(COPM)

步骤1:确认作业活动方面的问题		步骤2:重要性评估
		重要性
步骤1A:自理活动 个人护理 (如:穿衣、洗澡、进食、洗漱等) 功能性移动 (如:各种转移、室内/室外行动等) 社区活动 (如:使用交通工具、购物、理财等)	＿＿＿＿＿＿ ＿＿＿＿＿＿ ＿＿＿＿＿＿ ＿＿＿＿＿＿ ＿＿＿＿＿＿ ＿＿＿＿＿＿	＿＿＿＿＿＿ ＿＿＿＿＿＿ ＿＿＿＿＿＿ ＿＿＿＿＿＿ ＿＿＿＿＿＿ ＿＿＿＿＿＿
步骤1B:生产性活动 工作 (如:有薪工作、志愿服务等) 家务管理 (如:打扫卫生、洗衣、做饭) 玩耍/上学 (如:技能游戏、家庭作业)	＿＿＿＿＿＿ ＿＿＿＿＿＿ ＿＿＿＿＿＿ ＿＿＿＿＿＿ ＿＿＿＿＿＿ ＿＿＿＿＿＿	＿＿＿＿＿＿ ＿＿＿＿＿＿ ＿＿＿＿＿＿ ＿＿＿＿＿＿ ＿＿＿＿＿＿ ＿＿＿＿＿＿
步骤1C:休闲 安静娱乐 (如:各种爱好、手工、阅读) 活动性娱乐 (如:体育、郊游、旅行) 社交活动 (如:串门、打电话、聚会、通信)	＿＿＿＿＿＿ ＿＿＿＿＿＿ ＿＿＿＿＿＿ ＿＿＿＿＿＿ ＿＿＿＿＿＿ ＿＿＿＿＿＿	＿＿＿＿＿＿ ＿＿＿＿＿＿ ＿＿＿＿＿＿ ＿＿＿＿＿＿ ＿＿＿＿＿＿ ＿＿＿＿＿＿

续表

步骤3&4:评分——首次评价 & 再次评定				
首次评定:			再次评定:	
作业活动问题	现状1	满意度1	现状2	满意度2
1.				
2.				
3.				
4.				
5.				
评分: 总分 =(现状或满意度总分)÷(问题总数)	现状1得分 ___ ÷ ___ = ___	满意度1得分 ___ ÷ ___ = ___	现状2得分 ___ ÷ ___ = ___	满意度2得分 ___ ÷ ___ = ___
作业活动表现的变化 = 现状2得分___ － 现状1得分___ = ___				
满意度的变化 = 满意度2得分___ － 满意度1得分___ = ___				

第二节　日常生活活动能力的评定

患者在找出自己认为亟待解决的问题后,作业治疗师还不能仅仅依赖患者所述,尚需对患者的作业活动实施状况进行全面的专业评定。本节重点讲述日常生活活动能力的评定。

一、定义

日常生活活动(activities of daily living,ADL)的概念由 Sidney Katz 于 1963 年提出,指一个人为了满足日常生活的需要每天所进行的必要活动。ADL 分为基础性日常生活活动(basic activity of daily living, BADL)和工具性日常生活活动(instrumental activity of daily living, IADL)。

(一)基础性日常生活活动(BADL)

BADL 是指人维持最基本的生存、生活需要所必需的每日反复进行的活动,包括自理和功能性移动两类活动。自理活动包括进食、梳妆、洗漱、洗澡、如厕、穿衣等,功能性移动包括翻身、从床上坐起、转移、行走、驱动轮椅、上下楼梯等。

(二)工具性日常生活活动(IADL)

IADL 指人维持独立生活所必需的一些活动,包括使用电话、购物、做饭、家事处理、洗衣、服药、理财、使用交通工具、处理突发事件以及在社区内的休闲活动等。从 IADL 所包含的内容中可以看出,这些活动常需要使用一些工具才能完成,是在社区环境中进行的日常活动。IADL 是在 BADL 基础上实现人的社会属性的活动,是维持残疾人自我照顾、健康并获得社会支持的基础。

BADL 评定的对象为住院患者,而 IADL 评定则多用于生活在社区中的伤残者及老人。表 23 - 2 列出了各种 BADL 和 IADL 评定量表中所包含的项目。

表 23 – 2   BADL 和 IADL 评定所含项目

BADL		IADL
自理活动	功能移动性活动	
进食	床上移动	做饭
从碗里取食	移动体位	使用器皿餐具
用杯子、吸管喝水	翻身	使用炉灶
切食品	坐起	打扫卫生
使用餐具	转移	财务
咬断和咀嚼	床	找零钱、存取钱、记账
吞咽	椅	购物
卫生	浴盆	食品、衣物、日常用品
刷牙、梳头、剃须、化妆、	淋浴室	打电话
修剪指甲	小汽车	找电话号码
洗澡	坐	拨号
上身(手、脸、上肢、躯干)	站	留言
下身(臀部、大腿、小腿、脚)	行走	记录留言
穿衣	(平地、斜坡、台阶、楼梯)	服药
上身(内衣、前开襟、套头衫)、	社区活动	开瓶盖、按医嘱服药
助听器/眼镜	进出公寓	洗衣
下身(内裤、长裤、裙子、	过马路	洗衣服、熨衣服
袜子、鞋、矫形器/假肢)	去车站	时间安排
如厕		计划、组织、准时赴约
穿脱衣、清洁、冲洗厕所		交通
控制排尿、控制排便		开车、搭乘公交车
交流		
理解口语、理解书面语、		
理解手语、		
表达基本需要(说、写、手势)		

二、ADL 的评定方法

基本的评定方法包括回答问卷、观察以及量表评定。

(一)提问法

提问法是通过提问的方式来收集资料和进行评定。提问有口头提问和问卷提问两种。无论是口头问答还是答卷都不一定需要面对面的接触。谈话可以在电话中进行,答卷则可以采取邮寄的方式。就某一项活动的提问,其提问内容应从宏观到微观。表 23 – 3 中就评定患者的洗澡动作完成情况,共提出 5 个问题。第一个问题,"你能够自己洗澡吗?"是一个笼统的问题,而第 2~5 个问题则是很具体的,实际上是洗澡的分解动作。两个患者都可能有洗澡障碍,但障碍点则可以是不同的。

应尽量让患者本人回答问题。检查者在听取患者的描述时,应注意甄别患者所述是客观存在还是主观意志,回答是否真实、准确。当患者因体力过于虚弱、情绪低落或有认知功能障碍而不能回答问题时,可以请患者的家属或陪护者回答问题。

由于在较少的时间内就可以比较全面地了解患者的 ADL 完成情况,因此提问法适用于对患者的残疾状况进行筛查。如前所述,有的患者可能并不能准确描述存在的问题;再者,如果患者并不具备医学、康复等方面的知识,也就没有能力区分出哪些因素是引起障碍的原因。因此,当评定 ADL 的目的是为了帮助或指导制订治疗计划时,则不宜使用提问法。尽管如此,在评定 ADL 的总体情况时,提问法仍是经常选择的方法。它不仅节约时间,节约人力,亦节约空间。

(二)观察法

观察法是指检查者通过直接观察患者 ADL 实际的完成情况来进行评定的。观察的场所可以是实际环境,也可以是实验室。实际环境指被检查者日常生活中实施各种活动的生活环境,这里所指的环境,不仅仅包括地点如在家里,还包括所使用的物品如家中的浴盆、肥皂以及适当的时间等。社区康复常采用在实际环境中观察 ADL 实施情况的方法,检查者可在清晨起床后在被检查者家中的盥洗室里观察其洗漱情况。住院患者的 ADL 观察评定则通常在实验室条件下,即在模拟的家庭或工作环境中进行。需要指出的是,不同的环境会对被检查者 ADL 表现的质量产生很大的影响。实际环境与实验室环境条件下被检查者的 ADL 表现可能有所不同。因此,在评定的过程中应当将环境因素对 ADL 的影响考虑在内,使观察结果更真实、准确。

采用观察法能够使治疗师在现场仔细地审视患者活动的每一个细节,看到患者的实际表现。这一点是无法从提问中获得的,而且观察法能够克服或弥补提问法中存在的主观性强、可能与实际表现不符的缺陷。通过实际观察,检查人员还可以从中分析影响该作业活动完成的因素或原因。

(三)量表检查法

量表检查法是采用经过标准化设计,具有统一内容、统一评定标准的检查表评定 ADL。检查表中设计了 ADL 检查项目并进行系统分类,每一项活动的完成情况被量化并以分数表示。量表经过信度、效度及灵敏度检验,其统一和标准化的检查与评分方法使得评定结果可以对不同患者、不同疗法以及不同的医疗机构之间进行比较。因此,量表检查法是临床及科研中观察治疗前后的康复进展、研究新疗法、判断疗效等常用的手段。在以下的部分,将重点介绍目前国际公认并通用的 ADL 评定量表。

表23-3分别列举了提问法、观察法以及量表法评定两位患者洗澡和转移结果。通过比较,三种评定方法的特点一目了然。

无论采取何种评定方法,治疗师都要首先通过阅读病历、参加查房、与患者本人及其亲属交谈来获取有关资料。了解的内容包括病史、职业情况(上班,退休,还是在家从事家务)、工作性质、是否要返回工作岗位、回家后是和家人住在一起还是独住、经济状况如何、患者的期望是什么等。

表 23 - 3　三种评定方法评定患者洗澡完成情况

		患者 1	患者 2
问卷评定法	问题： 1. 你自己能够洗澡吗？ 2. 你自己能够进出澡盆吗？ 3. 你自己能够坐到澡盆里吗？ 4. 你可以自己洗吗？ 5. 你能够自己洗全身，包括后背和脚吗？	能 能 能 能 不能	能 能 不能 能 能
观察评定法	洗澡步骤： 1. 入浴盆 2. 坐到浴盆里 3. 放洗澡水 4. 洗上身 5. 洗下身 6. 从浴盆中站起 7. 出浴盆 8. 擦干上身 9. 擦干下身	独立，抬脚入盆不稳 依赖，中度身体帮助 独立、安全、时间合理 独立、安全、时间合理 独立、安全、时间合理 依赖，中度身体帮助 独立、安全、时间合理 独立、安全、时间合理 独立、安全、时间合理	独立，跪在地上爬进浴盆 排热水，放冷水 需要他人口头指导 需要他人口头指导 将脚放在身体下面有困难——运动计划障碍 独立、安全、时间合理 给予指令无效，忽略背部 独立、安全、时间合理
量表评定法	FIM： 洗澡 转移	7 分 3 分	5 分 7 分

三、注意事项

- 在评定时注重观察患者的实际操作能力，而不能仅依赖其口述。
- 患者在帮助下才可完成某种活动时，要对帮助的方法与帮助量予以详细记录。
- 评定应在适当的时间和地点进行。通常应由作业治疗师在早上起床时到病房观察病人穿衣、洗漱、刮脸或化妆等各种自理活动，以求真实。如作业疗法科有 ADL 评定设置，必须尽量接近实际生活环境。
- 为避免因疲劳而失实，必要时评定可分几次完成，但应在同一地点进行。
- 再次评定的时机　再次评定 ADL 的目的是为了观察疗效、检验治疗方法、为及时调整治疗方案提供依据以及判断预后。因此，再次评定的时间应该安排在一个疗程结束时以及出院前。出现新障碍时应随时进行评定。

四、结果记录与结果分析

特定的功能活动受限的程度通过观察和记录所需要的帮助方式（使用辅助器具、人或动物）和帮助的量来确定。在评定独立程度时，最低分值表示最低功能活动水平，最高分值反映功能的最高水平；在评定残疾程度时，则分值越高表示功能活动的水平越低。

对于不能独立完成的活动，治疗师需进一步检查和分析影响这些活动完成的限制因素。

如前所述,限制因素分为内在和外在限制因素。内在限制因素指关节活动度、肌力、平衡、协调性、感觉、知觉和认知、精神、心理等自身损害。例如,穿衣问题与视知觉损害密切相关;下肢骨折或关节炎所导致的关节活动受限可影响转移活动和行走;脊髓损伤、肌肉变性导致的肌肉瘫痪也影响诸多的日常生活活动。外在限制因素指建筑结构、社会、经济、文化等各种环境对于残疾人活动所造成的限制。例如,现实生活空间里各房间的门的宽度是否足以使轮椅通过,厕所、浴室是否安装扶手,公共场所是否建有无障碍设施等,人们对残疾人的态度等。

减少、改造或纠正这些限制因素或者通过使用辅助器具、设施以弥补不可逾越的限制因素,均可以改善日常生活活动能力和提高其独立性。因此,确定导致功能活动障碍的各种因素就成为制订正确、有效的治疗方案的关键。

五、常用评定工具和使用方法

常用的 ADL 量表评定方法有 Barthel 指数、Katz 指数、修订的 Knney 自理评定、PULSES 及 FIM 等。本书重点介绍 Barthel 指数和功能独立性测量。

(一)Barthel 指数评定

该法于 1965 年(Mahoney 和 Barthel)正式发表。Barthel 指数评定简单,可信度高,灵敏度也高。它不仅可以用来评定治疗前后的功能状况,而且可以预测治疗效果、住院时间及预后,是康复医疗机构应用最广的一种 ADL 评定方法。

1. 评定内容　Barthel 指数包括 10 项内容,根据是否需要帮助及帮助的程度分为 0、5、10、15 分四个功能等级,总分为 100 分。得分越高,独立性越强,依赖性越小。若达到 100 分,这并不意味着他能完全独立生活,他也许不能烹饪、料理家务或与他人接触,但他不需要照顾,可以自理(表 23 - 4)。

表 23 - 4　Barthel **指数评定等级**

项 目	评 分 标 准
1. 进食	0 = 较大和完全依赖
	5 = 需部分帮助(夹菜、盛饭)
	10 = 全面自理
2. 洗澡	0 = 依赖
	5 = 自理
3. 梳妆洗漱	0 = 依赖
	5 = 自理,能独立洗脸、梳头、刷牙、剃须
4. 穿衣	0 = 依赖
	5 = 需一半帮助
	10 = 自理,能系开纽扣,关、开拉锁和穿鞋等
5. 控制大便	0 = 昏迷或失禁
	5 = 偶尔失禁(每周 <1 次)
	10 = 能控制

续表

项目	评 分 标 准
6. 控制小便	0 = 失禁或昏迷或需由他人导尿
	5 = 偶尔失禁(<1 次/24 小时, >1 次/周)
	10 = 能控制
7. 上厕所	0 = 依赖
	5 = 需部分帮助
	10 = 自理
8. 床椅转移	0 = 完全依赖别人
	5 = 需大量帮助(2 人),能坐
	10 = 需小量帮助(1 人)或监督
	15 = 自理
9. 行走	0 = 不能走
	5 = 在轮椅上独立行动
	10 = 需 1 人帮助(体力或语言督导)
	15 = 独自步行(可用辅助器)
10. 上下楼梯	0 = 不能
	5 = 需帮助
	10 = 自理

2. 评分标准　评分标准见表 23 – 5。如不能达到项目中规定的标准,给 0 分。60 分以上提示被检查者生活基本可以自理,60 ~ 40 分者生活需要帮助,40 ~ 20 分者生活需要很大帮助,20 分以下者生活完全需要帮助。Barthel 指数 40 分以上者康复治疗的效益最大。

表 23 – 5　**Barthel 指数评分标准**

序号	项目	得分	评 分 标 准
1	进食	10	能使用任何必要的装置,在适当的时间内独立进食
		5	需要帮助(如切割食物,搅拌食物)
2	洗澡	5	独立
3	修饰	5	独立地洗脸、梳头、刷牙、剃须(如需使用电动剃须刀者则应会用插头)
4	穿衣	10	独立地系鞋带、扣扣子、穿脱支具
		5	需要帮助,但在适当的时间内至少做完一半的工作
5	大便	10	不失禁,如果需要,能使用灌肠剂或栓剂
		5	偶尔失禁或需器具帮助
6	小便	10	不失禁,如果需要,能使用集尿器
		5	偶尔失禁或需要器具帮助
7	上厕所	10	独立用厕所或便盆,穿脱衣裤,擦净、冲洗或清洗便盆
		5	在穿脱衣裤或使用卫生纸时需要帮助
8	床椅转移	15	独立地从轮椅到床,再从床回到轮椅,包括从床上坐起,刹住轮椅,抬起脚踏板
		10	最小的帮助和监督
		5	能坐,但需要最大的帮助才能转移

续表

序号	项目	得分	评 分 标 准
9	行走	15	能在水平路面独立行走45m,可以用辅助装置,但不包括带轮的助行器
		10	在帮助下行走45m
		5	如果不能行走,能使用轮椅行走45m
10	上下楼梯	10	独立,可以用辅助装置
		5	需要帮助和监督

(二)功能独立性测量

功能独立性测量(functional independence measurement, FIM)自20世纪80年代末在美国开始使用以来,逐渐受到重视和研究,目前已在全世界广泛应用。FIM在反映残疾水平或需要帮助的量的方式上比Barthel指数更详细、精确、敏感,是分析判断康复疗效的一个有力指标。它不但评价由于运动功能损伤而致的ADL能力障碍,而且也评价认知功能障碍对日常生活的影响。在美国,它已被作为衡量医院医疗管理水平与医疗质量的一个客观指标。FIM是医疗康复中惟一建立了康复医学统一数据库系统(UDSRM)的测量残疾程度的方法。

FIM应用范围广,可用于各种疾病或创伤者的日常生活能力的评定。

1. 评定内容 FIM评定内容包括6个方面,共18项,分别为13项运动性ADL和5项认知性ADL(表23-6)。评分采用7分制,即每一项最高分为7分,最低分为1分。总积分最高分为126分,最低分为18分。得分的高低是根据病人独立的程度、对辅助具或辅助设备的需求程度以及他人给予帮助的量为依据。

表23-6 FIM评定内容

Ⅰ. 自理活动	1. 进食,2. 梳洗修饰,3. 洗澡,4. 穿上身衣,5. 穿下身衣,6. 如厕
Ⅱ. 括约肌控制	7. 排尿管理,8. 排便管理
Ⅲ. 转移	9. 床椅间转移,10. 转移至厕所,11. 转移至浴盆或淋浴室
Ⅳ. 行进	12. 步行/轮椅,13. 上下楼梯
Ⅴ. 交流	14. 理解,15. 表达
Ⅵ. 社会认知	16. 社会交往,17. 解决问题,18. 记忆

在进行FIM评定之前,检查者应首先将每一项活动所指内容以及评定的动作要点搞清楚,只有遵循FIM对每一项活动所界定的特有内容进行评定,才有可能使结果客观、准确。各项活动所包含的动作要点及评定内容如下:

(1)进食 将食物以通常习惯的方式放在桌上或托盘中后,被检查者是否可以成功地做到:①使用合适的餐具将食物送入口中;②咀嚼;③吞咽。

(2)梳洗修饰 包括:①刷牙(含挤牙膏);②洗脸(不含端脸盆的动作);③洗手;④梳头;⑤刮胡子或化妆等4~5项(女性不化妆,男性留胡子时为4项)。

(3)洗澡 包括洗和擦干的动作,范围从颈部以下分为10个区(各占10%),依次为左上肢、右上肢、胸部、腹部、会阴部、臀部、右大腿、左大腿、左小腿和足、右小腿和足。不含背部。盆浴、淋浴均可。

(4)穿上身衣 包括穿脱腰以上的各种内外衣,穿脱假肢或矫形器。动作要点包括取衣、穿、脱、系扣。

(5)穿下身衣 包括穿脱裤、裙、袜、鞋,亦包括穿脱假肢和矫形器。动作要点包括套裤腿、上提裤子、系带(扣)、穿袜、穿鞋。

(6)如厕 包括清洁会阴部、如厕前脱裤、如厕后提裤。

(7)排尿管理 包括排尿的控制水平和使用控制排尿所需的器械和药物。

(8)排便管理 包括排便的控制水平和使用控制排便所需的器械和药物。

(9)床椅间转移 包括转移过程中的所有动作,如站起、转身移动、坐下。坐在轮椅中时则包括接近床、椅;合上车闸;提起足托,拆扶手,转移并返回等动作。

(10)厕所转移 包括(坐)到便器上和从便器离开两个动作。

(11)浴室转移 包括进出浴盆或淋浴室的过程。坐在轮椅中时则包括接近浴盆或淋浴室;合上车闸;提起足托,拆扶手、转移并返回等动作。

(12)行进 包括在平地上行走或驱动轮椅50米或17米。

(13)上下楼梯 上或下12~14级或4~6级台阶。

(14)理解 包括视理解(文字、手语、姿势)或听理解。理解的内容分为复杂抽象的信息和基本的日常生活需要。复杂抽象的信息指电视播出及报刊发表的时事、宗教、幽默、数学、日常生活中的财务问题或集体讨论;基本日常生活需要的信息包括与被检查者的营养、饮食、排泄、卫生以及睡眠有关的对话、指示、提问或陈述。

(15)表达 包括语言的口头表达或非口头(文字、交流工具、手势)表达。表达的内容分为复杂抽象观念的表达和对基本的日常生活需求的表达。复杂抽象的表达包括讨论时事、宗教以及与他人的关系等;基本需要的表达包括营养、饮食、排泄、卫生或睡眠等生理需要等。

(16)社会交往 指在社交和治疗场合与他人相处以及参与集体活动的技能,通过言行表现,反映患者如何处理自身利益与他人之间的关系。

(17)解决问题 指就财务、社会及个人事物等方面能够作出合理、安全和及时的决定,并能够启动、按顺序实施解决问题的步骤以及自我纠错。解决问题包括解决复杂的问题和日常生活问题。复杂问题包括管理银行账务、参与制订出院计划、服药、解决和别人发生的冲突、求职等;日常生活问题如需要转移时请求帮助,饭菜变质时要求更换,需要护士帮助时知道按呼叫铃等。

(18)记忆 在社区或医院环境下,认识常见的人、记住日常活动及履行他人的要求。

2. 评分标准 根据患者进行日常生活活动时独立或依赖的程度,将结果分为7个等级(表23-7)。

(1)独立 活动中不需要他人给予帮助。

(2)依赖 需他人监护或身体方面的帮助,或不能进行活动。

●有条件的依赖:患者自己付出50%或更多的努力,根据所需的辅助水平评出5分、4分、3分。

●完全依赖:患者付出的努力≤49%,需要最大量的帮助或完全帮助,或根本不能进行活动。根据所需要帮助的水平,评出2分和1分。

表23-7　FIM 评分标准

能　力		得分	评　分　标　准
独立	完全独立	7	不需修改或使用辅助具;在合理的时间内完成;活动安全
	有条件的独立	6	活动能独立完成,但活动中需要使用辅助具;或者需要比正常长的时间;或需要考虑安全保证问题
有条件的依赖	监护或准备	5	活动时需要帮助,帮助者与患者没有身体接触;帮助者给予的帮助为监护、提示或督促,或者帮助者仅需帮患者做准备工作或传递必要的用品,帮助穿戴矫形器等
	最小量接触性身体的帮助	4	给患者的帮助限于轻触、患者在活动中所付出的努力≥75%
	中等量帮助	3	患者所需要的帮助多于轻触,但在完成活动的过程中,本人主动用力仍在50%～74%之间
完全依赖	最大量帮助	2	患者主动用力完成活动的25%～49%
	完全帮助	1	患者主动用力<25%,或完全由别人帮助

　　FIM 所测量的是残疾人实际做什么,即活动的实际情况。因此,对于残疾者进行 FIM 评定时,不要评定其应当能做什么,或在某种条件下可能可以做什么。例如,一个抑郁症患者能够做许多事情但是他现在却不做。采用 FIM 测量该患者时,所考察的应是目前的实际状态,而不是他在症状缓解时能够做什么。

　　各康复专业人员均可使用 FIM 进行评定。必要时可根据专业特点,将 FIM 分为几个部分由不同专业的人员分别进行测量。如由作业治疗师负责评定自理活动以及认知性活动;护士评定大小便控制功能;物理治疗师评定转移活动;而交流能力则可以由言语治疗师来评定。

六、儿童日常生活活动能力的评定

(一)功能性独立测量(WeeFIM)

　　WeeFIM 是功能性独立测量(functional independence measure)儿童版,专用于评定儿童在自理、移动以及认知三方面的独立状况。该评定量表基于 WHO(1980)提出的病理、损伤、残疾、残障以及护理量等概念的基本框架,从发育的角度进行设计,用于评定 6 个月至 7 岁患儿功能能力的独立状况,也可用于评定 6 个月至 21 岁的发育障碍者。WeeFIM 共包括 18项(表23-8),与 FIM 相同,采用 7 分制标准评定患儿的功能活动水平状况。

表23-8　WeeFIM 评定内容

自理	移动	认知
进食	转移:椅子—轮椅	理解
梳洗修饰	转移:厕所	表达
洗澡	转移:浴盆—淋浴室	社会交往
着装:上身	行进:步行/轮椅	问题解决
着装:下身	上下楼梯	记忆
如厕		
排尿控制		
排便控制		

（二）中国康复研究中心儿童 ADL 评定量表

中国康复研究中心编制的儿童日常生活活动能力评定量表专用于脑瘫患儿能力状况的评定（表23－9、23－10）。评定内容包括个人卫生动作、进食动作、更衣动作、排便动作、器具使用、认识交流动作、床上运动、移动动作、步行动作等九类，每一类又分为若干项。独立完成每项为 2 分；独立完成但时间长为 1.5 分；能完成但需辅助为 1 分；不能完成为 0 分。满分 100 分，≥75 分提示轻度障碍；50～74 分为中度障碍；0～49 分为重度障碍。

表23－9 中国康复研究中心脑瘫儿童日常生活活动能力评定量表

		独立完成 （2 分）	独立完成 但时间长 （1.5 分）	能完成但 需辅助 （1 分）	即使辅助 也难完成 （1 分）	不能完成 （0 分）
（一） 个人 卫生 动作	洗脸、洗手					
	刷牙					
	梳头					
	使用手绢					
	洗脚					
（二） 进食 动作	奶瓶吸吮					
	用手进食					
	用吸管吸引					
	用勺叉进食					
	端碗					
	用茶杯饮水					
	水果剥皮					
（三） 更衣 动作	脱上衣					
	脱裤子					
	穿上衣					
	穿裤子					
	穿脱袜子					
	穿脱鞋					
	系鞋带、扣子、拉锁					
（四） 排便 动作	能控制大小便					
	小便自处理					
	大便自处理					
（五） 器具 使用	电器插销使用					
	电器开关使用					
	开、关水龙头					
	剪刀的使用					
（六） 认识 交流 （7 岁后）	书写					
	与人交谈					
	翻书页					
	注意力集中					

续表

		独立完成 (2分)	独立完成 但时间长 (1.5分)	能完成但 需辅助 (1分)	即使辅助 也难完成 (1分)	不能完成 (0分)
(七) 认识 交流 (7岁前)	大小便会示意					
	会招手打招呼					
	能简单回答问题					
	能表达意愿					
(八) 床上 运动 翻身	仰卧位←→坐位					
	坐位←→跪位					
	独立坐位					
	爬					
	物品料理					
(九) 移 动 动 作	床←→轮椅或步行器					
	轮椅←→椅子或便器					
	操作手闸					
	坐在轮椅上开、关门					
	驱动轮椅前进					
	驱动轮椅后退					
(十) 步 行 动 作	扶站					
	扶物或扶步行器行走					
	独站					
	单脚站					
	独行5米					
	蹲起					
	能上下台阶					
	独行5米以上					
总　分						

表 23－10　中国康复研究中心脑瘫患儿日常生活活动能力(ADL)评分标准

条　　件	评分标准(50项,满分100分)
能独立完成	每项2分
能独立完成,但时间长	每项1.5分
能完成,但需帮助	每项1分
两项中完成一项或即便辅助也难完成	每项1分
不能完成	每项0分
轻度障碍	75~100分
中度障碍	50~74分
重度障碍	0~49分

第三节 生产性活动的评定

医学康复的任务不仅是躯体功能的恢复,还应帮助残疾人获得工作的能力和就业的机会,帮助他们寻找自己在社会中的位置,并以独立的人格和经济地位参与社会生活,获得经济上的收入、心理上的平衡、人格上的尊严。生产性活动体现了一个人的身份、社会地位及自我价值,生产性活动的评定是作业活动评定的重要组成部分。通过生产性活动评定,判定其是否具有回归家庭及回归社会的能力,能否具有对社会及家庭作出一定贡献的潜力。

一、概述

(一)生产性活动的定义

生产性活动(productivity)亦称创造性或工作性活动,是指通过提供物质与服务,能够对社会、家庭作出贡献或对自己有益的活动,是体现个人价值的活动。

(二)生产性活动的分类

1. 工作 包括有偿工作、志愿服务。
2. 家务管理 包括整理和打扫卫生、洗衣、烹饪、使用交通工具去采购、理财等。
3. 照顾他人 照顾子女、配偶、父母或其他人,关心其他人的健康,负责子女的教育,与家人交流。
4. 学习与上学 包括参加学校的一切活动,如郊游、手工劳动、课外活动等。

(三)评定的必要性与目的

职业康复的目的是最大限度地发挥每一位残疾者的就业潜力,作业治疗师应帮助患者取得最大限度的行动和自理能力,并协助患者及其家属建立安全而满意的社会关系,进行心理调整,从而最大限度地发掘患者的就业潜力。进行家务管理有助于增强患者的自信心和主动性,操持家务的活动对患者的家庭幸福、经济收入以及身体健康都有益处,家务劳动是体力劳动、管理职能、精神以及维系家庭或个性并促使其发展的综合体,设法帮助患者实施简单易行的家务活动是作业治疗师的职责。

对残疾人的生产性活动能力进行评定的目的在于了解残疾人进行生产性活动的能力及潜在能力,以便拟定合适的治疗目标,确定适当的治疗方案。

(四)作业疗法评定的重点

在进行评定前,治疗师应熟悉残疾者将要从事的工种,了解从事该工种所需的技能。工作能力的评定是判定患者将来是否能工作,以及适合何种工作,确定职业范围、评定职业潜力。对家务管理者进行训练的目的是使患者在家中重获工作能力,故应预先评估患者在家中可能会遇到的问题和困难。需要考虑的问题包括患者的能力所及的范围、移动能力、动手(手工)能力、能量消耗、安全性、交往能力。

(五)评定对象与评定时机

评定对象包括处于学习和工作年龄并且有学习或工作愿望的残疾者。在病情稳定、经过系统化康复治疗和训练,功能状态进入平台期后,就可以考虑进行生产性活动的评定,以便及早进行家务管理和职业技能的学习和训练。

二、评定的内容与方法

(一)IADL 评定的内容与方法

由于工具性日常生活活动(IADL)反映了大部分操持家务的能力,因此 IADL 的评定常作为生产性活动评定的内容之一。

IADL 功能对体力、智力要求较高,与环境条件、文化背景关系更为密切。IADL 反映较精细的功能,适用于较轻的残疾,多在社区老人和残疾人中应用,常用于调查。

1. 评定内容

(1)户外活动　在居住区步行或使用轮椅达 300 米,如去车站、购物中心、停车场等。

(2)简单备餐　准备一杯热饮料(咖啡或茶),切面包,给三明治抹奶油和夹肉。

(3)烹调活动　准备 1 ~ 2 人用的午餐:土豆削皮,切碎蔬菜做沙拉,烧肉,摆放餐桌,饭后擦桌子,洗碗。

(4)使用公共交通工具　居住区内的公共电车,汽车,火车,轮渡。包括往返车站,上下车船,车船内的转移,卖票和找座位。

(5)购物　在当地商店购物,包括与购物有关的活动,如进出商场、挑选商品、付款、将物品带回家。

(6)清洁卫生　收拾床铺、日常清洁、使用吸尘器、换被单、擦窗户、倒垃圾。

(7)洗衣　包括洗衣的全过程:在洗衣房或用自己的洗衣设备洗衣服、衣服分类、操作洗衣机、放进和取出衣服、晾干、折叠、整理衣服。

(8)理财　计划开支,支付账目,到银行存、取款。

(9)房屋保养　维修房屋、整理庭院、修整花园和雇用帮手。

(10)安全防范　使用紧急救护装置,维护环境安全和避免损伤。

2. 评定方法

(1)功能活动问卷(the functional questionnaire,FAQ)　由 Pfeffer 于 1982 年提出,1984年进行修订。修订后的内容如表 23 - 11。根据完成各项活动的难易程度评分,分数越高障碍越重,正常 <5 分,≥5 分为异常。

(2)Fenchay 活动指数评定法　评定内容有 6 大类:各类均有各自的评分标准,最低为 0分,最高为 47 分。根据评分结果,可将社会生活能力做出下述的区分:47 分,完全正常;30 ~44 分,接近正常;15 ~ 29 分,中度障碍;1 ~ 14 分,重度障碍;0 分,完全丧失。详见表 23 - 12。

(3)费城老年中心 IADL 评定法　参见表 23 - 13。

(二)工作活动的评定内容与方法

帮助残疾者恢复或重新获得工作能力是使其最终能够回归社会并参与社会生活,在求职和保持适当的职位的就业过程中具备基本的技能和竞争力,而职业前的训练以评定为基础。工作能力评定的内容包括对残疾人心理状况、身体素质、能力限度、技术水平等进行综合评定,在康复训练的全过程中可进行多次,可在职业训练前、训练中、训练后根据不同目的选择评定项目进行评定,确定就业目标。

表 23 - 11　**功能活动问卷(FAQ)(问患者家属)**

项　目	正常或从未做过但能做 (0分)	困难,但可单独完成或从未做 (1分)	需要帮助 (2分)	完全依赖他人 (3分)
每月平衡收支能力,算账的能力				
患者的工作能力				
能否到商店买衣服、杂货和家庭用品				
有无爱好,会不会下棋和打扑克				
会不会做简单的事,如点炉子、泡茶等				
会不会准备饭菜				
能否了解最近发生的事件(事实)				
能否参加讨论和了解电视、书和杂志的内容				
能否记住约会时间、家庭节日和吃药				
能否拜访邻居,自己乘公共汽车				

表 23 - 12　**FRENCHAY 活动指数表**

评定内容	评分标准
Ⅰ. 在最近 3 个月	0 = 不能
1. 做饭	1 <1 次/周
2. 梳理	2 =1 ~2 次/周
3. 洗衣	3 = 几乎每天
4. 轻度家务活	
Ⅱ. 5. 重度家务活	0 = 不能
6. 当地商场购物	1 =1 ~2 次/3 个月内
7. 偶尔的社交活动	2 =3 ~12 次/3 个月内
8. 外出散步 >15min	3 = 至少每周 1 次
9. 能进行喜爱的活动	
10. 开车或坐车旅行	
Ⅲ. 最近 6 个月	0 = 不能
11. 旅游/开车或骑车	1 =1 ~2 次/6 个月内
	2 =3 ~12 次/6 个月内
	3 = 至少每周 1 次
Ⅳ. 12. 整理花园	0 = 不能
13. 家庭/汽车卫生	1 = 轻度的
	2 = 中度的
	3 = 全部的
Ⅴ. 14. 读书	0 = 不能
	1 =6 个月 1 次
	2 <1 次/2 周
	3 >1 次/2 周
Ⅵ. 15. 上班	0 = 不能
	1 = 10h/周
	2 = 10 ~30h/周
	3 >30h/周

表 23 - 13   IADL 评定内容及评分标准

项　目	完　成　情　况	评分
A. 使用电话	1. 自己可以主动打电话(自己查电话号码等)	1
	2. 可以打知道的 2~3 个电话号码	1
	3. 能接电话,但不能自己打电话	1
	4. 完全不能使用电话	0
B. 购物	1. 自己去买全部的物品	1
	2. 自己去买一些小用品	0
	3. 所有购买的物品都需要护理者帮助去买	0
	4. 完全不能购物	0
C. 用餐的准备	1. 可以完成自己确认菜谱、烹调、摆上饭菜的事情	1
	2. 如果有材料,可以完成烹调工作	0
	3. 烹调结束,可以把食品摆上餐桌,但对营养的搭配考虑不足	0
	4. 烹调、摆上饭菜都需要别人帮助	0
D. 整理家务	1. 可以整理自己的房间,但是较重的作业活动有时需要别人帮助	1
	2. 可以完成洗碗、整理床等轻体力活动	1
	3. 不能长时间从事较轻的与清洁有关的家务劳动	1
	4. 全部家务劳动都需要别人帮助	1
	5. 所有家务管理等作业与自己无关	0
E. 清洁	1. 都可以独立完成	1
	2. 袜子等小物品自己可以洗	1
	3. 全部要他人帮助	0
F. 外出活动	1. 可以独自乘公共汽车,还可以自己开车	1
	2. 外出活动自己可以打"的士",但不能乘公共汽车	1
	3. 在别人帮助下,可以乘公共汽车	1
	4. 在别人帮助下,可以乘"的士"或乘汽车	0
G. 服药	1. 可以在适当的时间服用适当量的药	1
	2. 药分开包好后,自己可以服	0
	3. 自己不能服药	0
H. 家庭经济的管理	1. 自己可以管理(家庭预算,记账,去银行等)	1
	2. 自己可以买一些日常用品,但与银行有关的事情或买一些大的物品需要别人帮助	1
	3. 不会使用钱币	0

1. 评定内容

(1)认知功能　患者的智力状况是决定其工作活动的重要因素。

(2)求职　寻找和选择就业的机会,提出申请,接受面试。

(3)交往能力　是与他人和谐相处、与人交际的能力。

(4)专业特长　相关的经验与成就,才智,兴趣,工作技能,目标,特殊训练。

(5)工作耐力、体力　耐力和体力均可影响劳动效能。

（6）工作表现 按时完成本职工作,讲究工作质量,情绪稳定,行为与工作环境相协调,如仪表、人际关系、准时、遵守安全规则或操作规程。

（7）退休后的计划 明确自己的才智、兴趣、技能和退休后的活动安排。

2. 评定方法 各个国家和地区对残疾者的工作能力的评定标准差异很大,主要受社会经济发展和文化教育水平的影响,同时与康复治疗的预后有密切关系。经济发达国家的残疾人就业比率较高,可以从事的职业选择余地较大,而经济比较落后的国家和地区,患者难于接受全面康复服务,更难于找到适合的工作,工作能力的评定就几乎无从谈起。根据我国的国情,除非病情较轻的患者,大多数患者难以恢复原来的工作。根据评定的方式,工作活动的评定可分为现场评定及规定场景评定。

（1）现场评定 是指观察患者在真实工作环境中完成工作任务的表现和能力。在评定前治疗师应对此项工作进行深入的分析,包括完成工作所需的体力、智力、社会交往能力,确定哪些方面是必须的,哪些是不重要的。必须了解对工作环境的要求以及环境中可能对人体产生危害的因素。

（2）规定场景评定 是指在特定的环境下观察残疾者的工作表现,以便能根据评定的需要改变工作任务或要求。规定场景评定可在作业治疗科、康复训练场所或者在能根据评定需要进行调整的真实工作场所内进行,应尽可能使其接近真实工作环境。

残疾者工作能力的评定方法常用的有美国的定向和工作评定测试(testing orientation and work evaluation in rehabilitation, TOWER)的精简版微塔法(MICRO TOWER),其评定的主要内容见表23-14,评分依据及正常值见表23-15。

在微塔法中未包括残疾者的交往能力,作业治疗师还应观察残疾者是否能接受监督、接受反馈意见、协调人际关系,交流技巧亦应考虑在内。K. Jacobs1991制订的McLean Hospital work evaluation sheet对交往能力的评定较为详细,评定内容见表23-16。评定结束后记录尚需提高的方面。

表23-14 微塔法(MICRO TOWER)的评定内容

所 评 定 的 能 力	作 业 内 容
1. 运动神经协调能力： 用手和手指正确操作的能力	拧瓶盖、装箱:给瓶子加盖并装入箱子中 插小金属棒和夹子 电线连接
2. 空间判断能力： 正确判断理解图的能力	看图纸 描图
3. 事物处理能力： 正确处理文字、数字资料的能力	查邮政编码 库存物品的核对 卡片分类 分拣邮件
4. 计算能力： 正确处理数字及数字运算的能力	数钱 算钱
5. 语言能力： 读、写、理解文字及语言的能力	对招聘广告的理解 传话、留言的处理

表 23 – 15　微塔法（MICRO TOWER）的评定内容及正常值

评定项目	作业内容	评分依据	最高分	$\bar{x} \pm s$
1. 拧瓶盖、装箱	给 48 个瓶拧瓶盖并装入大纸箱内	150s 内正确拧好并装箱的瓶数	48	35.5 ± 9.87
2. 插小金属棒和夹子	再插孔和插槽内插入小金属棒和夹子	5min 内正确插入的数目	180	127.1 ± 31.9
3. 电线连接	用剥线钳剥出电线头连接在螺丝上用螺丝刀拧紧	570s 内正确连接的数目	60	38.6 ± 12.84
4. 看懂图纸	按三角法看图，记下物品尺寸	15min 内看完，回答提问正确	24	23.0 ± 2.16
5. 画图	用"尺、三角板、圆规"，按样品描图	45min 内的描绘质量	32	28.6 ± 4.70
6. 查邮政编码	从邮政手册中查出指定地区的邮编	30min 内正确完成的答案	60	37.3 ± 12.25
7. 库存物核对	将有错误的记录与正确的对照，并改正	15min 内查核、改正的数量	80	53.5 ± 18.10
8. 卡片分类	将卡片按字母和数字的顺序排好	25min 内正确排好的组数	15	11.4 ± 3.41
9. 分拣邮件	将邮件分到指定单位的信箱中	5min 内正确分发数	50	44.6 ± 7.49
10. 找钱	用心算收款和找钱	10min 内正确解答数	10	8.7 ± 1.93
11. 算工钱	由出工账中计算应得的工钱	6min 内计算正确的数目	91	67.6 ± 16.14
12. 对招聘广告的理解	看广告条文回答问题	30min 内回答正确的数目	30	24.4 ± 4.25
13. 传话	听电话录音机下传话	30min 内正确传递数	111	95.0 ± 13.21

表 23 – 16　工作能力评定表

表现和技能	尚需提高	基本正常
精力集中		
对口头命令的执行		
对书面要求的执行		
文字工作的准确性		
数字计算的准确性		
在计划时间内完成工作		
领先时间完成任务		
任务执行的一致性		
安排任务前先进行计划		
按顺序完成任务		
组织两项或更多的任务		
能够从一项任务转换到另一项任务		
能够学习新的工作		
体力能够适应工作		
有足够的耐力（立位/坐位）		
能够在嘈杂的环境中工作		
能够注意到顾客的需求		
正确应用工具或设备		

表现和技能	尚需提高	基本正常
能够处理突发事件		
协作能力		
能够与管理人员讨论工作中的问题		
与同事和谐相处		
愿意返工		
工作动力		
有疑问时及时请教		
检查自己的工作		
尝试任务直到成功		
采纳意见		
独立判断		
设立自己的工作目标		
积极学习		
与他人分享好的主意		
责任感		
准时上下班		
不旷工		
缺席前请假		
按照排班表休息		
保持工作区域整洁		
遵守安全规则		
熟悉工作环境		
工作品质		
将私人事务与工作分开		
衣着、仪表与环境相适合		
幽默感		
工作完成时的自豪感		
接受表扬		
与他人的口头交流		
工作时精神放松		

Valpar 评定系统(Valpar component work sample series)是作业疗法中对患者的工作能力进行评定的系统,由美国的 Valpar 国际公司制订。该系统适用于职业康复中技能的评定与训练以及工作能力的评定与训练,是国际上具有权威性的标准化测试系统,有较高的信度。这一系统包括 19 类独立的工作模式或评定项目:使用小工具、大/小辨别、数字分类、上肢关节活动范围、文书综合技能、问题解决、多层分类、模拟组装、全身关节活动范围、三层测量、眼-手-足协调性、焊接和电子检测、财务管理、感觉统合技能、电路安装维修技能、制图、动态体能测试等。

3. 评定注意事项　治疗师在进行生产性活动能力的评定前应与患者交谈,让患者明确评定的目的,取得患者的理解与合作。评定时,首先应了解患者的一般情况,包括心肺功能、精神状态、认知功能、体力,其次了解患者过去所受的教育、从事的工作、过去掌握的技能,然后了解患者的工作动机、兴趣、所处的社会环境、物质条件。重复进行评定时应尽量在同一条件或环境下进行。在分析评定结果时应考虑有关的影响因素,如患者的生活习惯、文化素养、职业、社会环境、评定时的心理状态和合作程度等。

第四节　休闲活动的评定

如前所述,休闲活动通常指那些有趣的、能给人带来轻松愉悦或惬意感的娱乐消遣活动,如体育运动、艺术活动、制作各种手工艺品、种花养鸟、各种爱好、俱乐部或集体活动、各种交流活动、温泉和桑拿浴、参观博物馆及画廊、阅读书报、各种游戏、欣赏表演等。

休闲活动在一个人一天生活当中所占比例与发育成长过程或年龄密切相关。学龄前儿童和退休后的老人的休闲活动所占比例较大,而处于创业阶段或维持家庭生计的中、轻年人则将更多的时间放在学习和工作上。

一、评定的目的与意义

许多残疾者几乎没有机会体验各种休闲活动的快乐,即便参加一些活动也仅仅局限在某些特定的环境下和很少的几个人接触。一位残疾者由于自身的残疾和环境障碍而被阻止参与到那些曾经是他/她非常喜爱的娱乐活动中去。因此,对于残疾者来说,自己既不能保持过去的娱乐爱好,更不能发现新的休闲活动乐趣。因此,帮助他们建立新的兴趣,尝试新的活动就成为作业治疗师的工作责任。

此外,在某些情况下,残疾者的愿望可能不切实际,常常被轻易地否定。作业治疗师通过了解残疾者的兴趣所在,分析该活动的特点并对其进行适应性的改造,从而使那些被认为是不切实际的休闲活动变成为残疾者可完成的活动。

参与这些娱乐休闲活动是残疾者全面回归社会的一个组成部分,是缓解压力、满足兴趣、保持身体健康、和家人或友人增进感情以及增加自我表现的好机会。积极参与休闲活动也是扩展个人的知识与技能、发展正常生理与心理空间、保持身心健康的重要手段。

二、评定的关注点

作业治疗师在对一位残疾者进行有关休闲活动方面的评定时应注意如下问题:
- 确定个人的娱乐休闲兴趣和需要。
- 确定目前所参加休闲活动的范围。
- 确定参加休闲活动所需要的各种资源和支持。
- 残疾者自己对体验休闲活动的成功水平和满意度的衡量。

三、结果分析

在确定残疾者的娱乐兴趣和需求的基础上,治疗师和残疾者共同讨论和选择参与哪些娱乐休闲活动。治疗师应鼓励残疾者参与到娱乐活动中去。确定期望参与的活动后,治疗师要对该项活动的构成成分进行分析,并在此基础上确定活动方式的修改方案,修改后的活动方式能够使残疾者参与其中成为现实。治疗师应当注意,治疗师不应单凭年龄等因素来主观地判断哪些活动不适合某一残疾者,而对于发育迟缓的残疾者,也不应将其以孩子般对待,选择的活动应与年龄相符合。

小　结

残疾人和健全人一样应当拥有参与各种活动的机会和权利。无论日常生活活动、工作还是休闲活动,每个人的需求重点与个人的职业、受教育背景、兴趣爱好以及年龄密切相关。为此,作业治疗师应结合个体情况,仔细全面地评定作业活动的各个方面,在评定残疾者的自理、工作及休闲活动的情况时,要对活动完成的质与量,活动受限的程度及原因,以及是否有潜力完成这些活动等一一进行仔细的考察。在重视日常生活活动能力改善的同时,不可忽视生产性活动和休闲活动能力的提高。

思考题

1. 简述 COPM 的使用方法。
2. 评定 BADL 的常用量表有哪些? 有哪些异同点?
3. 评定 IADL 的常用量表有哪些? 有哪些异同点?

（第一、二节　恽晓平　　第三、四节　徐扬）

第二十四章 高级脑功能障碍的评定

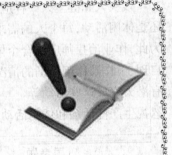

学习目标

1. 理解脑的三个基本功能系统与认知功能的关系。
2. 理解大脑联合皮质损害与认知功能障碍的关系。
3. 掌握知觉功能障碍的临床表现与评定方法。
4. 掌握注意障碍的临床表现与评定方法。
5. 掌握记忆障碍的临床表现与评定方法。
6. 掌握执行功能障碍临床表现与评定方法。

高级脑功能障碍即认知功能障碍是脑卒中、脑外伤患者以及痴呆患者的常见症状,是导致残疾的重要原因之一。高级脑功能障碍的出现能够使患者的日常生活活动、工作以及休闲活动等严重受限。高级脑功能障碍评定与康复训练是作业治疗师的重要工作内容,但物理治疗师也需要了解和认识高级脑功能障碍的临床特点,其目的是在物理治疗过程中,能够及时认清由于高级脑功能障碍可能对肢体功能训练产生的不利影响并将其减到最低程度。本章将着重讲述各种高级脑功能障碍即认知障碍的临床表现以及评定方法。为了使学生对高级脑功能有一个较系统的了解,也将对各种认知功能的概念和神经心理学基础进行适当介绍。

第一节 认知功能与认知功能障碍

高级脑功能即认知,是指人在对客观事物的认识过程中对感觉输入信息的获取、编码、操作、提取和使用的过程,是输入和输出之间发生的内部心理过程,这一过程包括知觉、注意、记忆及思维等。认知的加工过程通过脑这一特殊物质实现。因此,认知过程是高级脑功能活动。

一、与认知功能相关的基本概念

(一)大脑皮质联合区

躯体运动中枢、躯体感觉中枢以及其他各种感觉中枢仅占大脑皮质的一小部分,其余部分均为联合区(association areas)所占据。各个联合区以两种方式相互联系:一种是通过轴突直接从新皮质的一个区投射到另外一个区;另一种是通过背侧丘脑建立联合区之间的联系。大量来自背侧丘脑的投射纤维至新皮质,同时大量来自新皮质的投射纤维又返回到丘脑。颞叶是惟一与丘脑没有重要联系的区域,而额叶、顶叶、枕叶等都与丘脑联系密切。

联合区是在系统发生上最晚、在个体(中枢神经系统)发育中成熟最晚的结构。联合区与认知功能密切相关,它不参与纯粹意义上的感觉或运动功能,而是接收来自感觉皮质的信息并对其进行整合处理,然后将信息传至运动皮质。联合区在感觉输入和运动输出之间起着"联合"的作用。联合区分为次级联合区和高级联合区。

1. 次级联合区　包括视联合区、听联合区、躯体感觉联合区,运动前区和补充运动区。前者为感觉的次级联合皮质,参与单一感觉的较复杂的加工,即对某种特异感觉对象的特征的分析,感觉信息的特征的分解;后者(运动前区和补充运动区)为躯体运动的次级联合区,负责计划和编排运动程序和协调不同身体部位。

2. 高级联合区　包括前额叶皮质、边缘皮质及顶 - 颞 - 枕皮质。高级感觉联合皮质将次级联合区分解的各种信息进行再整合,在整合过程中,各种感觉模式的特异性(如视、听、躯体感觉)消失,即将具体刺激加工成为或上升到抽象思维或概念。躯体运动高级联合区(前额叶皮质)参与各种复杂运动的意念形成及运动计划、调节和控制,该系统的"出口"是躯体运动区。躯体运动联合皮质通过产生动作的意念,对动作进行编排与精细、灵活的控制和调节,将抽象思维化为具体行动。

(二)脑的三个基本功能系统

神经心理学家鲁利亚从整体观念出发,提出了脑的三个基本功能系统的理论。按照功能组织的观点,将脑分为三大块功能单元,即大脑的三个基本功能联合区。第一功能系统负责调节皮质紧张度并维持觉醒状态;第二功能系统负责接收、加工和储存信息;第三功能系统负责规划、调节和控制复杂信息处理。就第二、三功能系统而言,每一个系统中又分为三级结构即1、2、3级区。

1. 第二功能系统　是接收、加工和储存信息的信息处理系统。第1级区包括躯体感觉中枢、视觉中枢、听觉中枢。以上各区或中枢都是特异性感觉传导束的最终投射区,能引起明确性质的感觉,如触觉、视觉、听觉和运动觉。第2级区为次级联合皮质,包括视联合区(18、19区)、听联合区(21、22、42区)、躯体感觉联合区(1、2、5区)。由于特定感觉中枢的神经元的兴奋表示的信息是多元的(例如,视觉中枢内的一个神经元不仅对视对象的形状响应,而且对其色彩及运动等特征亦能响应),因此到达感觉中枢的感觉信息不完全适合于利用和储存。为了充分认识视对象,需要进一步获得视对象的多种不同特征的信息,因而需要对视觉中枢接收到的信息做进一步的加工。次级联合区负责对某种特异感觉对象的特征进行分析,对感觉信息的特征进行分解。如视觉的次级联合皮质不同部位分别对形状、颜色等起选择性反应。除各联合区相互联系外,它们还分别与更高级的联合区以及与其相邻的第1皮质区(I级中枢)相互联系。第3级区为高级联合区,位于顶叶、颞叶和枕叶交界区。顶、颞、枕叶交界区皮质,即一般所说的皮质联合区包括顶叶第7、39、40区,颞叶的37区和颞 - 枕间的37区等。它们负责对来自经过次级感觉联合区(顶、颞、枕叶)分解的各种信息进行更复杂的整合。整合不仅包括将同一感官的各种特征进行再整合,也包括对不同的感官之间的各种特异性感觉信息进行整合。在这个整合的过程中,各种感觉模式的特异性(如视、听、躯体感觉)消失,即将具体刺激加工成为或上升到抽象思维或概念。通过对各种传入信息进行综合分析,从各种感觉模式了解对象的各个侧面,最终达到认识该对象的目的。多层次的信息加工既是脑处理信息的特点,也是第二功能系统的特点:低层次区以对物理特征反应为主,而愈高层次则逐步舍去外部特征而对本质特征起反应,到达最高层次区便反应出抽象的、本质性的概念或综合性的特征。信息处理的结果在最高级(第三级)联合皮质的加工中体现。认识、运用以及躯体构图等功能主要与该区皮质下顶叶(角回和缘上回)密切相关。

2. 第三功能系统　负责规划、调节和控制复杂活动,即有意识的主动活动的功能系统。从皮质的运动功能控制而言,这一功能系统也分为三级结构。第3级区为前额叶皮质。前额叶可能是大脑皮质中无论功能上还是联系上最为复杂的结构,它不仅与其他所有皮质区均有联系,也与中枢神经系统的许多结构有联系,如丘脑、边缘系统及网状结构等。因此许多学者推断:前额叶在人脑高度发展的信息处理能力中,可能起着特别重要的作用。它参与各种复杂运动的意念形成及运动计划、调节和控制;在注意、短时记忆、计划和情绪等方面亦起重要作用。第2级区为运动前区和补充运动区,负责计划和编排运动程序和协调不同身体部位,以保证每一种运动中多个肌群活动在时间和空间上相互配合。这个系统的"出口"是大脑皮质躯体运动区,即第1级区。

三个功能系统相互配合:第一系统提供脑内信息处理的基本条件;第二系统是信息处理过程的具体实现的区域,按1、2、3级区顺序,从具体到抽象思维;第三系统则对信息处理过程进行精细、灵活的控制和调节,包括主动获取信息以及进行预测和计划,按3、2、1级区顺序,将抽象思维化为具体行动。三个系统有机地配合,使人脑的信息处理能力达到前所未有的高度。

(三)脑与认知功能的关系

1. 脑结构与认知功能的关系

(1)额叶　对信息的顺序化和对刺激做出分类后的整合(主管注意和注意集中、抽象概括、推理判断、概念形成、问题解决、言语)。意念产生、概念形成、动作步骤的组织与排序、时间安排、动作的启划、判断、抽象思维、记忆、言语运动的编程、智能、情绪。

(2)顶叶　精细触觉、本体感觉、运动觉的接收、加工、整合。视觉、触觉、听觉输入的识别。运动顺序所需的视运动记忆痕迹或程序的储存(运用);人体姿势模式,身体各部位及其空间位置;语词的理解,语调解译,语词的强度与时序,声音调制。

(3)颞叶　记忆、较高级视作业和听觉模式的学习、情绪、动机、人格。言语理解、声音调制、音乐知觉、记忆。听觉接收。

(4)枕叶　视觉信息的合成与整合、视空间关系知觉、视记忆痕迹形成、语言和言语前置结构的理解、视运动记忆痕迹形成。视觉接收。

(5)边缘叶　在情绪活动中起整合作用。复杂和灵活的行为模式是在经验的基础上,加入情绪因素,最后通过运动系统表达出来。边缘系统与皮质联合区之间存在密切的联系,颞、顶、枕叶联合区的信息通过边缘系统的扣带回传至额叶联合区。此外,与皮质下结构的功能亦密切相关。

(6)丘脑和下丘脑　丘脑为联络站,将所有感觉信息转运到皮质。丘脑与复杂的智能加工、情绪和记忆密切相关。下丘脑在维持内环境稳定上扮演重要角色,通过直接或间接途径调节控制内分泌,调节控制体温、摄食、情绪和相关行为。

（7）胼胝体　是联系左、右大脑半球的纤维，负责将左运动前皮质编制的运动计划和程序传递至右半球。胼胝体损伤后可出现单侧肢体的意念运动性失用。

2. 左、右大脑半球与认知功能的关系　大脑两半球以胼胝体相连，且结构大体相同。大脑处理感觉信息和运动信息的方式以及大脑外周感觉的传导，甚至运动器官通过大脑相联系的传导通路，基本上左右交叉、两侧对称。然而，大脑两半球存在着功能上的不对称性。美国心理学家 Sperry 与他的同事们从 20 世纪 50 年代开始就对人类大脑半球的不对称性做了大量的研究。他们发现大脑皮质的高级功能在两半球并非对称分布，而是有一定的专门化（表 24-1）。正常情况下，大脑两半球各自处理不同类型的信息，这种分工通过半球间的联络纤维传送信息来协调。从总体上看，左半球专管语词能力如语言、阅读、书写，也涉及数学能力和分析能力；右半球是非语词性的，它以形象而不是以词语进行思维，主管与空间合成或概念有关的能力如空间认知和旋律等。

表 24-1　**大脑左右半球功能的分化**

左半球	右半球
言语	二维、三维形状知觉
命名	颜色
句法	朝向
阅读	空间定位、定向
字母的触觉识别	形状触觉
书写	音乐的和声与旋律
时间顺序的分析与感知	乐声的音色与强度
数学	模型构造
计算	非词语成分学习
词语学习	对感受视野的直接注意
记忆	面容识别
概念形成	简单的语言理解
概念相似性辨认	基本时间知觉能力
左右定向	感情色彩与语调形式
手指、肢体及口腔运动的随意结合	创造性联想

正常人的脑活动在左右半球分工的基础上以整体进行，高级脑功能需要两半球共同合作来完成。在一个刺激中，大脑左右半球各自处理不同的信息。有学者认为，左半球具有"分析器"功能，而右半球则具有"合成器"功能。

大脑左右半球功能的偏侧化以左右半球的结构不对称性为基础，结构不对称又与功能不对称相互联系。例如，大量研究证实，大脑左半球语言区明显大于右半球相应部位，而右半球听觉中枢区域又是左半球相应部位的两倍。此外，右侧额叶较左额叶宽而大。大脑功能一侧化是大脑对颅内容积有限性和功能多样化的进化的适应。

近年来，关于脑功能定位的研究从两半球功能偏侧化理论走向模块论与生态论的新理论。运用无创伤脑成像技术获得的大量扫描图显示：脑功能定位是相对的，在任何时候都不存在只有一个脑区自身活动的情况。每一高级功能不存在单一的特异中枢，均由大量脑结构形成动态功能系统或模块；反之，每一脑结构在不同时刻可参与不同的高级功能系统，即脑的功能模块瞬息变化着。

二、大脑联合皮质损害与认知功能障碍的关系

大脑皮质的不同部分各司其职,控制不同的功能。当损伤发生在初级感受性区域(各种感觉中枢和运动中枢)时会产生明确的定位症状即相应的肢体或感觉功能障碍;次级联合区损伤仅仅是使一种特异感觉类型的信息加工系统受到损害,因此常引起单一模式的缺陷或障碍;而高级联合皮质损伤,由于信息来自多个不同的感觉区和脑的其他部位,可以导致不同类型的认知功能障碍。此外,皮质间的联系在信息加工和相关障碍中也具有重要的作用。某一部位的损伤致使皮质间的联系中断,从而使非邻近联合区信息加工所必需的信息无法传入。此时即便信息源部位和信息到达部位均未受损伤,亦可以引起远处区域的功能障碍,即所谓切断综合征。纯词盲(不伴有失写症的失读症)就是一个例子。纯词盲最常见于左半球大脑后动脉供应区梗死。损伤使右视觉皮质与左半球语言中枢的联系中断,左侧视觉皮质被破坏。患者在左侧视野正常的情况下不能阅读,但其他语言功能正常。由此可见,认知障碍并非一对一式的局部损伤所致,而是中枢神经系统中产生某种特定行为或情绪的加工系统中不同部位损伤的结果。这一加工系统分散在脑的不同区域,加工过程或路径上任何环节出现错误,都能够导致不同类型的高级脑功能障碍。

左、右大脑半球各联合皮质损伤时产生不同类型的认知障碍。例如,右前额叶损伤可引起注意、短时记忆、计划等方面的困难,情绪冷漠、反应迟钝等;左侧顶叶联合区损伤可出现失用症,而右顶叶损伤则可导致空间关系障碍;顶、颞、枕叶交界区皮质损伤可造成各种失认症等。

三、认知障碍对日常生活活动能力的影响

大量临床观察已表明,各种原因引起的脑损伤所导致的不同形式和程度的认知功能障碍,将影响患者日常生活活动能力以及自理程度(表24-2)。甚至有时认知障碍对日常生活活动能力的影响要大于躯体功能障碍对它的影响。严重认知障碍的患者在生活上将需要依赖他人并需要更多的专业护理。因此,若能及时发现脑病损或损伤患者存在的认知障碍,可以制订正确的治疗方案和出院计划,不但有利于认知功能障碍的康复,对于促进肢体功能障碍的康复和提高日常生活的独立性均具有积极的现实意义。及时发现和诊断认知障碍也有助于制订正确的康复和护理计划并预测患者的残疾状况。

表24-2 认知障碍对日常生活活动能力的影响

认知障碍的种类	日 常 生 活 活 动 能 力 障 碍
注意障碍	不能执行指令和学习;无法参加集体活动
记忆障碍	失定向;忘记姓名、时间安排;学习或执行指令能力下降
问题解决障碍	日常自理和管理家务困难,如购物、计划一顿饭;行为不恰当;判断不准确;不能整理和运用信息,如安排时间或工作
躯体构图障碍	穿衣失用,身体部位的识别和相对定位判断障碍,转移的安全性受到影响
左右分辨障碍	穿衣和理解方向有困难
躯体分辨障碍	不能根据指令移动身体的特定部位
手指失认	手的精细动作完成困难

续表

认知障碍的种类	日 常 生 活 活 动 能 力 障 碍
疾病失认	功能活动的安全性下降;不能学习代偿技术
单侧忽略	刮一半脸、穿一侧袖子、吃盘中半边的食物、阅读时读半边内容;转移和功能移动不安全,行走时撞到一边的门框或物体上
空间定位障碍	不能在拥挤的地区穿行,穿衣困难,不能执行含有"上、下、前、后"等方向的指令
空间关系障碍	同上,不安全
地形定向障碍	找不到从一个房间走到另一个房间的路
图形背景分辨困难	不能做如下事务:在杂乱的抽屉中找出指定物品、在白床单上发现白毛巾、找到轮椅的手闸、在冰箱里取所需食品等
肢体失用	使用工具的活动完成有困难,不能使用或使用错误;手操作笨拙,写字和编织困难
结构性失用	穿衣失用;不能饭前摆碗筷、裁制服装、包装礼品、列竖式计算、利用工具箱进行装配
穿衣失用	前、后、内、外反穿;穿衣顺序错误或仅穿一只袖子

四、评定目的

- 及时发现认知功能障碍,确定障碍类型。
- 确定认知功能障碍对功能性作业活动的影响。
- 根据不同的评定方法,为提出相应的治疗计划提供依据。
- 测量治疗前后的变化以判定康复疗效。

五、评定对象

各种原因引起的脑损伤患者,例如:
- 脑卒中,包括脑出血和脑梗死。
- 脑外伤。
- 阿尔茨海默病。
- 血管性痴呆,如多发性脑梗死痴呆、大面积脑梗死性痴呆、皮质下动脉硬化性脑病、丘脑性痴呆、分水岭区脑梗死性痴呆等。
- 其他类型的痴呆及肿瘤、炎症等。
- 发育障碍。
- 精神功能障碍。

六、认知功能的评定方法

认知功能的评定方法可分为四类:①筛查法。②特异性检查法。③成套测验法。④功能检查法。临床中,认知功能的评定也是按照筛查、单项检查(特异性检查)或成套测验、功能检查的顺序与步骤进行的。

(一)筛查法

快速的神经综合功能的甄别测验。筛查法从总体上大致检出患者是否存在认知障碍,但不能为特异性诊断提供依据,即不能通过筛查或仅仅依靠筛查来诊断患者存在何种认知障碍如图形背景分辨困难、单侧忽略等。通过筛查可以发现有无脑的器质性病变,可决定是否需要给患者做进一步详细、深入的检查。常用的认知功能筛查量表有简易精神状态检查量表(MMSE)、认知能力检查量表(CCSE)等,见本章附表1、2。筛查通常是认知功能评定的第一步。

(二)特异性检查法

用于评定某种特殊类型的认知障碍。当康复医生发现患者脑的器质性改变后,需要进一步明确这种改变是局灶性的还是弥漫性的,是否需要治疗。通过评定患者的认知加工过程及其结果而做出诊断,有助于制订治疗计划。

(三)成套测验

一整套标准化的测验主要用于认知功能较全面的定量测定。成套测验不同于单项特异性临床检查。成套测验的信度和效度均经过检验,成套测验得分低于正常范围时提示该患者存在认知障碍。单项特异性检查结果异常则仅仅说明某种认知功能存在缺陷如面容失认或结构性失用等。成套测验由各种单项测验组成,每一个具体检查项目都可以视为独立的特异性临床检查方法。因此,成套测验可以全面评定主要的脑功能。H.R 神经心理学成套测验(Halstead – Reitan neuropsychological battery, H. R. N. B)是常用的神经心理学成套测验;洛文思顿作业疗法用认知成套测验(LOTCA)近年来广泛用于神经康复的评定中(附表3)。

(四)功能检查法

通过直接观察患者从事日常生活活动的情况来评定相关认知功能障碍的程度。如前所述,大量研究表明,认知功能障碍及其程度与日常生活活动能力状况密切相关。Arnadottir 作业疗法 – 日常生活活动神经行为评定(Arnadottir OT – ADL neurobehavioral evaluation, A – ONE)所采用的即是功能检查法。

七、评定注意事项

1. 为进行治疗前后的比较,认知功能障碍的评定应尽可能采用标准化、定量检查方法。

2. 在检查过程中,若患者不能按照指令进行作业,检查者应进一步给予提示。通过观察患者对提示的反馈,判断患者是否可以从提示中受益,从何种提示中受益,通过提示产生了什么样的变化。

3. 认知障碍评定的得分虽然能够提示患者存在某种认知障碍和/或障碍的程度,但不能告知该认知障碍发生的原因。因此,检查过程中,除了注意得分这一结果外,还应注意患者如何完成该项作业,如何达到最终的分数以及检查过程中所给予的提示如何对其表现产生变化。通过细致的观察,对可能的原因进行分析、判断,为选择治疗方案提供更加明确的依据。

4. 多学科参与认知障碍的研究 作业治疗师评定认知功能障碍的重点在于确定认知障碍对日常作业活动的影响。因此,认知评定更着重于观察认知障碍是否影响、在哪些方面影响和如何影响日常活动。

5. 评定的重点应根据病史、脑损伤部位、认知障碍表现来确定。特别是脑损伤部位,如左、右脑损伤、不同脑结构的损伤具有一定特征,因此有助于评定方法和评定项目的选择。

6. 若患者同时合并失语症,检查者应首先确定其语言理解(听、阅读)水平和最可靠的语言表达方式。根据情况,可采用"是"与"否"的简单问题或多选题要求患者回答,也可采用一步命令(口头或文字),如果患者不能理解一步命令,则需要进一步做动作模仿检查。当患者既不能用"是"或"否"回答简单问题,也不能执行一步命令时,认知 - 知觉技能评定结果的可靠性将受到怀疑。

7. 听觉或视觉障碍有可能影响认知评定结果。因此,检查者在评定时应选择功能正常的感觉器官而不要通过损伤的感觉通道对认知进行评定。例如,对听力损伤者,可采用文字指令;对视觉损伤者,可采用放大的检查用品。

第二节 知觉功能障碍的评定

人类认识客观事物即认知始于感觉输入,感官将外界的物理能量(声、光、压力等)输入到神经和认知系统,并在此对能量做进一步的加工。

一、基本概念

(一)感觉

感觉分为外部感觉和内部感觉两大类。外部感觉包括视觉、听觉、触觉、味觉、嗅觉;内部感觉包括运动觉、平衡觉和机体觉。感觉以生理为基础。感受器所受刺激是认识外界客观事物或现实的起始环节。感觉器官的感受器受到刺激而产生神经冲动,经传入神经传导到感觉中枢。不同感觉器官(如眼、耳、鼻、舌、皮肤、肌肉和关节、耳蜗、内脏感受器等)的感受器接受不同性质的刺激,并与刺激形成一对一的固定关系。例如:眼睛和光、耳朵和声波、鼻和气味等。另外,感受器将感觉信息发送到脑的特定区域即相应的感觉中枢,不同的脑区分别接受视觉、听觉、触觉、味觉、嗅觉、肌肉运动觉以及内脏活动的信息。

因此,感觉是人脑对当前直接作用于感觉器官的客观事物的个别属性的反映。人们通过感觉来反映客观事物的不同属性如色、香、味、冷、热和声音,反映自身体内所发生的变化如身体的运动和位置等。所以说,人的感觉反映的仅仅是客观存在。

(二)知觉

人脑将当前作用于感觉器官的客观事物的各种属性(感觉)综合起来以整体的形式进行反映,即将感觉组织起来成为有意义的类型时,被称为知觉。知觉过程是接纳感觉输入并将之转换为具有心理含义的过程,因此知觉是高于感觉的感知觉水平,是纯心理性的大脑皮质的高级活动。在生活中,人实际上都是以知觉的形式来直接反映客观事物的。所谓"听"、"看"是感觉,而"听到"、"看到"则是知觉。因此,知觉以感觉为基础,但不是感觉的简单相加。

从感觉到知觉是一个发生在大脑皮质的信息加工的过程。各种感觉信息经多个联合皮质的"分析器"协同工作而成为有意义的结果。人们最终看到或听到的已不是特异性感觉体验,而是对多种感觉刺激分析、综合并与以往经验和知识整合的结果。在生活中,人实际上都是以知觉的形式来直接反映客观事物的。

知觉一般可分为两大类——简单知觉和综合知觉。简单知觉分为视知觉、听知觉、触知觉、嗅知觉和味知觉。综合知觉是一类复杂的知觉,按其所反映对象的性质划分为时间知觉、空间知觉和运动知觉等。

二、知觉障碍与分类

知觉障碍是指在感觉传导系统完整的情况下,大脑皮质联合区特定区域对感觉刺激的解释和整合障碍,可见于各种原因所致的局灶性或弥漫性脑损伤患者。损伤部位和损伤程度不同,知觉障碍的表现亦不相同。临床上常见的主要障碍有:躯体构图障碍、空间关系障碍、失认症及失用症等,每一种类型的障碍又分为若干亚型(表24-3)。

表24-3　知觉障碍分类

---

1. 躯体构图障碍
   (1) 躯体失认
   (2) 单侧忽略
   (3) 左右分辨障碍
   (4) 手指失认
   (5) 疾病失认
2. 空间关系综合征
   (1) 图形-背景分辨
   (2) 恒常性
   (3) 空间关系
   (4) 空间定位
   (5) 地形失定向
   (6) 结构性失用
   (7) 穿衣失用
3. 失认症
   (1) 视觉失认:物体失认、面容失认、同时失认、颜色失认
   (2) 听觉失认
   (3) 触觉失认
4. 失用症
   (1) 意念性失用
   (2) 意念运动性失用

三、躯体构图障碍

(一)基本概念

躯体构图(body scheme)指本体感觉、触觉、视觉、肌肉运动知觉以及前庭觉传入信息整合后形成的神经性姿势模型,其中包含了对人体各部分之间相互关系以及人体与环境关系的认识(即自身在空间的定位特征)。对身体各部分及其相互间关系的认识是一切运动的基础,身体的哪一部分移动、向哪里移动以及如何移动均有赖于对身体各部分及其关系的正确认识;认识身体及其各部分之间的关系也是理解人与物之间的空间关系的前提。一个人穿衣服的能力部分依赖于躯体构图的完整。

　　认识自己身体和他人身体的能力是人类认知的重要方面。一个人失明后可以依靠其他感觉仍然能够完成各种工作;而一个人一旦丧失身体的知觉则不认识自己的身体,不能组织和协调身体的运动,并可能由此而导致彻底的卧床不起。因此,正常的躯体知觉是保证人体能够在任何情况下无意识地自由移动的必要条件。

　　躯体构图与体像不同,体像(body image)以视觉记忆、情绪和思想为基础,除神经学基础(即躯体构图)外,体像还包含人体的心理和社会含义。如果说躯体构图是自身躯体的知觉模型,体像则是躯体的社会或情绪模型。因此,体像障碍不但可以是神经损伤的结果,亦可以由心理或社会问题所致。

(二)神经学基础

　　初级躯体感觉中枢位于中央后回(3、1 和 2 区)。初级躯体感觉区破坏可引起以下障碍:不能直接感觉定位、不能判断压力、不能判断重量、不能判断形状、不能判断材质、不能判断温度的细微变化、不能识别身体各部位的位置。次级躯体感觉区位于中央后回(40 区)最下方。躯体感觉定位:面部在前,上肢居中,下肢在最后。接受来自背侧柱系、脊髓丘脑系以及初级躯体感觉区的信息。位于初级躯体感觉中枢后部的 5 区和 7 区合称为躯体联合区。电刺激该区可引起复杂的躯体感觉。该区域损伤后,除了触摸物品后不再能识别其复杂的形状外,有关自己身体形状的感受也消失,患者无法意识到脑损伤对侧身体的存在。

　　有关人体的知觉被认为是以往的感觉(姿势、触觉、视觉、肌肉运动知觉和前庭的)体验与当前感觉在皮质水平上进行比较和整合的结果。Graziano 等研究显示,脑形成或完成"躯体构图"的感觉是通过一整套极为复杂的运算和精细调制而实现的。一些神经元接受和调节不同的感觉信号,其中包括视觉的和来自肌肉与神经的感觉反馈。

　　顶叶损伤可以引起代表身体部位定位以及身体部位与物品的空间关系的认知模式的特征性障碍即躯体构图障碍(body schema disturbance)。障碍不外显,故躯体构图障碍患者常常不知道障碍的存在。

(三)躯体构图障碍的分类

　　躯体构图障碍指与人体知觉有关的一组障碍,包括单侧忽略、疾病失认、手指失认、躯体失认以及左右分辨困难。常见于脑血管病、脑外伤和截肢后幻肢现象。

(四)单侧忽略

　　1. 定义　单侧忽略(unilateral neglect)是躯体构图障碍。又称单侧不注意、单侧空间忽略、单侧空间失认。单侧忽略是脑损伤尤其是脑卒中后立即出现的最常见的行为认知障碍之一。患者的各种初级感觉(可以)完好无损,却不能对大脑损伤灶对侧身体或空间呈现的刺激(视觉、躯体感觉、听觉以及运动觉刺激)做出反应。单侧忽略的发病率未见统一报道,大约 11.0% ~37.8% 的脑损伤患者出现单侧忽略。许多单侧忽略患者可在发病后几周内自然恢复,部分患者其症状则可持续数月或数年。

　　2. 单侧忽略的发生机制　神经心理学研究发现,脑存在不同功能的模块用于信息加工。例如,大脑存在两条单独的皮质视觉通路,一条通路对物品识别起反应,另一条用于视空间分析。损伤其中一条视觉加工通路将导致患者不能识别一个物品是"什么",损伤另一条通路则引起这个物品"在哪里"的问题,即患者不知道物品的空间定位。局部脑损伤后出现的这种分离现象使认知科学家们更多地了解了这些独立的模块在视知觉的认知加工中的工作方式。

忽略症患者不能对物品和刺激做出反应和报告,但视野正常无缺损。患者为什么不能清楚地知道位于正常视野内的物品即关于单侧忽略的发生机制,神经心理学研究尚无明确定论。目前有两种学说常被用来解释单侧忽略症的不同现象或表现——注意系统损伤学说和内表现损伤学说。

(1)注意损伤学说(attentional theory)　注意损伤学说认为,单侧忽略是皮质感觉加工通路损伤所引起的一个注意-觉醒缺陷。Helmand等人认为注意和定向反应的加工通路为自网状结构、经边缘系统至皮质。每一侧半球都有自己的网状结构-边缘系统-皮质通路,但大脑左半球仅仅注意来自对侧(右侧)的刺激,而右半球同时注意来自双侧的刺激。因此,右半球被认为是空间注意控制的优势半球。左侧大脑损伤时,右侧大脑仍然能够通过继续注意来自同侧(右侧)的刺激代偿左侧脑损伤,故不会引起明显的右侧忽略。但是,右脑损伤时由于左半球缺乏同侧注意机制而引起左侧单侧忽略(图24-1)。该学说与临床观察一致,临床上右脑损伤引起的左侧忽略最为常见;即便出现左脑损伤所致的右侧忽略,其症状也不及右脑损伤引起的症状重。注意缺陷所引起的单侧忽略称为知觉性单侧忽略。

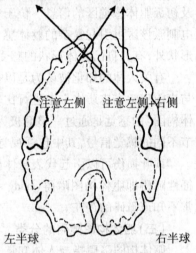

图24-1　大脑半球注意模型
右半球损伤将引起左侧忽略

(2)内表现学说(internal representational theory)　单侧忽略的另一种表现形式为再现性忽略。意大利神经心理学家做了一个著名的实验,要求单侧忽略症患者假设自己站在米兰大教堂的台阶上观望大教堂广场,对大教堂广场左右两旁的细节特征进行描述。患者准确地描述了广场右边的特征,却忽略了左边很多的细节。接着要求患者想像自己站在广场的另一端面对广场,并再做描述。结果正相反,患者能够描述广场右侧的所有特征(先前被忽略的特征),却忽略左边的特征(先前已被报告的特征)。

再现性或视意象忽略的发生机制并不十分清楚。不同的学者分别从多种角度来探讨其机制。有学者认为,对侧视觉空间的内表现即再现能力有赖于视觉与非视觉皮质的广泛的相互作用,需要视觉信息传入与记忆提取相结合。因此,切断二者之间的联系可以导致单侧忽略。另一种观点认为人的大脑右半球负责建立一个类似直接感觉体验的中枢性的空间地图,再现性单侧忽略症是中枢性空间地图被破坏的结果。还有学者认为,再现性或视意象单侧忽略是由于心理性表现的构建遭到破坏所致。这种空间结构的破坏干扰了患者对一侧真实或想像空间的心理性表现能力。

注意和内表现学说能够分别解释单侧忽略的各种不同的现象或表现。但是,由于忽略现象的复杂性,至今为止没有一个单一理论能够完全对单侧忽略的各种现象做出令人信服的解释。单侧忽略的某些特征如暗示的影响与注意理论相吻合;心理意象(心理性表现即视意象)的忽略用内表现学说解释则更为合理。

3. 病因及损伤定位　脑血管病是单侧忽略的常见病因,脑肿瘤等其他疾患也可以引起单侧忽略。大多数单侧忽略由右侧半球损伤引起。损伤部位涉及皮质和皮质下结构。大多数研究普遍认为,大脑右半球顶下小叶和颞叶上部是引起左侧忽略的重要损伤部位;额叶、丘脑、基底节病变也可引起左侧忽略。

高科技影像技术的发展使脑功能及其功能定位的研究成为可能和更加准确。Karnath 和 Ferber 等人(2001 年)在对 49 例脑卒中(其中 33 例皮质损伤、16 例基底节或丘脑损伤)引起的单纯性空间忽略患者进行 fMRI 检查后,明确地提出右侧壳核、丘脑后结节、尾状核与颞上回在空间忽略的发生上形成了一个皮质 - 皮质下网络结构,并进一步指出右侧颞上回为发生左侧空间忽略的皮质损伤部位;右侧壳核、丘脑后结节及尾状核是左侧空间忽略的皮质下损伤部位。

4. 临床表现　单侧忽略的症状表现轻重不一。症状轻者可以不影响功能活动,仅在检查中被发现。检查时患者可以表现为对刺激无反应或反应缓慢。患者可以单独对来自对侧的刺激做出反应,但在接受同时来自双侧的刺激时就会出现问题。右侧半球损伤引起的单侧忽略症状常常比左半球损伤引起的症状重。症状严重者不仅检查明显可见,日常生活和学习活动如吃饭、穿衣、梳洗、走路、阅读等也受到显著影响。患者可表现为单侧空间忽略或单侧身体忽略,以下以左侧忽略为例介绍临床表现。

(1)单侧空间忽略　单侧空间忽略有知觉性忽略和再现性忽略两种表现形式,前者指不能"看到"脑损伤对侧的实际空间环境,后者则是指不能在脑海中重现脑损伤对侧的空间环境。单纯再现性忽略很少见。

1)知觉性单侧忽略的典型表现

- 进餐时,患者吃完盘中右半边的饭菜,剩下盘中左半边的饭菜,此时患者并未吃饱。症状严重者,吃饭时将整个身体远离患侧向右倾斜并逐渐将盘子推向右边。

- 无论穿衣还是梳洗时,不注意或不使用放在左侧视野内的用品。

- 无论患者驱动轮椅还是行走,都可能会撞到位于左边视野的门框或家具。

- 在与他人交流中,尽管可以听见和听懂谈话,但并不注视坐在左边与其谈话的人。

- 阅读时,常常从页面的中线开始阅读而不是从左边开始,因此患者不能理解所读文章。写字时,从纸的中线或偏右侧开始向右写下去。

2)再现性单侧忽略的典型表现　左侧再现性单侧忽略表现为当患者想像自己在一个以往熟悉的特定环境中如走在一条熟悉的街道上时,能够准确地描述位于右边的建筑物,却不能想起位于左边的建筑物。反其道而行之时,位于左边的建筑物正是先前位于右边的建筑物,而先前位于左边的建筑物此时变为右边的建筑物。十分有趣的现象是,患者仍然只能描述目前位于右边的建筑物。

(2)左侧身体忽略

- 坐位时,头、眼和躯干明显向健侧倾斜。

- 进餐时,忽略不用患侧上肢,患者的手可能会在不注意的情况下放到左边的汤碗或菜碗里。

- 穿上衣时,只穿健侧的袖子,不穿患侧袖子便接着去做其他事,这是穿衣失用的一种表现形式。单侧忽略是穿衣失用的原因之一。

- 梳洗时,仅梳右半边的头发;刮胡子仅刮右半边。

- 从床边转移到椅上时,由于患者只顾及健侧而使椅子的右半边空着,左半边身体悬空于椅外。

- 严重时合并疾病失认。

5. 评定　单侧空间忽略的检查方法有：

（1）二等分线段测验（图24－2）　由 Schenkenberg 等人设计。在一张白纸上,平行排列三组水平线段,每组含 6 条线段,长度分别为 10cm、12cm、14cm、16cm、18cm、20cm。最上端及最下端各有 1 条 15cm 的线段作为示范之用,不作为结果统计。患者挺胸坐立,嘱其用笔将每条线在其中点处做一标记,等分为二。要求患者注意每一条线段,尽量不要遗漏。每条线上只能画一个标记。

最后计算出每一患者的平均偏离百分数。切分点偏移距离超出全长 10%；或与正常组对照,偏离大于 3 个标准差者为异常。左侧忽略患者,切分点常向右偏移。临床病例观察显示,切分点偏离与线段的长度有关,线段愈长,左侧单侧忽略症患者所做的切分点愈偏向右。

图24－2　二等分线段测验

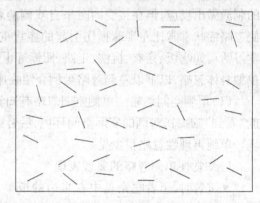

图24－3　划销测验

（2）划销测验　在一张 26cm × 20cm 的白纸上,有 40 条线段,每条长 2.5cm,线条排列貌似随机,实质则分为 7 纵行,中间一纵行有 4 条,其余每行有 6 条线段,分别分布在中间行的两侧。要求患者划销所看到的线段,最后分析未被划销的线条数目及偏向（图24－3）。

正常者可划销所有线段。有左侧忽略者,左侧线段划销少,甚至不划。

也可以划销字母、数字、符号,或将一段文章中的某个同样的字用红笔圈起来,如所有的"是"。

（3）画图测验　检查者将画好的房子出示给患者,要求患者按照样本

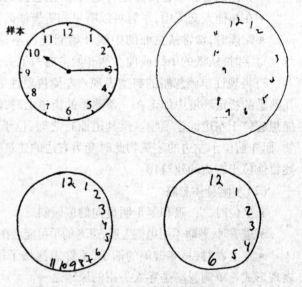

图24－4　左侧忽略患者填写表盘内的时间

临摹。只画出图形的一半,一侧缺失（左侧）,或临摹的图画显著偏置在纸的右侧,均提示存在单侧忽略。

也可要求患者在已画好的表盘里填写代表时间的的数字,并将指针指向"10:15"。单侧忽略

的患者,或者将所有数字挤在一边(右半边),或者表盘内左半边的时间数字不写(图24-4)。

患者在默画一个人的时候,表现为左侧部分缺失、左半侧身体较瘦,或身体的某些部分歪斜向右侧(图24-5)。患者画花时,左侧的花瓣和叶子缺失。

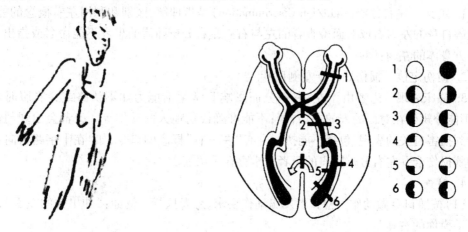

图24-5　左侧忽略患者画的人物　　　　图24-6　视觉中枢损伤及视野缺损

(4)双侧同时刺激检查　首先进行单侧感觉(视觉、听觉、触觉)刺激反应检查,然后双侧同时给予刺激,观察患者的反应。单侧忽略症状较轻或处于恢复阶段时,仅给损伤灶对侧以感觉刺激(如耳边铃声)时可以出现反应,但双侧同时给予刺激则表现出刺激损伤灶同侧有反应但患侧不能反应或不能快速反应。

(5)功能检查　功能检查包括阅读、写字、命名放在患者视野中线上的物品等。检查一侧肢体忽略时,可要求患者根据指令指出或移动指定肢体部位。

洛文斯顿作业疗法用认知成套测验(LOTCA)中包括了单侧忽略的检查项目。

6. 结果分析　单侧忽略的诊断并不难。当患者不能完成脑损伤对侧的上述活动或作业时,应考虑单侧忽略的存在。应注意单侧忽略与偏盲的鉴别。单侧忽略可以伴有偏盲,亦可以单独存在。左侧忽略和左侧同向偏盲似乎都表现出"看不见"左边的事物,但两者是性质完全不同的障碍。同向偏盲所表现出的视野缺损是由于视束和初级视觉中枢受损所致的感觉缺损(图24-6)。鉴别两者的方法包括视野检查和代偿动作检查。

(1)视野检查　让患者背光与检查者对坐,相距约为60cm。各自用手遮住相对眼睛(患者遮左眼,检查者遮右眼)。对视片刻,保持眼球不动,检查者用示指自上、下、左、右的周边向中央慢慢移动,至患者能见到手指为止。注意手指位置应在检查者与患者之间。检查者和患者的视野进行比较,可粗测患者的视野是否正常。如检查者视野正常,患者应与检查者同时看到手指。精确测定要用视野计。

在鉴别是否存在单侧忽略时,检查者分别在患者的左侧、右侧(单侧刺激)或双侧视野(双侧刺激)内同时移动示指,然后要求患者示意哪一侧或双侧视野内的手指在移动。当患者不能对单侧刺激做出反应时,提示偏盲或单侧忽略;患者对单侧刺激能够做出正确的反应但在双侧刺激时仅表示有一侧手指在移动时,提示患者正在忽略未报告一侧。

(2)代偿动作检查　视野缺损的患者通常了解障碍的存在,为了能够看见缺损视野内的目标,患者常主动进行代偿。如患者为左侧同向偏盲则主动将头转向左侧。单侧忽略的患者并不意识问题的存在,因而无主动的转头动作,即便反复提醒,也并不努力尝试。单侧忽略患者无视野缺损时,虽然其视线能够自由移动,但仍对一侧刺激表现出"视而不见"。

(五)左右分辨障碍

1. **定义** 左右分辨(right/left discrimination)是指理解、区别和利用左右概念的能力,包括理解自身的左与右或对面检查者的左与右。左右分辨障碍的患者不能命名或指出自身或对面方身体的左、右侧。

2. **损伤定位** 损伤灶位于左侧顶叶。

3. **临床表现** 患者由于左、右不分而影响日常生活能力如不认路或穿衣服时左右颠倒;不能分辨坐在对面的人的左、右侧;不能准确模仿他人的动作等。患者会出现与语言能力受到损害有关的表现,包括不能执行含有"左—右"概念的口令,如"在十字路口向右拐"。左侧脑损伤合并左右分辨障碍的患者常常存在失语症。

4. **检查**

(1)按照口令做动作 检查者发出动作要求,患者执行。例如:"伸出你的左手","用你的左手摸你的右耳"。

(2)动作模仿 检查者做一个动作要求患者模仿,如将右手放在左大腿上。观察患者是否存在镜像模仿。

Benton 于 1983 年发表了一个标准化检查方法。治疗师坐在被检查者对面,被检查者按照指令分别指出自己、对方或人体模型的左、右侧。检查内容见表 24-4。

表 24-4 左右定向检查

检 查 项 目	得 分	
1. 伸出你的左手	1	0
2. 指你的右眼	1	0
3. 触摸你的左耳	1	0
4. 伸出你的右手	1	0
5. 用你的左手触摸你的左耳	1	0
6. 用你的左手触摸你的右眼	1	0
7. 用你的右手触摸你的右膝	1	0
8. 用你的左手触摸你的左眼	1	0
9. 用你的左手触摸你的右耳	1	0
10. 用你的右手触摸你的左膝	1	0
11. 用你的右手触摸你的右耳	1	0
12. 用你的右手触摸你的左眼	1	0
13. 指我的眼睛	1	0
14. 指我的左腿	1	0
15. 指我的左耳	1	0
16. 指我的右手	1	0
17. 用你的右手摸我的左耳	1	0
18. 用你的左手摸我的左眼	1	0
19. 把你的左手放在我的右肩上	1	0
20. 用你的右手摸我的右眼	1	0
总分	20	0

满分 20 分,17~20 分为正常,总分 <17 分提示存在缺陷

5. 结果分析 左右分辨障碍的患者不能执行检查者提出的包含左、右概念的口令,或在模仿对面检查者的动作时表现出镜像关系即动作准确完成,但所用左右侧肢体正相反。诊断左右分辨障碍时应首先排除躯体失认、感觉性失语对检查的影响。右顶叶损伤的患者可出现左侧视觉忽略和空间障碍,由于这些障碍也可以使患者对物品和自身的左右定位困难,因此也容易出现左右误判的表现,诊断时应予以注意。

(六)躯体失认

1. 定义 身体部位识别指识别自己和他人身体各部位的能力。这种识别障碍称躯体失认(somatognosia)。躯体失认患者缺乏人体结构的概念,有此障碍的患者不能区别自己和检查者身体的各个部位以及各部位之间的相互关系。该症状在临床上并不常见,较少独立存在,多与其他认知障碍同时存在,如疾病失认、失用症、言语困难、空间知觉障碍等。自身失认(autotopagnosia)患者不能按照指令识别、命名或指出自己身体的各部分。

2. 损伤定位 一般认为,损伤部位在优势半球顶叶或颞叶后部。因此,该障碍主要见于右侧偏瘫的患者。但也有临床病例显示损伤部位在右顶叶。

3. 临床表现 见于脑卒中后偏瘫患者。多在急性损伤后立即出现,持续若干天后症状减轻。最初可表现为否认偏瘫肢体是自己的,认为自己的肢体不存在任何问题,随后可能承认偏瘫的肢体,但仍然坚持是长在别人身上;当医生要求躯体失认患者"举起你的右手",患者的反应可能是"我确实看见它了,它就在这周围某个地方。我猜想中午吃饭时我将它落在食堂里了"。如果问"请指一下你的眼睛",患者回答"它们在那儿"并用手指向墙壁。

患者不能执行需要区别身体各部位的各种指令,在进行转移动作训练时不能执行动作口令如:"以双脚为轴心移动你的身体,将手放在椅子的扶手上";"双手在胸前交叉并触摸肩部"等。患者也不能模仿他人的动作。有的患者表现出对自己身体的感知产生歪曲变形而将身体或身体某一部位看得比实际大或比实际小。患者常常诉患侧肢体有沉重感。有的躯体失认患者也可以出现穿衣障碍。患者虽然不能识别身体部位但可以识别物体的结构如汽车的各个部分。

自身失认症的患者能够自己穿衣服,可以准确地使用身体的每一部分,却不能正确地报告和描述自己的身体,也不能识别布娃娃的身体结构。自身部位失认(autotopagnosia)的患者比较容易指认其他人的身体部位。

4. 检查

(1)观察 是躯体失认的主要检查方法。观察的内容包括:患者如何摆放偏瘫的肢体,患者如何看待自己的偏瘫肢体,如:是否表示自己的肢体是属于其他人的,患者是否能够自发地认识到一侧肢体功能的丧失。

(2)按照指令指出人体部位 被检查者要按照指令指出或回答以下身体部位(自己、检查者、人体画或人体拼图)的名称,如:①嘴;②额;③鼻子;④头发;⑤肘;⑥肩;⑦膝;⑧脚;⑨后背。在检查躯体失认时不要使用"左"和"右"字以避免合并左右分辨障碍的患者被误诊。

在合理的时间内能够正确地说出所有部位的名称者为正常,否则提示异常。人体部位识别障碍者不仅在人体部位识别检查中表现异常,左右分辨亦会表现异常。单纯左右分辨障碍的患者却能较好地辨别身体各部位。

(3)模仿动作 要求患者模仿检查者的动作,如触摸下巴、左手、右小腿等。由于不是检查左右分辨障碍,因此患者模仿时即便是镜像反应也并非异常。

(4)回答问题 检查者要求患者回答以下问题:①一般来说,一个人的牙齿是在嘴的里面还是外面? ②你的腿是在你的胃下面吗? ③你的脚和胃,哪一个离你的鼻子更远? ④你的嘴是在眼睛的上方吗? ⑤脖子和肩膀,哪一个距离你的嘴更近? ⑥你的手指是在肘和手之间吗? ⑦什么在你的头顶上,头发还是眼睛? ⑧你的背是在前面还是在后面? 正常者应能在合理的时间内正确回答所有问题。

(5)画人体图 给患者一只笔和一张白纸,嘱患者在纸上画一个人。要求画出人体的10个部分,每一部分1分,共10分。这10个人体部分是:头、躯干、右臂、左臂、右腿、左腿、右手、左手、右脚、左脚。10分为正常;6~9分为轻度障碍;5分以下提示重度障碍。

5. 结果分析 根据症状和检查结果做出诊断并注意排除单侧忽略、结构性失用症和感觉性失语症的影响。

(七)手指失认

1. 定义 手指失认(finger agnosia)指在感觉存在的情况下不能按照指令识别自己的手指或他人的手指,包括不能命名或选择手指,不能指出被触及的手指。可以表现为单手失认或双手同时失认。手指失认是躯体构图障碍的一种表现形式。手指失认被认为是触觉和躯体感觉信息不能传送到代表躯体构图的联合皮质或该联合皮质受到破坏的结果。

2. 损伤定位 无论左利手还是右利手,损伤均位于左侧半球顶叶角回或缘上回。由于脑卒中常常引起较小范围的局部损伤,因此手指失认最常见于脑卒中患者。手指失认很少单独出现,多与失语症或其他认知障碍合并存在。双侧手指失认同时合并左右分辨障碍、失写、失算时称为 Gerstmann's 综合征。Gerstmann's 综合征与优势半球角回损伤有关。

3. 临床表现 手指失认常表现为双侧性且多见于中间三个手指的命名或指认错误。手指失认一般不影响手的实用性,但严重时则影响患者手指的灵巧度,进而影响与手指灵巧性密切相关的活动能力,如系纽扣、鞋带,打字等。

4. 检查

(1)手指图指认 在患者面前出示一张手指图。嘱患者将手掌朝下放置于桌面上。检查者触及其某一手指后,要求患者从图中指出刚刚被触及的手指,如右边第二个手指、左边第三个手指、右边第四个手指等等。要求患者睁眼和闭眼分别指认5次,然后进行比较。

(2)命名指认 检查者说出手指的名称,要求患者分别从自己的手、检查者的手及手指图上指认(各10次)。

(3)动作模仿 患者模仿手指动作,如示指弯曲、拇指与中指对指。

(4)绘图 要求患者画一张手指图,观察各手指排列及分布。

5. 结果分析 不能对手指进行指认和不能模仿检查者的手指动作,或所画的手指的空间排列混乱,均可确定诊断。诊断时应注意排除是否存在感觉障碍。感觉性失语患者可能对检查者说出的手指不理解,运动性失语患者由于有命名障碍而似乎表现出手指失认。通过手指图指认可以对失语症和手指失认加以区别。

(八)疾病失认

1. 定义 疾病失认(anosognosia)或疾病感缺失是一种严重的躯体构图障碍,患者否认、忽视或不知道其患侧肢体的存在。患者的初级感觉系统功能正常,但不能表现出与之相应的知觉。

2. 损伤定位　损伤部位在非优势半球顶叶缘上回。因此,疾病失认常见于右侧脑损伤的患者。

3. 临床表现　典型的患者总是坚持一切正常或否认瘫痪的肢体是自己的,有的患者声称这个肢体有其自己的思想等。由于疾病失认常常是急性期脑卒中后的短暂性表现,因此进入康复期后该症较少见。

4. 检查

(1)躯体感觉检查　系统的躯体感觉检查有助于诊断。

(2)与患者交谈　通过交谈观察患者:是否意识到瘫痪的存在;对于瘫痪的主观感觉(是否漠不关心);如何解释胳膊为什么不能动。如果患者否认肢体瘫痪的存在或者编造各种原因来解释肢体为何不能正常活动时,均提示存在疾病失认。

5. 结果分析　脑血管疾患常常造成脑损伤对侧的躯体感觉障碍。当感觉丧失时常常忽视可能同时存在的疾病失认。初级躯体感觉区损伤时将使脑损伤对侧的触觉、本体感觉以及其他起源于皮肤表面的各种感觉丧失。患者一般知道自己有感觉缺失但并不忽略患侧。如果患者忽略脑损伤的对侧躯体并表现出仿佛患侧并不存在时,应考虑损伤可能累及到负责组织、调节完整的躯体构图的顶叶联合区。再者,疾病失认常常与单侧忽略同时存在。单侧忽略的临床表现具有明显的特征,鉴别诊断并不难。

　　附:Gerstmann's 综合征

Gerstmann's 综合征并不属于躯体构图障碍的范畴,但因涉及左右分辨障碍和手指失认,又为方便阅读,故在本节叙述。

1. 定义　Gerstmann's 综合征是由四种基本症状组成的神经学障碍。这四种症状包括失写症(书写不能或书写困难)、失算症(计算不能或计算困难)、左右分辨障碍及手指失认。

该综合征分为发育性和获得性两种类型。前者见于儿童且病因不明,多在上学后发现。患儿表现出笔迹拙劣,加、减、乘、除运算困难。除 Gerstmann's 综合征的四种症状外,患儿常有阅读困难或结构性失用即不能复制线条图。后者见于成人,多由脑卒中或与顶叶损伤有关的病损引起。除了出现综合征症状外,许多患者也同时表现出言语障碍如口语、文字表达障碍,听和阅读理解障碍。

2. 损伤定位　获得性 Gerstmann's 综合征又称角回综合征。定位十分明确,即损伤位于左顶叶角回。

3. 临床表现　左右分辨障碍和手指失认已在本节较前部分讨论。以下重点描述失写症和失算症。

(1)失写症(agraphia)　指书写能力丧失,可以表现为三种形式,即:不能完成抄写、不能完成听写、不能完成自发性书写。左顶叶角回为高级联合区,它接受并整合视觉、听觉和躯体感觉信息后产生书写能力。因此,该区损伤导致书写能力下降或丧失。

(2)失算症(acalculia)　根据损伤部位不同可有三种表现形式:①不能理解或书写数字,此种情况常与 Wernicke 失语并存。②能正确识认和理解数字但不能进行加、减、乘、除运算。常见于 Alzheimer 病患者。左侧顶叶角回对于计算能力具有重要作用。Gerstmann's 综合征为此种类型的计算障碍。③笔算障碍,又称空间计算障碍。患者不能列竖式和运算,因右半球损伤所致。

左顶叶角回损伤导致患者不能进行数学运算时,计算错误可以表现为使用错误运算规则如减法变加法;用数数字代替运算如 3＋4＝5;持续状态如 3＋4＝44,或将数字简单结合而不做运算如 3＋4＝34。尽管 Wernicke 失语与失算症密切相关,但失算症可独立存在。

4. 检查

(1)失写症　检查包括自发性书写句子;听写以及抄写句子。

(2)失算症　评定包括简单运算和较高级水平的运算。简单运算指加、减、乘、除运算,包括口算和笔算;复杂运算指解应用题和运用数学概念解决实际问题。

5. 结果分析　失写症可以与失读症同时存在,失算症常与 Wernicke 失语并存。评定时应注意区分。

四、视空间关系障碍

(一)基本概念

空间知觉是物体的空间特性如形状、大小、远近、方位在人脑中的反映,主要包括形状知觉、大小知觉、深度知觉、方位知觉。其中,深度知觉又包括绝对距离知觉(距离知觉)和相对距离知觉(立体知觉)。空间知觉后天习得,它是由视觉、触觉、动觉等多种感觉系统协同活动的结果,其中视觉起重要作用。

组织并解释所看到的信息并赋予其一定意义的信息加工能力称为视知觉技能。视空间分析技能包括图形背景分辨、形状恒常性、空间关系、(空间定位)、视觉性闭合、视觉记忆、视觉形象化等。当这些技能因脑损伤而受到损害时,会产生视空间关系障碍。

视空间关系障碍(spatial relations deficits)包含多种症状,其共同之处在于观察两者之间或自己与两个或两个以上物体之间的空间位置关系上表现出障碍。视空间损害患者不能或难于确定处在二维和三维空间的物品定位,即便用手接触和用眼睛看能够了解物品本身的信息,但仍有判断方向、角度和距离等方面的困难。

(二)空间知觉的神经心理学基础

视觉刺激通过视觉传导路(视网膜、视神经、视交叉、视束、外侧膝状体、视放射)最终传入枕叶视皮质即视觉中枢。视觉信息进一步由视觉中枢传入位于枕叶的视觉联合区(Brodmann 18 和 19 区),在此对所接收的视觉信息进一步加工,即将当前的视觉信息与从前的视觉体验和来自其他感觉的信息如听觉、平衡(粗大运动)、姿势、手眼协调性运动信息等进行整合。接着,继续从视觉联合区发出两条皮质间的视觉传导路,它们分别针对不同类型的视觉刺激进行分析加工。一条传导路至顶叶后下部(角回)高级联合区,负责视空间分析以及运动知觉形成和各种刺激成分的注意。许多空间关系障碍与该传导路损伤密切相关。因此,视空间关系障碍是视觉信息的高水平加工障碍。另一条传导路自视觉联合区至颞叶下后部高级联合区,参与物体的视觉识别以及形状和颜色知觉的形成。两种不同的加工过程可以同时发生并在不同的水平上发生联系。此外,左右半球在视觉信息加工上有着明确的分工。左半球(后部)主要负责加工言语性视觉信息如字母和单词,右半球相应部位则负责加工与视空间知觉有关的非言语信息,故空间关系障碍最常见于右侧脑损伤合并左侧偏瘫的患者。

颞叶在视觉性记忆(即瞬时记忆)的加工中占据重要地位,这种视觉瞬时记忆被破坏后可以导致注意缺陷和视知觉障碍。额叶在自发性视觉信息加工中的重要作用体现在眼睛的运动控制、视觉刺激的注意、信息的提取、决策及任务的组织等。因此,凡影响前运动区和前额叶区功能的任何损伤也可以使视觉加工处理和该加工处理所必要的注意受到损害。图24-7显示与皮质视觉信息加工有关的部位及关系。

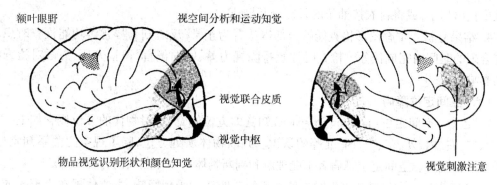

图24-7　大脑皮质视觉信息加工示意图

(三)障碍分类

根据视知觉技能的损害特征以及与日常生活能力的密切关系,将视空间关系障碍分为图形背景分辨困难、空间定位和空间关系障碍、地形定向障碍、物体恒常性识别障碍以及深度与距离判断障碍等。其中,图形背景分辨困难、空间定位和空间关系障碍、地形定向障碍、物体恒常性识别障碍共同构成空间关系综合征。鉴于结构性失用和穿衣失用也是空间关系障碍的结果,故将这部分内容放在本节讨论。

(四)损伤定位

大脑右半球是视空间知觉的优势半球。因此,视空间关系功能障碍最常见于右半球后部损伤,以顶叶损伤为主。但是,当一项作业或任务需要言语推理时则要求左半球参与;当记忆成为完成某一项任务的要素(如地形定向)时,需要右半球颞叶参与视空间关系的记忆。因此,损伤部位主要位于右半球顶叶,但也可以是与视空间分析相关的其他部位。

(五)图形背景分辨困难

1. 定义　图形背景知觉是从背景中区别前景或不同形状的能力。这种能力使人们很容易在抽屉里发现要找的东西;在开车的时候能够专心注视道路情况,忽视其他与安全无关的环境与事物。视觉图形背景分辨困难(difficulty in figure - ground identification)指患者由于不能忽略无关的视觉刺激和选择必要的对象,因而不能从背景中区分出不同的形状。

2. 临床表现　图形背景分辨困难的患者不能从视野范围内不显眼处发现重要或所需的物品,如不能从笔记本中或抽屉里找到所要的东西,不能从衣服上找到扣子,不能从单一颜色的衣服上找到袖口;在下楼梯时,不能告知本层楼梯的结束与下一层楼梯的开始。不能在白床单上找到白衬衫,不能在轮椅上找到手闸,不能在杂乱的抽屉里找到眼镜等。由于有图形背景分辨困难的患者很容易分散注意力,故常导致注意广度缩短,独立性和安全性下降。

3. 检查

（1）辨认重叠图形　给患者出示一张将三种物品重叠在一起的图片,然后要求患者用手指点或者说出所见物品的名称,限 1 分钟完成辨认。

（2）功能检查　可选择在卧室里,从白床单上拿起白色的浴巾或洗脸毛巾;穿衣时,找到袖子、扣子、扣眼儿以及衬衫的下部;在厨房里,从柜厨里找出一件用具或从未按分类摆放的抽屉中找出勺子,或将衬衣按袖子的长短分开摆放。

4. 结果分析　重叠图形检查能够全部辨认者为正常,反之则为异常。功能检查时患者应在合理的时间内完成任务。检查时注意排除视力差、同向偏盲、视觉失认、失语对检查结果的影响。

（六）空间定位障碍

1. 定义　空间定位(position in space)知觉即方位知觉,指对物体的方位概念如上、下、前、后、左、右、内、外、东、南、西、北等的认识。判断物体所处方位,除了视空间关系知觉外,还需要语言理解。空间定位障碍者不能理解和判断物体与物体之间的方位关系。

2. 临床表现　方位概念丧失时将使患者的功能活动受到影响,主要体现在当家人或治疗人员的口头指令中包含方位性介词时。例如,让患者将上肢举到头的"上"方或是把脚放在轮椅的脚踏板"上",或要求患者将废纸扔进桌子"下"面的纸篓里时,由于缺乏方位概念,患者表现为不知道做什么。

3. 检查

（1）绘图　将一张画有一只盒子的纸放在患者面前,令患者在盒子的下方或上方画一个圆圈。

（2）图片检查　将几张内容相同的图片呈"一"字排列在患者面前。每一张图片中都画有两个不同的物品,如一只鞋和一只鞋盒子,但每张图片中鞋相对于鞋盒的位置均不同,如鞋子位于盒子的上方、侧方、后方及盒内、盒外。要求患者描述每一张图片中鞋与鞋盒子之间的位置关系。

（3）功能性检查(实物定位)　将一些物品如杯子、勺、茶盘放在患者面前并根据要求安排这些物品的位置,如"将杯子放到盘子上","将勺子放到杯子里","将茶盘放到杯子旁"等。亦可将两块正方形积木放在患者面前,要求患者将其中一块积木围绕另一块积木来变换摆放位置,如放在它的上面、两侧、前面、后面。

4. 结果分析　不能根据口令完成上述绘图、图片观察或/和实物定位检查者应考虑存在空间定位障碍。诊断时注意排除图形背景分辨障碍、偏盲、单侧忽略、失用症、协调性障碍及理解障碍对评定结果的影响。

（七）空间关系障碍

1. 定义　空间关系(spatial relation)知觉指对两个或两个以上的物体之间以及它们与人体之间的相互位置关系的认识,如距离和相互间角度的知觉的建立等。一个人在穿珠子时必须协调好珠子、穿线与其本身各自的位置和角度才可能准确、快速地把珠子穿起来。篮球运动中,准确的投篮要求首先要准确地判断篮筐和球员之间的距离和相对角度。不能判断两物体之间的空间位置关系以及物体与自身之间的位置关系时称为空间关系功能障碍。

2. 临床表现　视空间关系障碍可以影响患者的日常生活活动能力。

（1）穿衣　患者由于区别一件衣服的前与后、里与外有困难而前后、里外反穿，患者也找不到袖子、裤腿或扣眼（图形背景分辨困难），穿衣时，错将领口当袖口，两条腿同时穿进一条裤腿中，错位系扣等。

（2）梳妆　患者戴眼镜时上下颠倒，将下列假牙安在口腔内上方。重症空间关系障碍患者可以给镜子里的人刷牙或洗脸，这种情况提示患者同时存在躯体失认。

（3）转移和移动　当家属或治疗人员帮助患者从床边（坐位）站起时，患者的躯干不是配合前倾而是向后倾斜。偏瘫患者一手驱动轮椅时，将健手错误地放在轮椅的扶手上并向前下方压和推，仿佛在驱动轮椅的轮子。

（4）结构性失用　饭前在餐桌上摆放餐具时，不能将盘子、碗、筷子等餐具放在合适的位置。由于不能判断挂钟的时针与分针的相对位置关系，因而不能说出正确的时间。

（5）失算症　由于视空间关系障碍，患者不能列竖式进行算术运算如 32 乘以 24（图 24 - 8）。

3. 检查

（1）连接点阵图　一张纸的左半边有一个点阵图，各点之间用线连接后形成一个图案。纸的右半边有一个相同图案的点阵图，要求患者用线将点连接成一个和左侧一模一样的图案。

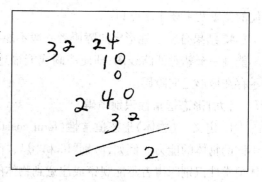

（2）十字标　一张空白纸、一张示范卡片、一只笔。在示范卡不同的位置上画有若干个十字标。要求被检查者完全按照示范卡将十字标及其位置在白纸上准确无误地复制出来。如果患者不理解指令，检查者则需要给患者做示范。

图 24 - 8　空间关系障碍所致的失算症表现

（3）结构性运用检查　绘图如花儿、表盘等。观察画面的布局、表盘内代表时间的数字的排列情况。

（4）ADL 检查　在穿衣、梳洗、转移、进食等活动中观察患者取、放物品，身体的相应位置的变化等。

4. 结果分析　不能正确完成上述检查时应考虑患者存在空间关系障碍。诊断时注意排除单侧忽略、偏盲、手眼协调性差以及持续状态等。空间关系障碍时常合并意念性失用。因此，患者没有按正确的方法和顺序穿衣、转移等活动时，如果怀疑其存在意念性失用，应询问患者在找什么，想要做什么，怎么做，问题出在哪里。如果患者不能正确叙述动作的计划，则应考虑意念性失用的存在。

（八）地形定向障碍

1. 定义　地形定向（topographical orientation）指判断两地之间的关系。从一个房间走到另一个房间，在一个大的购物中心里寻找一家商店，或者在一个城市里旅游，均需要正常的地形定向的知觉能力。地形定向障碍（topographical disorientation）指不能理解和记住两地之间的关系，在形成空间地图并利用它去发现达到目的地的路线或解决有关地形问题上出现的种种错误。地形判断障碍很少独立存在,常与空间关系综合征的其他问题并存。地形定向障碍是由于不能回忆以往熟悉的环境,还是不能利用视意象作为一个加工工具来解决患者面对的地形问题,至今尚难以确定。有学者认为,地形定向障碍是失认性障碍和遗忘共同导致的结果。

2. 临床表现 地形失定向患者无论使用地图还是不使用地图均无法从一地走到另一地。住院期间尽管天天走,也不能从训练室回到自己的病房;找不到回家的路;在熟悉的环境中迷路等;严重时,即便在家里也找不到自己的房间。患者也不能描述所熟悉的路线或环境特征,如卧室布局。不能学习新的路线;有些患者不能识别路标。

3. 检查

(1)了解日常情况 向家属或陪护了解患者日常生活中有无迷路的情况。

(2)使用地图 将一张所在城市的交通地图展开放在患者面前,检查者指出当前所在地点,嘱患者从该点出发并找出其回家的路线。

(3)功能评定 要求患者描述一个熟悉的路线或画一个熟悉的路线图,如所住街区、居住的位置及主要十字路口。

4. 结果分析 地形定向障碍者一般不能根据地图发现自己的回家路线,或不能描述或不能画一个熟悉的路线图;即便能画或能描述,却仍然不能按路线图或所描述的行走,也提示存在地形定向障碍。

(九)形态恒常性识别障碍

1. 定义 (物体)形态恒常性(form constancy)指识别两个具有相似形状但大小和位置不同的物体的能力。例如,区别"b"和"d"、"p"和"q"、"m"和"w"时需要具备这种能力。物体恒常性识别障碍者不能观察或注意到物体的结构和形状上的细微差异。患者不能鉴别形状相似的物体,或者不能识别放置于不同角度(非常规角度)的物品,属空间关系障碍。损伤部位在右半球顶 - 颞 - 枕区(后部联合区)。

2. 临床表现 可见患者将笔和牙刷、大水罐和尿盆、手杖和拐杖等相互混淆。

3. 检查 将物品非常规摆放,如反放手表,或将形状相似、大小不同的几种物品混放在一起,要求患者一一辨认。例如,一组物品为铅笔、钢笔、吸管、牙刷、手表;另一组物品可以是钥匙、曲别针、硬币、戒指。每一物品从不同角度呈现若干次(上下、正反颠倒)。

4. 结果分析 形态恒常性障碍需与视觉性物体失认鉴别。失认症检查时,需将物品一个一个分别呈现在患者面前让患者逐一识别而不是将几种物品放在一起。不能识别者提示视觉物体失认。

(十)距离与深度知觉障碍

1. 定义 存在此障碍的患者在对物体的距离及深度的判断上常常有误。空间失定向是导致距离知觉异常的重要因素。

2. 临床表现 因不能准确判断距离可能会撞到不该撞到的地方;或在伸手取物时,由于不能准确地判断物品的位置,或未达该物而抓空,或伸手过远将物品碰倒;吃饭时因低估实际距离而取不到饭菜或不能将饭菜送进口中;放置物品时也不能正确判断应放的位置;不能准确地坐到椅子上;上下楼梯时因距离判断不清而缺乏安全感;往杯子里倒水时,杯子里的水虽已满但还不停地接着倒。病灶位于大脑右半球枕叶。

3. 检查

(1)距离知觉 令患者将摆放在桌子上的一件物品拿起来;或将物品悬吊在患者面前让其抓取。

(2)深度知觉 令患者倒一杯水,观察水是否从杯中溢出。

4. 结果分析 距离知觉障碍的患者在抓握物品时可表现为伸手过近或过远而未抓到。深度知觉障碍者在杯子里的水倒满时仍然继续倒。

(十一)结构性失用

1. 定义 结构性失用(constructional apraxia)是组合或构成活动障碍。在进行任何组合性的活动中,清楚地观察每一个细节并理解各个部分之间的关系是将各部分正确地组合在一起成为一个整体的基本要求。当一项作业需要将各个部分以一定的空间关系组合而成为一个整体结构时,患有结构性失用的患者就会感到困难,这是因为结构性失用患者丧失对任务的空间分析能力,不理解部分与整体的关系。作为视空间加工障碍的结果,患者在需要空间能力的结构性活动中表现出困难,包括复制和根据口令画图,组装二维和三维的模型或结构。结构性失用发病率虽无文献报道,但临床病例并不少见。

2. 损伤定位 结构性失用是顶叶后部病变所引起的涉及视空间功能的运用技巧障碍,但完成这些活动也需要运动技能和运用功能。因此,虽然临床上以右半球损伤多见且症状较重,但脑其他部位如左半球(包含运动技能和运用功能)损伤的患者也可能出现有关空间结构任务的困难。临床病例观察亦证实,左右半球损伤均可引起结构性失用。人们推断左、右脑损伤所致的结构性失用的病理基础各不相同。右脑损伤所致的结构性失用被认为是视空间知觉障碍的结果;左脑损伤所致的结构性失用是执行或概念障碍的结果。

3. 临床表现 结构性失用最常见的表现是不能自发地或根据指令用图画、积木或其他零件、物品制作或组装出二维或三维结构。患者虽然认识每一个部件,却不能将它们正确地组合在一起。

严重的结构性失用将影响那些需要将不同部分或零件组装在一起的活动如穿衣、摆放餐具、做夹馅儿的食品,裁剪衣服,组装家具、手工艺品及玩具或画一座房子的布局等。

4. 检查

(1)复制几何图形 复制三维几何图形如长方、立方体,或复杂的二维平面几何图形如简易精神状态检查量表(MMSE)中的两个相互交叉重叠的五边形。Rey - Osterrieth 复杂图形测验也可用于结构性失用的检查。

(2)复制图画 要求被检查者默画房子、花、钟面,一张白纸画一幅。手眼协调性差的患者在表盘内填写代表时间的数字时可选用数字模型代替手写。图 24-9 为结构性失用患者的绘画。

Goodglass 和 Kaplan 共同设计的顶叶成套测验中包括了根据指导语绘画的检查。画图作业包括绘表盘、菊花、大象、空心十字、立方体和房子。指导语和评分标准见表 24-5。

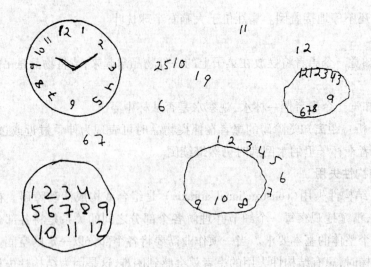

图 24 - 9　结构性失用者绘制的表盘

表 24 - 5　绘画评分标准

形状	指导语		评分标准
表盘	画一个有数字和指针的表盘	0~3分	1分:表盘轮廓大致为圆形
			1分:数字定位对称
			1分:数字正确
菊花	画一只菊花	0~2分	1分:大体形状(花瓣围绕花芯)
			1分:花瓣分布对称
象	画一头象	0~2分	1分:大体形状(腿、躯干、头、鼻子)
			1分:比例基本正确
空心十字	一笔画出一个空心十字	0~2分	1分:基本结构
			1分:所有直角角度适宜
立方体	用透视法画一个能看到顶部和两个侧面的正方体	0~2分	1分:大体形状正确
			1分:透视正常
房子	用透视法画一个能看见房顶和两面墙的房子	0~2分	1分:大体特征正确
			1分:透视准确

　　(3)复制模型　根据积木、木棍或木钉盘模型设计进行复制。Goodglass 和 Kaplan 共同设计的顶叶成套测验中也包括了木棍设计记忆检查,一共 14 个方案,逐一检查。每一图案呈现 10 秒后收起,要求患者再现图案(图 24 - 10)。

　　(4)拼图　出示所拼图案,图案不宜过于复杂。

　　(5)功能活动　采用立体拼插、组装玩具进行实物组装。通过穿衣、做饭、剪裁、组装家具等活动观察其日常生活能力是否受到影响。

　　洛文斯顿作业疗法认知成套测验(LOTCA)中包含了木块设计、复制图形、画图、钉盘设计等。

　　5. 结果分析　所绘图画无缺失或多余的线条,空间排列正确者正常;一些线段缺失或弯曲,空间排列不合理,但尚不妨碍识别图形者提示结构性失用存在;无法识别所模仿的图

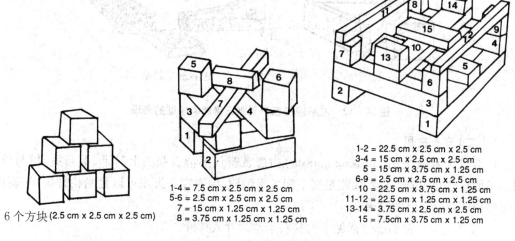

1-2 = 22.5 cm x 2.5 cm x 2.5 cm
3-4 = 15 cm x 2.5 cm x 2.5 cm
5 = 15 cm x 3.75 cm x 1.25 cm
6-9 = 2.5 cm x 2.5 cm x 2.5 cm
10 = 22.5 cm x 3.75 cm x 2.5 cm
11-12 = 22.5 cm x 1.25 cm x 1.25 cm
13-14 = 3.75 cm x 2.5 cm x 2.5 cm
15 = 7.5cm x 3.75 cm x 1.25 cm

6 个方块(2.5 cm x 2.5 cm x 2.5 cm)

1-4 = 7.5 cm x 2.5 cm x 2.5 cm
5-6 = 2.5 cm x 2.5 cm x 2.5 cm
7 = 15 cm x 1.25 cm x 1.25 cm
8 = 3.75 cm x 1.25 cm x 1.25 cm

图 24 - 10　木棍设计图案再现检查

画者提示重度结构性失用。复制模型如积木时,遗漏、角度偏斜或错放位置均提示异常。注意排除手功能失调、失用症所产生的影响。

　　左、右脑损伤所引起的结构性失用在绘画和搭积木时表现有所区别。右脑损伤患者的图画具有视空间关系障碍的特征,如缺乏透视感和缺乏分析各部分之间相互关系的能力;图中各部分相互分散、错位而不能形成合理的空间关系;图画的位置偏向右边角而不在纸的中央;图画的线条比较复杂且不易辨认,画线时有持续症表现。由于缺乏透视感,右脑损伤患者不能根据实物模型或有轮廓线的图画进行正确的复制,表现出整体性错误(图 24 - 11)。反复练习改善也不太明显。有人认为,这是因为右脑损伤患者的短时视觉记忆极差,因此不能将模型记住。

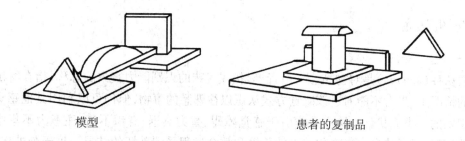

模型　　　　　　　　　　　　　　患者的复制品

图 24 - 11　右脑损伤患者复制三维结构模型的表现

　　左脑损伤引起的结构性失用者的图画则线条过于简单;缺乏细致的笔画;常常不会画(拐)角。画图时下笔犹豫。要求患者根据模型复制时,患者会将自己手中的积木直接放到模型上或不能集合成为一个整体结构,与右脑损伤正相反,表现出非整体性的错误(图 24 - 12)。出示模型、有轮廓线的图画及反复实践均有助于左脑损伤患者完成三维设计作业,这一点与右脑损伤不同。左脑损伤的患者听觉记忆短暂,因而患者不能根据口令来画图。

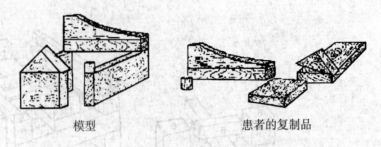

模型　　　　　　　　　　　患者的复制品

图 24 - 12　左脑损伤患者复制三维结构模型的表现

(十二) 穿衣失用

1. 定义　穿衣失用(dressing apraxia)指患者辨认不清衣服的上与下、前与后、里与外,因而不能自己穿衣服。穿衣失用是视空间关系障碍,因而穿衣失用可以是结构性失用、躯体构图障碍或单侧忽略的结果。

2. 损伤定位　损伤部位常见于大脑右半球顶叶或枕叶。

3. 临床表现　穿衣失用可因损伤的原因不同而表现各异。视空间关系障碍患者由于区别一件衣服的前与后、里与外有困难而前后、里外反穿,或找不到袖子、裤腿或扣眼,将领口当袖口,两条腿同时穿进一条裤腿中,错位系扣等。躯体失认患者可以出现将上衣当裤子穿的情况。右侧单侧忽略患者会忽略了穿左半边的衣服。

4. 检查　采用功能评定方法。嘱患者脱或穿上衣,观察其动作表现。如患者是否不能决定从哪个部位开始穿或从哪儿找到袖孔? 是否忽略穿身体左半侧的衣服? 是否穿衣时将衣服的里外及前后颠倒? 扣子是否扣到错误的扣眼? 回答肯定则是穿衣失用的临床表现,并非运动瘫痪所引起。也可用结构性失用的评定方法检查穿衣失用。

5. 结果分析　患者穿脱衣裤动作过程和结果异常,且异常并非肢体功能障碍所致,应考虑穿衣失用的存在。由于患者的穿衣失用并不是因为肢体功能障碍,而是由于结构性失用、单侧忽略或躯体构图障碍等原因所致。因此,尚需进行病因诊断。

五、失认症

(一) 基本概念

失认症(agnosia)是对物品、人、声音、形状或气味的识别能力丧失的总称,指在特定感觉正常的情况下,患者不能通过该感觉方式认识以往熟悉的事物,但仍可以利用其他感觉途径对其识别的一类症状。失认症并非由于感觉障碍、智力衰退、意识不清、注意力不集中等情况所致,而是感觉信息向概念化水平的传输和整合过程受到破坏的结果。见于脑外伤、脑卒中、痴呆以及其他神经疾患,多由于枕叶或顶叶特定区域损伤而致。因此,失认症是大脑皮质功能障碍的结果。失认症的存在将使日常生活活动能力和生活质量受到影响。失认症可局限于一种感觉方式上,根据感觉方式的不同,失认症分为视失认、触觉失认和听失认。

(二) 认识的神经学基础

认识(gnosis)是通过感官(感受器)将各种感受变为有意识的感知,并将接受的感觉与以前的经验进行比较和联想进而达到认识该物。这个认识的过程以许多不同的脑区共同活动为基础。不同感觉的认识都有其特定的神经加工途径。

　　如本章第四节中所述,视觉刺激通过视觉传导路传入枕叶视皮质即视觉中枢并继续传入视觉联合区进行进一步视觉信息的加工分析。针对不同类型的视觉刺激,在此加工后的视觉信息分别流向位于颞叶和顶叶的更高级联合皮质形成特定的知觉(图24-7)。其中一条传导路自视皮质至颞叶下部高级联合区,参与视觉识别物体以及形状和颜色知觉的形成。在此加工过程中,和颞叶联合区在整合视觉体验(视觉记忆)与其他感觉信息方面发挥重要的作用。左颞叶后部主要负责加工言语性视觉信息如字母和单词;右半球相应部位负责加工与视空间知觉有关的非言语信息。额叶在控制眼球运动、注意视觉刺激等方面亦起到重要作用。有研究显示,面容识别与物体识别有着不同的加工机制。

　　听神经将听觉信息从耳蜗中的螺旋器传至蜗神经核,经若干中转后,信息被传至后丘脑的内侧膝状体。内侧膝状体发出的纤维组成听放射将信息传至颞叶皮质即听觉中枢(41、42区,位于颞横回)。所接收的信息经过次级听觉联合区和高级联合区的分析加工,分辨出特定的听知觉模式,如听见播音员播送的新闻内容,听见鸟叫等。大量研究已证实,言语和非言语听觉信息的加工具有不同的解剖定位和途径。优势半球(左半球)颞叶主管言语性听觉信息,而非优势半球(右半球)颞叶负责非言语听觉信息。次级听觉联合区位于颞上回后半部,围绕听觉中枢。左半球次级联合皮质为Wernicke区(22区),负责分析、加工言语性听觉信息,即主管听觉性言语理解;而右半球相应部位则主管识别音乐和非言语性声音的分辨和理解,如音调、响度、声音调制等。听觉次级联合区通过联合纤维与位于颞叶、顶叶和枕叶的高级联合区相联系,其中位于颞极的高级联合区参与听觉模式的识别和学习。

　　躯体感觉信息从外周感觉器官经皮质下结构和背侧丘脑至顶叶初级感觉皮质即躯体感觉中枢,再由躯体感觉中枢传至次级联合皮质和高级联合皮质进行不同层次的分析加工。次级联合皮质位于顶上小叶;高级联合皮质位于顶叶下部(顶下小叶)并与颞叶和枕叶联合皮质重叠。躯体感觉联合皮质与视觉联合区及听觉联合区(Wernicke区)均有联系,而视、听、触觉联合区共用一个语义记忆系统(图24-13)。当被告知物品的名称并被要求用手触摸后将其从许多物品中挑选出来时,首先Wernicke区-语义记忆系统传导路参与诱发出该物品的语义知识以进一步提取物品的视觉图像;一旦视觉图像被诱发出来,视觉图像即可与触觉性图像匹配从而完成物品的选择。

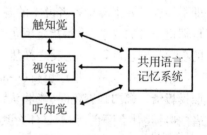

图24-13　视、听、触知觉
加工示意图

　　失认症不是运动或动作时感觉信息的传入障碍,而是在更抽象概念层面上感觉信息的组织破坏。与视、听、触觉有关的联合皮质受损或各联合皮质间联系中断时将导致不同类型的失认症。

(三)视觉失认

　　1. 定义　视觉失认(visual agnosia)指不能识别视觉刺激的意义。患者能看见视觉刺激物(目标)但不能赋予其意义,即不知其是什么。视觉失认包括视物体失认、面容失认、同时失认及颜色失认。视觉失认症状时有波动,此时非常严重不能识别某物,彼时又完全消失而能够识别。

2. 临床表现　包括物体失认、面容失认、同时失认及颜色失认。

(1) 物体失认 (object agnosia)　物体失认是失认症中最常见的症状,指在视力和视野正常的情况下,患者不能通过用眼睛看来识别常用物品。虽然患者视神经功能正常——视觉刺激能够正常通过眼睛和视束到达视觉中枢,但由于对所见物品的各种属性和以往经验进行合成的功能受到损害,因而不能得到正确的解译。患者表现出能看见呈现在面前的物品却不认识它是什么。患者虽然不能用眼睛识别常用物品,却仍然可以通过其他感觉如触、听觉识别出该物品。例如,拿一只铅笔问患者,"这是什么?"患者不认识,但用手触摸后知道是铅笔。

(2) 面容失认 (prosopagnosia)　指脑损伤后不能识别以往熟悉的面孔。面容失认患者可以分辨不同的面部表情,但不能分辨他/她是谁。患者仅通过脸部特征不能认出熟人,还必须依赖其他提示如说话的声音、步态、服装或发型等才能识认。症状严重时,患者甚至不能识别亲朋好友,不能从镜子里认出自己。例如,面容失认症患者的妻子来医院探视,当她走进病房时,患者可以认出来者是一个女性以及面部一些突出的特征如高颧骨、方脸盘等,而不能认出这个人就是他的妻子,但是当他妻子开口说话时,患者立即能够通过声音辨认出她是谁。面容失认的本质是在同一种类中不能区别不同的项目。因此,除了区别人的面孔有困难外,在区别其他种类时也可以出现类似的情况,如识别动物或汽车。面容失认常与视野缺损或其他视觉失认并存,亦可在无物体失认的情况下独立存在。

(3) 同时失认 (simultaneous agnosia)　指不能同时完整地识别一个图像。患者在观看一幅动作或故事图画时可识别局部微小的细节,每一次只能理解或识别其中的一个方面或一部分,却不能获得整体感,因而不能指出该幅图画的主题。复制时可将主要的具体细节分别记录下来,但不能将每一部分放在一起组成一幅完整的画。同时失认是视觉信息的整合障碍,常见病因为脑血管病,双侧肿瘤引起同时失认亦有报道。

(4) 颜色失认 (color agnosia)　患者能感觉和区别两种不同的颜色,但不能将颜色分类,即不能选择或指出检查者说出的颜色,是颜色信息的提取障碍;患者有颜色命名障碍时不能根据检查者的要求(出示指定颜色)说出颜色的名称。由于不能命名颜色,因此不能将颜色的名称与颜色进行匹配,反之亦然。

颜色失认也是中枢性色盲 (central achromatopsia) 的特征性表现。中枢性色盲患者在按照模板给一幅图画着色时,能够认识模板的图形,但不能区别图形中的各种颜色;如果问患者"树叶是什么颜色,香蕉是什么颜色,",患者会回答"绿色、黄色"。尽管回答正确,但在着色时还是不能涂上正确的颜色。大脑局部损伤虽然使色觉受损,但仍然保留了其他视觉功能如运动知觉和形状知觉。左侧偏盲、失读症及颜色失认同时出现被称为枕叶综合征。颜色失认常与面容失认或其他视失认并存。

3. 损伤定位　视失认的神经损伤基础通常是左右大脑半球视觉中枢周围的视觉联合区(皮质)或连接视觉联合区与脑的其他部位的传导束损害,使得视觉信息向高级联合皮质的传递中断。

物体失认患者的脑损伤通常发生在双侧枕叶或颞叶皮质下部,亦有仅左半球损伤(颞-顶叶后部)引起物体失认的病例报道。

面容失认与双侧下部枕-颞叶损伤密切相关;亦有单纯右侧损伤的病例报道。

同时失认的病灶位于双侧顶 – 枕区。双侧顶 – 枕区损伤导致视觉中枢与顶叶联合皮质之间有关的视空间信息传递中断。

颜色失认为局部脑损伤所致,中枢性色盲多见于双侧枕叶或枕 – 颞区损伤。

总之,视觉失认与大脑左、右半球颞、顶、枕叶联合皮质损伤密切相关。颞 – 顶 – 枕联合皮质(区)负责整合与记忆有关的视觉刺激。

4. 评定

(1)物体失认　①物品命名。将一些常用物品,如梳子、眼镜、钥匙、铅笔、硬币、牙刷等实物或照片逐一呈现,要求患者辨认并命名。患者有运动性失语时,可由检查者说出物品的名称,要求患者从上述诸多物品中挑出指定目标如指出哪个是钥匙(物品选择)。检查者也可以拿出一件物品如一把钥匙,然后让患者从一张字词表中挑出"钥匙"一词(名称选择)。②物品特征描述和模仿应用。要求患者针对实物或照片做特征性描述,包括形状、轮廓、表面特征、颜色及用途等。③复制图画。出示绘有常用物品的线条图画如花、自行车、房子等,要求患者复制并命名。④提示性视觉分辨。将一些常用物品放在患者面前,根据检查者描述的特征,要求患者指出物品。例如,"医生用来听心脏的东西"。⑤触摸命名。要求患者闭目,用手触摸物品后对其命名。

(2)面容失认　怀疑患者有面容识别障碍时,进行下列检查:①面部特征描述。检查被检查者分析和描述面部组成特征的能力。②面部识别和命名。辨认和称谓亲人、朋友或公众人物如国家领导人、体育名人、电影明星或歌星等的照片。也可让患者照镜子,观察其是否能认出自己。③面部匹配。从若干照片中挑选出两张相同的(面部的拍摄角度和光线可不一样)。④其他特征识别。从声音、步态、服装等特征来识别熟人。

(3)颜色失认　怀疑患者存在颜色失认时,进行下列检查:①颜色辨别。将两种不同的颜色放在一起,要求患者回答是否相同。②颜色分类(颜色 – 物品匹配检查)。检查者命名一种颜色,要求被检查者从色卡或物品中挑出指定颜色,或在许多色卡中匹配相同颜色。③颜色命名(视觉 – 言语检查)。检查者出示一种颜色,要求被检查者说出颜色的名称,即对所见颜色进行命名。④颜色知识(非颜色视觉检查)及应用。检查有关颜色信息的提取能力。向被检查者提问,如香蕉是什么颜色,树叶是什么颜色等。然后,给被检查者绘有苹果、橘子、香蕉形状的无色图形,要求被检查者用彩笔涂上相应的颜色(自由填充)。

(4)同时失认　检查内容包括:①数点。出示一张整版印有印刷符号如小圆点的作业纸,要求患者数点。观察患者是否仅注意排列在中央的部分或其他某一部分。②描述或复制图画。要求患者就一幅通俗的情景画做描述。还可以让患者复制一幅画,观察是否复制完整。

5. 结果分析

(1)物体失认　患者存在下列表现时应考虑存在物体失认:①不能描述或命名所见物品,"看"后不能说出物品名称但触摸后可正确回答。②不能根据检查者的要求从陈列品中选择一件物品。在挑选指定物品时,患者如果表现随便不确定,即有时指向指定目标,而有时又指向其他物品,则应考虑物体失认的可能。③不能为一件物品从单词表中选择一个正确的名字。④物品失认患者常常可以复制物品——将所见物品画下来或复制出物品的主要特征,但不知是何物。

视觉物体失认和失语症都有命名障碍。通过物品命名、物品的名称选择和物品选择等检查可以区分视觉物体失认与失语症。鉴别诊断参见表 24 - 6。

表 24 - 6　物体失认与失语症鉴别诊断

检查项目	视觉失认	失语症	
		Broca 失语	Wernicke 失语
物品命名	不能命名或错误命名	命名正确	使用语义相关词或创造新语
物品选择	错误(任意选择)	很好	较好
名称选择	错误(任意选择)	很好	较好

(2)面容失认　面容失认症患者不能识别亲人、朋友、熟人或著名公众人物,但可以通过其他特征(声音、步态、服装等)认出以往的熟人。面部特征描述和肖像匹配正常。

(3)颜色失认　颜色失认的患者能够区别两种不同的颜色,即指出两种颜色相同还是不同,但不能说出是什么颜色;颜色分类、颜色命名、颜色匹配检查异常,但保留非视觉性回答物品颜色的能力。不能正确完成填充颜色作业。

颜色失认与色盲不同。所谓色盲指辨色能力丧失。视网膜锥状细胞内含红、绿、蓝三种感光色素,如果因病变而导致某一种或三种感光色素无法产生,就会造成"色盲"。因此,色盲者表现为不能分辨不同的颜色,如红色盲不能分辨红色和绿色,绿色盲不能看见光谱中的绿色波长,蓝色盲则不能分辨蓝色和黄色。全色盲患者看周围的环境如同黑白电视。色盲分先天性色盲和后天性色盲:先天性色盲为性连锁遗传;后天性色盲多继发于一些眼底疾病,如视网膜黄斑退化、白内障、视网膜或视神经外伤、病变,或某些药物中毒。通常以点状颜色图表内隐藏字画来测验有无色盲。色盲患者的日常生活会受到严重影响。

(4)同时失认　如果患者数点时仅注意版面的某一部分,提示存在同时失认的可能。患者仅仅描述情景画的具体细节而不能对其做整体描述,应考虑患者存在同时失认。

检查同时失认时,需要首先排除患者是否存在视野缺损。单纯同时失认的患者,其视野正常。

(四)听觉失认

1. 定义　听觉失认(auditory agnosia)指不能识别一个声音的意义。听觉失认患者的听觉完全正常,患者可以判断有声音的存在,但失去领会任何声音意义的能力。听觉失认分为非言语性声音失认和言语性声音失认。

听觉失认症为大脑皮质损伤所致。病因包括脑卒中、脑外伤、肿瘤、感染或代谢异常。听觉失认常与其他神经学症状如失语症和感觉运动障碍并存。虽然非言语性皮质性听理解障碍(即非言语性声音失认)临床少见,但为了与失语症相区别并制订正确的康复治疗计划,有必要认识这一障碍。

2. 临床表现　非言语性声音失认指患者不能将一种物体和它所发出的声音联系在一起,表现为不能分辨各种声音的性质如钟表声、门铃声、电话铃声、流水声、汽笛声。狭义的听觉失认即指非言语性声音的识别障碍。

言语性声音失认为听觉性言语失认,又称为纯词聋,指仅仅不能识别言语声音的意义,而言语声音以外的所有的听觉认识包括非言语声音的理解都被正常保留。患者仅听理解破坏,其他语言功能如阅读理解、书写和自发语均正常。由于音声言语的理解受到损害而使纯词聋患者不能复述和听写。

实际上,单纯非言语性听觉失认在临床上很少见。大多数患者为混合性即言语性和非言语性听理解障碍同时存在。

3. 损伤定位 听觉联合皮质受损将导致听觉性识别障碍。单纯非言语性听失认患者的皮质损伤位于右侧颞叶。言语性和非言语性声音的识别障碍同时存在时,大多数临床病例报道显示为双侧颞叶损伤(多为大脑中动脉梗塞)。

4. 评定

(1)听力检查 可采用粗测或精测方法进行检查。粗测方法为:在安静的房间内,嘱被检查者闭目坐于椅子上,并用手指堵塞一侧耳道,检查者持机械手表自1m以外逐渐移近被检查者耳部直至被检查者听到声音为止。测量距离并将结果与正常人对照。听力正常时约在1m处即可听到机械表声。精测时须使用规定频率的音叉或电测听设备进行测试。

(2)非言语性听觉失认 检查时可在患者背后发出各种不同声响,如敲门、杯子相碰、拍手等,看患者能否判断是什么声音。

(3)言语性听觉失认 检查包括听理解、阅读理解、书写、自发语、复述、听写。

5. 结果分析 听觉完全正常,但不能辨别或理解言语性或非言语性声音时应考虑存在听觉失认。非言语性听觉失认患者在分辨各种声响时出现错误;言语性听觉失认患者不能理解口语,但可分辨各种非言语性声音或声响。言语性听觉失认(纯词聋)发病早期常常被认为是 Wernicke 失语。言语性听觉失认仅听理解破坏,而阅读理解、书写和自发语正常。Wernicke 失语患者虽然听理解障碍,但书面语的理解也受到损害,书写时字形保留但错写较多,尽管自发语流畅但音节性错误和错语较多。

(五)触觉失认

1. 定义及临床表现 正常人能够通过触摸物品的大小、形状、性质来判断手中的物品是什么。触觉失认(tactile agnosia)指不能通过触摸来识别物品的意义。患者的触觉、温度觉、本体感觉以及注意力均正常,却不能在看不见手中的物品的情况下(如闭目)通过用手触摸的方式来辨认从前早已熟悉的物品,不能命名物品的名称,不能说明和演示该物品的功能、用途等。触觉失认可累及单手或双手。临床中,单纯性触觉失认极为少见。

2. 损伤定位 触觉失认与顶叶损伤使躯体感觉皮质与躯体感觉联合皮质以及脑的其他部分失去联系有关。当躯体感觉联合皮质与位于颞叶下部的语义记忆储存系统之间的联系(即触觉 – 语义传导路)被切断时可发生触觉失认。有病例报道证实,一侧角回的皮质下损伤导致对侧手的触觉失认。

3. 评定

(1)深、浅感觉及复合感觉检查 检查方法见有关章节。

(2)物品的语义相关性检查 要求被检查者从三种物品(如短小的铅笔、橡皮、牙签)中,用手触摸选择出两个语义相关的物品(铅笔和橡皮)。如果患者根据形态相似来选择如短铅笔和牙签,则回答错误。左、右手分别测试。

(3)物品的触觉性命名 将测试用物品用布遮盖或采用屏风隔断视线。被检查者触摸物品后对其命名并描述物品的物理特性。左、右手分别测试。命名异常包括错语(如称饭碗为茶杯)、物品的形状和取材描述错误(如将剪刀描述为"一个轴加上两个环","是一种很重的工具,每天都要用")、无反应。

(4)物品的触觉性选择 在桌子上摆放各种物品,如球、铅笔、硬币、戒指、钮扣、积木、剪刀等,先让患者闭眼(或采用屏风)用手触摸其中一件,辨认是何物,然后放回桌面,再让患者睁开眼,从物品中挑出刚才触摸过的物品。

(5)几何图形的触觉性选择 用塑料片做10个几何图形,如椭圆形、三角形、五星形、正方形、六角形、八角形、十字形、菱形、梯形、圆形。先让患者闭眼触摸其中一块,然后再睁开眼睛,试从绘画中寻找出与刚才触摸过的物品相同的图形。

(6)视觉识别 要求患者看物品图片后对其命名,或语义相关性检查。

4. 结果分析 触觉失认症患者的深、浅感觉以及复合感觉(实体觉、定位觉、两点分辨觉)均正常。患者不能用手触摸说出物品名称,但看到实物后即可正确说出。顶叶损伤范围较大时,因存在感觉障碍而使触觉失认无法被检查。

触觉失认应与实体觉障碍相区别。实体觉障碍是躯体感觉次级联合皮质损伤所致,而触觉失认为躯体感觉高级联合皮质与其他感觉联合皮质以及语义记忆系统联系中断而使得躯体感觉高级联合皮质不能分析、整合各种信息的结果。因此,实体觉障碍和触觉失认实际上是物品分析过程中不同阶段所出现的障碍。触觉失认患者能够区别某一种材料的细微差别(如不同粗细程度的砂纸),能够完成各种材料的匹配(如丝绒匹配、牛皮匹配);能够通过触摸画出物品的形状。实体觉障碍的患者不能完成上述匹配和绘图。

六、失用症

(一)基本概念

失用症与中央前回、基底节、脑干或脊髓损伤引起的瘫痪或肌无力不同。失用症(apraxia)是指由于不能正确地运用后天习得的技能运动,因而在没有瘫痪的情况下不能执行有目的的运动的运用障碍。它是一组反映运动系统在皮质功能水平上的障碍的综合征(躯体运动中枢除外)。失用症的发生与肌力下降、肌张力异常、运动协调性障碍、感觉缺失、视空间障碍、语言理解困难、注意力差或不合作无关。根据症状表现和产生机制不同,将失用症分为意念性失用和意念运动性失用。失用症多见于左侧脑损伤,且常合并失语。其发生率尚未见报道。临床上,失用症多发于脑卒中患者和痴呆患者,故老年患者多见。

(二)运用的加工过程

大量的神经心理学研究已经证实组织和启动技能性行为或技能性运动有着特殊的方法和途径。运用(praxis)是人类在外界刺激下或内在神经冲动下,通过大脑做出的有目的、合乎内外环境要求的活动,它是大脑与行为之间重要的连接方式。完成较复杂的动作行为即运用的加工过程包括产生动作意念和形成概念、制订运动计划以及执行运动计划三个步骤,它是一切后天习得、有目的运动的经历过程。意念的产生及概念形成包括选择、组织和编排动作步骤,计划每一动作所需的时间以及动作的概念化组织,对于做成一件事需要做什么、怎样做和用什么做建立一个完整的概念。例如刷牙需要牙膏和牙刷,动作的意念形成包括拿起牙膏、拧开盖子、拿起牙刷、把牙膏挤在牙刷上和刷牙等一系列动作的选择、组织和编排。制订运动计划包括控制和调节肌力、肌张力、感觉、协调性,编排和组织多个肌群的收缩顺序和收缩时间,即不同肌群的活动在时间和空间上相互配合以使运动动作精确和协调。执行运动计划指将运动计划付诸行动,即完成协调的技能性动作。

　　前额叶皮质在产生动作意念和形成概念的过程中具有重要作用。视运动印迹储存于左顶叶联合区(顶下小叶的角回和缘上回)。顶下小叶接收来自视觉、听觉联合区以及躯体感觉联合区的神经冲动或信息。视、听及躯体感觉等第二联合区并不直接参与运用的过程,但在解释运用能力检查中的信息时起作用;它们在运动印迹的最初形成中起作用,但不参与运动记忆印迹的检索。顶叶联合区储存的视运动印迹包括了各种后天习得的技能性动作所需要的运动序列和时间的编排,即指不同的动作要求身体的特定部位以不同的时间顺序置于不同的特定空间,可视为"运动公式"。视运动印迹的信息传至同侧前运动皮质(为次级运动联合皮质),并通过胼胝体(胼胝体前1/3为连接两半球额叶的纤维)传递到对侧大脑前运动皮质。前运动皮质根据记忆印迹编排运动序列计划后将信息传至同侧额叶运动皮质,控制对侧肢体执行运动计划。图24-14勾画出运用的加工过程。可以清楚地看出,大脑左半球参与双侧肢体的运用,而胼胝体和右半球仅仅参与左侧肢体的运用。

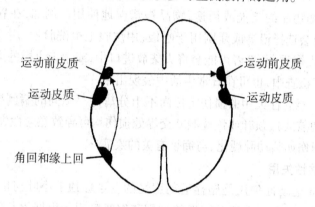

图24-14　运用的加工传导路示意图

　　人和猴子顶叶损伤后的研究显示,顶叶主管感觉周围环境,确定并记录物体在该环境中的位置和人体相对于该物体的位置。右顶叶对于三维空间知觉十分重要,它负责提供有关自身以外的物体在空间中的定位信息;而左顶叶被视为肢体、手和眼睛在当前外环境中进行操作的"命令"机构。当一个人听到用右手取物的命令时,左侧听觉联合皮质(Wernicke区)分析口令的含义并将其传送到左侧顶叶高级联合皮质(顶下小叶)。结合来自右侧顶叶联合皮质关于该物品空间定位的信息,左顶叶联合皮质判断此时手相对于该物品的定位,并将有关手运动的起始和结束位置的信息传至左侧运动前皮质。运动前皮质组织编排完成该运动的肌肉收缩顺序,并将该顺序传至同侧运动皮质,在运动皮质的控制下完成取物动作。

　　(三)失用症分类

　　意念的产生和概念的形成过程出现障碍时可导致意念性失用;视运动记忆破坏或储存视运动记忆的顶叶与额叶运动区联系中断使计划和编排运动出现障碍时则出现意念运动性失用。

(四)意念性失用

1. 定义　动作意念产生和概念形成包括了对物品功能的理解、对动作的理解以及对动作顺序的理解。意念性失用是意念或概念形成障碍,是动作的构思过程受到破坏而导致的复杂动作的概念性组织障碍。意念性失用是较严重的运用障碍。患者对于做一件事的目的和做成一件事需要做什么、怎样做和用什么做都缺乏正确的认识和理解。

2. 临床表现　患者不能自动或根据指令完成有目的的协调、复杂的多步骤动作。虽然可以正确地完成复杂动作中的每一个分解动作,但不能将这些分解动作按照一定顺序排列组合并串联在一起而成为连贯、协调的功能活动。表现为动作的逻辑顺序出现混乱,或某一个动作被省略、重复。例如,沏茶时要先将茶叶放进茶壶,加开水,然后盖上壶盖。意念性失用患者每一个步骤的动作,即放茶叶、倒水、盖上壶盖的动作都可以正确地完成,但顺序出现错误如先倒水而不是先放茶叶。意念性失用患者也不能描述一项复杂活动的实施步骤。

意念性失用患者还可以表现为工具的选择和使用障碍,患者在不使用工具的情况下可以很好地模仿运动,但是当实物放在面前时则出现选择和使用错误。尽管患者能够认识物品本身,却不能告知物品的功能或用途,物品被错误地使用。例如,在餐盘中摆放筷子、铅笔、牙刷,患者可能会选择铅笔或牙刷用于吃饭,用洗脸毛巾洗脸盆,用牙刷梳头;如果给患者烟和火柴,令其点燃香烟,患者可能会将火柴放进口中,或用未点燃的火柴去"点燃"香烟。意念性失用可见于检查中,也可在日常生活中表现出来。

3. 损伤定位　意念性失用的损伤定位尚不十分清楚。不同的病例报道显示,左侧额叶(前额叶皮质、运动前区)、顶叶或顶枕颞叶交界处损伤均可导致意念性失用。意念性失用也常见于弥漫性脑损伤如脑动脉硬化、与痴呆有关的疾病。

(五)意念运动性失用

1. 定义　意念运动性失用是储存运动记忆的左半球顶下小叶与负责制订运动计划的前运动皮质之间联系中断导致运动记忆的计划和编排障碍。根据累及部位的不同,意念运动性失用可分为肢体失用和口腔 - 面部失用。

2. 临床表现　意念运动性失用的患者不能执行运动口令。患者不能按照口令用手势表演(演示)使用某一种工具的活动,模仿可使表现有所改善,但仍不正常。使用实物进行作业时动作的准确性明显提高。患者虽然不能正确地按照口令用手势演示或模仿使用某种工具的活动,但仍然能够在适当的时间与地点下意识地完成那些从前熟练操作的技能性动作并能够描述动作的过程。例如,意念运动性失用患者不能在指令下拿起牙刷或启动刷牙动作,但是在早晨起床后却可以到盥洗室自发地拿起牙刷,将牙膏挤到牙刷上,然后刷牙。

肢体意念运动性失用的患者不能完成精确运动,也难于做快速重复动作,如用手指连续敲击桌面;在功能活动中则表现为动作笨拙、不准确及反应延迟。患者常常表现出持续状态,即不停地重复一个活动或其中一个动作,患者因此而难于结束当前的活动。意念运动性失用仅仅在检查时被发现。

3. 损伤定位　如前所述,运用的神经加工过程需要有左半球顶下小叶、两侧半球前运动区、躯体运动中枢及胼胝体的参与。该神经加工传导路中任何部位的损伤都可以引起肢体的意念运动性失用症。根据损伤部位的不同,肢体失用可以表现为双侧或者单侧。

(1)左顶叶损伤　导致左顶叶失用症(left parietal apraxia)。运动印记储存在左顶下小叶,因此任何疾病如脑卒中、痴呆、肿瘤等病灶累及该部位时均可导致有关如何进行技能性运动的信息丢失。该损伤导致双侧上肢失用。

(2)前运动区或补充运动区损伤　有关运动记忆或"运动公式"的信息由前运动皮质(包括补充运动区)负责转换成神经支配模式。因此,左半球前部损伤也可以引起失用症,表现为左手动作"笨拙"。此时,运动记忆印记仍然存在,但进行运动的能力被破坏。病灶累及中央前回则右侧肢体出现完全瘫痪或轻瘫。

左半球顶下小叶(角回和缘上回)损伤与前运动皮质损伤所导致的肢体意念运动性失用临床表现有所不同。技能性运动的记忆储存于左半球顶叶(角回和缘上回),左半球顶叶损伤所表现的执行功能障碍是由于运动记忆受损所致,因此患者不能识别他人的动作正确与否。损伤局限于前运动皮质时,有关技能性运动的信息仍然存在,但从事该运动的能力受到破坏。因此,患者虽然不能正确地执行动作口令,却仍然能够正确叙述并能够识别他人动作的正确与否、好与坏。

(3)胼胝体损伤　胼胝体病变如肿瘤直接压迫或大脑前动脉梗塞或出血时也可引起胼胝体失用症(callosal apraxia)。虽然胼胝体不直接参与技能性运动的记忆与加工,但它是联系左右大脑半球的连合纤维(胼胝体前1/3联系两侧额叶)。按口令控制左侧肢体运动时,需要将左侧额叶前运动皮质的信息经胼胝体传递到右侧前运动皮质。胼胝体前1/3损伤将阻止左右前运动皮质间信息的传递。因此,右上肢能完成指定运动,左上肢则不能,在临床上仅表现为左上肢失用。值得一提的是,胼胝体失用症在胼胝体切除后并不出现,而更常见于肿瘤或大脑前动脉卒中。

脑卒中、痴呆、肿瘤、中枢神经系统感染和炎症、多发性硬化等均可出现意念运动性失用。

面部－口腔失用(facial－oral apraxia)　患者不能按照口令正确完成嘴唇、舌、咽、喉、颌面部的复杂运动,如舔嘴唇、吹口哨、咳嗽、用吸管饮水、眨眼等动作,表现为动作不协调、不正确或持续动作。与肢体意念运动性失用一样,患者可以自发地正确完成口腔面部动作。损伤常位于皮质44区即Broca区或附近。因此,90%以上的患者常合并有Broca失语。面部－口腔失用是意念运动性失用的一种表现形式。

意念性失用通常与意念运动性失用同时存在,意念运动性失用则可独立存在。

4. 病史采集　意念运动性失用患者平时可自发地完成日常生活活动动作,只在检查中被发现异常。因此询问和了解患者从事日常生活活动的能力情况,尤其是有关使用日常用品、用具的能力(例如,是否能够正确地使用筷子、汤匙、牙刷;做饭时能否安全、正确地使用厨房用具;能否正确地使用锤子、剪刀等一类工具)变得尤为重要。上述内容可通过询问患者本人或护理人员(家属或护工)获得。

由于失用症是高级脑功能障碍,而与肌力下降、瘫痪、震颤或舞蹈症等运动障碍、肌张力或姿势异常、感觉障碍、意识不清、理解障碍以及不合作等因素无关,因此在了解病史中应尽量收集相关信息以排除这些容易与失用症混淆的问题。

5. 评定　判断有无失用症采用动作检查。检查者要求被检查者使用某种工具完成特定作业的动作并观察动作表现。意念性失用和意念运动性失用的检查方法相同。鉴别两者的关键在于患者对于检查的反应。意念运动性失用的患者不能按指令做动作,但在恰当的时间和地点就能够自动地完成该动作;意念性失用患者既不能按指令也不能自动地完成动作。检查时应遵循从难到易的原则。

(1)检查的三个步骤及方法

1)执行动作口令(verbal) 根据检查者的口令用手势演示(哑剧性表演)一个及物动作如"做一个刷牙的动作"。该检查要求被检查者能够理解口令和能够想像在没有实物的情况下如何正确地运用和运动。因此,通过打手势表现一个动作或做一件事情对患者来说最为困难,它代表了运用的最高水平。

要求患者用手势表演使用工具的动作。例如,用手势演示如何用锤子将钉子敲进(想像中的)墙上,用螺丝刀拧螺丝,用剪刀剪纸;用锯子锯木头,削土豆皮,用打蛋器打鸡蛋等。

哑剧性手势表演正常时,握住(想像中的)工具的手,其空间定位应正确;工具定位及与目标(墙、螺丝钉、纸等)的距离亦应正确;动作过程流畅,仿佛手中真的拿着剪刀、锤子等工具在进行操作,成功地完成演示。

意念运动性失用患者和意念性失用患者均不能正确地执行口令。意念运动性失用患者可表现出动作重复、笨拙、握工具的手的位置不正确,或动作在错误的平面上进行,或目标放置位置错误,或运动不正确、用身体的某一部分代替使用工具如用拳头当锤子而不是手握一把锤子的姿势。如果要求患者假装做刷牙的动作,患者不会假装手持牙刷而是用手指代替牙刷做刷牙的动作。提示患者丧失了从事该运动的相关知识。意念性失用患者表现出动作步骤错误。当检查者要求患者"假设你手里有一把钥匙,用它将门打开",肢体失用患者可能会前后摆动手腕而不旋转手腕,或先旋转手腕再做插钥匙的动作。

2)视觉性动作模仿(visual) 由于失用症常与失语症并存,因此对于严重失语症患者而言,采用视觉呈现的方式让被检查者模仿检查者的动作或行为较执行口令容易且适当。一个不能用手势演示如何使用钥匙的患者可能能够模仿检查者的手的运动。因此,当患者不能执行口令时,检查者做示范动作,要求患者模仿。此外,检查者示范各种姿势和肢体运动要求患者模仿。意念运动性失用患者不能正确地模仿他人的动作或手势。意念性失用患者则可以很好地模仿各种运动。

3)触觉性实物操作(tactile) 使用实物进行操作是最容易完成的作业。患者在看到检查者的示范动作后仍不能模仿其动作时,应在双目遮蔽下给予实物进行操作。另外,意念性失用患者虽然可以很好地模仿各种运动,但不能正确地选择和使用工具,所以,实际应用检查很有必要。检查可从单一步骤到多步骤复杂动作到复杂动作。例如,从吹灭火柴到按照食谱做一道菜。检查者也可以给患者一把钥匙,牙膏和牙刷,信封、信纸、邮票和胶水等进行实际操作。意念运动性失用患者使用实物后,动作准确性明显提高。意念性失用患者可表现为动作顺序错乱或物品(工具)挑选和使用错误。

当患者因脑损伤而不能理解口令时,检查者无法根据口令评定被检查者的行为表现。在这种情况下只能检查患者的模仿或使用实物的能力。

对疑有意念运动性失用者,应向家属或病房护士了解日常生活中完成该动作的情况。

(2)Goodglass 检查法 采用 Goodglass 检查法,有助于判断意念运动性失用所累及的身体部位。其动作检查包括以下三个方面:①口腔 - 面颊:咳嗽、嗅味、吹灭火柴、用吸管饮水、鼓腮。②肢体:挥手再见、用手示意"过来"、示指放在嘴唇边示意请安静、举手行礼、示意"停止"、刷牙、刮胡子、锤钉子、锯木板、使用螺丝刀。③全身:拳击手的姿势、打高尔夫球的姿势、正步走、铲雪的动作、起立,原地转两圈,然后坐下。

（3）评定的注意事项

● 选择适当的检查活动。限于被检查者的背景知识,有些患者根本就不知道某些活动该如何做。因此,检查时要选择常用的工具和活动内容,以免误诊。

● 肢体失用症可以是双侧也可以是单侧。因此,应对身体两侧进行检查以免漏诊。

● 口腔 - 面部失用常合并 Broca 失语;肢体失用时顶叶损伤如果波及颞叶可同时出现 Wernicke 失语;病灶累及左侧顶叶角回也可以合并传导性失语或 Gerstmann 综合征(失算、左右分辨障碍、失写、失认)。因此,应注意这些相关症状的检查。

6. 结果分析　通过不同的感觉通路(口语、视觉及触觉)检查失用症的存在及严重程度,包括对不同类型的手势或动作进行检查,如及物性手势动作(使用物品的动作)、不及物性手势动作(不使用物品但用动作表达想法或情感如挥手再见)、无意义手势动作、肢体近端动作(如拍球)、肢体远端动作(如用手指打字)等。其中,及物性动作检查对失用症患者是一个非常敏感的检查方法。一般来说,失用症患者的肢体近端、不及物性动作基本正常,而肢体远端、及物性动作常表现出完成困难。

根据失用症的特征性表现,结合病史,诊断一般不困难。根据口令所做的及物性动作出现障碍,模仿时有所改进(仍然不正确),而在使用实物时表现最好是意念运动性失用的特征性表现。意念运动性失用需与轻度偏瘫、运动障碍如帕金森病、肌张力异常、感觉障碍、诈病等所致的类似症状鉴别。既不能够执行及物性动作口令,也不能正确地使用实物完成规定任务(动作顺序混乱或物品挑选和使用错误),但动作模仿正常属于意念性失用。

明确诊断有无失用症十分重要。由于意念运动性失用仅仅在检查时被发现,患者并不知道自己存在失用症,因而没有接受 OT/PT 治疗。不能及时发现脑损伤(脑卒中)患者存在失用症将大大影响康复疗效。此外,失用症的结局之一是患者独立生活能力丧失。因此,明确诊断有助于早期接受康复治疗和康复专业护理。总体而言,失用症患者日常生活活动能力趋于依赖,至少需要在某种程度的监视下进行活动。脑卒中患者失用症症状较稳定或有所改善;变性疾病或肿瘤患者症状常有进展,生活自理能力逐渐下降。

第三节　认知障碍的评定

狭义的认知概念,指中枢神经系统加工信息所用的方法,包括注意、组织、吸收和利用信息。因此,认知障碍是因脑损伤而致的信息加工障碍,这种障碍改变了患者对刺激的反应方式并将干扰其日常生活。注意、定向力和记忆是信息加工的基本过程,也是更高级认知功能的基础。

与神经心理学家不同,作业治疗师重点评定功能性的认知障碍,即认知障碍对功能性活动的影响。例如在检查患者财务管理能力时,神经心理学家重点检查各种有关数学的基本技能,而作业治疗师则更关心患者实际应用钱的能力(如到社区商店买东西或到银行取钱、存钱等)。

一、注意

(一)基本概念

注意(attention)是心理活动指向一个符合当前活动需要的特定刺激,同时忽略或抑制无关刺激的能力。在多数情况下,需要排除外界刺激的干扰,借助于自己的意志努力使注意力较长时间集中于某种特定的对象上。从信息加工的角度而言,注意被认为是在一定时间内,从现有的信息中为进一步信息加工而选择刺激的过程。注意是记忆的基础,也是一切意识活动的基础。由于注意与皮质觉醒程度有关,注意减退常被视为意识清晰程度降低的指标。

(二)注意的特征及其影响因素

1. 注意的范围   是指在同一时间内一个人所能清楚地把握注意对象的数量,是注意的广度特征。正常成年人能注意到 8 ~ 9 个黑色圆点;4 ~ 6 个没有关系的外文字母;3 ~ 4 个几何图形。扩大注意的范围可以提高学习和工作的效率。一般来说,被知觉的对象越集中,排列上越有规律,越能成为相互联系的整体,注意的范围就越大,反之注意的范围就越小。此外,当任务复杂或需要更多地注意细节时,注意的范围就会缩小。

2. 注意的紧张度   是指心理活动对一定对象的高度集中程度,是注意的强度特征。一个人对于注意对象的浓厚的兴趣和爱好、良好的身体和精神状况都有助于保持高度的注意紧张度。反之亦然。此外,注意范围的大小也是影响注意紧张度的因素。

3. 注意的持久性   是指注意在某一对象上所保持时间的长短,是注意的时间特征。在一定范围内,注意的持久性或稳定性是随注意对象复杂程度的增加而提高的。但如果注意对象过于复杂、难以理解,就容易导致疲劳,使注意分散。

4. 注意的转移性   是指根据新任务的要求,主动、及时地将注意从一个对象转移到另一个对象。对原来活动的注意紧张程度越高,注意的转移就越困难,转移的速度也越慢;反之转移就容易和迅速。此外,对新的对象有浓厚兴趣或其符合当时的心理需求时注意的转移就会比较容易和迅速。自控能力强者能主动及时地转移注意,自控能力弱者则不然。

5. 注意的分配性   是指在进行两种或两种以上活动时能同时注意不同的对象。具备这样的能力需要两个条件:一是必须有一种活动达到纯熟的程度以至于不需要太多的注意就能进行;二是同时进行的几种活动之间必须相互关联并形成固定的反应系统。

(三)注意的神经学基础

人脑只有在觉醒状态下才能接受和处理信息,大脑皮质保持一定的兴奋程度是有意识的信息处理的必要条件。为了保证这一状态的出现,需要脑干和皮质下结构与大脑皮质的相互作用,它们之间在解剖上存在交互联系(图 24 - 15)。

相关的脑干结构包括网状结构及其邻近神经核团。网状结构由大量神经元和神经纤维所组成,一般指在脑干内除边界明显的白质和灰质外的神经细胞与神经纤维相互混合的部

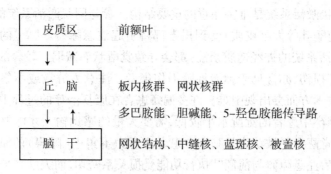

图 24 – 15　网状激活系统：与正常的注意
加工有关的主要结构和传导路

分。几乎所有来自外周的传入神经纤维都有终支或侧支进入网状结构。它通过接收上、下行传导束侧支而使其得以将广泛而大量的神经信息进行整合。网状结构附近的神经核团如中缝核、蓝斑核、被盖核等发出胆碱能、单胺能（如多巴胺）和 5 – 羟色胺能纤维上行止于丘脑或皮质区，对于睡眠的调控有着重要的作用。

丘脑是通向大脑半球的特异性和非特异性传导系的中继站。丘脑内的非特异性投射核团（如板内核群和网状核群）主要接收来自脑干核群的多种传入信息，经过多种信息之间的相互作用后，再从各核发出纤维投射到大脑皮质，将信息向大脑皮质广泛传递。

大脑皮质通过接收来自丘脑及网状结构的传入信息而受到易化性影响，使大脑皮质神经元兴奋，从而促进大脑皮质处于觉醒状态。大脑皮质又不断地将反馈信息下达至皮质下结构及网状结构，对丘脑及网状结构的活动进行调节和控制。与注意机制有关的大脑皮质区域位于前额叶，即"高级多模式联合区（higher – order multimodal association areas）"。前额叶与皮质各叶和皮质下结构如丘脑、网状结构及边缘系统的相应部分都有密切联系。右侧前额叶在注意的调控机制中发挥重要的作用。

可以看出，脑内的觉醒水平是在多个系统的作用下处于动态平衡的。注意的保持有赖于脑干网状结构、丘脑以及大脑皮质（前额叶）功能的整合。这些结构通过网状激活系统在功能上相互联系在一起（图 24 – 1）。上行网状激活系统通过不断地发放冲动，使大脑皮质处于清醒状态。

网状激活系统是一个非常复杂的神经元集合地，它是收集和聚集外部世界信息的场所。换言之，网状激活系统是外部世界与人的思想和感情在脑内的交汇点。网状激活系统对于大脑皮质（包括额叶）的活动和各运动中枢所产生的动态影响表现在个体是否能够很好地学习和记住事物，是否冲动或具有自控能力、运动水平高或低、是否具有明确的学习动机或是否容易产生烦躁情绪等方面。网状激活系统是一个起到调节学习、自控（或抑制）和产生动机相关系统的作用的中枢。功能正常时，网状激活系统提供信息加工和学习的神经联系以及注意适当任务或工作的能力。

网状激活系统不能使大脑皮质神经元兴奋时，可见皮质觉醒低下状态如学习困难、记忆差、无自控能力等。当网状激活系统完全不能激活皮质时，患者意识丧失或昏迷。如果网状激活系统过度兴奋而使脑的其他系统过度激活时，患者可表现为过度的惊恐反应，警觉过度，话多，躁动及活动过度。

由此可见,网状激活系统是维持注意的重要结构。参与网状激活系统的任何部位(脑干网状结构、丘脑、前额叶等大脑皮质)受到损害都将引起注意障碍。脑干的损伤、受压,代谢紊乱(包括网状激活系统的神经递质紊乱)都会导致觉醒状态减弱。较轻的注意障碍见于额叶和右顶叶的局部损伤,亦常见于弥漫性脑损伤患者。注意力分散或不集中时个体在处理和吸收新信息或技术方面会出现困难。许多偏瘫患者在康复治疗的过程中不能保持注意力以致影响疗效。脑卒中患者的觉醒水平较低,需要大量的感觉输入才能够对所处环境有警觉反应。因此,低觉醒水平被认为是脑卒中患者注意力不集中(障碍)的原因。临床观察与研究显示,脑外伤后注意障碍与前额叶执行功能受损关系密切,而大脑右半球(右侧额叶)的损伤对于注意的影响明显大于左半球损伤对其的影响。精神分裂症患者也有注意的缺陷,但多表现为觉醒程度过高,注意增强。

(四)注意障碍的特征与临床表现

注意是完成各种作业活动的必要条件。注意障碍(inattention)者不能处理用于顺利进行活动所必要的各种信息。根据 Sohlberg 和 Mateer(1989)提出的临床模型,脑损伤后出现的注意障碍可分为若干类型:

1. 觉醒状态低下 因网状结构功能障碍,患者对痛、触、视、听及言语等刺激反应时间延迟,不能迅速、正确地作出反应,患者对刺激的反应能力和兴奋性下降,表现为注意迟钝、缓慢。

2. 注意范围缩小 患者的注意范围显著缩小,主动注意减弱,当患者集中于某一事物时,而其他一般易于唤起注意的事物并不引起患者的注意。

3. 保持注意障碍 指注意的持久性或稳定性下降。患者在进行持续和重复性的活动时缺乏持久性,注意力涣散,随境转移,易受干扰,不能抑制不合时宜的反应。因此,患者不能完成阅读书报、听课任务;在康复训练时由于患者不能将注意力长时间保持在所进行的活动上而影响康复治疗效果。

4. 选择注意障碍 患者不能有目的地注意符合当前需要的特定刺激及剔除无关刺激。有研究表明,脑损伤患者从复杂环境中提取所需信息困难是由于脑损伤患者对突出刺激的注意和不相关信息的过滤存在缺陷所致。患者很容易受自身或外部环境因素的影响而使注意不能集中,如不能在较嘈杂的环境中与他人谈话,丧失了从复杂或嘈杂背景环境中选择一定刺激的控制能力。

5. 转移注意障碍 患者不能根据需要及时地从当前的注意对象中脱离并及时转向新的对象,因而不能跟踪事件发展。额叶损伤时常表现为注意固定,又称为持续状态。如果患者是一个学生,则无法交替地听老师讲课和记笔记;在进行康复训练时,患者在指令下从一个动作转换到另一个动作会出现困难。

6. 分配注意障碍 患者不能同时利用所有有用的信息,表现为不能在同一时间做两件事。例如,一偏瘫患者尚可以在他人的监护下行走,但是当另外一个人从他面前走过并向其打招呼时,患者就会因失去平衡而止步、跟跄甚至摔倒。这说明患者没有足够的注意力同时兼顾行走和任何其他的情况。有研究显示,重度脑损伤患者在同时进行两项任务时常常会出现注意的分配障碍。在从事或执行那些需要有意识控制的加工过程的任务时,由于信息加工速度变慢而引起分配障碍;不需要有意识控制而自动完成的任务则不会引起分配障碍。

这些研究结果也证实了正常的分配注意是建立在熟练掌握技能活动并相互协调的基础上的。

（五）评定

由于注意是所有有意识作业的基础，因此，没有纯粹地检查注意的方法。在不同程度上受到运动、知觉、认知行为的影响。

1. 反应时检查　反应时间又称反应时，指刺激作用于机体后到明显的反应开始时所需要的时间，即刺激与反应之间的时距。检查测量时，给被检查者以单一的刺激，要求其在感受到刺激时尽可能快地对刺激作出反应。检查者预先向被检查者交代刺激是什么以及他要做的反应是什么。计时器记录从刺激呈现到被检查者的反应开始时的时间间隔。可根据情况选择听觉反应时间或视觉反应时间的测定。

2. 注意广度的检查　数字距尤其是倒叙数字距，是检查注意广度的常用检查方法。研究显示，重复一串数字的能力与检索（回忆）新事件的记忆加工过程无关。数字重复依赖短时（工作）记忆，而工作记忆反过来又依赖额叶的执行和语音加工系统。

数字距检查是患者根据检查者的要求正向复述或逆向复述（倒叙）逐渐延长的数字串的测试方法。检查方法如下：

正向复述		逆向复述	
9—7	2	6—2	2
4—1	2	1—9	2
4—8—1	3	2—8—3	3
6—3—2	3	4—1—5	3
6—4—3—9	4	3—2—7—9	4
7—2—8—6	4	4—9—6—8	4
4—2—7—3—1	5	1—5—2—8—6	5
7—5—8—3—6	5	6—1—8—4—3	5
6—1—9—4—7—3	6	5—3—9—4—1—8	6
3—9—2—4—8—7	6	7—2—4—8—5—6	6
5—9—1—7—4—2—3	7	8—1—2—9—3—6—5	7
4—1—7—9—3—8—6	7	4—7—3—9—1—2—8	7
5—8—1—9—2—6—4—7	8	3—5—8—1—9—2—4—6	8
3—8—2—9—5—1—7—4	8	8—1—4—9—2—3—6—5	8
2—6—1—9—7—5—4—8	9		
7—2—8—3—5—1—6—9—4	9		

得分_____　　　　　　　　　　得分_____

正数数字距检查是令患者按照检查者所给予的数字顺序进行复述，通常从2位数开始，每一个水平做两次检查，即同一数字距水平测试两组不同的数字。一个水平的检查通过后（两次检查中任意一次通过即可）进入下一个水平的测试。如果两次均失败，则检查结束，数字距检查结果取最后通过的数字串水平。

正数数字距检查举例：

6—2—7（正确）

8—3—6（正确）

1—7—4—9（不正确）

7—2—5—1（正确）

4—9—3—1—6（不正确）

3—8—4—7—9（不正确）

正数数字距=4（不正常）

检查者以1位数/秒的速度说出一组数字，注意不要成串地将数字脱口而出，以免使检查的准确性受到影响（成串地念数字有助于复述，回忆电话号码即采用这种方法）。倒数检查采用同样的方法，不同之处是要求患者从后向前逆向重复检查者给予的一组数字。

正常人正数数字距为7±2，数字距长短与年龄和受教育水平有关。一个年轻的知识分子，其数字距至少为6。数字距为5时，要根据患者的年龄和文化水平判断其正常还是处于正常边缘。对于老人或文化水平较低者而言，数字距5应属于正常。数字距为4时则提示患者处于临界状态或异常；数字距等于3时，无疑确定损伤存在。正常人的倒数数字距通常比正数少一位，即倒数数字距为6±2，一般不超过2位数。故数字距为3时提示患者为临界状态或异常，而数字距等于2时则可确诊异常。

数字距减小是注意障碍的一个特征，常见于额叶损伤患者。轻度Alzheimer病患者，其数字距基本正常，但中度至重度皮质下痴呆时数字距减小。健忘症或记忆缺失的患者可能完全丧失情节记忆（自传式的、按照事件发生的时间和地点进行组织和描述的记忆），但数字距检查正常。左侧局灶性脑损伤如失语患者常常数字距减小。注意排除由于听觉或语言障碍所引起的复述较差的结果。

3. 注意持久性的检查

（1）划销测验　给患者一支笔，要求其以最快的速度准确地划去指定数字或字母，如要求患者划去下列字母中的"C"和"E"：

BEIFHEHFEGICHEICBDACBFBEDACDAFCIHCFEBAFEACFCHBDCFGHE

CAHEFACDCFEHBFCADEHAEIEGDEGHBCAGCIEHCIEFHICDBCGFDEBA

EBCAFCBEHFAEFEGCHGDEHBAEGDACHEBAEDGCDAFBIFEADCBEACG

CDGACHEFBCAFEABFCHDEFCGACBEDCFAHEHEFDICHBIEBCAHCHEFB

ACBCGBIEHACAFCICABEGFBEFAEABGCGFACDBEBCHFEADHCAIEFEG

EDHBCADGEADFEBEIGACGEDACHGEDCABAEFBCHDACGBEHCDFEHAIE

患者操作完毕后，分别统计正确划销数字与错误划销数字，并记录划销时间。根据下列公式计算患者的注意持久性或稳定性指数并作为治疗前后自身比较的指标。

注意的持久性指数=（总查阅数字/划销时间）{（正确划销数字－错误划销数字）/应划销数字}。

（2）连续减7或倒背时间、成语　由于许多正常老年人和左半球局灶性损伤的患者在做连续减7的算数题时都会出现错误，而1年有多少个月对所有人来说都是十分熟悉的，因此，倒数1年中的12个月是检查注意的保持能力的较好方法，患者应快速无误地完成该项作业。如患者仍不能做,可让患者倒数 1 个星期的 7 天。

4. 注意选择性的检查　检查在外界干扰的情况下,患者指向并集中于某一特定对象的能力。可采用视觉选择反应时测定或听觉选择反应时测定(反应时指刺激作用于人体后到机体明显的反应开始时所需要的时间,即刺激与反应之间的时间间隔)。检查需要使用专用仪器。

5. 注意转移的检查　按以下规则出两道题:

第一题,写两个数,上下排列,然后相加。将和的个位数写在右上方,将上排的数直接移到右下方,如此继续下去……

3 9 2 1 3 4 7 1 8 9……

6 3 9 2 1 3 4 7 1 8……

第二题,开始上下两位数与第一题相同,只是将和的个位数写在右下方而把下面的数移到右上方。

3 6 9 5 4 9 3 2 5 7……

6 9 5 4 9 3 2 5 7 2……

每隔半分钟发出"变"的口令,受试者在听到命令后立即改做另一题。将转换总数和转换错误数进行比较,并记录完成作业所需时间。

6. 注意分配的检查　声光刺激同时呈现,要求受试者对刺激作出判断和反应。

7. 定向力(orientation)检查　患者出现注意障碍时,时间和地点失定向是注意障碍不可避免的后果。

脑损伤患者常常在对人物、地点和时间的定向上表现出迷惑。患者不能表明他/她现在何处,也可能迷路或走丢,可能不能识别他人甚至自己。评定的方法如下:

(1)人物定向　通过以下提问进行评定:

● 你叫什么名字?

● 你多大了?

● 你的生日是哪天?

(2)地点定向　通过以下提问进行评定:

● 你现在在哪里?

● 你现在所在的医院在哪里?

● 你家住在哪里?

(3)时间定向　通过以下提问进行评定:

● 今天的日期(要求说出年、月、日)?

● 今天是星期几?

● 现在的时间(被检查者不允许看表)?

在上述定向检查中回答不准确,则表明有定向障碍。患者可能仅表现出某一方面的定向障碍,如时间定向或地点定向障碍。

8. 行为观察　也是判断患者注意力状况的一种重要方法。与患者交谈时,注意患者的谈话和行为,注意力不集中的患者趋向漫谈,常失去谈话主题,不能维持思维的连贯性;不能集中注意力于一项具体的任务上,在很短的时间内即出现注意的转移,检查中东张西望,周围环境中的任何响动都可能引起患者的"探究反应"。漫不经心的行为也可使患者由于缺乏条理性而容易丢失物品,不能掌握时间和完成任务,容易出现粗心的错误。LOTCA成套测验就是根据患者在整个测验过程中的表现对其注意力进行评分。

（六）结果分析

注意障碍体现在强度、范围、稳定性、选择性、转移性和分配性方面的改变。不同的疾患障碍表现的侧重点不同。除脑血管病和老年性痴呆患者外,抑郁症、焦虑症、狂躁症、儿童多动症、神经衰弱等均可以出现不同程度和特征的注意障碍。临床中应注意基础病的判别以利于制订康复治疗方案。

二、记忆

（一）基本概念

记忆(memory)是过去经历过的事物在头脑中的反映。用信息加工的观点看,记忆就是人脑对所输入的信息进行编码、存储以及提取的过程。由于记忆功能的存在,使人们能够利用以往的经验和学习新的知识。记忆随年龄增长会有所减退;当各种原因的损伤累及记忆相关的神经结构(如脑外伤、脑卒中)或神经递质(如老年性痴呆)时可以出现永久性的记忆障碍。

（二）记忆的分类

根据记忆编码方式不同和保持时间不同,将记忆分为瞬时记忆、短时记忆和长时记忆。长时记忆中,根据信息提取(回忆)过程有无意识的参与,分为程序性记忆(又称内隐记忆)和陈述性记忆(又称外显记忆);陈述性记忆又进一步分为情节性记忆和语义性记忆。各种记忆互有区别又相互联系(图24-16),其定义总结于表24-7中。

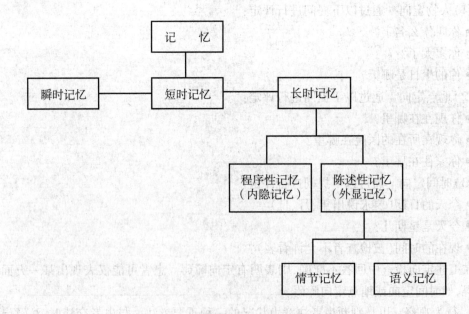

图24-16 记忆的分类及其相互关系

表 24 - 7　各种记忆定义

种　类	定　　　义
瞬时记忆	信息保留的时间以毫秒计，最长 1~2 秒钟。又称感觉记忆
短时记忆	信息保留的时间在 1 分钟以内。又称工作记忆
长时记忆	保留信息的时间在 1 分钟以上，包括数日、数年直至终生
近期记忆	长时记忆。保留信息的时间在数小时、数日、数月以内
远期记忆	很长的长时记忆。保留信息的时间以年计，包括幼年时期发生的事件
程序性记忆	又称内隐记忆。自动地、不需要有意识提取信息的记忆，即对于信息的回忆不依赖于意识或认知过程，如条件反射和运动技巧
陈述性记忆	又称外显记忆。是需要有意识提取信息的记忆，即对于信息的回忆依赖于意识或认知过程
情节性记忆	与事件整个过程相关信息的记忆，包括发生时间、地点及相关条件背景，如个人亲身经历及重大公众事件
语义性记忆	有关一般知识、事实、概念以及语言信息的记忆

（三）记忆的基本过程及其影响因素

记忆的基本过程包括识记、保持和回忆三个环节。识记（memorizing）是人识别并记住事物的过程，是记忆的第一环节。识记的目的性，识记材料的意义、数量和呈现的先后顺序以及识记时的情绪状态都可能对识记的效果产生影响。保持（retention）是识记的事物在头脑中储存和巩固的过程，是实现回忆的必要前提。所识记的材料或信息是否能够得到巩固和持久地保持有赖于识记任务的长久性、识记材料的性质、识记后的复习等因素。要求长久记住的记忆任务和复习均有利于材料保持时间的延长，而复习的作用就是通过多次的识记来巩固已建立的联系以加强保持的力度。图 24 - 17 为著名的 Ebbinghaus 遗忘曲线，它说明了遗忘在数量上的规律：遗忘量随时间递增；增加的速度是先快后慢，在识记后的短时间内遗忘特别迅速，然后逐渐变缓。因此，根据曲线所显示的遗忘特点，及时、经常地进行复述有利于识记的内容在急速遗忘前获得必要的巩固（图 24 - 18）。此外，识记材料的性质也能够对保持过程产生影响。例如，动作性或形象性的信息或材料容易持久地保持，诗歌和有意义的语言材料分别比一般文章和无意义的语言材料保持得更有效。回忆（recall）是对头脑中所保持事物的提取（retrieve），是记忆的最后一个阶段。回忆有再现和再认两种表现方式。再现（reproduction）是当识记过的事物不在时能够在头脑中重现。学生在做闭卷问答题时就需要通过再现学过的内容作答。再认（recognition）是当识记过的事物再度出现时能够把它识别出来。学生考试时做选择题，目击者从一群疑犯中指证真正的犯人都是再认现象。再认过程中由于存在信息提示，故较再现过程简单。回忆可以是有意识的，也可以是无意识的。考试时学生要把保存在记忆中的知识调出便属于有意识回忆；而技巧、常识、经验等却是在不知不觉间记下来，待时而用。前者称为陈述性记忆或外显记忆，后者则为程序性记忆或内隐记忆。各种形式的联想均有助于信息的提取。在回忆陈述性的记忆材料或信息时回到现场有助于情节的回忆；先后学习的内容对回忆所产生的干扰也是影响回忆的重要方面。当两种信息或材料处于既相似又不相似的状况中时，对回忆的干扰最大。此外，回忆时的情绪状态对回忆的影响十分明显。平和、轻松的情绪有利于回忆；紧张的情绪对回忆将产生明显的抑制作用。

从信息加工的观点看,信息的识记、保持和回忆是信息的编码、储存和提取的过程。

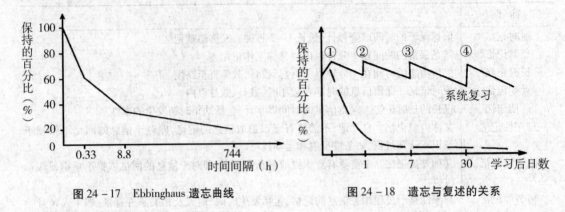

图 24－17　Ebbinghaus 遗忘曲线　　　　图 24－18　遗忘与复述的关系

(四)记忆系统及信息加工过程

记忆信息源自于大量的外界信息的输入。大脑将这些外界信息进行分类,将与自身相关的有意义的信息进行筛选摄入,而绝大部分无关的信息则被有效地滤过。根据信息加工的观点,记忆系统在处理外界传入信息时通过感觉记忆、短时记忆、长时记忆三个阶段来完成记忆内容的转移和改变。

1. 感觉记忆(sensory memory)　指当感觉(视觉、听觉、触觉、嗅觉、味觉等)刺激停止后头脑中仍能保持瞬间印记的记忆。当作用于感觉器官的各种刺激消失后,感觉并不随着刺激的消失而立即消失,而是仍有一个极短的感觉信息保持过程,如对片刻即逝的景物的印象、某种过耳即逝的声音在耳中的余响等。记忆保持的时间以毫秒计,最长 1～2 秒钟,故又称瞬时记忆。从信息加工的角度看,这是一个感觉登记(register)的过程。感觉记忆是人类记忆系统的第一阶段。只有少量的感觉记忆信息受到注意而进入短时记忆中,而绝大部分未加注意的信息则很快消失。

2. 短时记忆(short－term memory)　在注意系统的兴奋作用下,感觉记忆信息转入短时记忆。短时记忆信息保持约在 1 分钟以内。在一般情况下,信息在短时记忆中仅 30 秒左右。短时记忆的容量称为记忆广度,短时记忆容量或储存量是有限的,一般为 7±2 个记忆组块,即可以对 7 个左右的记忆组块材料同时形成短时记忆。组块为记忆单位,每一个组块是一个整体,它可以是一个数字,也可以是一串有意义的数字;可以是一个字母,也可以是有许多字母的单词。组合大的组块是提高短时记忆容量和效率的有效方法。例如,19870514 这是 8 个数字,如果以单个数字记忆则占 8 个组块,若将其划分为 1987(出生年)、05(出生月)和 14(出生日),则只占三个组块。在围棋的棋局复盘时,棋手之所以能够准确地复盘,就是利用组块的能力,即是将每一个棋局作为组块来记忆的。

短时记忆是感觉记忆和长时记忆的中间阶段。它对来自感觉记忆和长时记忆储存的信息进行有意识的加工:一方面,它通过注意接收从感觉记忆输入的信息,为当前的认知活动服务,并将其中必要的信息经编码(encode)、复述(rehearsal)后转移输入长时记忆储存,不必要的信息则随即消失。编码是将感觉输入或登记的内容进行再组织的信息加工,即将原有形式转换成符合储存在长时记忆中的形式,便于储存和回忆。复述则是一个使短时记忆的编码保持长久不变的过程。通过一遍又一遍的复述,使识记的内容得以储存和巩固。另一方面,短时记忆又根据当前认知活动的需要,从长时记忆中提取储存的信息进行操作。因此,短时记忆又称工作记忆,它不仅起着暂时保存信息的作用,而且还执行着整个系列的加工与提取过程。工作记忆在阅读、理解、心算等高级信息处理中起着关键的作用。翻译的口译过程、查号台的服务、学生听课做笔记等都是该种记忆的功能性表现。

3. 长时记忆(long-term memory)　经过在短时记忆阶段中编码后的信息转入长时记忆中。长时记忆是记忆系统的第三阶段,与短时记忆相比,长时记忆的功能主要是备用性的。长时记忆是信息的永久性仓库,其容量几乎无限大,永远不会"仓满为患"。储存在长时记忆中的东西不用时处于一种潜伏状态,只是需要时才被提取到短时记忆中。在长时记忆中储存的内容一般认为分为陈述性知识和程序性知识两种。前者用于回答"是什么"、"为什么"的问题;后者则用于回答"怎么做"的问题。

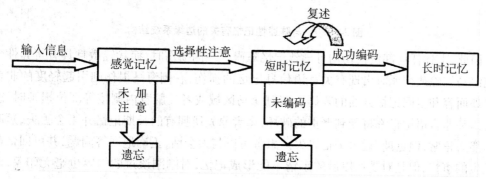

图24-19　记忆系统及记忆的加工过程

感觉记忆、短时记忆、长时记忆是脑的信息加工系统中相互联系的三个阶段(图24-19),其过程一脉相承。

(五)记忆的神经学基础

脑的特定部位与记忆的特定认知过程存在着复杂的联系。不同类型的记忆活动有不同的神经结构和回路参与。

1. 前额叶是参与短时记忆形成的重要结构　外部信息由感觉器官接收后,首先进入皮质感觉区并做瞬间储存;当它们处于前额叶注意机制的兴奋作用时,感觉信息就从瞬时记忆转为短时记忆。大量脑图像研究显示,在完成短时记忆任务时,前额叶的活动增加。此外,应用脑图像方法研究人的短时记忆也发现,不同内容的短时记忆涉及不同的脑区。一般认为,大脑右半球的前额叶的一些区域和与空间定位有关的脑区参与视-空间信息的工作记忆。左半球前额叶参与有关语言信息的工作记忆。额叶的损伤使患者对周围环境信息不能产生注意,维持几秒钟的短时记忆能力受到损害。

2. 陈述性记忆与边缘系统关系密切(图24-20)　颞叶内侧(海马、海马旁回、内嗅区)、间脑(乳头体、背侧丘脑)和基底前脑胆碱能系统(隔核、斜角带核、基底核)是陈述性记忆回路的三个重要环节。主要结构之间通过穹隆和扣带回联系。海马是该系统的核心结构,它接收来自视觉、听觉、躯体感觉等感觉联合区的信息并又发送信息返回上述区域。边缘系统与基底前脑胆碱系统(乙酰胆碱是促进学习记忆的神经递质,胆碱能神经元的退化是造成痴呆的重要病理因素)连接,基底前脑胆碱系统又返回性地投射到皮质的广泛区域。此外,背侧丘脑与额叶腹内侧部(内侧前额叶、扣带回及眶回)保持联系,从而对记忆环路进行调控。由此可见,海马边缘系统的记忆环路结构与大脑皮质存在着广泛的联系。

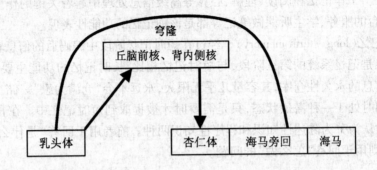

图 24-20　与陈述性记忆有关的边缘系统结构

因此,上述任何部位损伤均可导致记忆障碍。一侧损伤时,症状轻微且具有特异性。如左侧海马切除或梗死时出现有关言语信息记忆的损伤;右侧海马损伤则引起轻度的非言语记忆如面容和空间记忆方面的障碍。双侧海马区域或者丘脑背内侧核等部位损害时,患者的言语和非言语记忆都将受到严重的破坏,患者原先所拥有的长期记忆并不会丢失,短时记忆的能力正常,但近期/近事记忆丧失。患者可以与人会话,正确地回答问题,并可回忆起伤前发生的事情,但是对受伤以后的事情不能形成记忆,对刚刚谈过的内容也毫无印象,即丧失了将短时记忆向长时记忆转化的能力。

此外,老年性痴呆(Alzheimer's disease, AD)的记忆障碍与中枢性胆碱能系统功能障碍密切相关。许多研究发现,AD 患者基底前脑胆碱能神经元严重退变。大脑新皮质广泛区域及海马内的乙酰胆碱酯酶水平显著降低,乙酰胆碱转移酶活性明显下降。

3. 程序性记忆与基底核功能关系密切。近年有些实验证明,纹状体不仅对运动系统,而且对程序性记忆也有特异性的影响,纹状体损伤可以造成某些程序性记忆障碍,而对语义性记忆无影响。

（六）评定

全面考察记忆情况包括对不同类型记忆的评定,判断是否存在顺行性遗忘或逆行性遗忘。由于视觉与言语信息的记忆加工过程各自具有特异性,故尚需分别对视觉和言语记忆进行评定。

1. 瞬时记忆评定　言语记忆的常用检查方法为数字顺背和倒背测验,即数字广度测验。一次重复的数字长度在 7±2 为正常,低于 5 为瞬时记忆缺陷。应详细记录每一遍口令后被检查者复述正确的数字长度,如"复述 7 位数字,其中 2/7 第 1 遍即复述正确,4/7 重复第 3 遍复述正确"。亦可连续 100 减 7 再减 7,要求患者说出减 5 次的得数。

另一个方法是检查者说出 4 个不相关的词,如牡丹花、眼药水、足球场、大白菜,速度为 1个/秒。随后要求患者立即复述。正常者能立即说出 3~4 个词。检查中重复 5 遍仍未答对者为异常。只能说出 1 个,甚至 1 个也说不出,表明患者瞬时记忆缺陷。

非言语记忆可用画图或指物来检查。如出示四张图形卡片(图 24-21),让患者看 30秒钟后将图卡收起或遮盖,立即要求患者将所看到的图案默画出。不能再现图案,或再现的图案部分缺失、歪曲或不紧凑均为异常。

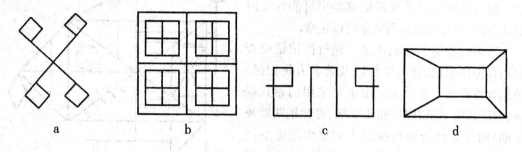

图 24 - 21 视觉图形记忆检查

在一间嘈杂或眼花缭乱的房间里对患者进行正式的记忆测验,其结果要比在一间安静的房间里所测验的结果差。从功能上而言,一个偏瘫患者在一个繁忙的诊所中记住所教给的单手系鞋带的方法可能会有困难,但是在一间安静的屋内会记住更复杂的穿衣技术。因此,区别记忆和注意缺陷十分重要。

2. 短时记忆评定 要求患者在停顿 30 秒后,回忆在瞬时记忆检查中所用言语和非言语检查方法。

3. 长时记忆评定 长时记忆的评定分别从情节记忆、语义记忆和程序性记忆(内隐记忆)等不同侧面进行。

(1)情节记忆 指与个人亲身经历有关的事件及重大公众事件的信息的记忆,涉及事件的时间、地点及活动内容。评定时从顺行和逆行记忆两方面考察患者的再现和再认能力有助于发现遗忘的特点。

1)顺行性情节记忆评定 识记新信息能力的测验,分为言语和非言语检查以鉴别左右脑损伤以及损伤定位。

【言语测验】

●回忆复杂的言语信息:给患者念一段故事,故事中包含 15 ~ 30 个内容。念完故事后,要求患者重复故事的情节,检查者记录回忆的情况。亦可通过字词表学习,检查患者的再现能力。

●词汇表学习:一张列有 15 个词的表。检查者以 1 词/秒的速度高声念出,然后要求患者重复所有能够记住的词汇,可不按顺序回忆。全过程重复 5 次后,检查者再念第二张写有 15 个词的表。要求患者在第二张表回忆 1 遍后立即回忆第 1 张表中的词汇。

●词汇再认:测验由 20 ~ 50 个测验词汇和 20 ~ 50 个干扰词汇组成。每一个词呈现 3 秒,然后将干扰和测验词汇放在一起,让患者从中挑选出刚才出现过的词汇。

【非言语测验】

●视觉再现:几何图形自由回忆。Rey - Osterrieth 复杂图形记忆测验用来测验被检查者视觉记忆能力(图 24 - 22)。首先被检查者按要求临摹图案,然后在临摹后 10 ~ 30 分钟,让被检查者根据记忆自由地将图案重画出来。根据再现的完整性、准确性、布局、计划性、画面干净与否、对称性等多种因素进行评定。

●新面容再认:测验由 20 ~ 50 个陌生人的面部照片和 20 ~ 50 个起干扰作用的人的面部照片组成。每一个照片呈现 3 秒,然后将干扰和测验照片放在一起,让患者从中挑选出刚才出现过的照片。

顺行性遗忘患者在回忆测验中可能仅能回忆几个词,但再现测验则完全可以正常。

2)逆行性情节记忆评定 逆行性记忆检查包括自传性记忆、著名事件以及著名人物记忆。根据被检查者年龄及文化水平可采用问卷式提问,对成长的不同时期(如儿童期、青壮年期以及近期)的个人经历和伤前发生的重大历史事件(如抗日战争、文化大革命、香港回归等)进行回顾。在问及个人经历时需要亲属或知情者证实其准确性。著名人物辨认时需指出其姓名、身份

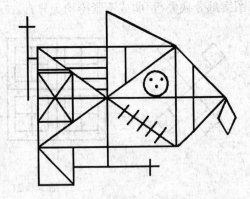

图 24-22 Rey-Osterrieth 复杂图形记忆测验

以及与之相关的历史年代,如周恩来,自建国至文化大革命时期任国务院总理。

情节性记忆障碍是长时记忆障碍的最常见表现。情节性记忆障碍包括逆行性遗忘和顺行性遗忘两种类型。前者指患者不能回忆病前某一段时间的经历(如回忆不起在受伤前他在什么地方,正在做什么事情)或公众事件,遗忘可能是完全的或部分的;后者指表现为病后不能学习新信息,也不能回忆近期本人所经历过的事情,例如对如何受伤、如何住院等回忆不起来,不能回忆当天早些时候的对话等。逆行性遗忘和顺行性遗忘是器质性脑损伤的结果。脑卒中患者近期记忆出现障碍时,由于不能学习新知识而影响康复进程和疗效。老年性痴呆患者顺行性和逆行性记忆障碍并存,既识记新知识能力受损又有回忆远期知识困难。

(2)语义记忆评定 语义记忆是指有关常识和概念以及语言信息的记忆,与情节记忆相反,语义记忆与时间、地点无关。例如,中国的首都是北京,水的沸点是 100℃,周长的定义等。评定包括常识测验、词汇测验、分类测验以及物品命名测验等。

1)常识测验:对被检查者进行提问,如篮球是什么形状的? 钟表有什么用? 国庆节是哪一天? 一年有多少个月等。

2)词汇测验:对词汇作词义解释,例如冬天、约束、胜利、新鲜、疲劳等。

3)分类测验:如水果类、蔬菜类、交通工具类等。

4)物品命名与指物测验:物品命名指对实物进行命名,而指物则是根据口令将指定物品从混放在一起的物品堆中挑出,如手表、牙刷等。

脑弥漫性损伤如老年性痴呆(AD)可引起语义记忆障碍,早期可表现为找词困难,命名不能。语义记忆障碍也是大多数痴呆疾患表现的症状之一。此外,局灶性损伤如脑外伤、脑血管意外引起如颞叶出血、颞叶萎缩(Pick's 病)亦可出现语义记忆障碍。

(3)程序性记忆(内隐记忆) 信息回忆不依赖于意识和认知过程,学习记忆通过操作来表现而无需用语言来表达。例如,学习骑自行车和弹奏乐器。对内隐记忆进行检查时,不要求患者有意识地去回忆所识记的内容,而是要求其完成某项操作任务,在进行操作的过程中不知不觉地反映出患者保持某种信息的状况。例如,给被检查者示范一简单的魔术表演,随后让被检查者模仿。

遗忘综合征患者内隐记忆保留。基底节功能异常时可引起内隐记忆受损,如 Huntington 病。

在检查过程中,注意排除由于视觉、语言或注意障碍本身所引起的异常结果。

临床中,可选用记忆的筛查测验和成套测验指导记忆的评定。简易精神状态检查量表(MMSE)、常识记忆注意测验量表(IMCT)、认知功能筛查量表(CCSE)、长谷川痴呆量表(HDS)中均包括记忆测验的部分(见附表)。成套测验有韦氏成人记忆量表、Rivermead 行为记忆测验以及中科院心理所编制的临床记忆量表。

4. 问卷　为了更真实地反映患者实际生活中的具体情况,可以采用问卷的方式对记忆障碍进行更为接近日常生活活动的测验(表24-8)。

表24-8　日常记忆问卷

1. 在日常生活中会忘记把一些日常用品放在何处

2. 认不出曾经到过的地方

3. 忘记到商店买什么东西

4. 忘记在近几天别人告诉的事情,或需要别人的提示才能记起

5. 认不出时常接触的好友或亲人

6. 有"提笔忘字"、"话在嘴边说不出"的情况,须要别人提示

7. 忘记了日前发生的重要事情及细节

8. 刚说的话或事情,转身的工夫就忘

9. 忘记了与自己有关的一些重要信息,例如生日、住址等等

10. 忘记了在家里或工作单位常做的事情的细节

11. 忘记了在一般情况下可找到某些东西的地方,或在不适当的地方找东西

12. 在所熟识的行程、路线或建筑物内迷失方向或走错路

13. 重复地向某人说其刚说过的内容或重复问同一个问题

14. 无法学习新事物、新游戏的规则

15. 对生活中的变化无所适从等

(七) 结果分析

临床上常见的记忆障碍有记忆减退、遗忘和记忆错误。无论脑组织受到何种性质的损害如脑肿瘤、脑出血、脑中毒、脑缺氧、脑部受感染、脑外伤等,一旦损害波及有关记忆的部位均可导致记忆障碍。

1. 记忆减退　记忆减退是指记忆的识记、保存、再认和再现功能普遍减退,临床上比较多见。临床上早期往往是再现减弱,特别是对日期、年代、专有名词、术语及概念等的回忆发生困难,这种长时记忆障碍可表现为近期和远期记忆减退,有的可表现为由近而远的记忆减退。记忆减退是痴呆患者早期出现的特征性表现。亦常见于神经衰弱、脑动脉硬化及其他的脑器质性损害的患者,也见于正常老年人。

2. 遗忘　记忆的三个基本过程之一或全部受损时均会产生遗忘,单纯的遗忘(又称遗忘综合征)具有如下特征:①整体智力正常;②严重的顺行性遗忘;③逆行性遗忘;④短时记忆(工作记忆)正常或接近正常;⑤内隐记忆(程序性记忆)保留。

临床上将遗忘分为心理性和器质性两类。心理性遗忘由情绪因素所致,是暂时性的可以治疗的障碍。器质性遗忘指器质性脑病引起的遗忘,遗忘持续时间的长短与脑损伤部位

相关,间脑损伤(如 Korsakoff 综合征)的逆行性遗忘可持续数十年,而海马损伤造成的逆行性遗忘仅存在数月。慢性弥漫性脑病变如老年性痴呆、麻痹性痴呆或某些亚急性病变累及海马等记忆回路结构时,可出现遗忘综合征,有定向障碍、注意力减退和近事遗忘。

3. **虚构** 是一种再现发生歪曲的记忆错误。患者以从未发生的经历回答提问,回答不仅不真实且奇特、古怪,或者以既往的经历回答当前的提问。由于其虚构的情节不能保持,这次虚构的内容下次不一定记住,故其内容常变化不定,多见于器质性脑病。虚构与内侧前额叶损伤密切相关。虚构与遗忘同时并存称为柯萨可夫综合征(Korsakoff syndrome)又名遗忘 - 虚构综合征,其特点为顺行性遗忘、虚构和定向障碍,往往有欣快情绪而否认患病,常提示下丘脑,尤其是乳头体附近病变。主要见于慢性酒精中毒、脑外伤、脑肿瘤等脑器质性病变,亦可见于老年性及动脉硬化性精神病。

三、执行功能

(一)基本概念

执行功能(executive function)指人独立完成有目的、自我控制的行为所必需的一组技能,包括计划、判断、决策、不适当反应(行为)的抑制、启动与控制有目的的行为、反应转移、动作行为的序列分析、问题解决等心智操作。有些学者认为注意和工作记忆也属于执行功能范畴。执行功能是前额叶皮质的重要功能,前额叶损伤将产生长期、毁坏性的功能缺陷。见于额叶萎缩引起的额叶型痴呆(Pick's 病)、双侧大脑前动脉梗塞、蛛网膜下腔出血(前交通动脉瘤)、重度闭合性脑外伤、肿瘤等。

(二)神经心理学基础

前额叶皮质在人类的认知功能中的作用是现代神经科学研究的前沿和热点。前额叶皮质的重要作用体现在以下三个方面:

其一,控制、调节和规划信息处理的功能系统主要在大脑半球的前部。前额叶是这一功能系统的第三级结构。

其二,前额叶还与第一功能系统有密切的关系。它与脑干网状结构有上行和下行纤维的双向联系。网状结构为前额叶提供"动力",而前额叶则对网状结构的活动进行调节和控制。

其三,思维活动是脑内信息处理的高级形式。近年来,从解剖联系与行为活动观察,推断思维的内容可在半球的后部联合区内表达;而思维过程的调节和控制主要应在前额叶。

前额叶区与皮质各叶和皮质下结构有着广泛而密切的联系。基于功能的角度,前额叶区分为背外侧和眶额叶(腹内侧)两个部分。腹内侧区被视为边缘系统的高级联合区,与杏仁体和边缘系统相联系,与人格、情绪以及社会行为有关。背外侧区与大脑皮质后部的单一模式联合区(视觉联合区、听觉联合区、躯体感觉联合区)和多模式联合区(高级联合区)有着交互联系,因此前额叶背外侧部参与对信息的评价、比较、决策和行为的启动控制,故背外侧区与执行功能有关。

(三)临床表现

由于前额叶背外侧区和眶额叶区具有联系的惟一性,因此,不同区域的损伤具有特征性的临床表现。眶额叶区损伤患者不能抑制不恰当行为、情绪及人格障碍。背外侧额叶损伤患者则表现为一组执行功能障碍综合征,包括注意、短时记忆障碍,计划、决策障碍,启动障碍、持续状态、抽象概念形成障碍以及问题解决能力障碍等。

有计划障碍的患者常制订出不切实际的目标,低估完成任务所需的时间;决策障碍者不考虑后果而做出错误的决策。有启动障碍的患者,不能在需要时开始动作,表现为行为被动、丧失主动精神或主观努力、表情淡漠、对周围事物漠不关心并毫无兴趣,反应迟钝。

前额叶损伤时,患者由于反应抑制和反应转移或变换障碍而不能根据刺激变化而改换应答,表现出持续状态(perseveration),即在进行功能性活动时不断地重复同一种运动或动作。例如,洗脸时反复洗一个部位。

问题解决能力的丧失或下降是执行功能障碍的重要特征。问题解决方面的功能障碍表现在以下三个方面:

其一,不能认识存在的问题。在进行一项活动中,患者不意识有任何差错。在分析问题时,不能区别解决问题的关键要素,理解问题片面、具体,不能形成抽象概念;过分重视某一个特征而忽略其他关键性的特征;或在进行一项活动时,强调许多无关的因素或特点,因而无法选择关键性的特征。

其二,不能计划和实施所选择的解决方法。患者不能制订切合实际的计划;选择无效方案或策略导致花费过多的精力与时间。

其三,不能检验解决问题的办法是否令人满意。不能结合以往的经验发现和纠正错误;不能利用反馈来检验问题是否得到满意的解决;也不能通过结果来判断问题是否得到满意的解决。

问题解决的能力出现障碍将影响患者日常生活的各个方面。患者去朋友家串门需要乘车却搞不清楚该乘哪路公共汽车;不明白该怎样安排一顿饭;在一定的社会环境或处境中不知该如何做或表现为不恰当的反应。不能计划、组织和实施复杂的作业或工作。思维片面具体,不能够举一反三。

(四)评定

1. 言语流畅性检查　用于检查前额叶皮质的启动功能。要求患者在一分钟内尽可能多地列举出以"M"开头的单词。人名、地点和衍生词(如高兴的衍生词如高兴的、高兴地、不高兴的等)不允许使用。高中毕业文化水平以上的正常人一分钟内至少可以说出 8~9 个单词。对于失语症患者,可以设计卡片供其挑选。

语义分类流畅性检查(按种类命名,如在一分钟内尽可能多地列举出属于动物类的单词或属于水果类的单词)不是纯粹的生成性作业或任务,语义分类作业的完成有赖于与语言有关的大脑皮质的完整性和统一性。因此,该类检查不适于检查额叶功能障碍。

2. 反应 – 抑制和变换能力检查

(1)做 – 不做测验(go, no go task)　当检查者举起两个手指时,要求患者举起一个手指;当检查者举起一个手指时,要求患者举起两个手指。另外一种检查方法是,检查者敲击一下桌底面(以避免视觉提示),患者举起一个手指;敲击两下,患者不动。亦可以共做10 遍。检查时要确认患者理解检查要求。完全模仿检查者的动作或反复持续一个动作均提示患者缺乏适当的反应抑制,不能按不同的刺激来变换应答是额叶损伤的特征性表现。

（2）交替变换测验　要求患者复制由方波和三角波交替并连续组成的图形。额叶损伤患者不能根据刺激改变而改换应答，表现出持续状态，即一直重复一个形状而不是交替变化（图24－23）。

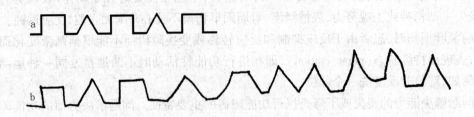

图24－23　交替变换测验

a.模板　b.额叶损伤患者复制连续交替变换的图形

（3）序列运动（动作）检查

1）Luria 三步连续动作（图24－24）：Luria 的三步动作要求患者连续做三个动作，即依次握拳、手的尺侧缘放在桌面上和手掌朝下平放在桌面上（握拳—切—拍）。

2）手的交替运动：检查者示范动作要求，首先同时完成一手（如左手）握拳，另一只手（如右手）五指伸展的动作，然后将动作颠倒即左手伸展，右手握拳。要求患者交替连续完成这组动作。

（4）ADL 检查　要求患者实际演示刷牙、梳头、吃饭等动作。观察患者是否存在反复进行片段动作的现象。

持续状态和不能完成序列运动均为异常反应。肢体运动障碍患者在进行该类检查时也可以表现异常。因此，确定反应异常之前应首先排除运动障碍对测验的干扰。

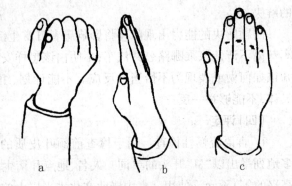

3. 问题解决能力的检查

（1）谚语解释　谚语解释测验是为了检查患者抽象概括能力，考查患者理

图24－24　Luria 三步动作检查顺序

解口头隐喻的能力。谚语是在民间流传的固定语句，是用简单通俗的话来反映出深刻的道理。额叶损伤患者由于不能抑制无关的联系与选择，或过分强调事物的某一面，因此谚语常常做具体的解释，而不是运用抽象思维。检查者提出谚语，如"过河拆桥"、"三个臭皮匠赛过诸葛亮"等，仅直接简单解释为"过了河就把桥拆了"，"三个皮匠比诸葛亮强"，表明患者在认识和选择事物的主要和共同特征方面存在缺陷。表24－9举例说明用评分的方法判断患者解释谚语的情况，具体解释为0分；半抽象的解释为1分；抽象的解释为2分。具体的回答或简单重复谚语的意思均提示存在障碍。患者的回答不仅与认知力完整程度有关，而且和受教育水平、文化背景以及过去对谚语的熟悉程度有关，在检查时应了解这方面的情况。谚语解释必须与其他检查所见一致。

表 24 - 9 谚语解释及评分标准

谚语	谚语解释	评分标准
罗马非一天之内建成	要花很长时间才能建成罗马 不可能在一个晚上建成一座城市	0 分,具体
	做事必须要有耐心 不可能在一天之内学会所有的东西	1 分,半抽象
	伟业非一夜之功 坚持必成	2 分,抽象
溺水人捞救命稻草	落水时要紧紧抓住手中的稻草 这个人要抓住所有的事情	0 分,具体
	自我保护是重要的 没人想死	1 分,半抽象
	一个极度绝望之人会做各种努力 依靠完全靠不住的东西	2 分,抽象

(2)类比测验

1)相似性测验:通过检查患者识别一对事物或物品在概念上的相同之处的表现,考察其对比和分类、抽象与概括的心智操作能力。

给患者出示成对词组,如:

回答

● 西红柿 — 白菜 ＿＿＿＿＿＿

● 手表 — 皮尺 ＿＿＿＿＿＿

● 诗 — 小说 ＿＿＿＿＿＿

● 马 — 苹果 ＿＿＿＿＿＿

● 赞扬 — 惩罚 ＿＿＿＿＿＿

要求患者通过比较上述两种事物或物品指出其在概念上的相似之处。

正确的回答必须是抽象的概括或总体分类;额叶损伤或痴呆患者仅指出它们的非主要特征,只回答出一对词组中一个词的性质,或所做的概括与其不相关或不恰当。例如,对西红柿和白菜,正确的回答应该是它们都是蔬菜;如果回答它们都是食品,长在地里或都是可以吃的,它们都可以在超市里买到并且都有营养,说明患者在概念的形成上存在缺陷。亦可以采用韦氏成人智力量表中的相似性检查项目。

2)差异性测验:检查方法与相似性检查相同。给患者出示成对词组:

回答

● 狼 — 狗 ＿＿＿＿＿＿

● 床 — 椅子 ＿＿＿＿＿＿

● 河 — 运河 ＿＿＿＿＿＿

● 谎言 — 错误 ＿＿＿＿＿＿

● 歌曲 — 雕像 ＿＿＿＿＿＿

要求患者在比较之后,指出两者的区别。

(3)推理测验 在解决某些问题时,要在所提供的条件中,通过推理去寻找规律并验证这种规律。因此,推理测验是评定问题解决能力的一个重要部分。推理测验可选择如下内容:

1)言语推理:

例1. 已知丫丫比牛牛大,牛牛比菲菲大,毛毛比丫丫大。下面哪个句子是正确的? ①菲菲比丫丫大;②毛毛比牛牛大;③菲菲比毛毛大;④牛牛比毛毛大。

例2. 球场上飞出一只足球把教室玻璃砸碎了。老师将同学们集合在一起追问是谁踢的这只球。以下是学生们的回答:这不是刘亮踢的,沈明说;是雷勇踢的,刘亮说;我知道雷勇没有踢球,汪平说;是汪平踢的,张昊说。反正沈明没有踢,雷勇肯定地说。调查结果表明,这5个同学中有1人说了谎话。请问,谁说了谎话?是谁踢的球?

2)非言语推理:

数字推理:如1、4、7、10……

图形推理:可采用瑞文(Raven)推理测验进行测试。此测验由无意义图形组成,较少受文化背景知识的影响,可测验知觉辨别能力、类同比较能力、比较推理能力、抽象推理能力以及综合运用能力。

(4)判断力测验 要求患者根据自己的估计回答问题。例如,你认为报酬最好的工作有哪些? 中国男人平均身高是多少? 一斤鸡蛋大约有几个? 家里最大的东西是什么? 火车的速度有多快? 中央电视塔有多高? 北京人口有多少? 一个篮球场有多大? 所提问题不能从一般性知识中直接提取,而是需要经过推理、与自身知识库中的信息进行比较后得出。额叶损伤患者常常给予异乎寻常的回答。

(5)实际问题解决能力测验 问题解决能力或行为是思维的一种形式,是抽象概念形成能力的具体表现。问题解决的操作过程分为对实际情况(问题)的分析,选择解决方案并实施方案及评估所用方法三个阶段。判断患者在实际情境中的表现也应当围绕这三个阶段进行。

1)简单问题:简单问题指问题清楚、显而易见。分析问题时提供所有的相关信息,而无关信息少。解决问题的方法通常仅需要1~3个步骤即可完成。例如,有九个球,其中一个质量较其他球轻。要求被检查者用天平称两次,将其找出。

2)功能性检查:可以向患者提出各种突发事件应如何处理的问题。例如,你在早上8:00前两分钟起床,突然想起自己要在8:00到市中心出席一个重要的会议,你该怎样做? 假设你在湖边散步,看见一个2岁的小孩独自在湖边玩耍,你会怎样做? 假如当你回家的时候,发现水管破裂,厨房被水浸,你会怎样做? 假如你流落在香山,但是口袋里只有一角钱,你会怎样做? 患者在每天实际生活中的实际表现也还需要从家属或住院期间从医务人员处了解。

还可以给患者出题。例如,假设你为14个人准备早餐。茶35分/杯,豆浆5角/杯,牛奶1元/杯,蛋糕6角5分/块,鸡蛋7角5分/只。你总共有22元。你能利用这22元买些什么?

(五)结果分析

根据损伤部位、症状表现及各项检查,可确定患者有无执行功能障碍。前额叶损伤患者表现出的一些症状常需要与抑郁症和精神病鉴别。前额叶损伤患者表现出假性抑郁，即为表情淡漠、对周围事物漠不关心、丧失主动精神或主观努力等人格方面的明显症状，但患者本人并无抑郁感。前额叶损伤患者虽然可以出现假性精神病，即出现未成熟行为、缺乏约束力等人格变化，但并不同时合并与精神病有关的精神和情绪问题。

小　结

认知是脑的高级功能活动，是获取和理解信息，进行判断和决策的过程。一个人如果不能启动和控制这种精神活动，会出现某些行为障碍如注意、记忆与学习障碍以及思维或执行功能障碍等。本章所述及的是有关脑卒中、脑外伤以及各种原因引起的痴呆的患者常见的认知功能障碍。从康复医学的角度而言，康复医师不仅要从神经心理学角度对患者进行检查评定，对认知的功能或行为方面的障碍表现也不能忽视，以便为制订康复治疗计划提供依据。

附表1　简易精神状态检查（mini-mental state examination，MMSE）量表

序号	检查内容	评分
1	今年是公元哪年？ 现在是什么季节？ 现在是几月份？ 今天是几号？ 今天是星期几？	1、0 1、0 1、0 1、0 1、0
2	咱们现在是在哪个城市？ 咱们现在是在哪个区？ 咱们现在是在什么街（胡同）？ 咱们现在是在哪个医院？ 这里是第几层楼？	1、0 1、0 1、0 1、0 1、0
3	我告诉您三种东西，在我说完后，请您重复一遍这三种东西是什么。树，钟，汽车（各1分共3分）	3、2、1、0
4	100-7=？连续5次（各1分共5分）	5、4、3、2、1、0
5	现在请您说出刚才我让您记住的那三种东西（各1分共3分）	3、2、1、0
6	（出示手表）这个东西叫什么？ （出示铅笔）这个东西叫什么？	1、0 1、0
7	请您跟着我说："大家齐心协力拉紧绳。"	1、0
8	我给您一张纸，请按我说的去做，现在开始："用右手拿着这张纸，用两只手将它对折起来，放在您的左腿上。"（每项1分共3分）	3、2、1、0
9	请您念一念这句话，并且按照上面的意思去做："闭上您的眼睛。"	1、0
10	请您给我写一个完整的句子	1、0
11	（出示图案）请您照这个样子把它画下来	1、0
总分		

评定：共30分。划分痴呆标准：文盲≤17，小学程度≤20，中学（包括中专）程度≤22，大学（包括大专）程度≤23。

附表 2 认知能力筛查(cognitive capacity screening examination，CCSE)记录表

序号	检查内容	评分
1	今天是星期几?	1、0
2	今天是几号?	1、0
3	现在是哪一个月份?	1、0
4	今年是哪一年?	1、0
5	这儿是什么地方?	1、0
6	请说出 872 这三个数字	1、0
7	请倒数刚才的数字	1、0
8	请说出 6371 这四个数字	1、0
9	请听清 694 三个数字,然后数 1 至 10,再重复说出 694。	1、0
10	请听清 8143 四个数字,然后数 1 至 10,再重复说出 8143。	1、0
11	从星期日倒数至星期一。	1、0
12	$9+3=?$	1、0
13	再加 6 = ? $(12+6)18-5=?$	1、0
14	请记住这几个字,等一会我要问你。(帽、汽车、树、26)	1、0
15	快的反面是慢,上的反面是什么?	1、0
16	大的反面是什么? 硬的反面是是什么?	1、0
17	桔子和香蕉属于水果类,红和蓝属于哪类?	1、0
18	5 分和 2 分都是什么?	1、0
19	我刚才要你记住的第一个字是什么?(帽)	1、0
20	第二个字?(汽车)	1、0
21	第三个字?(树)	1、0
22	第四个字?(26)	1、0
23	$100-7=?$	1、0
24	再减 7 = ?	1、0
25	再减 7 = ?	1、0
26	再减 7 = ?	1、0
27	再减 7 = ?	1、0
28	再减 7 = ?	1、0
29	再减 7 = ?	1、0
30	再减 7 = ?	1、0
总分		

说明:满分 30 分,≤20 分可诊断痴呆。

附表3　洛文斯顿作业疗法认知评定成套试验记录表

（Loewenstein occupational therapy cognitive assessment battery, LOTCA）

姓名		性别		年龄		病案号	
科室		病房/床			临床诊断		
	检查项目			评　分		备　　注	
定向	1. 时间			1 2 3 4			
	2. 地点			1 2 3 4			
知觉	3. 物体失认			1 2 3 4			
	4. 形状失认			1 2 3 4			
	5. 重叠图形识别			1 2 3 4			
	6. 特征不明显物识别			1 2 3 4			
	7. 空间知觉			1 2 3 4			
	8. 失用症检查			1 2 3 4			
视运动组织	9. 复绘几何图形			1 2 3 4			
	10. 复绘二维图形			1 2 3 4			
	11. 拼钉盘图			1 2 3 4			
	12. 彩色积木设计			1 2 3 4			
	13. 无色积木设计			1 2 3 4			
	14. 拼蝴蝶			1 2 3 4			
	15. 绘钟面			1 2 3 4			
思维运作	16. 范畴测验			1 2 3 4 5			
	17. 无组织 ROC			1 2 3 4 5			
	18. 有组织 ROC			1 2 3 4 5			
	19. 排序 A			1 2 3 4			
	排序 B			1 2 3 4			
	20. 几何推理			1 2 3 4			
	注意与集中			1 2 3 4			

思考题

1. 认知障碍对日常生活活动有何影响？

2. 有哪几类评定方法可对认知功能障碍进行检查和诊断？

3. 知觉障碍包括哪几类障碍？

（恽晓平）

图8 杭木柱抱动（正常病发改编症状 Leaf hand）1991

第二十五章   社会心理技能和心理成分的评定

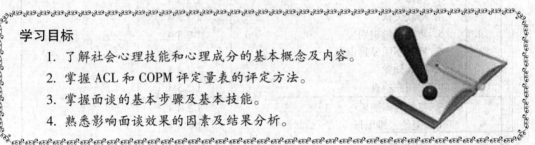

学习目标
1. 了解社会心理技能和心理成分的基本概念及内容。
2. 掌握 ACL 和 COPM 评定量表的评定方法。
3. 掌握面谈的基本步骤及基本技能。
4. 熟悉影响面谈效果的因素及结果分析。

现代医学模式认为,除生物学因素外,心理、精神、情绪和社会因素都可影响患者的康复治疗效果。因此.作业治疗不仅要评定患者的功能能力水平,而且要评定患者的社会心理技能和心理成分,以便制订个性化的治疗目标和选择个性化的治疗方案,从而体现以患者为中心的作业治疗模式。

第一节   社会心理技能和心理成分

社会心理技能和心理成分是指与社会相互作用和管理情绪的一种能力。它包括心理技能、社会技能和自我管理技能。

一、基本概念

技能是指通过学习和实践而形成并为顺利完成某种任务所必须的躯体活动方式或心智活动方式。技能总是表现为对一定知识的应用。

(一)心理技能

包括价值观、兴趣和自我概念。

价值观是关于什么是"值得的"的看法,是指主体按照客观事物对其自身及社会的意义或重要性进行评价和选择的原则、信念和标准,并用这些标准指导自己的行动。如信仰、个人的行为标准、社会标准等。价值观是个体核心的信念体系,个人因素和社会因素均可影响一个人的价值观,且后者的影响要更为强烈。一个人的价值观将在其活动时间的分配、活动的选择以及确定优先要解决的问题等方面产生影响。

兴趣是指人们力求认识某种事物和从事某项活动的意识倾向。它表现为人们对某件事物、某项活动的选择性态度和积极的情绪反应。兴趣在人的实践活动中具有重要的意义,兴趣可以使人集中注意,产生愉快紧张的心理状态。这对人的认识和活动会产生积极的影响,有利于提高工作的质量和效果,有助于确定优先要参与的活动。

自我概念是个体对自己存在状态的认知,包括对自己生理状态、心理状态、人际关系及社会角色的认知。自我概念包含以下四个维度:一是能在多种不同的角色中认清和扮演自己的角色,可担负不同的角色而保持一个整体感;二是有应付挑战的能力感而又能现实地认识到自己的不足;三是能对自己的行为负责任并对行为的结果有信心;四是能区分出自己的思想还是别人的主意,能主动选择那些指导自己信仰和价值系统的思想。

(二)社会技能

包括角色行为、社会行为、交际技能和自我表达。

角色行为是指确立、保持和平衡一个人在社会中承担或获得的角色功能(例如:工人、学生、父母、朋友、宗教参与者等)。

社会行为是指运用态度、个人空间、目光接触、姿势、主动倾听和适当的自我表达与环境相互作用。

交际技能是指在各种环境中用言语和非言语行为进行交流。它包括根据不同的内容传送信息给对方;理解对方言语和非言语的信息及与他人合作的能力。

自我表达是指用各种风度和技巧表达思想、感情和需要。

(三)自我管理技能

包括应变技能、时间管理和自我控制。

应变技能是指识别和控制压力及相关因素。

时间管理是指为促进满意和健康,能在计划和参与自我照顾、工作、休闲活动之间达到平衡。如在 ADL 中,自我照顾、工作、休闲三项活动的时间占用比例合理安排等。

自我控制是指一个人能规划自己的成长和发展而不受外界所影响的能力,但能按照环境的需求和限制、个人抱负及他人的反馈修正自己的行为。

由于作业治疗师(occupational therapist,OT 师)帮助患者恢复功能能力的程度部分取决于他们了解患者的社会心理技能和心理成分的程度,因此,为了给患者提供恰当的作业治疗服务,OT 师有必要对这些成分进行评定。

二、社会心理技能和心理成分评定的目的

(一)实施整体性作业疗法的需要

在医疗实践活动中,人们习惯性地运用生物医学模式进行思维,即把人分为若干可测量的部分,把患者看成就是这些部分的总和,只要各部分正常就有健康并恢复功能。总是从人的自然属性——生物学特性上进行思考、认识健康、认识疾病、进行防治;习惯地、不自觉地撇开心理、社会因素。例如,一位患者摔了一跤,髋部骨折,按照生物医学模式,髋部将是治疗的重点。然而,作业疗法却将患者作为一个整体进行治疗,而不仅仅是髋部。其重点是使患者残存功能发挥到最大,而不是把重点放在由疾病和损伤所致的技能缺损上。在现代医学模式指导下,医务工作者考虑的将不仅仅是骨折的髋部,而是损伤对患者的生活所造成的综合影响,即对生活质量的影响。作业疗法的观点认为,提高生活质量是人类行为的主要动机。生活质量直接关系到个人的满足感,这种满足感来自于患者参与那些集中和高度重视个人力量和兴趣的活动。如上述病例,OT 师认识到髋部骨折将影响到整个人,这就包括价

值观和兴趣等心理行为成分。这样,OT 师既要考虑损伤对患者自我概念的影响,髋部骨折可能导致用拐杖或助行器行走,运用这些装置可能影响患者对自己形象的看法;又要考虑损伤是否会影响角色行为,骨折可能使患者的常规角色(如家庭主妇)受到影响;还要考虑患者是否有由损伤所引起的自我管理技能问题,如需要配戴适宜的装置或需要额外多的时间从一个地方转移到另一个地方,患者可能在适应 ADL 上有时间管理方面的困难;在自我控制方面,由于骨折,患者可能缺乏妥善处理或自我控制情感的能力。评定患者的心理社会技能和心理成分有助于 OT 师理解疾病或伤残的含义;有助于 OT 师认识到每个患者的生活领域都是特殊的,从而对治疗的需求是个性化的;有助于 OT 师以整体的观点进行治疗,而不仅仅是治疗伤残或功能障碍。

(二)建立治疗合作关系的需要

OT 师与患者可形成一种伙伴式的合作关系,OT 师和患者是伙伴,这种合作者的关系使得患者主动参与治疗,而不是治疗的被动接受者。为建立这种关系,OT 师必须了解患者,包括了解患者的兴趣、价值观、自我概念和角色。OT 师只有通过评定患者的社会心理技能和心理成分才能得到这些资料。

(三)设计治疗目标,选择合适的治疗活动的需要

一旦 OT 师完成了对患者的社会心理技能和心理成分的评定,就有可能与患者共同制订一个个性化的治疗方案。评定患者的心理、社会和自我管理技能有助于 OT 师和患者抓住治疗的重点;和患者一起设计治疗目标,就能考虑到优先要解决的问题。当患者主动参与了制订治疗目标时,患者就有可能更有兴趣朝着既定目标努力。这样,不仅增加了患者的参与感,提高了患者康复的主动性,而且还可将患者的兴趣、价值观和经验都融入到治疗中,并体现了对患者的关心,这些对康复过程和康复治疗效果都非常重要。

共同设定目标后,OT 师选择作业活动,当所选的活动与人的生物心理社会特征一致时,人的内在动力就被激活并保持,并且患者会发现这些作业活动对达到目标是有意义的。

第二节　评定方法

社会心理技能和心理成分的评定方法有正式评定和非正式评定两类,OT 师运用更多的是非正式评定方法。

一、正式评定

许多评定患者的社会心理行为成分的正式评定工具都已标准化。这类评定工具对新手OT 师尤其有用,能指导他们从哪里开始并提供一个评定流程的框架。这些评定工具可分为两种:客观评定和主观评定。

(一)客观评定

客观评定着重于患者的可观察行为,能被观察和评定的一些特殊行为有:自我行为和自我表达,交际技能,社会行为,应变技能,自我控制和时间管理。这些评定的结果可给 OT 师提供患者在那些特殊领域的行为信息,但不能提供患者过去或现在的功能水平状况。用于作业治疗的大多数评定是评定 ADL 中的行为,而不是社会心理行为成分,但有些既涉及到

了 ADL 又包括社会心理行为成分,一个常用的客观评定是 Allen 认知水平检查(the Allen cognitive level test,ACL)内容见表 25 - 1。

另一个是 Bay 区功能行为评定(the Bay Area functional performance evaluation,BaFPE, Bloomer & Williams,1982),是允许评定者在目标导向任务和社会互动中去观察行为的一个客观评定。它有两个分测验:任务导向评定(the task oriented assessment,TOA)和社会互动量表(the social interaction scale,SIS)。TOA 含五个有经过组织的和没有经过组织的时间限制任务:对壳状物分类、超市购物、设计一所房子的地面、复制一个木块设计、画人。治疗师然后对下列 9 种功能行为评分:理解指令的能力;决策的能力;时间和物质的组织能力;自制力和自尊;挫折忍耐能力;注意广度;抽象能力;言语思维或行为迹象或情绪调控;遵循指令去正确完成任务的能力。SIS 是一个行为评分,它依赖于对患者在五种特殊情况下的观察和一个任选的自我报告,评定与社会相互作用的七个方面:对权威人物的反应;言语交流;心理动机行为;依赖或独立;社会性适应行为;与同事共同工作的能力;参与小组活动。

还有一个是综合作业治疗评定(the comprehensive occupational therapy evaluation,COTE, Brayman & Kirby,1982),它界定了 25 种在 OT 能观察到的行为,并把它们分为三个范畴:一般行为,交际行为和任务行为,按 0 到 4 级评分。

表 25 - 1 the Allen cognitive level test(ACL)

认知障碍水平	功能能力水平
水平 1:自动行为	清醒,对固有刺激有反应,但自我照料活动全依赖,需 24 小时监护
水平 2:姿势行为	能发动粗大的身体运动,可保持异常的姿势,自我照料需大量帮助,情绪悲观或抵抗,需 24 小时监护
水平 3:手动行为	对触觉提示有反应,能用手操作物体,可从事重复性或无意义的活动。长期反复训练可完成简单的常规任务,但中止任务也需要提示,需 24 小时监护
水平 4:目标导向行为	能从事有目的的活动去追求短期目标,但是只能具体思维,必须依赖环境的结构,因而训练应在特定的环境中进行。能完成穿衣这样的常规任务,但解决问题或应对意外情况时需要帮助
水平 5:探索行为	通过尝试和失败后能解决问题,但不能预见行为的结果,能学会新活动,但在计划性方面需要帮助
水平 6:计划行为	能预见未来行为的结果且能抽象思维、解决问题和计划性活动;能遵循口头或书面指令而不需示范

(二)主观评定

主观评定没有设定一些特殊的行为去观察,而是依靠 OT 师去收集有关患者处理问题的信息。这种评定有助于 OT 师了解患者的经验,也可帮助患者更好地理解自己的经验。主观评定结果提供的是哪种行为领域对患者来说是重要的和患者对他们当前功能水平的感受。一个常用的主观评定量表是加拿大作业活动测量(the Canadian occupational performance measure,COPM),在本书第二十三章《作业活动的评定》中有详细的描述。

另外如青少年角色评定(adolescent role assessment, ARA,Black,1976),是惟——个针对青少年的作业访谈。它包括 21 个问题,涉及童年游戏、家庭社交活动、上学功能、与同龄人的社交活动、作业选择及预期的成人工作六个领域。分三个等级评分:(+)表示恰当的行为,(0)表示边界行为,(-)表示不恰当行为。有报道 ARA 在精神病学上能区分出住院的青少年和来自中学的非住院青少年。

作业案例分析和面谈量表(the occupational case analysis and interview rating scale, OCAIRS, Kaplan, Kielhofner, 1986),是第一个反映人类作业模式(model of human occupation, MOHO)的访谈评定记录表。该量表围绕 MOHO 成分设计了 38 个问题,从适应(5 分)到不适应(1 分)分五个等级评分,内容包括成败归因观、价值观、目标、兴趣、角色、习惯、技能、结果、物质环境、社会环境、反馈、格式塔功能(格式塔理论的观点:强调事物的整体、全貌在决定事物本质中的地位和作用。整体是由部分所组成的,但不是部分的简单相加,整体大于部分,优于部分)、过去的生活方式、环境影响和作业经历。适用于短期治疗的成人精神病机构。

作业功能评定(the assessment of occupational functioning, AOF, Watts, Brollier, Bauer, Schmidt, 1988),也是以 MOHO 为基础,最初作为公共福利机构(孤儿院、医院等)中的躯体或精神障碍患者的筛选工具,后来的修订本已适用于其他环境了。围绕患者的现行功能设计了 23 个问题,评分含 20 项,3 或 4 项构成一个主题,共 6 个主题:价值观、成败归因观、兴趣、角色、习惯和技能。每项提一个问题,分五个等级评分,最高 5 分,最低 1 分,20 项的分数加起来构成总分。有报道 AOF 能区分出社区的健康人和 94% 的时间住在公共福利机构的人。

作业行为史面谈(the occupational performance history interview, OPHI, Kielhofner, Henry, Walens, 1989),是为得到患者在某个时间段的作业行为资料而设计的,用于有躯体障碍和精神病的青少年、成人和老年人。它包括 39 个问题,涉及 5 个领域:每日常规活动的安排;生活中的角色;兴趣、价值观和目标;能力和责任感;环境影响。每个问题的说明已发展成为面谈的运用指南,以获取患者在上述五个领域过去某个时间段和现在的资料。区分过去和现在的关键事件或时间段由访谈者和患者在面谈开始时共同决定,并贯穿于整个访谈过程。评分分五个等级,5 分为适应,1 分为不适应。每一领域的内容分二项评分,10 项的评分加起来得总分。除评分外,OPHI 还提供一种在访谈中记录患者叙述事件的形式,叫生活史记事。

角色活动行为量表(role activity performance scale, RAPS, Good - Ellis, Fine, Spencer, Divittis, 1987),其特点是体现角色功能,为便于制订治疗计划而设计,后又用做治疗结果的研究工具,现已运用于成人精神病患者。评定患者长达 18 个月的个人角色行为史,涉及角色行为的 12 个领域:工作/相当的工作、教育、家庭管理、亲属关系、同事关系、父母角色、社会关系、休闲活动、自我管理、自身健康护理、卫生和外表、健康护理角色。与前面那些仅依赖患者的自我报告访谈不同,RAPS 允许从多种途径得到资料,如家庭人员、病历和 Team 组。因为访谈时访谈者仅需涉及相关的角色领域,所以在访谈前要求患者完成一份问卷,然后访谈者去阅读医学记录以便得到恰当的资料,并与其他资料整合以便决定在访谈中应涉及哪个角色领域。每一角色领域都有一套问题,提问题的形式相似。采用 6 点评分,1 分指优秀或好的角色行为,6 分为角色能力障碍。此外,因为 RAPS 的目的是评定患者在某段时间的角色功能,所以每一角色领域又分别回顾性地按月份为访谈前的 18 个月评分。这种回顾性评分反映了患者在此段时间的每一角色行为,与总分一起反映患者的交叉角色行为。

工人角色面谈(the worker role interview, WRI, Velozo, Kielhofner, Fisher, 1992),其目的是为得到与工作有关的心理社会和环境因素的资料,用于受伤的工人。它包括 28 个问题,分 17 项评分。分成与工作有关和环境影响的六个主题:成败归因观、价值观、兴趣、角色、习惯和环境影响。每项分 4 个等级评分:4 分是强烈支持患者返回工作,1 分是强烈妨碍患者返回工作。WRI 原来用于躯体功能障碍,现已改编,亦可用于精神障碍的患者。

二、非正式评定

OT 师用来评定社会心理成分的大多数方法是非正式评定,这是在与患者互动或观察患者期间收集资料的过程,不用特殊的评定工具。只要 OT 师与患者在一起,就有机会收集有关患者社会心理成分技能方面的主客观资料。

(一)方法

非正式评定的方法包括面谈和观察。

1. 面谈

(1)目的　了解患者的自我概念、角色、价值观和兴趣。

(2)内容　患者是如何发病的? 如何来到这里(就诊地点)的? 来这里之前的生活状况如何? 对患者来说,过去和现在什么是重要的? 出院后患者希望去哪里? 每天是如何打发时间的? 患者过去是一个什么样的角色:工人、学生、还是家庭主妇? 主要有哪些社交、娱乐活动? 价值观如何? 目标是什么? 能力感如何? 等等。

2. 观察

(1)目的　了解患者的社会心理、社交和自我管理技能。

(2)内容　耐力如何? 面谈 30 分钟或 45 分钟是否感到疲劳? 情绪状况:表情是压抑、高兴还是淡漠? 理解力:是否理解提问? 以你能理解和跟上的方式讲述他的经历吗? 记忆力:记忆是否完整? 如能按年月顺序说出他(她)最近的五件大事或有意义的事吗? 集中力、思维组织力:说话思维清晰、目标明确还是离题? 外表:着装得体还是不整洁? 交际行为:态度友好、合作还是生气、敌意、不合作? 等等。

(二)有效面谈的基本技能

1. 准备　包括 OT 师自己、患者和环境三个方面的准备。

(1)OT 师的准备　一方面是准备要问患者哪些问题。初学者应观察有经验的 OT 师的面谈,然后在同事间反复实践。可将面谈录像,通过回放,共同讨论,找出不足。另一方面要了解患者的一些基本情况,如病史、诊断、现在的问题,患者现在是否愿意面谈,能否耐受短期谈话等。

(2)患者的准备　与患者见面时要自我介绍,并告知自己在治疗组中的角色,询问可否面谈,简明扼要地告知谈话的内容和目的,约好面谈的时间和地点。在约面谈时,即使约在当天也要给予患者一些自由度,如让他选择面谈的具体时间,因为人在一天中的不同时间段有不同的情绪。如很多抑郁症患者,上午的情绪就低落些。在谈话时让患者有自由度,他就不会有受到控制的感觉,为取得患者合作营造一个好的开端。

(3)环境的准备　有些问题可能涉及患者的隐私,因此最好准备一间单独的房间供谈话使用。房间温度适宜,照明良好;与患者的椅子距离要合适,约 1 米左右;放些面巾纸,最好还准备一杯水。如没有单独的房间,也要创造一个相对独立的空间,如把椅子放在房间的某个角落。当患者卧床时,最好不约面谈。

2. 提问的方法　面谈涉及到提问,提问的方法将影响到治疗师获取信息的质和量,因而也影响到能了解患者的经历程度;如何问问题也影响患者对访谈者的认识,也同样影响访谈者和患者合作关系的发展。总之,开放式的问题比那些仅要求简单回答或答"yes"或"no"

的封闭式问题要好,前者鼓励患者讲述他的故事,更可能得到有意义的信息。如"你喜欢你的工作吗?"可用"是"或"不是"来回答,但"关于你的工作,能告诉我你喜欢它什么吗?"就可能引发患者更详细的述说。另外,运用探查和跟踪式的提问如"然后呢?""能说得更详细些吗?"等可鼓励患者继续说下去。有两种提问,一种是直接或描述性的,如"你的工作是做什么?"另一种问题是能引发更多的信息的,涉及到了患者的生活、观念及他所关心的事件。如"你的工作是什么时候才得心应手的?"有效的谈话应围绕这两类问题,但对有思维障碍的患者,宜提简单的问题而不要提开放式的问题。在谈话过程中,要让患者感到放松和不拘束,而不要使患者产生焦虑和不舒服的感觉。为达到这个效果,治疗师的提问应是开放的、清楚的、非判断性的,并且一次只能提一个问题,要经常给予患者鼓励。应避免使患者处于防卫状态,如"你为什么要那样做?"等用"为什么"开头的问题,这样一来,无意中就使患者感觉到必须要给出一个关于感情或行为的解释,心理上有可能发生抵触。所以,在开始谈话时,采取中立、非判断性的态度比较好。

3. 反应 在谈话中,除了一系列的提问,同样重要的是要对患者提供的信息做出反应。有很多反应的方法,但要避免用劝告或建议的反应冲动。反应首先是要去释义患者所说的,释义不是重复患者所说的,而是要抓住患者所说的内容的实质,并用自己的话与患者交流所听到的、所理解的。实际上,释义也是去证实访谈者是否理解了患者所说的内容。通常可用两种反应类型,即内容反应和情感反应。内容反应的目的是去澄清事实,在表达对患者所说内容的理解或要去澄清事实时用。可用"这样,你是说……"等开头。情感反应的目的是要表达试图去理解和关心患者的心情,在对患者潜在的感情或心情做出反应时采用。情感反应开始时应当尝试性地用短语描述直到证实患者确实是这样的心情。如"你似乎正在感受着……"或"处在那种情况下,我也许感到很……"。

4. 专注和观察 专注有助于传送兴趣给患者,包括言语和非言语行为的运用。它还能促进友好治疗关系的发展。非语言行为包括体位、面部表情和身体的运动及声音的变化如声调、强度及语速等。访谈者和患者的椅子要面对面或稍微有一点角度,相距约 1 米,以便和患者能相互充分看到。访谈者可通过频繁的目光接触把兴趣传送给患者。其他表达兴趣的非言语行为包括点头、微笑和身体前倾。总之,态度应是真诚的,并要根据患者的情况及时调整自己的非言语专注行为。言语行为如"啊哈"、"嗯"、"对"或"请继续"等,让患者知道访谈者正在听,并鼓励患者继续讲下去。专注也包括了在面谈过程中观察患者的感受,如是否疲劳?谈话内容是否让患者感到心情很难受?如果觉得有这些情况,就要通过询问去证实。如问"你现在感觉怎么样?"、"累吗?"以此来表达对患者的关心。精神医学的一个常见副反应是口干,递给患者一杯水是表达专注的另一种方法。观察也涉及到在面谈进行中注意患者的行为。

5. 倾听 倾听的含义是指密切注意并试图去理解讲话者所说的内容和潜在的情绪;而听仅是指通过耳朵接收声音这个动作。显然,倾听比听到要难得多。很明显,在整个面谈过程中,访谈者必须倾听患者的谈话,但只有有效的倾听才能有效地对患者的陈述或回答做出反应。有许多影响有效倾听的因素:外部的分心因素,如环境中正在进行的活动;内部的分心因素,如对刚面谈过的患者的思考或想着如何去与下一个患者进行面谈等。甚至当访谈者的注意力已经集中在患者身上时还可能存在分心,这就是先行经验的立场。所谓先行经验的立场就是因为关于该对象的先行经验（过去经验）形成了观念，这种观念参与认识过程的缘故。它表现为以下三种情况：表现之一，对患者的生活方式、品行和动机做判断，这样的判断可能会造成访谈者和患者之间的距离，从而妨碍访谈者对患者的观点的理解。表现之二，过早地考虑了解决问题的办法。因为面谈的目的是要促进与患者建立解决问题的合作关系，过早地提供解决问题的办法削弱了患者在这种关系中的角色作用，还可能强化患者的无助感。表现之三，想匆忙从患者的叙说中得到真相。这种情况可能发生在：当访谈者觉得自己已经知道了这样的经历，而患者讲得太多或讲些看起来似乎无关紧要的事情，恰巧访谈者又没有太多的时间。但事实是访谈者根本就不了解这种经历，因为每个人的经历都不一样。每当患者讲得太多而访谈者又时间紧张时，就可以这样说："我能听得出这件事对你非常重要，也许我们要另外找一个时间来谈。现在，我得问你一些其他的问题。"对于初学者来说，可能总在想着下一步该说什么而忽略了专心倾听患者的谈话内容。但是应当清楚："只有当访谈者把注意力放在患者身上时才可能做到有效倾听（Denton）。"提高倾听技巧的一个方法是有效地运用沉默。大多数人都对沉默感到不自在，当它出现时就觉得有必要去打破这种局面。然而，当访谈者觉得有必要用短暂的沉默来考虑患者刚才所说的话和自己将要说的问题时，是可以运用沉默的，一般这样做很少超过 10 秒钟。这样，当患者正在说话时访谈者就不必去准备下一个问题了，甚至可以对患者说："我刚才正在想你所说的。"

（三）面谈的基本框架

1. 开始部分　属于开场白的性质。面谈开始，应让患者知道面谈的目的。即使在预约面谈时就已经说了，也要再次做自我介绍，并介绍自己是一名 OT 治疗师，简要地描述自己在治疗中的角色，然后解释一下这次面谈的目的和要问的问题。

2. 主体　主体是面谈的核心，也是访谈者和患者主动构建患者故事的过程。虽然特殊的面谈方法经常推荐一系列的问题，但用相对概括和自然的问题进入这一阶段比较好，这样访谈者也可去给故事构思一个背景。如果对患者的有关作业活动方面的问题感兴趣，可请患者谈他来治疗前是如何打发时间的，以此作为引导。这样的提问一般会使面谈进展顺利，并可对患者所承担的角色形成一个基本轮廓或印象。随后的问题就是为进一步挖掘细节服务。有些患者善于表达，很容易叙说他们的故事；有些患者不善于交流，需要更多的支持和引导，这时就要充分调动访谈者的倾听、专注、反应和提问的技能了。

3. 结尾　面谈结束时要给这段时间做个收尾。注意不要突然结束面谈，要留有足够的时间对材料进行总结，核实患者故事中重要的事件，讲解治疗师和患者将如何合作。这也常常是治疗师和患者共同开始设计治疗目标的时间。面谈结束时，治疗师应让患者知道：治疗的下一步是什么？什么时候他将再见到你？应当跟患者约好下次见面的时间，还应感谢患者让你分享了他的故事。与正式评定比较，非正式评定的优点之一是评定形式随意，患者情绪放松，治疗师获得的信息更准确。另一个优点是它能在任何时间任何地点进行，不需要测试的成套工具、特殊表格或仪器。OT 师依靠患者与他人相处的关系和自己的观察技能来收集信息。这种评定不需要特殊的培训，但经验很有用。因为没有框架可以遵循，OT 师正好可从患者中获取特殊的信息，做出个性化评定。

三、选择评定内容

1. 患者社会心理需要的形式和内容　OT 师的角色是把患者能否做那些必须做的及能

否完成的任务作为考虑的重点,而不是给出一个心理诊断。作业治疗与社会心理技能和心理成分有关,但不是社会心理技能和心理成分本身,而是它们与功能能力的关系。OT师应选择那些直接对患者功能能力有影响的社会心理和心理成分进行评定,同时要熟悉自己所选评定工具的运用范围和局限性。例如,兴趣检查表可能有助于确定患者的偏爱和要优先考虑的问题,从而选择有意义的治疗活动,但是它不能反映有关患者功能能力水平的任何信息。OT师需要了解患者的偏爱、优先要考虑的问题和当前功能能力水平两方面的信息。

2. 正在运用的治疗理论和有效的治疗时间　OT师应清楚正在运用的评定是否标准化、对被评的特征是否有效和有用,以及需要的治疗时间。

3. 治疗环境　大多数治疗环境是为评定和治疗一些行为问题而特殊设计的,把其他因素的影响降到了最低。多数评定设施有一个评定的原始记录和评定患者时让OT师遵循的一套步骤。原始记录随背景不同而不同,在传统医学模式的背景下,原始记录典型地把直接由原发疾病所侵袭的功能能力评定作为重点,而几乎不涉及人的其他方面,没有反映原发疾病是如何影响一个人的生活质量方面的信息。而作业治疗尊重个体,把一个整体的人作为治疗对象,必须把患者的经验、信念、价值观和目的融合到治疗当中去。在不把社会心理成分作为重点的治疗背景下,OT师经常运用非正式的方法来评定和治疗患者的社会心理问题,这已被称作"隐蔽治疗"("underground practice",Mattingly,Fleming,1994)。"隐蔽治疗"让OT师治疗整体的人,其理念是任何行为领域都将有助于患者达到治疗目标。这并不是指OT师秘密操作,而是指在特殊的治疗背景下,当OT师评定和治疗某一或某些重点方面的同时,也评定和治疗了患者的其他方面。

第三节　结果分析及注意事项

掌握了评定社会心理技能和心理成分的方法和选择了合适的评定方法后,就保证了得到的结果是可靠的,然后把得到的资料进行整合,进行结果分析,并运用得到的结果去指导治疗活动。

一、结果分析

OT师完成对患者的社会心理技能和心理成分评定后,对患者的自我感觉、自尊水平、文化程度、家庭关系、可利用资源、社会角色和责任、价值观、兴趣、交际技能、社会行为、自我表达能力、应变能力、时间管理能力和控制情绪的能力等有了一个清晰的了解,知道了患者的强项和弱项分别是什么。其结果有助于治疗师制订治疗计划,在给患者选择作业活动时运用扬长避短的原则。一般而言,从事脑力劳动的患者宜选择以心智技能为主的作业活动,而从事体力劳动的患者宜选择以动作技能为主的作业活动。动作技能是指由一系列实际动作组织起来的完善而合理的活动方式。如写字、做操、使用生产工具。心智技能是指认识特定事物或解决具体课题时,把许多必要的心理活动(一般包括感知、记忆、想像和思维等环节)组织起来,按一定合理的完善的方式进行。它表现为人借助内部语言在脑中进行的认识活动,如阅读、作文、计算等。心智技能离不开动作技能,它是动作技能的调节者。在比较复杂的活动中,两者是相辅相成的。是选择动作技能还是心智技能为主要作业活动,要根据患者受教育的程度、价值观、兴趣、角色、社会技能、自我管理技能而定,具体活动内容的制订要把这些社会心理技能和心理成分与患者当前的功能水平状况结合起来决定。例如,一个脑外伤患者,她受伤前的职业是记者,认知功能评定结果有记忆功能障碍且思维较迟钝,反应速度较慢,运动功能基本正常。与她面谈后,了解了患者非常喜欢她的记者工作,将来仍然想回到记者的岗位上去。那么 OT 师就应分析,根据患者的这些具体情况,她的目标是否可以实现。应设计以回到记者岗位为目标,选择以心智技能为主的治疗活动。具体来说,应选择记忆和反应速度训练、思维训练为主的作业活动。而如果她的角色是家庭主妇或工人,则应选择以动作技能为主的治疗活动。选择那些适合患者价值观、兴趣和角色的治疗活动,能提高患者参与治疗的动力。比如,一个不喜欢烹饪而喜欢园艺的患者,他就对参与园艺活动更有动力。研究表明,除提高动力外,选择那些患者认为目的性强的治疗活动有助于患者的行为条理化。患者行为越条理化,治疗活动就越有可能成功。了解患者的社会技能和自我管理技能将帮助 OT 师按照有助于患者取得成功的方式设计活动。例如,某患者的人际交往技能较弱,当处在对人际交往技能要求最低的环境中他就可能做得最好;而另一患者在应对困难或自我控制能力方面较差,他处于不需要分心或限制分心的环境中就发挥得最好;同样,一个有较强人际交往和自我表达能力的患者可能从提供社交机会的活动中受益,从而让患者发挥自己的强项。

总之,了解患者的社会心理技能和心理成分将帮助 OT 师给患者选择一个个性化的治疗方案,提供"恰到好处"的挑战。

二、注意事项

1. 开始评定前,要考虑评定对患者的影响。评定患者功能能力的过程可能会造成一种 OT 师很强势而患者处于被动接受地位的印象。为改善这种内在力量的不平衡,促进建立治疗合作关系,关键在于 OT 师要敏锐地把控这种状态,可采取让患者进行选择,尊重患者的过去,使患者主动参与到治疗中等方法来平衡这种关系。

2. 每一种评定都对患者有潜在的社会心理影响,患者可能不认为是对他们的功能、价值观等进行评定,而把被评定认为是自己在某方面不正常或有缺陷。开评定会时,很多专业人员对同一患者进行评定,使患者有"处在显微镜下"的感觉。故实施评定时,OT 师首先要把患者作为一个个性化的人来尊重,并告诉患者,评定的目的是收集资料而不是鉴定他们。

3. 用开放、肯定的方式与患者分享评定结果,将有助于患者减轻"处在显微镜下"的感觉,也有助于患者更多地认为自己是一个合作者。

4. 每次评定结果都是患者医疗或社会心理史的一部分。这可能影响其他医务或社会心理专业人员对患者的看法,社会心理评定尤其如此。因而结果的记录应是描述性的,避免判断性陈述。任何社会心理评定的结果都应伴随记录与上下文有关的和可能影响结果的所有信息,这样有助于阅读者解释结果。

5. OT 师也可通过分享患者的相关资料来帮助 team 组中的其他人员把患者看成一个整体的人,被分享的资料应是与治疗有关的。例如,OT 师可与文体科分享患者有钓鱼爱好的信息,他们则以此为依据而设计治疗活动来吸引患者。获得的信息有些是隐私,OT 师必须仔细考虑分享的信息是否对患者有利;有些信息可能会让 team 组中的其他人员对患者产生偏见,从而妨碍治疗。如果信息不可能提高治疗效果而让患者受益,最好不要去分享。患者给予你的一切信息只有经允许后才可分享。不经允许就是亵渎患者的信任。OT 师可以通过询问"我把你的这个信息与其他治疗师分享行吗? 我认为这样会有助于他们对你的治疗"来征求患者的意见。

6. OT 师也可从他人的评定中了解患者,病案里记录了涉及患者社会心理史的文件,去温习这方面的信息很重要。OT 师知道患者做了哪些评定,从而避免重复,也避免浪费患者的治疗时间和金钱。如果患者现在的表现与记录中的不同了,OT 师就知道自信息收集后就发生了变化。记录包含了特殊心理测验得出的心理诊断和成绩。OT 师花时间去温习记录能更多地了解患者,也许还能得到可以运用于现行治疗中去的有价值的信息。熟悉患者的记录重要,但对所获得的信息保持清醒的头脑更为重要。患者以前的行为报告可能没考虑到行为的前后关系,缺乏连贯性,大多数有关功能的评定是评定进行时患者所能展示或表达的。这并不意味着患者将一直精确地演示同样的功能水平。大多数的评定结果是患者当时的表现,而大多数功能在不同的时间表现出不同的水平,取决于患者当时的体力、心情及所处的环境。当阅读患者以前的行为评定时,要认识到患者将来可能展示类似的行为,也可能展示不同的行为。患者很容易受 OT 师期望的影响,即使这些期望不直接表达也一样。根据治疗师的期望,患者倾向于表现水平高或低。如果治疗师期望一种特殊的行为,甚至只要给予患者一个微妙的、无意的线索就能诱发出那种行为。知道期望对患者的影响,治疗师就可有意识地鼓励更多有益于功能而抑制无益于功能的行为。

7. 评定社会心理技能和心理成分是整体作业治疗构成的一部分,有助于 OT 师把患者看成一个整体的人,帮助制订目标和选择治疗活动。然而,有些患者可能较其他人有更广泛的心理需要,可能会从更全面的心理评定中受益。OT 师可让患者到治疗组的其他人员如心理学家、社会工作者、精神病医生那里做另外的评定。评定社会心理因素需要接受特殊的培训,实施某些评定如人格问卷、智力测量及投射测验也需要经过特殊的培训,没有经过正当的培训并达到专业认证水平而运用那些限制性评定将使结果无效。

小 结

健全的社会心理技能和心理成分赋予人们与社会相互影响和管理情绪的能力。所有接受作业治疗的患者均应接受这些技能的评定,并贯穿于治疗的全过程。评定方法分正式和非正式两类,OT 师用得更多的是非正式评定方法。选择合适的评定方法和掌握评定技能是保证评定结果可靠的前提。对社会心理技能和心理成分的评定结果进行分析,才能指导制订个性化的治疗目标和选择个性化的治疗方案。

思考题

1. 何谓社会心理技能?

2. 如何进行有效面谈?

(郭华珍)

第二十六章　吞咽障碍的评定

学习目标

1. 掌握吞咽的解剖结构与生理过程。
2. 掌握吞咽障碍的病理机制。
3. 掌握吞咽障碍的评定方法。

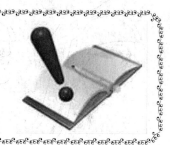

吞咽障碍(dysphagia)是由于下颌、双唇、舌、软腭、咽喉、食道口括约肌或食道功能受损所致的进食障碍,导致食物不能从口腔运送到胃。吞咽障碍患者易发生脱水及营养不良,误咽者可发生吸入性肺炎、窒息,甚至危及生命,故应积极进行吞咽功能的评定及吞咽障碍的康复训练。对吞咽功能进行评定要由言语治疗师、作业治疗师以及临床康复医师共同完成,其目的在于:①发现是否存在口腔、咽、食道结构功能异常。② 发现结构功能异常的部位和病因。③指导患者采取何种途径摄取食物。④指导作业治疗师及言语治疗师进行康复训练。本章对参与吞咽的各组织器官的正常解剖、生理过程及吞咽障碍的评定及结果分析进行介绍。

第一节　参与吞咽的各组织器官的解剖和吞咽的生理过程

正常的吞咽功能是人体获得足够热量、营养、水分的必要条件,每个人每天要进行1000余次的吞咽,这一过程需要大脑皮质、6对颅神经和3对颈神经节的参与,是一个非常复杂的反射活动。食团由口腔传送到胃的过程可分为4个期,分别是制备期、口腔期、咽期和食管期。参与各吞咽期的解剖结构协同运动,将4个阶段综合为一个有效的吞咽。正常吞咽的基本特征见表26-1。

表26-1　正常吞咽的基本特征

实现并维持对食团的控制
通过产生不同的压力,推动食团尽快通过咽部
最大限度地缩短呼吸暂停时间
防止食物或液体挤入鼻咽或喉部
防止食管排空过程中胃内容物反流
清除咽部和食管内食物残渣

一、吞咽过程(图26-1)

(一)制备期(preparatory phase)

在制备期,食物置于口腔内,在唾液的帮助下,唇、齿、舌、颊将食物磨碎形成食团。这一过程需要舌和面肌控制食团或液体,封闭嘴唇防止食物漏出,所需时间由食物种类、进食量、进食习惯、情绪等决定。

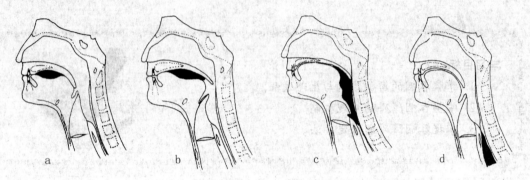

图26-1 正常吞咽过程

a. 制备期;b. 口腔期;c. 咽期;d. 食管期(黑色部分为食团)

(二)口腔期(oral phase)

在口腔期舌将食团推至口咽部以触发吞咽反射。此期口唇紧闭,舌上举,口腔内压力上升,食团沿硬腭从舌尖被推至舌根,抵达吞咽反射的部位,所需时间约为1秒。

(三)咽期(pharyngeal phase)

在这个阶段,食团进入咽,并向下传送,直到进入食管上部的环咽括约肌处。咽腔是吞咽和呼吸共用的通道,因此这一期必须快速、安全、有效,使呼吸仅有短暂的中断,并保护气道,防止食团吸入肺。咽期随着舌将食团或液体推送至口腔后部开始,腭帆提肌和腭帆张肌收缩,并上提软腭封闭鼻咽;喉抬高,杓状肌与会厌接触封闭喉的入口,形成食团或液体移动的惟一通路。呼吸暂停,咽肌收缩使长轴缩短,喉前庭与梨状隐窝消失;咽部括约肌顺序收缩推动食团或液体向下并清除食物残渣。这一过程是高度自主的,但可根据感觉反馈而调节,以适应各种不同特性的食团。咽期需要1秒完成。

(四)食管期(esophageal phase)

在吞咽的食管期,食团由环咽括约肌处送到胃。食道平滑肌和横纹肌收缩产生的蠕动波推动食团,使食团由环咽括约肌移动到贲门。正常人完成食管期需要8~20秒。

二、口腔、咽、食管的解剖结构(图26-2)

(一)口腔

口腔是消化管的起始部位,其前壁为上下唇,侧壁为颊,上壁为腭,下壁为口腔底,向后与咽相通。腭分割鼻腔和口腔,分为软腭及硬腭。硬腭位于腭的前2/3,软腭位于腭的后1/3,由肌、肌腱与黏膜构成。软腭后缘游离,中部有垂向下方的突起,称悬雍垂,软腭在静止状态垂向下方,吞咽或说话时软腭上提,贴咽后壁,将鼻咽与口咽分隔开。

（二）咽

咽是上宽下窄的漏斗形肌性管道，长约 12 厘米。可分为鼻咽、口咽和喉咽三部分，其中口咽和喉咽是消化道与呼吸道的共同通道。鼻咽是咽的上部，位于鼻腔后方，上达颅底，下至腭帆游离缘续口咽部，向后通鼻腔。口咽部位于腭帆游离缘与会厌上缘平面之间，向前与口腔相通，上续鼻咽部，下接喉咽部，口咽的前壁为舌根后部，此处有一矢状位黏膜皱襞称舌会厌正中襞，其两侧的深窝为会厌谷，为异物易停留处。口咽的侧壁上有腭扁桃体。喉咽是咽的最下部，上起自会厌上缘平面，下至第 6 颈椎体下缘平面与食管相续，喉咽部前壁上方有喉口通入喉腔，在喉口的两侧各有一深窝称梨状隐窝，为异物易滞留之处。咽肌为骨骼肌，包括咽缩肌和咽提肌。咽缩肌包括上、中、下 3 部，呈叠瓦状排列。吞咽时各咽缩肌自上而下依次收缩将食团推向食管。咽提肌位于咽缩肌深部，肌纤维纵行排列。咽提肌收缩时，上提咽和喉，舌根后压，会厌封闭喉口，食团越过会厌，经喉咽进入食管。

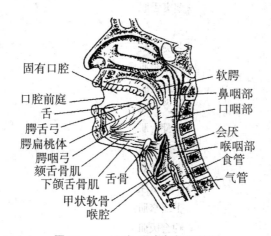

固有口腔
口腔前庭
舌
腭舌弓
腭扁桃体
腭咽弓
颏舌骨肌
下颌舌骨肌
舌骨
甲状软骨
喉腔

软腭
鼻咽部
口咽部
会厌
喉咽部
食管
气管

图 26 - 2　口腔、咽喉部解剖结构

（三）食管

食管是一前后扁平的肌性管状器官，是消化管中最狭窄的部分，长约 25 厘米。上端在第 6 颈椎体下缘平面与咽相接，下端约平第 11 胸椎体，与胃的贲门相接。

参与调控吞咽动作的神经结构包括脑运动、感觉神经，脑干，小脑，大脑皮质。吞咽中枢位于脑干，支配参与吞咽动作的 26 对肌肉。食管平滑肌由内脏神经支配。与吞咽动作有关的肌肉、神经支配如表 26 - 2。

三、吞咽功能的发育

吞咽功能在出生后经哺乳期及断奶期，约一年半可发育完成。哺乳期幼儿通过探索反射、吸吮反射、口唇反射吸入乳汁。进入断奶期后，这些反射逐步消失，幼儿通过进食半流质食物及固体食物，学习与呼吸运动相协调的送入、咀嚼、吞咽动作。口唇、舌、咽喉部等与吞咽有关的器官的自主性、协调性不断提高，约在 1 岁 6 个月时获得与成人相等的吞咽功能。

表 26 - 2 　 与吞咽动作有关的肌肉及其神经支配

吞咽阶段和动作	肌　　肉	神经支配
制备期及口腔期		
唇闭合	口轮匝肌	Ⅶ
颊控制	颊肌	Ⅶ
垂直咀嚼	颞肌	Ⅴ
	咬肌	Ⅴ
	内翼状肌	Ⅴ
水平咀嚼	外翼状肌	Ⅴ
舌混合	舌内附肌	Ⅶ
	颏舌肌	Ⅶ
	茎突舌肌	Ⅶ
咽期		
舌腭闭合	茎突舌肌	Ⅶ
帆闭合	腭帆张肌	Ⅴ
	腭帆提肌	Ⅸ、Ⅹ
咽压迫	茎突舌肌	Ⅻ
	舌骨舌肌	Ⅻ
	茎突咽肌	Ⅸ、Ⅹ
	上缩窄肌	Ⅸ、Ⅹ
	中缩窄肌	Ⅸ、Ⅹ
	下缩窄肌	Ⅸ、Ⅹ
会厌倾斜	杓会厌肌	Ⅸ、Ⅹ
喉向上移位	甲状舌骨肌	Ⅻ
	舌骨舌肌	Ⅻ
	茎突舌骨肌	Ⅶ
	二腹肌后腹	Ⅶ
喉向前移位	颏舌肌	Ⅻ
	颏舌骨肌	C_{1-3}
声门闭合	环杓肌	Ⅸ、Ⅹ
气流停止	肋间肌(抑制)	T_{1-12}
	膈肌(抑制)	$C_{3,4}$
咽食道松弛	环咽肌(抑制)	Ⅸ、Ⅹ
食管期		
食管收缩	横纹肌纤维	Ⅹ
	平滑肌纤维	Ⅹ

第二节　评定步骤与方法

吞咽障碍的评定可分为四个部分:病史、吞咽前评定、吞咽评定、辅助检查。通过评定发现和确定吞咽障碍是否存在、造成吞咽障碍的原因、提供吞咽障碍的解剖和生理学依据;确定患者有关误咽的危险因素;评定患者保护气道避免吸入性肺炎的能力、为吞咽障碍的治疗提供可靠的依据。

一、病史

全面详细地询问病史是正确评定吞咽功能的必要条件,包括患者的现病史、既往史、营养状况、药物史。许多病人存在精神障碍或严重的言语障碍,病史应从家属及其他有关人员中获得。

(一)现病史

在患者的现病史中,应详细询问吞咽障碍持续时间,发生频率,伴随症状,加重或减轻症状的因素,食物性质如固体、半固体、流体及冷热的影响。吞咽障碍的伴随症状包括:频繁气道感染,频繁咳嗽,呼吸困难,哮喘发作,吃饭时间过长,咀嚼费力,吞咽时有梗阻感、异物感、鼻腔返流,呛咳,以及胃食道反流症状,如呃逆、烧灼感、反酸等。

(二)既往史

既往史包括是否有神经系统疾病,如卒中、脑外伤、中枢系统感染、脱髓鞘病、运动神经病等。是否有颈部畸形、椎间盘脱位、颈椎异位,咽喉部、颈部肿瘤。是否有面部骨折,头、颈、胃肠道手术史。

(三)用药史

可引起吞咽障碍的药物包括抗痉挛药,抗胆碱能药,抗抑郁药,抗精神病药,抗锥体外系药,局部口腔麻醉药,受体阻滞药,某些药物可降低食欲,改变味觉,导致呕吐。

(四)营养状况

营养状况包括食物过敏史,对食物的偏好、体重的变化,营养摄取的方式,完成一餐所需要的时间,进食过程所需要的帮助。营养摄取的方式见表26-3。

表26-3　营养摄取的方式及表现

方　　式	表　　　　现
全部经口腔	全部营养、热量及药物均经口腔摄入,患者可独立进食或由他人辅助
部分经口腔	为保证摄入足够的营养及热量以及安全服用药物,须采用非经口途径,患者可独立进食或由他人辅助
治疗性进食	基本营养、热量摄取及服用药物须采用非经口途径,经口腔进食受限且仅用于治疗
非经口腔途径	基本营养、热量摄取及服用药物须采用非经口途径

二、吞咽前评定

吞咽前评定包括临床观察及体格检查。需要进行认知功能,精神状态,呼吸功能,面部结构,口腔、咽喉部感觉及功能,口腔反射等方面的检查。

(一)精神状态及认知功能

检查患者是否存在意识障碍、谵妄、记忆力下降、注意力下降、思维缓慢、淡漠、焦虑、抑郁、执行命令的能力下降,这些因素可影响制备期及口腔期的吞咽功能,亦可影响康复训练。

(二)体位

进食最佳体位是端坐位,躯干正中位,髋关节及膝关节屈曲90°,双足平放于支撑面上。治疗师应检查患者是否有骨骼畸形、姿势异常,以及肌张力、关节活动范围、肌力、颈及肢体协调性的变化。

(三)呼吸功能检查

应对呼吸模式、呼吸节律及深度、耗氧量进行评定,呼吸暂停、咳嗽、心动过缓、间歇性喘息均提示有误吸的可能。气管造口术、吸痰、人工呼吸机均可影响吞咽功能。

(四)感觉系统

嗅觉、味觉、触觉是吞咽前评定的重要组成部分。首先对嗅觉、味觉进行筛查,如有异常则应正规检查。然后检查口腔内外皮肤黏膜的温度觉及触觉。注意颊黏膜有无咬伤(提示有感觉减退)。对于认知功能损害、失语患者可在评定过程中观察,对刺激出现退缩反应提示感觉过敏,无反应提示感觉减退。

(五)面部表情肌

首先观察患者面部两侧额纹、眼裂、鼻唇沟和口角是否对称,再嘱患者做皱额、闭眼、露齿、鼓腮和吹口哨等动作,检查两侧面肌运动是否对称。近期内有面部骨折,应避免强度较大的检查。

(六)下颌

治疗师轻轻触摸患者颞下颌关节并嘱患者缓慢张口闭口,检查张口时有无下颌脱位、偏移,随意张口是否正常或其他颞下颌关节功能障碍。嘱患者做下颌前后左右及旋转咀嚼运动,检查咀嚼肌的功能是否正常。

(七)唇

嘴唇做前伸、回缩动作,或将棉棒置于一侧口角内,嘱患者用力夹住棉棒,使其不被拔出,检查口轮匝肌的力量。

(八)舌

首先观察舌的形态,有无萎缩、肥厚、震颤、颜色改变、异常舌苔、外科矫形。然后观察舌向上、下、两侧的运动情况,记录运动的范围、速度及是否偏移。检查舌肌肌力的方法是检查者将手指置于患者颊部,舌尖在口腔内用力顶检查者的手指。

(九)齿

检查是否有牙龈肿胀、牙齿脱落、牙冠不正常磨损(提示夜间磨牙、牙咬合不正、牙齿脱落或义齿不合适)。

(十)软腭

观察悬雍垂的位置及软腭高低是否对称。再嘱患者发"啊"的声音,注意两侧软腭上升情况,悬雍垂有无偏斜、震颤。

(十一) 咽

治疗师首先对咽部的保护机制进行检查。咳嗽、清嗓子是对咽喉部刺激的保护性反应，应观察其频率及强度，以及是否能有效地清理异物。高度重视患者是否有构音障碍，包括声音嘶哑、鼻音过重、音量异常、音调异常，观察呼吸和音质是了解喉功能和是否误咽的一个方法。将听诊器置于患侧喉部，调整听诊器的位置，直到可以清楚地听到颈部呼吸声音。吞咽反射(swallow response)是评定的重点，治疗师站于患者身体一侧，一手的示指放在患者的喉头的下腭部，中指放在舌骨部，无名指放在甲状软骨的上部，小指放在甲状软骨的下部，命令患者做吞咽动作，治疗师用示指、中指触及舌肌舌骨运动，用无名指、小指感觉喉上提运动，观察上提速度、距离、力量。吞咽反射自食团到达舌后部开始，至喉上提结束。如时间超过 1 秒，则为启动延迟，但需进一步检查。用拇指及示指的指腹在甲状软骨上施加压力，观察喉头上举的力量强度，若阻力很小可视为异常。

(十二) 口腔反射活动检查

在表 26-4 中，可观察到不同类型的反射性行为。前 7 项是原始口腔反射。在某些情况下，反射模式存在，其程度允许口腔进食(如张口、吸吮、咀嚼、反射性吞咽完整)；另一些情况下，进食是困难的(如强烈的咬合、反射性吞咽启动延缓)。原始口腔反射的存在，表明上运动神经元的损害，使高级脑中枢对脑干反射中枢的抑制性冲动得以释放。原始反射的消失，表明下运动神经元的损害(脑干颅神经核或外周神经损害)，肌肉软瘫，在反射活动时无肌肉功能性活动。

表 26-4　口腔反射的检查

反射名称	刺　　激	反　　应
口面反射	在口周强烈拍打	噘唇成圆形
唇反射	拍打口角或轻触口周红唇	双唇噘起或闭唇
搜寻反射	轻触唇或口角	唇运动，转头试图使刺激入口
张嘴反射	将刺激物送向口(勺子、压舌板、手指)	张嘴
咬合反射	刺激物置于牙齿之间，尤其是磨牙之间	紧咬刺激物
吸吮反射及咀嚼反射	手指放入口中再拉出	舌有节律地伸出和缩回，伴有咀嚼运动，有淤积的唾液
咀嚼反射	拍打牙齿和齿龈；将食物或其他刺激物置于口中	颌上下运动；吸吮、咀嚼或吞咽系列动作
咽反射	压舌板或棉签轻触咽后壁	反射性吞咽动作
吞咽反射	让病人吞咽唾液或含服 2ml 水	吞咽系列动作或咳嗽

三、吞咽评定

根据吞咽前评定结果，如体位的控制能力、呼吸功能、认知功能等，治疗师可以确定进行吞咽评定是否安全，是否需要进行电视透视检查。一般情况下，意识清楚，能够遵循指令，病情稳定，运动控制较好，能经口腔摄入全部热量、营养、药物的患者可以进行吞咽评定；吞咽时喉上抬缺失或明显减退、中至重度构音障碍、重度智力障碍、严重的肺部疾患和保护性咳嗽缺失患者不适合进行吞咽评定。

根据病史及吞咽前评定结果,确定患者以吞咽何种食物进行评定。如怀疑患者口腔控制能力异常或吞咽反射启动延迟,则应给予半流质食物。半流质食物不需要咀嚼形成食团,能使舌感受食物的味道及质感,其黏稠性可以阻止食物过快进入咽腔。对于咽缩肌、食管上括约肌功能障碍患者,可给予流质食物进行检查。

根据食物的黏稠性将评定用食物分为以下几种:①水;②稀的流质,如果汁;③半流质,如粥、酸奶;④软的固体,如布丁、蛋糕;⑤稍硬的固体,如馒头;⑥较硬的固体,如苹果、胡萝卜。每次吞咽的食物应从小量开始(约 1/4 ~ 1/2 汤匙)逐渐增加直至吞咽障碍的症状出现。是否独立进食取决于患者的认知状况及运动控制能力。

进食开始后治疗师应注意患者将食物送至嘴边的方式,是否有张嘴反射。在制备期检查将食物从餐具转移到口腔、防止滴漏、彻底咀嚼食物、防止食物在面颊内与舌上堆积的能力。实际食团的形成及位置是不可视的,治疗师应观察触摸舌根及喉部的上提动作,间接判断口腔期及咽期是否有障碍。观察喉上抬时,可用手指触摸喉结,感觉患者吞咽时喉结的上下运动。在评定过程中,注意与吞咽动作同时发生的咳嗽、清嗓子、嗓音的改变,这些症状均提示有异物进入呼吸道。但是确诊误吸需要影像学检查。

四、辅助检查

(一)电视 X 线透视检查(video fluoroscopic swallowing study,VFSS)

利用电视 X 线透视检查可详细观察吞咽各期的运动情况,评定吞咽障碍的部位及程度,是吞咽障碍评定的"金标准"。其方法是在 X 线透视的条件下,让患者吞咽钡剂(50g 硫酸钡加水 100ml 调成糊状,每次吞咽 5ml),观察钡剂由口腔通过咽到食管的整个运动过程,可较准确地了解吞咽是否安全及有效。进行 VFSS 检查的患者应处于清醒状态,能配合医生指令,维持一定时间坐位或立位并耐力较好。

VFSS 的观察内容主要有以下几部分:

1. 制备期情况 口唇闭合情况,有无在面颊内及舌上存留食物,有无钡剂过早流向咽部,是否在舌中央凹陷处形成食团。

2. 口腔期情况 钡剂在口腔内是否异常停留,是否向鼻腔内异常流动,食团由硬腭至吞咽反射开始的时间是否超过 1 秒。

3. 咽期情况 是否有吞咽反射启动延迟,通过咽部的时间是否超过 1 秒,是否有钡剂流入气管内,在梨状隐窝、会厌部是否有钡剂停留,喉部上提及关闭动作是否正常。

4. 食管期情况 钡剂是否停留梗阻,有无异物。上部食管括约肌的功能、食管的蠕动运动、下部食管括约肌的功能。

治疗师从 VFSS 中应了解到:①患者的放射学异常是否与临床症状相关。②引起患者吞咽障碍的解剖结构或生理功能异常表现。③康复训练改善吞咽障碍的有效性。④确定患者最佳进食体位、食谱及进食方式。

(二)纤维内镜吞咽检查(fibreoptic endoscopic exploration of swallowing,FEES)

患者取坐位,在鼻黏膜上部使用表面麻醉剂和血管收缩药,让纤维内镜进入鼻孔;先检查舌基部、咽部、喉部,再让患者食用染成蓝色的乳蛋粉、牛奶和固体食团进行比较,以评定患者的吞咽情况,即检查咽壁、喉和会厌运动,观测咽期吞咽活动速度,记录会厌谷和梨状窝是否存在溢出物,记录误咽情况。通过纤维内镜评定咽期吞咽障碍、误咽危险性,确定最初摄食状况(经口或非经口),恢复经口摄食的时机和选择何种食团稠度以达到最佳的吞咽功能。

(三)饮水试验

患者取坐位,以水杯盛 30ml 水,嘱其将水饮下,注意观察饮水过程并记录时间。正常是一饮而尽无呛咳,时间在 5 秒内。可疑是 1 次饮完,时间在 5 秒以上或分两次以上饮完无呛咳。异常是饮水时或饮水后 1 分钟内有呛咳,或者有湿性音质。观察饮水时有无口角漏水。

目前在国际上开展的吞咽功能检查还有测压检查、超声检查、肌电图检查等,在此不一一介绍。

第三节　结果记录与分析

一、结果记录

吞咽功能的评定结束后,记录评定结果以便于进一步分析吞咽障碍是否存在及其病因、程度。评定结果记录如下(表 26 – 5):

表 26 – 5　评定结果记录

项　目	症　状　或　体　征	记　录
一、病史	现病史	
	吞咽困难的持续时间	
	吞咽困难的发生频率	
	间断或连续的吞咽困难	
	加重与缓解因素	
	固体、半固体或流食	
	热冷的影响	
	伴随症状	
	梗阻感	
	口与咽喉疼痛	
	鼻腔反流	
	口腔气味	
	吞咽时咳嗽(次数、何时发生)	
	其他呼吸系统症状(慢性咳嗽、呼吸短促、哮喘)	
	胃食管反流(烧心感)	
	胸痛	
	继发症状	
	饮食习惯改变	
	食欲改变	
	味觉变化	
	口腔干燥或唾液黏稠	
	言语和嗓音异常	
	睡眠不好	

续表

项　目	症　状　或　体　征	记　录
	既往史	
	以前的吞咽检查	
	神经病学状况	
	肺部情况	
	外科情况	
	家族史	
	服药情况	
	营养状况	
	食物过敏史	
	体重的变化	
	营养摄取方式	
	完成一餐的时间	
	进食所需的辅助	
二、吞咽前评定	一般状况	
	意识状态	
	认知功能	
	体位	
	呼吸功能检查	
	营养状况	
	感觉检查	
	吞咽肌及相关结构	
	面部表情肌	
	下颌及咀嚼肌	
	唇	
	牙齿	
	软腭	
	咽	
	口腔反射	
	构音障碍	
三、吞咽评定	进行吞咽评定的食物	
	张嘴反射	
	滴漏	
	在口腔内堆积	
	舌根及喉上提动作	
	吞咽后咳嗽	
	吞咽后嗓音的改变	
四、VFSS	制备期情况	
	口腔期情况	
	咽期情况	
	食管期情况	

二、结果分析

吞咽障碍是神经系统疾病及咽喉部疾病常见的合并症,可以导致脱水、营养不良、误吸,继发于误吸的呼吸系统疾患有吸入性肺炎、肺脓肿、呼吸道梗阻、肺纤维化、成人呼吸窘迫综合征。根据吞咽各阶段障碍的症状、体征,结合检查 VFSS,分析吞咽障碍的解剖结构、病理生理、障碍程度。

(一)制备期吞咽障碍

制备期吞咽障碍影响食物成形和咀嚼,特征是流涎、食物在患侧面颊堆积、食物咀嚼缓慢、不能形成食团。流涎的原因一是唾液分泌超过了正常吞咽唾液的速度,出现淤积,多余的唾液由口内流出;二是口轮匝肌无力、感觉减退,尤其是口前部和舌前部感觉减退,造成流涎。口轮匝肌、咀嚼肌、舌肌的无力、僵硬、协调性差均可引起制备期吞咽障碍。食物在面颊内、舌上存留提示面肌、舌肌无力。咀嚼缓慢提示咀嚼肌无力。

(二)口腔期吞咽障碍

口腔期吞咽障碍使食团不能顺利进入咽腔,食物嵌塞于硬腭,梗噎或咳嗽,提示舌控制能力下降,经鼻反流提示软腭不能上抬封闭鼻咽通道。

制备期和口腔期吞咽障碍一般影响流质吞咽,或影响纤维较多的食物如牛肉的吞咽。流质食物需要较多的口内控制,缺乏适当的控制,食物就可在吞咽动作始发前流入咽部或吸入,引发吞咽前误咽。纤维较多或较硬的食物需要充分咀嚼搅拌。半流质和黏稠性食物较易控制,对制备期和口腔期患者较适合。

(三)咽期吞咽障碍

该期肌肉运动的有效性和安全性的损害造成吞咽时呼吸短暂停顿及气道保护障碍。最常见的症状是呛咳、误咽、气喘、吞咽启动延迟、咽喉感觉减退或丧失、音质沙哑、呕吐反射减退或消失,可伴有构音障碍或弛缓不能,即环咽括约肌不能适当松弛,食团在输送过程中停滞。患者主诉吞咽时食物堵塞,并能指出颈上部堵塞的部位。舌骨上抬减退可增加会厌谷残渣和咽停滞。误咽是指食物或液体在声带水平以下进入气管,它可发生在吞咽前、吞咽中或吞咽后。沉默性误咽或无症状性误咽是指食物或液体进入声带水平以下的气道而不出现咳嗽或任何外部体征。沉默性误咽的特点是,患者主诉吞咽障碍相对少,双侧神经病变指征、咳嗽无力、发音困难。沉默性误咽只能通过录像荧光检查确定。误咽可由吞咽控制失灵、吞咽反射延迟或消失、喉关闭不全、咽蠕动减退、一侧咽麻痹、咽抬高不够或环咽部功能障碍造成。一般情况下,在喉口附近会厌谷和梨状隐窝内的食物,通过反复吞咽可以被清除。如果这些隐窝内的食物存留下来,在吞咽后有可能溢出,进入喉引起误咽。咽期吞咽障碍的患者进流质食物更困难,半流质食物较易控制。单纯肌弛缓不能的患者,流质最易控制。

声音的改变提示声门的异常,可能与吞咽时气道保护功能下降有关。正常咽期包括口腔传递后启始吞咽,吞咽期的呼吸暂停,吞咽后的立即呼气,伴有清楚的吸气声和音质声。吞咽障碍患者的呼吸和音质是不同的,常常有汩汩声、清嗓子的次数增多和"湿"性音质。湿性音质和汩汩声提示吞咽时有误吸。湿性沙哑音质可能是由于咽喉部唾液的聚积造成的。发声困难不仅是喉功能障碍的表现,而且是上呼吸道无力或非口腔进食患者咽干燥的继发结果。

(四)食管期吞咽障碍

食管期吞咽障碍是指食物已转运至食管后向下输送有困难。任何食管协调性收缩的障碍都可以引起输送异常,如食管无蠕动、食管反流、食管痉挛。食管期吞咽障碍的患者常主诉吞咽固体食物时有梗阻感,常能指出症状部位,但流质食物无问题。胃食管反流和烧心可能提示胃食管括约肌功能不全。胃内容物反流,特别是在夜间,可导致吸入性肺炎。

根据误咽的程度及食物在口腔内的加工能力将吞咽障碍分为 7 级,此评定标准简单易行,有助于选择康复训练。吞咽障碍的评定标准见表 26-6。

表 26-6　吞咽障碍的评定标准

分　级	临　床　表　现
1 级:唾液误咽	唾液即可引起误咽,应做长期营养管理,吞咽训练困难
2 级:食物误咽	有误咽,改变食物的形态没有效果,为保证水、营养摄入应做胃造瘘,同时积极进行康复训练
3 级:水的误咽	可发生水的误咽,使用误咽防止法也不能控制,但改变食物形态有一定的效果,故需选择食物,为保证水分的摄入可采取经口、经管并用的方法,必要时做胃瘘,应接受康复训练
4 级:机会误咽	用一般的摄食方法可发生误咽,但采用一口量调整、姿势效果、吞咽代偿法(防止误咽的方法)等可达到防止水误咽的水平,需要就医和吞咽训练
5 级:口腔问题	主要是准备期和口腔期的中度或重度障碍,对食物形态必须加工,饮食时间长,口腔内残留多,有必要对饮食给予指导和监察,应进行吞咽训练
6 级:轻度障碍	有摄食、吞咽障碍,咀嚼能力不充分,有必要制成软食、调整食物大小,吞咽训练不是必需的
7 级:正常范围	没有摄食、吞咽问题,不需要康复治疗

根据 VFSS 检查结果对吞咽障碍进行分级较为准确,但由于存在一定风险并需要一定条件和较熟练的技术人员,因此在临床应用方面受到一定限制。其评分标准见表 26-7,其中 10 分为正常,9~7 分为轻度异常,3~2 分为中度异常,0 分为重度异常。

表 26-7　吞咽障碍的程度评分

评　分		程　度 (VFSS)
制备期及口腔期	0	不能把口腔内食物送入咽喉,从口唇流出,或者仅能依靠重力作用送入咽
	1	不能形成食团,只能把食物形成零碎状流入咽
	2	不能一次把食物完全送入咽喉,一次吞咽动作后,有部分食物残留在口腔内
	3	一次吞咽就可把食物送入咽喉
咽喉期	0	不能引发喉上抬与软腭弓上抬闭合,吞咽反射不充分
	1	在会厌谷和梨状隐窝存有多量的食物残渣
	2	少量存留食物残渣,且反复几次吞咽可把食物残渣全部咽入咽喉下
	3	一次吞咽就可把食物送入食管
误咽	0	大部分误咽,无呛咳
	1	大部分误咽,有呛咳
	2	少部分误咽,无呛咳
	3	少部分误咽,有呛咳
	4	无误咽

三、引起吞咽障碍的疾病

吞咽障碍可分为器质性和功能性两种。前者主要发生在口腔、咽、喉部的恶性肿瘤术后,由解剖结构异常引起;后者则由中枢神经系统及末梢神经系统障碍、肌病引起,在解剖结构上无异常,为运动异常引起的障碍。治疗师应了解引起吞咽障碍的常见疾病及其表现。

(一)神经系统疾病

1. 脑血管疾病　脑梗死、脑出血、腔隙性梗塞、动静脉畸形。卒中相关性吞咽障碍表现见表 26 – 8。

表 26 – 8　卒中相关性吞咽障碍的症状

吞咽阶段	症　　状
制备期及口腔期	进食缓慢
	食物或液体从嘴唇漏出
	残渣滞留于隐窝内
	吞咽前咳嗽
	慢性肺部感染或急性气道阻塞
	鼻反流
	吞咽的触发延迟或减弱
	连续吞咽
咽期	在吞咽时咳嗽(喉的控制能力差)
	食物或液体清除不完全(清嗓,湿性音质)
	吞咽后咳嗽(可能并不立刻出现)
	通过咽喉(食物达声带水平)和支气管吸入(食物超过声带以下)
	可造成气道阻塞、急性或慢性肺部感染
食管期	喉部有食物黏附感
	反流

2. 变性疾病　帕金森病(Parkinson's disease)吞咽障碍的特点是因肌张力增高及震颤所致的口、咽、舌肌僵硬,吞咽频率下降、流涎、咽喉部控制能力下降。亨廷顿病吞咽障碍的特点是下颌僵硬、舌及咽喉部不自主运动。阿尔茨海默病、橄榄桥脑小脑萎缩、进行性核上性麻痹亦可引起吞咽障碍。

3. 脑外伤　常见表现有吞咽启动延迟、舌控制能力下降、咽肌收缩力下降,此外,认知功能下降可导致误吸。

4. 延髓、脊髓损伤　可导致真性球麻痹吞咽障碍,常见疾病有颈椎外伤、脊髓空洞症、延髓空洞症、颅底畸形、原发性侧索硬化、肌萎缩侧索硬化。

5. 神经肌肉接头疾病　重症肌无力可导致两侧软腭无力,咀嚼吞咽无力,说话声音低沉、有鼻音。此外肉毒中毒、Eaton – Lambert 综合征亦可引起吞咽障碍。

6. 肌病　多发性肌炎、皮肌炎、线粒体肌病、肌营养不良、代谢性肌病等各种肌病均可导致面部表情肌、舌肌、咽肌的肌力下降。

神经源性吞咽障碍根据病变部位不同可分为真性球麻痹吞咽障碍及假性球麻痹吞咽障碍,两者表现及预后不同,应予以鉴别(表 26 – 9)。

表 26 – 9　真性球麻痹与假性球麻痹的鉴别

项目	真性球麻痹	假性球麻痹
病理	下运动神经元	上运动神经元
病变部位	延髓	双侧大脑半球
病因	迷走神经核或核下纤维受损	双侧皮质延髓束受损
吞咽反射	消失或减弱	存在、不协调
舌肌	萎缩	无
口腔力量	减弱	正常或不协调
吞咽障碍时期	咽期	制备期及口腔期
认知功能	正常	常有损害

(二) 非神经系统疾病

1. 头颈部肿瘤　①口腔肿瘤放疗后唾液分泌减少,形成、推动食团费力。②喉部肿瘤切除术后,喉上提困难,不能封闭呼吸道。全喉切除术后咽部痉挛狭窄。③放射治疗可导致咽喉部水肿、感染、组织纤维化。

2. 咽喉部炎症

3. 风湿性关节炎致颈椎半脱位　常见症状有咳嗽、反流、声嘶。

4. 食管贲门肿瘤　导致食管期吞咽障碍。

四、吞咽障碍的康复训练

吞咽障碍的康复训练目的是要维持患者基本营养的摄入及预防吸入性肺炎的发生。康复治疗师应综合考虑心理、文化等多方面因素,针对患者的不同情况制订合理的康复计划,充分调动患者及其家人的积极因素,以提高其康复效果和生活质量。治疗方法包括直接治疗及间接治疗。直接治疗包括感觉刺激、吞咽反射的调整、与吞咽有关的肌力训练、代偿性吞咽策略。间接治疗指改变食物性质、进食环境及进食姿势以改善吞咽障碍,提高吞咽能力。

小　结

吞咽障碍是神经系统疾患及咽喉部疾患中常见而严重的并发症。吞咽障碍除了影响患者的正常食物摄入、无法保证全身营养之外,还可引起呛咳、误吸而致肺内感染,甚至可造成生命危险,故应高度重视。在康复治疗前,要对吞咽功能进行详细的评定,包括病史、吞咽前评定、吞咽评定、辅助检查。分析造成吞咽障碍的原因,确定吞咽障碍发生的环节,以便选择正确的康复治疗措施。

思考题

1. 吞咽障碍的检查方法有哪些?

2. 电视 X 线透视检查的优势有哪些?

(徐扬)

第二十七章 环境的评定

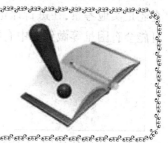

学习目标

1. 掌握环境的概念。
2. 掌握各种环境的评定方法。
3. 掌握环境改造的原则与方法。

患者(残疾者)出院后回归家庭生活,能否真正独立,能否参与社会生活,除了身体因素,环境也是重要的影响因素。居住环境、工作环境以及社区环境,包括建筑物的结构设计、可利用空间、服务与公共交通以及安全问题等都可能成为阻碍患者实施日常作业活动的消极因素。为此,在计划出院前,作业治疗师需要根据残疾者的具体情况与要求,对其生活和工作环境进行系统评定。本章对居住环境、工作环境以及社区环境评定的有关内容进行讨论。

第一节 评定目的与方法

个体只有在特定的外界条件下才可能发挥角色的作用,这种特定的外界条件即环境。物质环境(physical environment)包括自然地域、各种可利用的空间、建筑物、家具、物品、工具,甚至还包括动物。作业治疗师的责任是帮助残疾者将物质环境的不利因素减到最小。

一、评定目的

通过评价各种环境,可达到以下目的:

1. 了解残疾者在家庭、社区以及工作环境中的功能水平,安全性以及舒适和方便程度;
2. 找出影响功能活动的环境障碍因素;
3. 针对不同的环境障碍,为患者、家属、雇主甚至政府有关部门提供符合实际的解决方案;
4. 评定患者是否需要使用适应性辅助用具或设备;
5. 协助患者和家属为出院做准备。

二、评定方法

环境评定可通过问卷调查或实地考察完成。问卷调查主要是通过患者或家属回答提问来了解患者在将要回归的生活或工作环境中从事各种日常活动可能会遇到的情况,了解有哪些环境障碍(建筑结构或设施)会阻碍患者活动。实地考察是亲眼目睹患者在实际环境中进行各种活动的表现,评定结果真实、可靠。通过实地考察可以大大减少患者本人、家属及雇主对于患者功能独立的担心。实地考察也使治疗师可以制订出更切实际的克服环境障碍的方案。实地考察的主要缺点是需要时间和费用。因此,在进行实地考察之前通常首先对患者及家属做问卷调查;如果问题比较复杂,为了更准确、更全面地了解情况以帮助患者切实解决问题,治疗师则亲自走访患者的居住环境,对其进行实地考察和测量。无论是问卷调查还是实地考察,在进行评定前,治疗师都应当对患者的残疾以及在哪些日常生活活动方面可能会有困难等做到心中有数,使评定更具有针对性。

第二节　各种环境的评定

本节从居住环境、工作环境、社区环境三个不同的角度进行评定,通过评定发现限制残疾者回归家庭与社区、社会生活的问题点,为制订切实可行的改造方案提供第一手资料。

一、居住环境的评定

居住环境的评定对每一个有残疾并期望在一定程度上保持功能独立的人来说都十分必要。居住环境的评定通常在开始计划出院时进行。评定的依据是调查问卷和与患者及其家属所做的交谈,必要时进行家访,家访时患者及家属应在现场。观察的主要内容包括两大部分,即住宅的外部结构和内部结构,主要考察入口、楼梯、地面、家用电器的安全性、浴室的安全性、电源插座的位置、电话及紧急出口等。评定的顺序也可按照患者的日常生活规律顺序进行,如住宅内部环境的评定从床边、卧室开始,然后是洗手间等。应记录哪些活动不能完成,为什么不能完成。住宅内外环境的评定包括住宅类型、入口、进入住宅的通道、户内入口和通道、客厅、卧室、餐厅、盥洗室、厨房、洗衣、打扫卫生、应付紧急情况等 12 项内容。在评定中,治疗师在□中对所选答案打"√",并在横线上填空。评定完成之后,绘制一张包括室内、外环境的平面图并记录道路与住所的位置关系。

(一)住宅类型

1. 公寓楼房□:患者住在哪一层?＿＿＿＿＿＿＿＿＿

　　有电梯吗?＿＿＿＿＿＿＿＿＿

2. 独宅□:有几层?＿＿＿＿＿＿＿＿,患者住在几层?＿＿＿＿＿＿＿

3. 平房□

(二)入口

1. 台阶—患者能够上下户外的台阶吗? 能□　否□

(1)台阶的宽度＿＿＿＿＿＿＿

(2)台阶级数＿＿＿＿＿＿＿

(3)上台阶时扶手在:左边□,右边□,双侧□

(4)有无轮椅用斜坡?＿＿＿＿＿＿＿,长度＿＿＿＿＿＿＿,高度＿＿＿＿＿＿＿

2. 门

（1）患者是否能够：□开锁、□开门、□关门、□锁门？

（2）是否有门槛？＿＿＿＿＿＿＿＿,门槛的高度＿＿＿＿＿＿＿＿,门槛的材料＿＿＿＿＿＿＿＿

（3）门的宽度＿＿＿＿＿＿＿＿

（4）患者能够进＿＿＿＿＿＿＿＿出＿＿＿＿＿＿＿＿门吗？

3. 走廊

（1）宽度＿＿＿＿＿＿＿＿

（2）有任何障碍物阻碍通过吗？□有　□无

（三）进入住宅的通道

1. 走廊

（1）宽度＿＿＿＿＿＿＿＿

（2）障碍：□有　□无

2. 楼梯

（1）患者能上下楼梯吗？能□　否□

（2）楼梯的宽度＿＿＿＿＿＿＿＿

（3）楼梯的级数＿＿＿＿＿＿＿＿

（4）楼梯的高度＿＿＿＿＿＿＿＿

（5）上楼梯时扶手在：□左边、□右边、□双侧

（6）有无轮椅用斜坡？＿＿＿＿＿＿＿＿,长度＿＿＿＿＿＿＿＿,高度＿＿＿＿＿＿＿＿

3. 门

（1）患者是否能够：□开锁、□开门、□关门、□锁门？

（2）能够使用球形门把手吗？＿＿＿＿＿＿＿＿,长柄门把手？＿＿＿＿＿＿＿＿

（3）是否有门槛？＿＿＿＿＿＿＿＿,门槛的高度＿＿＿＿＿＿＿＿,门槛的材料＿＿＿＿＿＿＿＿

（4）门的宽度＿＿＿＿＿＿＿＿,轮椅能否出入？能□　否□

（5）患者能够进＿＿＿＿＿＿＿＿出＿＿＿＿＿＿＿＿门吗？

4. 电梯

（1）有电梯吗？有□　无□

（2）电梯开门时是否与地面同高？是□　否□

（3）电梯门宽＿＿＿＿＿＿＿＿

（4）电梯控制按钮的高度＿＿＿＿＿＿＿＿

（5）患者能自己独立乘电梯吗？能□　否□

（四）户内

记录走廊和门口的宽度＿＿＿＿＿＿＿＿

记录有无门槛,如有则记录高度＿＿＿＿＿＿＿＿

记录是否需要上楼梯或台阶才能进入房间＿＿＿＿＿＿＿＿

1. 患者能否从家里的一处到另一处？如：

□走廊　□卧室　□厨房　□盥洗室　□客厅　□户内其他地方

2. 在家里从一个房间到另一个房间需使用:

□拐杖　□助行器　□矫形器　□假肢　□手动/电动轮椅　□电动车　□其他

3. 患者能否在以下几种情况下安全地活动?

□在地毯上行走　□不平的地面　□打蜡的地板　□家具边角锐利　□家中有宠物

4. 对患者而言,潜在的不安全区域或因素是什么?＿＿＿＿＿＿＿＿

(五)卧室

1. 电灯:能开关吗? 能□　否□

2. 窗户:能开关吗? 能□　否□

3. 床:

(1)高度＿＿＿＿＿＿,宽度＿＿＿＿＿＿

(2)两边均可上下吗?＿＿＿＿＿＿,有无床头板?＿＿＿＿＿＿,床尾板?＿＿＿＿＿

(3)床有轮子吗?＿＿＿＿＿＿,如有,床稳定吗?＿＿＿＿＿＿

(4)患者可否从床转移到轮椅上?＿＿＿＿＿＿,或从轮椅转移到床?＿＿＿＿＿＿

4. 床头柜

(1)床头柜是否位于患者可及的位置?＿＿＿＿＿＿

(2)床头柜上有电话吗?＿＿＿＿＿＿

5. 衣服

(1)患者的衣服放在卧室吗?＿＿＿＿＿＿

(2)患者从何处取衣服:□箱子　□柜子　□抽屉　□其他处

6. 在卧室中活动所遇到的最大的问题是什么?＿＿＿＿＿＿＿＿

(六)盥洗室

1. 在盥洗室里,患者使用:□轮椅　□步行器

2. 盥洗室空间的大小允许轮椅＿＿＿＿＿＿或步行器＿＿＿＿＿＿进入其中吗?

3. 患者能够触到开关吗?＿＿＿＿＿＿

4. 使用厕所

(1)类型:□坐式厕所　□蹲式厕所

(2)患者能否独立进行轮椅与坐便器之间的转移吗? 能□　否□

(3)坐便器的高度＿＿＿＿＿＿

(4)坐便器附近有无扶手? 有□　无□

(5)有无安装扶手的位置? 有□　无□

(6)能否取卫生纸和使用卫生纸? 能□　否□

5. 使用水池

(1)水池的高度＿＿＿＿＿＿

(2)能开关水龙头吗? 能□　否□

(3)水池下方有无放腿的位置? 有□　无□

(4)患者能否拿到所需用品? 能□　否□

6. 洗澡

(1)患者洗□盆浴　□淋浴

(2)盆浴时,患者能否在没有帮助的情况下安全地转移?　能☐　　否☐

(3)浴盆旁有无扶手?　有☐　　无☐

(4)是否需要辅助用品,如坐椅、防滑垫、扶手、其他＿＿＿＿＿＿等?

(5)患者能否开关水龙头和使用塞子?　能☐　　否☐

(6)盆边到地面的高度＿＿＿＿＿＿

(7)浴盆的内径宽度＿＿＿＿＿＿

(8)淋浴时,患者能否独立转移和拧水龙头?　能☐　　否☐

7. 洗澡所遇到的最大问题是什么?　＿＿＿＿＿＿

(七)客厅

1. 能开关电灯吗?　能☐　　否☐

2. 能开关窗户吗?　能☐　　否☐

3. 为了使轮椅能够通过,可否重新摆放家具?　可☐　　否☐

4. 能否从轮椅转移到坐椅,或从坐椅转移到轮椅?　＿＿＿＿＿＿,坐椅的高度＿＿＿＿＿＿

5. 能否从☐坐椅、☐沙发上站起或坐下?

6. 能否使用☐电视、☐收音机、☐空调或☐其他电器?

7. 客厅活动所遇到的最大问题是什么?

(八)餐厅

1. 能开关电灯吗?　能☐　　否☐

2. 桌子高度＿＿＿＿＿＿,能在餐桌上吃饭吗?　能☐　否☐,轮椅能否推到桌子下方?　能☐　否☐

(九)厨房

1. 患者能打开冰箱取食品吗?　能☐　　否☐

2. 患者能打开冰柜取食品吗?　能☐　　否☐

3. 水池

(1)患者能否坐在水池前?　能☐　　否☐

(2)患者能否触及到水龙头?　能☐　　否☐,能否开关水龙头?　能☐　　否☐

4. 橱柜

(1)患者能否开关柜门?　能☐　　否☐

(2)患者能否拿到餐具、水壶、食品?　能☐　　否☐

5. 移动患者能否携带器皿在厨房里从一处到另一处?　能☐　　否☐

6. 炉灶

(1)患者能否到达炉灶前并使用炉灶?　能☐　　否☐

(2)能否使用烤箱?　能☐　　否☐

7. 其他电器

(1)患者能否使用电源插座?　能☐　　否☐

(2)患者能否拿到并使用其他电器?　能☐　　否☐

8. 操作空间

(1)操作台前有足够的操作空间吗?　有☐　　无☐

(2)绘制示意图,指示炉灶、冰箱、水池、操作台等的位置。

9. 使用厨房对你来说十分重要吗？ _____

10. 厨房活动所遇到的最大问题是什么？ _____

（十）洗衣

1. 患者有无洗衣机？ 有□　无□

2. 能否到达洗衣机处？ 能□　否□

（1）能否放入？ _____取出？ _____

（2）能否控制开关或按钮？ 能□　否□

3. 如果没有洗衣机，如何洗衣服？ _____

4. 患者能晒衣服吗？ 能□　否□

5. 患者能否熨衣服？ 能□　否□

6. 洗衣所遇到的最大问题是什么？ _____

（十一）打扫卫生

1. 患者能否拿到拖把、扫帚或吸尘器？ 能□　否□

2. 能使用哪种工具？ _____

（十二）应付紧急情况

1. 电话在室内的位置_____

2. 患者单独在家时，能否迅速从安全口或后门撤离？ 能□　否□

3. 患者有邻居、警察、火警及医生的电话号码吗？ 有□　无□

二、工作环境的评定

对工作环境进行考察是环境评定的重要组成部分，评定患者工作环境的最有效方法是进行实地考察。在工作环境中评定一个人的功能水平时，节省能量和符合人体工程学是治疗师考察时所遵循的主要原则。人体工程学亦称工效学，它根据人体解剖学、生理学、心理学等特点，通过研究人体与工作模式的关系来研究人的作业能力状况，其目的是寻找和建立最佳的工作方法、工作环境以及人体姿势，使工作模式与人体相适应，进而最终实现工作高效、安全以及舒适的目的。因此，人体工程学技术通常被用来判断某种累积性创伤病症是否由于某一种特定的工作活动所引起。腕管综合征的一个常见原因就是长期从事打字工作使手指和腕关节一直处于伸展位所致。在作业疗法临床实践中，治疗师进行人体工程学分析的目的是：判断该残疾者是否还能够回到其从前的工作岗位或另寻新工种；预防损伤。

实地评定工作环境应包括：①工作分析。工种特点决定了完成该工作所参与的功能活动种类和所需要的功能水平，因此需要对残疾者从前或今后可能从事的具体工作进行解析，即解析该项工作的基本组成和特征以及完成该项工作所处的环境特点。②人体工程学分析。通过在工作现场进行工作模式与人体姿势或体位之间关系的评价找出已经存在或潜在的、可引起患者肌肉、韧带、骨骼损伤的危险因素。③提出和制订减少或消除危险因素以及优化和提高功能水平的计划。治疗师根据现有工作环境特点，提供改进建议，如建议患者在工作时使用适应性辅助具或运用生物力学原理采取正确的姿势和体位，从而减少损伤发生，提高功能水平。

（一）外环境的评定

1. 停车场与办公地点之间的距离。

2. 停车场有无残疾人专用停车位及其标志。

3. 残疾人停车位面积是否足以进行轮椅转移。

4. 残疾人停车位是否便于停放和进出。

5. 残疾人专用停车位数量。

6. 停车场与路沿之间有无斜坡过渡。

7. 建筑物入口有无供轮椅使用者专用的无障碍通道以及入口引导标志。

(二)工作所需的躯体功能水平的评定

在了解被评定者的工作及其特点的基础上,治疗师应分析完成该项工作需具备的各种功能及水平,如肌力(躯干、上下肢)、姿势、耐力、手指灵活性、手眼协调性、视力、听力以及交流能力等。

(三)工作区的评定

检查被评定者的工作区,包括照明、温度、坐椅种类、工作面的种类、高度和面积;被评定者坐在轮椅中时,其活动空间以及双上肢的水平和垂直活动范围等。

(四)公共设施与场所的评定

公共设施的评定也是工作环境评定的一个部分。残疾者除了在自己的工作区活动,还要去工作区以外的地方活动,如上下电梯、去洗手间、使用公用电话等,这些地方是否无障碍,同样是制约残疾者返回工作岗位的重要因素。表27-1列出了需要评定的细节。

表 27-1　　建筑物调查评定表

设　　施	有(Yes)	无(No)
电梯		
1. 有电梯吗?		
2. 电梯到达所有楼层吗?		
3. 电梯控制按钮距地面的高度是多少?		
4. 控制按钮易操作吗?		
5. 有无紧急用电话?		
公用电话		
1. 残疾人能够使用电话吗?		
2. 电话是触键式? 拨号式? (在选择上画圈)		
3. 电话距地面的高度?		
地面		
1. 地面滑吗?		
2. 如果有地毯,地毯用胶粘固定在地面上吗?		
洗手间		
1. 残疾人能够进入吗?		
2. 厕所的入口宽度是多少?		
3. 厕所内有无扶手?		
4. 坐便器高度?		
5. 容易够到卫生纸吗?		
6. 洗手间内公共活动面积有多大?		
7. 洗手池下面有无容纳膝部的空间?		
8. 能使用水龙头吗?		

三、社区环境的评定

社区环境包括各种社区资源和社区服务。对于期望回归和参与社区生活的残疾者来说,社区环境的评定十分必要,通过评定,使治疗师、患者以及家属了解可以利用哪些社区资源和社区服务,为提出改进意见提供依据。在社区环境评定中,残疾者能否利用交通工具以及各种社区服务是两个重点。有无适用于不同肢体残疾的交通工具便于残疾者出行;公共汽车有无残疾者进出专用门;汽车上有无液压升降装置可直接将四肢瘫或高位截瘫患者和轮椅转运入车厢内等。工作环境评定的许多要点同样适用于社区各种服务设施,无论是商店、剧院、餐馆、会馆、学校、体育场馆等都需要考虑入口处的无障碍通道、走廊的宽度、残疾人是否能进入并使用洗手间、能否使用公用电话等等。

康复的一个主要目标是要使患者回到病前的环境中并按照以往的生活方式生活和工作。环境评定的结果对于患者完成从康复医院到回归家庭和社区的转变过程具有积极的促进作用。通过评定不但能够发现在特定的实际生活环境中患者的功能水平、回归程度以及安全性,更重要的是为康复治疗、环境改造以及正确选择使用适应性辅助具提供依据。

第三节　环境障碍的改造原则与方法

通过实地考察残疾者在家庭、工作及社区环境的功能活动情况,治疗师对残疾者在家庭、社区以及工作环境中的功能水平,安全性以及舒适和方便程度有了一个基本的了解。在此基础上,治疗师还应确定影响功能活动的环境障碍因素(例如,由于门的宽度不够,使得使用轮椅的残疾者不能自由地进出家里的各个房间;由于厕所门口有台阶使得偏瘫患者自己不能独立地去厕所),并针对不同的环境障碍,为患者、家属、雇主甚至政府有关部门提供符合实际的解决方案,最大限度地减少或消除环境障碍,使环境适应患者的实际能力,从而使患者能够安全地参与各种活动或工作。

一、环境改造的原则

改变或改造从事某种活动或工作的环境是作业疗法的治疗手段之一。当患者不能通过改善身体功能来提高其作业活动能力,也即活动本身的要求超过了患者的能力时,就需要通过改变环境,即降低常规的环境标准或要求以适应其功能水平来实施作业活动。环境改造指设计方便残疾者通行、到达和利用或使用的建筑物内、外部结构。供残疾者通行、到达和利用或使用的道路、停车场、入口、走廊、电梯、房间、厨房、厕所、浴室、交通工具等设施称为无障碍设施。环境改造的方法强调针对患者当前功能与能力水平,改建一个与之相适应的、满足其功能、社会及心理需要的环境。人与环境相互间的适应性愈高,说明环境能够满足人的各种需要的程度愈高,人的独立性和生活质量也就愈高。此外,环境改造也具有预防损伤的目的与作用。在总体设计上,环境改造应遵循以下原则:

● 室内布局:①室内留有充裕的空间便于操纵轮椅或其他助行器;②通向各个房间的走道应通畅;③电源插座、开关、电话应安置在方便、安全的位置。

- 地面:①地毯或地板革等应胶粘固定在地面上,应选择高密度、短绒毛织成的地毯以便于轮椅或其他步行辅助具的使用;②避免使用可移动的小块地毯;③对于有视觉缺陷的患者,应在地面贴上颜色鲜艳的胶带以便于患者在光线不足时行走。

- 门:①取消门槛,使门内外地面同高,无法取消时可用斜坡连接过渡;②门开启后的宽度应足以使轮椅或其他助行器方便通过;③根据患者的具体情况,可以选择改变门的开启方向、使用折叠门或减轻门的重量;④门把手应采用长柄式,省力、便于开启。

- 楼梯:①楼梯两侧均应有扶手,有照明;②对于视力差者,在接近扶手终点处可用不同于扶手的材料作为区别或用皮筋栓绑以提醒患者楼梯的终点将近;也可以将颜色鲜艳的暖色色带贴在每一级楼梯的边缘提示视觉损伤患者;③每一级楼梯不应有突出的前缘。

- 电梯:①门宽允许轮椅进出;②电梯内外操作按钮、紧急用电话的高度适用于轮椅使用者。

二、环境改造的方法

(一)家居环境改造

在计划改造之前,了解住房的所有权对于决定是否能够实施结构性改造十分重要,如为租用房就不可能实施结构性改造。此外,还应了解现住房是否为患者的永久居住地,如果患者短期内有可能移居,则与永久居住地的改造方案不同。

1. 建筑物外部环境改造

(1)入径

1)通向入口的地面要平整、台阶少、有扶手。

2)行车道与入口距离较近。

3)入口处每一级台阶的高度不宜超过 17.5cm,深度应为 28cm;台阶不宜有突出的前缘;台阶表面应采用防滑材料。

4)必要时在台阶两侧安装扶手,根据使用者身高情况,扶手可在高度 80cm 上下进行相应调整。

5)如需要设置坡道,理想的轮椅坡道的坡度为每延长 30.5cm,高度增加 2.5cm。坡道的宽度不应小于 122cm。坡道两侧应设扶手,扶手两端各应水平延伸 30.5cm。

(2)入口

1)坡道的终点也即入口处应有一个平台便于轮椅回转活动,面积不应小于153cm×153cm。

2)根据患者情况可采用呼叫对讲或电子卡开锁系统进入。

3)入口处的门开启后净宽度不得小于 82cm。

2. 建筑物内部环境改造

(1)卧室

1)床应靠墙或墙角,或床腿采用负压吸引器使之固定,床前应有充足的空间供患者转移。

2)床的具体高度应以利于患者进行转移的原则来确定,增加高度可用木板或床垫。

3)床边应放置一张床头柜用于摆放床头灯、电话、药或呼叫铃等。

4）衣柜内挂衣横杆的高度距地面 132cm，使坐轮椅者可自由取和挂衣服，壁柜挂钩距地面高度在 100cm～140cm 之间；衣柜搁板距地面最高不能高于 114cm（图 27-1）。

图 27-2 所示轮椅使用者卧室的基本布局，符合以上四条要求。

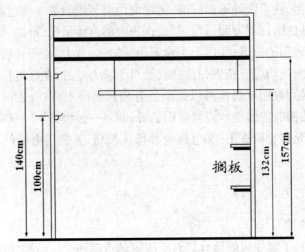

图 27-1　改造后的衣柜供坐轮椅者使用

（2）厕所

1）在厕所的墙壁上安装能承受身体重量的扶手用于身体安全转移。扶手直径为30cm～40cm。扶手表面采用摩擦系数较大的材料以增加抓握的牢固性和安全性。厕所转移用扶手呈水平位，距地面 84cm～91cm，位于后壁的扶手长度以 61cm～91cm 为宜，侧壁扶手为 106cm（图 27-3）。

2）根据具体情况对坐便器适当加高，最高不超过 48.5cm。这样的设置有利于患者站起和转移。

3）卫生纸放在手容易拿到的地方。

（3）浴室

1）浴盆侧墙壁上安装转移用安全扶手，扶手呈水平位，其高度距浴盆底部 61cm。

2）洗澡时可使用浴盆坐椅，其椅面宽大，椅腿有橡胶负压吸引盘固定，有靠背，椅面较长。较长的椅面有利于患者进行浴盆内外的转移（图 27-4）。

3）浴盆底部放置防滑垫。

4）淋浴用面积至少为 920cm×920cm，淋浴室的墙壁应安装扶手。

5）浴室中的热水管要给予屏蔽以避免烫伤使用者，尤其是有感觉障碍的患者。

（4）厨房

1）对于轮椅使用者，厨房操作台的高度应符合使用者的实际需要，操作台距地面的理想高度不应超过 79cm；操作台面要光滑以便必要时可以将重物从一边滑送到另一边，既省力又达到搬运的目的。

2）远距离搬运时可使用手推车，如将食品从冰箱取出后运送到操作台上。

3）水龙头采用大的、叶片状手柄以便于操作。

4）操作台下方、水池下方以及炉灶下方均应留有能放入双膝和小腿的空间。

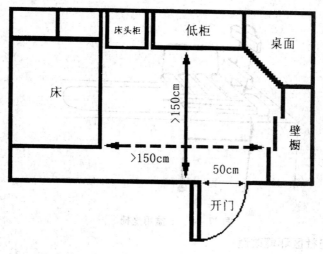

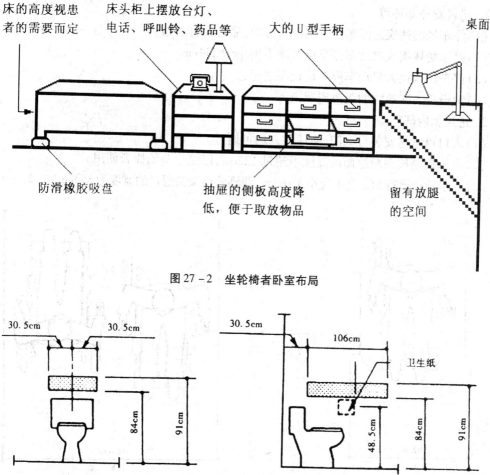

图 27 – 2 坐轮椅者卧室布局

图 27 – 3 厕所及扶手的设计

5）器皿和食品的储藏位置的安排以节省身体能量为原则，即常用的工具、器皿或食品放在易拿到的地方；橱柜内的储物架采用拉筐式或轨道式以便于使用者拿取。

6）厨房里的热水管给予屏蔽以免发生烫伤。

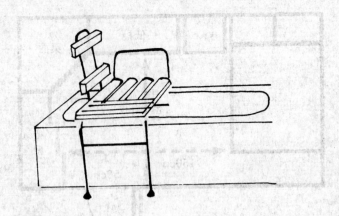

图 27 - 4　浴盆用坐椅

(二) 工作环境与社区环境改造

1. 建筑物外部环境

(1) 停车场的残疾人停车位应当出入方便, 靠近人行通路。

(2) 停车场残疾人机动车停车位宽度不得小于244cm。

(3) 停车场残疾人机动车停车位设明显标志。

(4) 铺设进入建筑物的无障碍通道。

2. 建筑物内部环境

(1) 入口可考虑安装自动门, 使任何人均可通过。

(2) 电梯控制按钮距地面的高度不超过122cm, 以便于坐轮椅者使用。

(3) 一辆轮椅通行的宽度不应小于92cm, 两辆轮椅交错通过的宽度为153cm(图 27 - 5)。

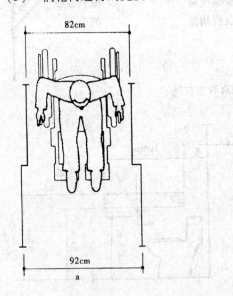
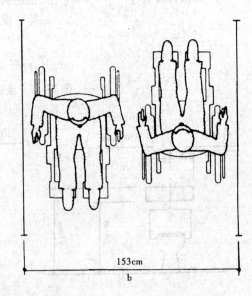

图 27 - 5　轮椅通行的宽度

(4) 对于躯干控制能力较差的轮椅使用者, 其工作空间为一侧上肢垂直活动距离, 即51cm ~ 122cm, 水平向前触摸的距离自桌边起46cm(图 27 - 6)。躯干控制能力较好的轮椅

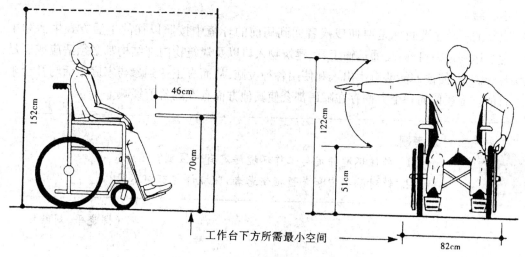

工作台下方所需最小空间

82cm

图 27 - 6　轮椅使用者需要的最小工作空间

使用者向侧方及前方的活动空间还可以增加。工作区轮椅活动面积不应小于 153cm ×
153cm 。

（5）根据患者具体情况,设计符合人体工程学的工作环境。

（6）洗手间门开启后净宽不少于 82cm。洗手间内应保持 183cm × 183cm 的轮椅转动面
积。洗手池下方应留有足够放入双膝的空间。水龙头应为大叶片状手柄。厕所门向外开
时,厕所内的轮椅面积应不小于 120cm × 80cm。厕所门向内开时,厕所内面积应不小于
150cm × 150cm 以便轮椅转动。厕所内应安装扶手。坐便器的高度至少应达到 38cm,不得
高于 48.5cm。

（7）公用电话距地面的高度不应超过 112cm。

（三）交通工具改造

如果肢体残疾者不能利用交通工具,其活动范围只能局限于家中及附近的场所,不能上
班,不能参加社交活动。而如果没有来往于两地间可供残疾者使用的交通工具,即便建筑物
的结构允许残疾者自由出入也无多少实用价值。因此,交通工具的改造是残疾人回归社会
不应忽视的重要环节,设计和制造适合于不同肢体残疾者的交通工具需要得到社会以及政
府的关注。

对于轮椅使用者或下肢功能严重减退者来说,自己踩上公共汽车的踏板进入车内是不
可能的事情。因此,如何使肢体残疾者能够上下车是公共汽车能否为肢体残疾者利用的关
键。一种解决方法是公共汽车踏板的高度在控制下可自由调节升降,使踏板降至与路沿同
高。它是通过液压控制装置来完成的。另一种方法是使用液压升降机直接将轮椅及其使用
者同时转运入车厢内。

交通工具的改造还包括对私家汽车的改造。通过特殊设计和改造,肢体残疾者可亲自
驾驶汽车。肢体残疾者专用的轿车或面包车的改造包括用手代替脚控制刹车和油门、增加
方向盘辅助装置便于抓握力差的残疾者操纵方向盘、安装升降装置可将轮椅放到车内等。

对于耐力差或不能耐受长距离乘车过程的残疾者,可使用电动车在居住地附近活动。

小　结

康复的一个主要目标是要使残疾者回到病前的环境中按照以往的生活方式生活和工作。为了达到这一目标,交通运输工具、建筑物入口以及建筑物内部结构都必须适应或满足残疾者的需要,使他们能够自由出入和使用各种设施,从而真正达到参与家庭生活与社会生活的目的。上述任何一个方面存在障碍都会使其他方面存在的价值锐减。

思考题

1. 居住环境评定与工作环境评定有何区别?

2. 针对脑卒中和脊髓损伤患者,环境评定有何不同?

(恽晓平、刘璇)

第二十八章　生活质量的评定

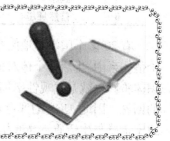

学习目标

1. 掌握生活质量的概念。
2. 熟悉生活质量评定的各种方法。
3. 掌握生活质量评定的内容。

　　康复的目的不仅是要获得日常生活活动(ADL)的能力,而且是要帮助残疾者适应生活环境,参与社会生活,进而提高生活质量。生活质量的提高是康复医学的重要指标。本章重点介绍生活质量的评定方法。

第一节　概　述

　　生活质量(quality of life,QOL)作为康复医学所关注的对象历史较短。近年来,随着康复医学的发展和生物医学模式的转变,提高个人生活质量作为康复医学的最终目标,生活质量评定作为重要的评定指标越来越得到医学界的认可。

一、QOL 的概念

　　所谓生活质量不仅是指消除疾病和改善物质生活方面的质与量,更包括精神生活方面的质量状况,即"对人生和生活的个人满意度"。因此,生活质量是一个多维度的概念。生活质量由生活者自身的质量和生活者周围环境质量两大方面构成(图 28 − 1)。美国环境保护署关于生活质量的构成因素如表 28 − 1 所示。

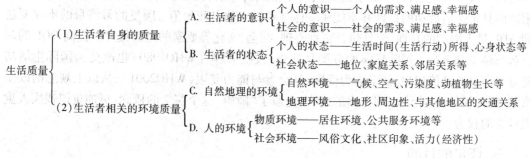

图 28 − 1　生活质量的构成

表 28-1　美国环境保护署关于生活质量的构成因素

	构成因素	包含的内容
1	经济环境	事业上的满足感、报酬、经济保障等
2	政治环境	广泛的选举、市民的自由、政府的反应
3	物质环境	住宅、交通、公共服务等
4	社会性环境	交流、社会性安全、文化、物质的安全性、家庭、娱乐
5	健康	躯体、精神、营养
6	自然环境	大气的质量、水质、放射线、废弃物、有毒物、噪音

有 20 多个国家和地区参加的 WHO 对 QOL(1997)所下的定义是:在不同的文化背景及价值体系中,生活的个体对他们的目标、愿望、标准以及与自身相关的事物的生存状况的认识体验。也就是主观性幸福的程度是由个人 QOL 所决定的。对有价值的生活,人们有不同的回答。因此,QOL 的评定具有一定难度。许多学者都将个人生活、工作的安定感,满足感或幸福感与生活质量高低相联系。

上田敏(日本)将客观的 QOL 分为生命质量、生活质量以及人生质量 3 个层次,并与康复医学中障碍的 3 个水平即功能障碍(残损)、能力障碍(残疾)、社会性障碍(残障)加以对比,并加上主观的 QOL,把 QOL 共分为 4 个层面,如图 28-2 所示。他认为,QOL 的提高以生命的质量和生活的质量为基础。

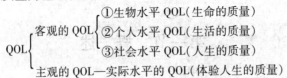

图 28-2　上田敏 QOL 的四个层面

二、历史背景

生活质量最初作为一个政治口号出自上个世纪 50 年代的美国。日本也于 20 年后的 70 年代开始使用该术语,从 70 年代后期,医学领域广泛开展了生活质量的研究工作,并逐渐形成研究热潮。

从整个世界的背景来看,第二次世界大战以后从"生命"到"残障"发生了医学视点的变化。一方面,随着国际残疾人年(1981)及联合国残疾人十年(1983～1992)活动的开展,各国纷纷对残疾人立法,谋求缩小残疾人与正常人的差别,但许多专业人士指出,只追求最大限度的日常生活活动的自理并不能完全体现残疾人的自我价值,康复的最终目的不仅要达到 ADL 最大限度的自理,而且包含精神心理、社会、文化等要素的全面提升。提高 QOL 的观点越来越受到重视。国际残疾的分类从残损、残疾、残障(WHO1980)也改变为国际生活功能分类即身心功能残损、活动能力受限、社会参与能力受限(WHO2001),从以上观念的改变来看,增加了社会、个人心理方面的内容,克服了"障碍"这个狭义的概念,更加重视残疾人重返社会的权力。

三、评定的目的

1. 把握残疾者在原生活环境中的行为以及疾病、外伤、高龄所引起的状态变化。

2. 确定残疾者的需求,并发现形成障碍的因素。

3. 依据评定结果,设立治疗目标,制订治疗计划。

4. 收集与患者康复有关的资料

(1)了解患者及家属想要达到的康复目标。

(2)来自康复小组其他成员的与患者有关的资料。

(3)回归家庭或进入其他设施的环境资料。

5. 科研 对躯体问题、精神心理的问题、家庭的周围环境、家庭成员间的问题、居住社区的社会与环境的问题进行细致和综合分析。

四、ADL 与 QOL 的关系

ADL 评定是康复医学中不可缺少的重要项目。随着 QOL 概念的引入,康复的最终目标由最大限度地提高 ADL 能力向提高 QOL 转变,重视、改善和提高 QOL 的观点越来越受到重视,许多治疗师都认识和体会到 ADL 和 QOL 是一个事物的两个方面,相互依赖而且不可分离。上田敏用图解的形式(图 28 - 3)说明了二者的关系。由图可见,ADL 与 QOL 呈线性正相关,即 ADL 水平越高,QOL 越高,如果一名患者的 QOL 的评分高,具备一定外界社会的条件(在回归社会方面、环境改造方面等),患者达到的行走的康复目标的可能性越大,反之,对待残障的策略不充分,影响患者达到康复目标。

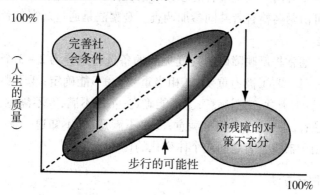

图 28 - 3 ADL 和 QOL 的关系

第二节 评定的方法

本章重点介绍 QOL 的评定的分类、实施的方法以及国际上常用的生活质量评定量表,通过对患者进行生活质量评定,发现患者主观和客观两方面的问题,为制订康复计划和判断患者预后提供重要依据。

一、QOL 评定实施方法

(一)QOL 评定量表的基本要求

1. 信度 包括检查者内部和检查者之间的信度。

2. 效度 所提问题能够区分并反映有无功能损害及其严重程度。

3. 敏感度　在对患者进行调查时真阳性者数量占真阳性与假阳性者和的百分比。这是检验效度的一种有效方法。

4. 测试结果数量化　数量化地反映被检查者的特点和功能障碍水平。

（二）评定的分类

评定量表的内容根据患者的主、客观两方面的情况分为两类：

1. 实际指标的调查　是以提出生活中的具体问题的形式收集被调查者的有关资料。例如，对旅行的次数，洗澡的次数、时间等进行调查，把握生活内容作为社会指标。

2. 对患者的主观意识的调查　是对个人的主观、心理的情况进行调查，按记述式或重要度的顺序进行，可参照视觉模拟尺度评定法，即通过用一条标有刻度的直线（长度为10cm、15cm、20cm）来评定主观症状或障碍的方法。直线的两端标明某种症状的两个极端。以疼痛为例，左端为"无痛"，右端为"非常痛"，中间为从无痛到非常痛的过渡，被检查者根据症状在直线范围内选择。如从"很不满～很满意"。

（三）评定的方法

分为自我报告法、询问量表法和观察法。自我报告法是被调查者直接填写量表，回答有关问题，此方法能直接反映被调查者的思考方法，在调查项目的内容不能被理解的情况下，可能需要适度提示。询问法是通过向患者或家属询问来填写 QOL 量表，患者及家属回答问题，但有可能发生检查者诱导被检查者的思路的情况。所以，谨慎地把握调查的内容和项目是重要的，必要时可由两名检查者共同参加调查。观察法是通过观察患者的表现给予评分。

（四）评定标准

在量表评定中，通常将反映障碍的程度提问的备选答案分为 2～3 个等级或 5～6 个等级供被检查者选择。例如：①极为重要；②相当重要；③不能确定；④不那么重要；⑤完全不重要；⑥不知道。或：①满意；②稍满意；③不能确定；④稍不满；⑤不满意；⑥不知道。或：①很满意；②相当满意；③一般；④有些不满意；⑤很不满意；⑥不知道。每一个等级赋予一定的分值，得分结果用于被检查者之间或个体变化的比较。

二、常用的评定方法

（一）WHOQOL - 26 世界卫生组织生活质量测定简表（WHOQOL - BREF）

由世界卫生组织制订，包括 5 个领域，26 个项目（躯体、心理、社会、环境及综合）。自1990 年起，历时 5 年，共 15 个国家参加，编制成 WHOQOL - 100（100 个项目、6 个领域：躯体、心理、自理程度、社会、环境、精神性宗教信念）。最终由 22 个国家共同参与，于 1997 年完成，适用于不同文化背景的、具有多种文字的评定量表。分为 1～5 个等级，26 项中根据内容或程度备选答案分为"很不满～很满意"，"很差～很好"作为判定（见附表1）。

（二）SF - 36（Short Form - 36）

此表是国际上以健康作为重点的综合评定表。是在 1988 年 Stewartse 研制的医疗结局研究量表（medical outcome study - short form，MOS - SF）的基础上，由美国波士顿健康研究所研制开发的，包括 8 个领域，36 个项目（躯体功能 10、心理健康 5、日常活动功能 4、日常精神活动功能 3、身体疼痛 2、总体健康 6、活力 4、社会活动功能 2），评定分为 5 个等级。其评分方法是逐条回答 SF - 36 中的每一个问题，其中躯体角色功能和情绪角色功能的问题回答"是"或"否"，其余问题的回答分 4 个或 5 个等级,每个问题根据其代表的功能损害的严重程度,并将各维度得分转换成百分制。每一维度最大可能评分为 100,最小分为 0,8 个维度评分之和为综合分数,得分越高所代表的功能损害越轻,QOL 越好。具体评定内容见附表 2。

(三)ESCROW Profile 量表

此表以社会水平的评定为重点,包括六个领域(环境 4、社会交流 4、家庭构成 4、经济状况 4、综合判定 4、就职/就学/退休后的状态 6),没有包括健康和娱乐的方面,是客观评定 QOL 的代表性量表,分为四个等级(参见附表 3)。

(四)费城精神量表改良版(PGC)

费城精神量表(PGC)由 Philadelphia Geriatric Center(费城老年医学中心)缩写字母命名,最初是管理者和军官为了能了解职员和士兵的状况,以便调动他们的积极性所研制的量表,现应用于康复医学中,并把原来的 22 个项目缩减为 17 个项目。主要包含心理上的动摇性、因孤独引起的不安感、对衰老的态度三个方面的要素,是主观评定 QOL 的代表性量表,适用于健康老年人的心理调查,或是对患有疾病的老年人进行社会、心理特征的调查。选择"是"得 1 分,选择"不是"得 0 分,把 17 项的合计分数算出,满分 17 分(附表 4)。

(五)功能性限制分布(functional limitation profile,FLP)量表

此表是从步行、自我照顾、移动、娱乐、人际关系、疾病的心理负担、心理状况、睡眠与休息、沟通意图 9 个方面的消极方面,评定内容见附表 5。

(六)生活满意指数量表 A(life satisfaction index A,LSIA)

生活满意指数量表 A 是一种常用的主观的生活质量评定方法。评定时,让患者仔细阅读 20 个项目然后再在每项右方的"同意"、"不同意"和其他栏中,在符合自己意见的分数上做出标记,满分 20 分,如对第一题表示同意则在其右方同意栏下的"2 分"处做一记号,其余类同。正常者为 12 分,评分越高者生活质量越佳。参见附表 6。

三、结果分析

1. 生活质量影响因素的分析。对各种因素进行研究,明确分析各因素之间的相关性,发现重要的相关因素,找出问题,判断患者不能完成生活自理、回归社会和家庭的影响因素。例如患者出院时能行走,但一年后不能行走,通过 QOL 调查结果的分析,发现患者人际关系、心理负担等方面存在问题,是主要的影响因素,是使患者生活质量下降的直接原因。

2. 根据研究分析结果,找出影响生活质量的重要因素,提出有针对性的治疗方案。如何把 QOL 的评定结果与治疗相结合,是一个重要的课题,必须分析医学的、躯体的、社会的以及精神的领域中存在的问题,探讨治疗方案和实际治疗的适用性。例如对老年人的认知治疗是根据 QOL 评定结果,主要从园艺、环境、音乐、摄影、诗歌、回顾、感觉再认识等方面进行康复训练与治疗。

小　结

QOL 评定能够反映残疾人在维持身体活动、精神活动、社会生活状态等方面的能力和素质,能够判断康复治疗的效果,评定患者在康复治疗中的生活质量发生的变化,现已被广泛地使用在多种疾病和残疾康复结果的判定中。使 QOL 评定更加完善且易于操作是康复工作业内人士今后应关注的课题。

附表 1　世界卫生组织生活质量测定简表 WHOQOL – 26

请您一定回答所有问题,如果某个问题不能肯定回答,就选择最接近您自己真实感觉的那个答案。所有问题都请您按照自己的标准、愿望或者自己的感觉来回答。注意所有问题都只是您最近两星期内的情况。

(1)(G1)您怎样评价您的生活质量?

　　很差① 差② 不好也不差③ 好④ 很好⑤

(2)(G4)您对自己的健康状况满意吗?

　　很不满意① 不满意② 既满意也不满意③ 满意④ 很满意⑤

下面的问题是关于两周来您经历某些事情的感觉。

(3)(F1.4)您觉得疼痛妨碍您去做自己需要做的事情吗?

　　根本不妨碍① 很少妨碍② 有妨碍(一般)③ 比较妨碍④ 极妨碍⑤

(4)(F11.3)您需要医疗的帮助进行日常生活吗?

　　根本不需要① 很少需要② 需要(一般)③ 比较需要④ 极需要⑤

(5)(F4.1)您觉得生活有乐趣吗?

　　根本没乐趣① 很少有乐趣② 有乐趣(一般)③ 比较有乐趣④ 极有乐趣⑤

(6)(F24.2)您觉得自己的生活有意义吗?

　　根本没有意义① 很少有意义② 有意义(一般)③ 比较有意义④ 极有意义⑤

(7)(F5.3)您能集中注意力吗?

　　根本不能① 很少能② 能(一般)③ 比较能④ 极能⑤

(8)(F16.1)日常生活中您感觉安全吗?

　　根本不安全① 很少安全② 安全(一般)③ 比较安全④ 极安全⑤

(9)(F22.1)您的生活环境对健康好吗?

　　根本不好① 很少好② 好(一般)③ 比较好④ 极好⑤

下面的问题是关于两周来您做某些事情的能力。

(10)(F2.1)您有充沛的精力去应付日常生活吗?

　　根本没精力① 很少有精力② 有精力(一般)③ 多数有精力④ 完全有精力⑤

(11)(F7.1)您认为自己的外形过得去吗?

　　根本过不去① 很少过得去② 过得去(一般)③ 多数过得去④ 完全过得去⑤

(12)(F18.1)您的钱够用吗?

　　根本不够用① 很少够用② 够用(一般)③ 多数够用④ 完全够用⑤

(13)(F20.1)在日常生活中您需要的信息都齐备吗?

　　根本不齐备① 很少齐备② 齐备(一般)③ 多数齐备④ 完全齐备⑤

(14)(F21.1)您有机会进行休闲活动吗?

　　根本没机会① 很少有机会② 有机会(一般)③ 多数有机会④ 完全有机会⑤

下面的问题是关于两周来您对自己日常生活各个方面的满意度。

(15)(F9.1)您行动的能力如何?

　　很差① 差② 不好也不差③ 好④ 很好⑤

(16)(F3.3)您对自己的睡眠情况满意吗?

　　　很不满意①　不满意②　既非满意也非不满意③　满意④　很满意⑤

(17)(F10.3)您对自己日常生活的能力满意吗?

　　　很不满意①　不满意②　既非满意也非不满意③　满意④　很满意⑤

(18)(F12.4)您对自己的工作能力满意吗?

　　　很不满意①　不满意②　既非满意也非不满意③　满意④　很满意⑤

(19)(F6.3)您对自己满意吗?

　　　很不满意①　不满意②　既非满意也非不满意③　满意④　很满意⑤

(20)(F13.3)您对自己的人际关系满意吗?

　　　很不满意①　不满意②　既非满意也非不满意③　满意④　很满意⑤

(21)(15.3)您对自己的性生活满意吗?

　　　很不满意①　不满意②　既非满意也非不满意③　满意④　很满意⑤

(22)(F14.4)您对自己从朋友那里得到的支持满意吗?

　　　很不满意①　不满意②　既非满意也非不满意③　满意④　很满意⑤

(23)(F17.3)您对自己居住的条件满意吗?

　　　很不满意①　不满意②　既非满意也非不满意③　满意④　很满意⑤

(24)(F19.3)您对得到卫生保健服务的方便程度满意吗?

　　　很不满意①　不满意②　既非满意也非不满意③　满意④　很满意⑤

(25)(F23.3)您对自己的交通情况满意吗?

　　　很不满意①　不满意②　既非满意也非不满意③　满意④　很满意⑤

下面的问题是关于两周来您经历某些事情的频繁程度。

(26)(F8.1)您有消极感受吗?（如情绪低落、绝望、焦虑、忧郁）

　　　没有消极感受①　偶尔有消极感受②　时有时无③　经常有消极感受④　总是有消极感受⑤

此外,还有三个问题,序号被列在 WHOQOL – 101 ~ 103:

(101)家庭摩擦影响您的生活吗?

　　　　根本不影响①　很少影响②　影响(一般)③　有比较大的影响④　有极大影响⑤

(102)您的食欲怎样?

　　　　很差①　差②　不好也不差③　好④　很好⑤

(103)如果让您综合以上各方面(生理健康、心理健康、社会关系及周围环境等方面)给自己的生活质量打分,应该打多少分?（满分为 100 分）　　　　　　分

　　您是在别人的帮助下填完这份调查表的吗?

　　　　　是　　　　　否

　　您花了多长时间来填完这份调查表?(　　　　　　)分钟

您对本问卷有何建议:

附表2　SF－36的8个领域及各项问题

项目名称	问题的内容
躯体功能〈10〉 （physical function；PF）	• 进行激烈的活动 • 进行适度的活动 • 拿起少量重物，搬运 • 上几级楼梯 • 上一级楼梯 • 弯腰、屈膝 • 走1000米以上 • 走几百米 • 走100米 • 自己洗澡、穿衣
心理健康〈5〉 （mental health；MH）	• 有相当程度的神经质 • 什么都不想干、情绪低落 • 虽有情绪低落，但比较稳定 • 情绪低落处于抑郁状态 • 心情好
角色－躯体功能〈4〉 （role－physical function；RP）	• 工作：减少了一般工作的时间 • 工作：不能进行一般工作 • 工作：有工作内容减少的现象 • 工作：对于一般的工作感到困难
角色－情绪功能〈3〉 （role－emotional function；RE）	• 工作：一般的工作时间减少了 • 工作：不想减少工作时间 • 工作：不能集中时间工作
躯体疼痛〈2〉 （body pain；BP）	• 身体疼痛的程度 • 疼痛总是妨碍工作
总体健康观念〈5〉 （general health perception）	• 对现在健康状态的评定 • 与一年前相比现在的健康状态 • 易生病 • 与别人一样健康 • 对自己的健康状况感到忧虑
活力〈4〉 （vitality；VT）	• 很有精神 • 充满活力 • 确实很累 • 感觉很累
社会活动功能〈2〉 （social function；SF）	• 身体或心理的原因妨碍与亲友和朋友的交往 • 身体或心理的原因妨碍与亲友和朋友的交往的时间

附表 3　**ESCROW Profile 量表**

E – environment：环境

　　1.（　）没有问题：出入住宅、上下各级楼梯、各房间的移动方面安全，不需介助，具有可能性

　　2.（　）少量问题：可以出入住宅、出入自己的房间，或为与家人团聚上下楼梯、在各房间之间移动，进出房间时如有门槛、道路狭窄、家具放置有问题时，可以靠自己的能力移动但有困难

　　3.（　）问题多：虽然出入住宅、出入自己的房间，或为与家人团聚在各房间之间移动需要介助。但家属并不希望搬家

　　4.（　）在家庭生活中有很大障碍，希望搬家

S – social interaction：社会交流

　　1.（　）通过家庭互访、电话联络、业余爱好等方式保持社会性接触

　　2.（　）社会性的接触受到一定限制

　　3.（　）需要家庭护士及心理辅导员的介助

　　4.（　）需要至少每周一次的社区服务

C – cluster of family members：家庭构成（1 人独自生活不需回答，得 4 分）

　　1.（　）家庭构成，除本人外，至少还有 1 人

　　2.（　）家庭构成同上，遇到紧急情况不能帮忙，或在一定时间段不得不离开家。

　　3.（　）由于本人的残疾，在家庭中的家务量、社会活动、业余爱好等发生变化

　　4.（　）由于本人的残疾，家庭关系发生恶化或破裂

R – resources：经济状况

　　1.（　）没有家庭外债，能支付残疾后发生的费用

　　2.（　）为支付残疾后发生的费用，必须借钱

　　3.（　）有必要公费医疗补助

　　4.（　）需要生活和医疗方面的保障

O – outlook：综合判定

　　1.（　）没有以下的功能问题，具有自理的能力，独立的判断力：解决问题、体恤他人、感知、运动能力、判断力、信任度、自尊心等

　　2.（　）稍有以上领域的功能问题，基本上具有自理的能力，独立性判断力稍有问题

W – work/school/retirement status：就职/就学/退休后的状况

　　1. 以就职者、主妇、学生为对象

　　（1）就职、就学、家务劳动没有限制，进行全日制的工作，因残疾的缺勤每月不超过 1 天

　　（2）在就职、就学、家务劳动受到限制的同时，非全日制的工作和轻作业工作也受到限制，因残疾的缺勤平均每月不超过 2～5 天

　　（3）职业介绍和特殊班级受到限制，或缺勤平均每月超过一周，若是家庭主妇，有外界援助的必要

　　2. 退休后的状况

　　（1）经济活动以外，在家庭和社区的日常活动和作用充分

　　（2）经济活动以外，在家庭和社区的日常活动和作用虽受限制，但也充分

　　（3）经济活动以外，在家庭和社区的日常活动和作用不充分

附表4   PGC 精神量表(改良版)

● 你现在的心情如何? 在选择你认为对的答案题号上划○。

1. 你是否感觉人生随岁月的流逝变得越来越坏〔Ⅱ〕

　　1. 是这样想　　　 2. 不这样想

2. 你与去年一样健康吗〔Ⅱ〕

　　1. 是　　　　　　 2. 不是

3. 有没有孤独的感觉〔Ⅲ〕

　　1. 有　　　　　　 2. 几乎没有　　　 3. 一直有

4. 最近是否常介意小的事情〔Ⅰ〕

　　1. 是　　　　　　 2. 不是

5. 与家人、亲戚、朋友往来很满足〔Ⅲ〕

　　1. 满足　　　　　 2. 更想会面

6. 你是否感觉在你变老之前已无作为〔Ⅱ〕

　　1. 是这样想　　　 2. 不这样想

7. 由于过虑、担心不能入睡〔Ⅰ〕

　　1. 有　　　　　　 2. 没有

8. 你是否在老了之后发现事情比原来想象的好〔Ⅱ〕

　　1. 是　　　　　　 2. 不是

9. 有厌世的想法〔Ⅲ〕

　　1. 有　　　　　　 2. 没有

10. 你是否感觉和年轻时一样幸福〔Ⅱ〕

　　 1. 是　　　　　　　 2. 不是

11. 是否经常感到难过〔Ⅲ〕

　　 1. 是　　　　　　 2. 不是

12. 是否经常担心许多事情〔Ⅰ〕

　　 1. 是　　　　　　 2. 不是

13. 你是否认为与以前相比生气次数变多了〔Ⅰ〕

　　 1. 是　　　　　　 2. 不是

14. 你是否认为生存很艰难〔Ⅲ〕

　　 1. 是　　　　　　 2. 不是

15. 你是否对自己目前的生活感到满意〔Ⅲ〕

　　 1. 是　　　　　　 2. 不是

16. 你是否对事情总想不开〔Ⅰ〕

　　 1. 是　　　　　　 2. 不是

17. 你是否很容易坐立不安〔Ⅰ〕

　　 1. 是　　　　　　 2. 不是

〔　〕内表示所属因子。因子的名称是:Ⅰ=心理的动摇性;Ⅱ=对衰老的态度;Ⅲ=因孤独引起的不安感。

附表 5　功能性限制分布(FLP)量表

［步行］

1. 不能短距离步行

2. 不能一个人上下坡道

3. 上下楼梯时使用扶手或拐杖

4. 上下楼梯需介助

5. 使用轮椅完成移动动作

6. 不能一个人在室内步行

7. 步行不稳定

8. 步行时需介助

9. 缓慢地上下楼梯

10. 楼梯必须有扶手

11. 室内步行时必须有扶手、拐杖、墙壁作为介助

12. 只能慢走

整体步行能力的肯定否定比率的平均值

［自我照顾与躯体运动］

13. 必须在介助下进入浴缸、汽车

14. 必须在介助下躺下睡觉

15. 只能短时间站立

16. 不能手离开扶持物站立

17. 手指快速活动困难

18. 没有别人的帮助不能站立

19. 需扶物跪下、蹲下

20. 一天中不做任何活动

21. 自己很不灵活

22. 必须在拐杖或扶手介助下坐起

23. 一天中多半时间躺着

24. 姿势需频繁变换

25. 在床上活动时需抓物介助

26. 出入浴槽需介助

27. 入浴需介助

28. 使用小便器需介助

29. 一个人穿鞋、袜子困难

30. 有尿失禁

31. 不能一个人系纽扣

32. 白天也不能换衣服,一直躺着

33. 有大便失禁

34. 换衣服花费很长时间

35. 换衣服需介助

整体自我照顾与身体运动的肯定否定比率的平均值

[移动]

36. 一人不能在建筑物中移动

37. 一天中呆在自己的房间中

38. 一天中有相当长的时间在睡觉

39. 几乎一天的时间在睡觉

40. 不能乘坐火车或公共汽车

41. 几乎一天不出门

42. 外出时利用便所受限

43. 不能走出街道

44. 只能短时间离开家

45. 在无介助下不能去黑暗的场所

整体移动动作的肯定否定比率的平均值

[家务劳动]

46. 能短时间做室内外的家务

47. 不能像过去一样做室内外的家务

48. 室内外的家务全都不能干

49. 室内外的修理杂活全都不能干

50. 不能买东西

51. 不能扫除

52. 手不能使用水龙头、厨房用具、缝纫

53. 不能洗衣服

54. 不能做与家务有关的躯体劳动

55. 家庭预算委托给家庭其他成员，自己不能完成

整体家务的肯定否定比率的平均值

[娱乐]

56. 不能长时间进行娱乐和兴趣活动

57. 外出的活动少

58. 心情好的时候少

59. 日常生活中经常心情不好

60. 不活动时心情好

61. 街道内的活动很少参加

62. 娱乐活动少

63. 娱乐活动全都没有

整体娱乐的肯定否定比率的平均值

［人际关系］

64. 拜访别人少

65. 不拜访别人

66. 对别人的问题没兴趣,不能帮助他人

67. 对周围的人又喊又骂

68. 对别人不能表达爱心

69. 不参加街道的活动

70. 拜访朋友不能久坐

71. 避免与来客见面

72. 性生活减少

73. 总说自己很健康

74. 不太与别人说话

75. 既依赖别人又指责别人

76. 经常一个人呆着

77. 对家属不满,生气

78. 对家属又怒又骂

79. 离开家庭

80. 不太关心孩子

81. 不愿与家庭成员接触

82. 不关心家庭、孩子

83. 闲谈减少

整体人际关系的肯定否定比率的平均值

［疾病的心理负担］

84. 自己没用,只会找麻烦

85. 突然地一会儿哭一会儿笑

86. 因疼痛或难受呻吟

87. 想死

88. 没有特别的原因总烦躁

89. 总是关注疼痛部位(抓、挠)

90. 总是贬低自己,并自责

91. 常说对将来绝望

92. 突然感到恐怖

［心理状况］

93. 头脑混乱

94. 经常发生跌落、摔倒等小的事故

95. 自己有很多反应迟钝的时候

96. 不能善始善终

97. 不能顺利地判断、解决、计划、决定、学习

98. 因头脑不清,地点、时间记不清

99. 不能持续集中注意力

100. 至今有许多失败的经历

101. 很难边思考边集中精力做工作

整体心理状况的肯定否定比率的平均值

［睡眠与休息］

102. 虽是白天也长时间躺着休息

103. 白天长时间地坐着

104. 不分白天黑夜地打盹

105. 经常大白天也躺着

106. 大白天坐着打盹

107. 夜里睡不着,睁着眼睛

108. 经常在白天打盹

整体睡眠与休息的肯定否定比率的平均值

［沟通意图］

109. 不能自由写信

110. 想用肢体语言与人沟通自我意图

111. 不能与好友沟通意图

112. 想大声说却不能

113. 只能写一点文字

114. 只能近距离与别人说话

115. 语言不流畅

116. 自己说的话别人不明白

117. 一紧张就不能清晰表达自我意图

整体表达沟通意图的肯定否定比率的平均值

附表6　**生活满意指数** (life satisfaction index A,LSIA)

项目	同意	不同意	其他
1. 当我年纪变大时,事情似乎会比我想像的要好些	2	0	1
2. 在生活中,和大多数我熟悉的人相比,我已得到较多的休息时间	2	0	1
3. 这是我生活中最消沉的时间	2	0	1
4. 我现在和我年轻的时候一样快活	2	0	1
5. 我以后的生活将比现在更快活	2	0	1
6. 这是我生活中最佳的几年	2	0	1
7. 我做的大多数事情都是恼人和单调的	0	2	1
8. 我希望将来发生使我感兴趣和愉快的事情	2	0	1
9. 我所做的事情和以往的一样使我感兴趣	2	0	1
10. 我觉得自己衰老和有些疲劳	0	2	1
11. 我感到我年纪已大,但它不会使我麻烦	2	0	1
12. 当我回首往事时,我相当满意	2	0	1
13. 即使我能够,我也不会改变我过去的生活	2	0	1
14. 和与我年龄相当的人相比,在生活中我已做了许多愚蠢的决定	0	2	1
15. 和其他与我同年龄的人相比,我的外表很好	2	0	1
16. 我已做出从现在起一个月或一年以后要做的事的计划	2	0	1
17. 当我回首人生往事时,我没有获得大多数我所想要的重要东西	0	2	1
18. 和他人相比,我常常沮丧	0	2	1
19. 我已得到很多生活中我所希望的愉快事情	2	0	1
20. 不管怎么说,大多数普通人都变得越来越坏而不是好些	0	2	1

思考题

1. 生活质量包括哪些方面?

2. SF-36 的评定项目有哪些? 如何在临床中应用?

（庞红）

中国残疾人实用评定标准（试用）

六类残疾标准

（中国残疾人联合会［1995］残联组联字第61号 1995年9月15日发布）

一、视力残疾标准

（一）视力残疾的定义

视力残疾，是指由于各种原因导致双眼视力障碍或视野缩小，通过各种药物、手术及其他疗法而不能恢复视功能者（或暂时不能通过上述疗法恢复视功能者），以致不能进行一般人所能从事的工作、学习或其他活动。

视力残疾包括：盲及低视力两类。

（二）视力残疾的分级

1. 盲

一级盲：最佳矫正视力低于0.02；或视野半径小于5度。

二级盲：最佳矫正视力等于或优于0.02，而低于0.05；或视野半径小于10度。

2. 低视力

一级低视力：最佳矫正视力等于或优于0.05，而低于0.1。

二级低视力：最佳矫正视力等于或优于0.1，而低于0.3。

视力残疾分级表

类别	级别	最佳矫正视力
盲	一级盲	<0.02～无光感；或视野半径<5°
	二级盲	≥0.02～<0.05；或视野半径<10°
低视力	一级低视力	≥0.05～0.1
	二级低视力	≥0.1～<0.3

注：1. 盲或低视力均指双眼而言，若双眼视力不同，则以视力较好的一眼为准。

2. 如仅有一眼为盲或低视力，而另一眼的视力达到或优于0.3，则不属于视力残疾范围。

3. 最佳矫正视力是指以适当镜片矫正所能达到的最好视力，或以针孔镜所测得的视力。

4. 视野<5°或<10°者，不论其视力如何均属于盲。

二、听力残疾标准

（一）听力残疾的定义

听力残疾是指由于各种原因导致双耳不同程度的听力丧失，听不到或听不清周围环境声及言语声(经治疗一年以上不愈者)。

听力残疾包括:听力完全丧失及有残留听力但辨音不清、不能进行听说交往两类。

(二)听力残疾的分级

听力残疾分级表

级别	平均听力损失(dBspL)	言语识别率(%)
一级	>90(好耳)	<15
二级	71~90(好耳)	15~30
三级	61~70(好耳)	31~60
四级	51~60(好耳)	61~70

注:本标准适用于3岁以上儿童或成人听力丧失经治疗一年以上不愈者。

三、言语残疾标准

(一)言语残疾的定义

言语残疾指由于各种原因导致的言语障碍(经治疗一年以上不愈者),而不能进行正常的言语交往活动。

言语残疾包括:言语能力完全丧失及言语能力部分丧失、不能进行正常言语交往两类。

(二)言语残疾的分级

一级:指只能简单发音而言语能力完全丧失者;

二级:指具有一定的发音能力,语音清晰度在10%~30%,言语能力等级测试可通过一级,但不能通过二级测试水平;

三级:指具有发音能力,语音清晰度在31%~50%,言语能力等级测试可通过二级,但不能通过三级测试水平;

四级:指具有发音能力,语音清晰度在51%~70%,言语能力等级测试可通过三级,但不能通过四级测试水平。

言语残疾分级表

级别	语音清晰度(%)	言语表达能力
一级	<10%	未达到一级测试水平
二级	10%~30%	未达到二级测试水平
三级	31%~50%	未达到三级测试水平
四级	51%~70%	未达到四级测试水平

注:本标准适用于3岁以上儿童或成人,明确病因,经治疗一年以上不愈者。

四、智力残疾标准

(一)智力残疾的定义

智力残疾是指人的智力明显低于一般人的水平,并显示适应行为障碍。

智力残疾包括:在智力发育期间,由于各种原因导致的智力低下;智力发育成熟以后,由于各种原因引起的智力损伤和老年期的智力明显衰退导致的痴呆。

(二)智力残疾的分级

根据世界卫生组织(WHO)和美国智力低下协会(AAMD)的智力残疾的分级标准,按智力商数(IQ)及社会适应行为来划分智力残疾的等级。

智力残疾分级表

智力水平	分级	IQ(智商)范围*	适应行为水平
重度	一级	<20	极度缺陷
	二级	20~34	重度缺陷
中度	三级	35~49	中度缺陷
轻度	四级	50~69	轻度缺陷

注:1. * WeChsler 儿童智力量表。

2. 智商(IQ)是指通过某种智力量表测得的智龄和实际年龄的比,不同的智力测验,有不同的 IQ 值,诊断的主要依据是社会适应行为。

五、肢体残疾标准

(一)肢体残疾的定义

肢体残疾是指人的肢体残缺、畸形、麻痹所致人体运动功能障碍。

肢体残疾包括:

- 脑瘫:四肢瘫、三肢瘫、二肢瘫、单肢瘫
- 偏瘫
- 脊髓疾病及损伤:四肢瘫、截瘫
- 小儿麻痹后遗症
- 先天性截肢
- 先天性缺肢、短肢、肢体畸形、侏儒症
- 两下肢不等长
- 脊柱畸形:驼背、侧弯、强直
- 严重骨、关节、肌肉疾病和损伤
- 周围神经疾病和损伤

(二)肢体残疾的分级

以残疾者在无辅助器具帮助下,对日常生活活动的能力进行评定计分。日常生活活动分为八项,即:端坐、站立、行走、穿衣、洗漱、进餐、如厕、写字。能实现一项算 1 分,实现困难算 0.5 分,不能实现算 0 分,据此划分三个等级。

1. 重度(一级):完全不能或基本上不能完成日常生活活动(0~4 分)。

(1)四肢瘫或严重三肢瘫。

(2)截瘫、双髋关节无主动活动能力。

(3)严重偏瘫,一侧肢体功能全部丧失。

(4)四肢均截肢或先天性缺肢。

(5)三肢截肢或缺肢(腕关节和踝关节以上)。

(6)双大腿或双大臂截肢或缺肢。

(7)双上肢或三肢功能严重障碍。

2.中度(二级):能够部分完成日常生活活动(4.5～6分)。

(1)截瘫、二肢瘫或偏瘫,残肢有一定功能。

(2)双下肢膝关节以下或双上肢肘关节以下截肢或缺肢。

(3)一上肢肘关节以上或一下肢膝关节以上截肢或缺肢。

(4)双手拇指伴有示指(或中指)缺损。

(5)一肢功能严重障碍,两肢功能重度障碍,三肢功能中度障碍。

3.轻度(三级):基本上能够完成日常生活活动(6.5～7.5分)。

(1)一上肢肘关节以下或一下肢膝关节以下截肢或缺肢。

(2)一肢功能中度障碍,二肢功能轻度障碍。

(3)脊柱强直;驼背畸形大于70°;脊柱侧凸大于45°。

(4)双下肢不等长大于5cm。

(5)单侧拇指伴示指(或中指)缺损;单侧保留拇指,其余四指截除或缺损。

(6)侏儒症(身高不超过130cm的成人)。

肢体残疾分级表

级别	程度	计分
一级(重度)	完全不能或基本上不能完成日常生活活动	0～4
二级(中度)	能够部分完成日常生活活动	4.5～6
三级(轻度)	基本上能够完成日常生活活动	6.5～7.5

说明 下列情况不属于肢体残疾范围:

(1)保留拇指和示指(或中指),而失去另三指者。

(2)保留足跟而失去足前半部者。

(3)双下肢不等长,相差小于5cm。

(4)小于70°的驼背或小于45°的脊柱侧凸。

六、精神残疾标准

(一)精神残疾的定义

精神残疾是指精神病人患病持续一年以上未痊愈,同时导致其对家庭、社会应尽职能出现一定程度的障碍。

精神残疾可由以下精神疾病引起:

● 精神分裂症;

● 情感性、反应性精神障碍;

● 脑器质性与躯体疾病所致的精神障碍;

● 精神活性物质所致的精神障碍;

● 儿童、少年期精神障碍;

● 其他精神障碍。

(二)精神残疾的分级

对于患有上述精神疾病持续一年以上未痊愈者,应用"精神残疾分级的操作性评估标准"评定精神残疾的等级:

1. 重度(一级)　五项评分中有三项或多于三项评为 2 分。
2. 中度(二级)　五项评分中有一项或两项评为 2 分。
3. 轻度(三级)　五项评分中有两项或多于两项评为 1 分。

精神残疾分级表

社会功能评定项目	正常或有轻度异常	确有功能缺陷	严重功能缺陷
个人生活自理能力	0分	1分	2分
家庭生活职能表现	0分	1分	2分
对家人的关心与责任心	0分	1分	2分
职业劳动能力	0分	1分	2分
社交活动能力	0分	1分	2分

注:无精神残疾:五项总分为 0 或 1 分。

残疾人体育运动功能评定与分级

残疾运动员参加体育比赛,为了保证尽可能公平,必须对其进行医学检查和运动功能的评定,继而根据项目进行功能分级。

一、医学分级

（一）脑瘫运动员医学分级（无智力障碍）

1级:严重四肢瘫。痉挛 4~3$^+$ 级或伴有手足徐动,躯干和四肢功能性活动范围小,功能性肌力差。严重手足徐动或伴有痉挛,功能性肌力和控制力差。活动需依靠电动轮椅或助手的帮助,自己不能驱动轮椅。

2级:中~重度四肢瘫。痉挛 3$^+$~3 级或伴有手足徐动。严重手足徐动或四肢瘫但瘫痪较轻的一侧功能尚可。自己能驱动轮椅。躯干静态平衡功能尚可,动态平衡功能差,需借助于头及上肢的力量才能维持动态平衡。如果一侧或双侧下肢功能比较好,能够驱动轮椅,而上肢功能如同1级则定为下肢2级。如果上肢能够驱动轮椅,手能握住圆柱形或球形物体,功能比较好则定为上肢2级。

3级:中度四肢瘫或需坐轮椅的严重偏瘫,但健侧上肢功能正常,能独立驱动轮椅。四肢瘫中下肢痉挛 3~4 级,在助手的帮助下使用辅助具能够步行。躯干功能受限,投掷动作主要靠臂力。功能较好的上肢痉挛 2~3 级,手有比较好的握力,但手的快速握伸动作迟缓吃力。

4级:中~重度双下肢瘫,痉挛 3~4 级,长距离行走需要辅助具,行动时需要轮椅。上肢和躯干功能好,能正常驱动轮椅,站立时平衡功能差。

5级:中度双肢瘫,下肢痉挛 3 级,步行可能需要辅助具,但站立或投掷时则不需要。静态平衡功能正常,但动态平衡功能差。上肢有轻及中度功能影响但肌力为正常,手的功能正常。也可包括三肢瘫。

6级:中度手足徐动或运动失调,能独立步行,常伴有痉挛。上肢的控制能力比5级差,手握伸功能障碍,但下肢功能比较好,平衡功能好。

7级:不用辅助具能独立步行的偏瘫。偏瘫侧肢体痉挛 2~3 级,有跛行,上肢控制功能障碍。健侧肢体功能正常。

8级:功能影响最小的双肢瘫。痉挛 1~2 级的偏瘫。单瘫。轻微的手足徐动。能自由地跑、跳,无跛行,不需要辅助具。

（二）脊髓损伤运动员医学分级

1A级:脊髓损伤平面在 C_4~C_6,除保留肩部运动功能外,可保留屈肘和前臂旋后运动功能。

1B 级：脊髓损伤平面在 C_7，除保留 1A 级的运动功能外，尚存在正常伸肘运动功能和部分腕关节屈伸运动。手指屈伸运动功能障碍。

1C 级：脊髓损伤平面在 C_8，上肢运动功能基本正常，仅存在手内在肌功能障碍。

2 级：脊髓损伤平面 $T_1 \sim T_5$，上肢功能正常，躯干和下肢运动功能丧失，失去坐位平衡功能。

3 级：脊髓损伤平面 $T_6 \sim T_{10}$，躯干上部背、腹肌功能存在，下部腰、腹肌功能丧失，仅有部分维持坐位平衡的能力，下肢运动功能丧失。

4 级：脊髓损伤平面 $T_{11} \sim L_3$，躯干运动功能正常，坐位平衡功能正常。髋关节可保留有屈髋和内收的能力。

5 级：脊髓损伤平面 $L_4 \sim L_5$。除保留 4 级的运动功能外，双下肢存在部分运动功能，可扶拐行走，双下肢肌力检查可保留 21~40 分（满分 80 分）。

6 级：脊髓损伤平面 $S_1 \sim S_3$，下肢仅踝足运动功能障碍，可独立行走或配上小腿支具行走，双下肢肌力检查，可保留 41~60 分（满分 80 分），也可能一下肢运动功能正常，另一下肢运动功能严重障碍。

（三）截肢运动员医学分级

A1 级：双膝关节以上或双膝关节离断截肢。

A2 级：单侧膝关节以上或单侧膝关节离断截肢。

A3 级：双膝关节以下，双踝关节以上或双踝关节离断截肢。

A4 级：单侧膝关节以下，单侧踝关节以上或单侧踝关节离断截肢。

A5 级：双肘关节以上或双肘关节离断截肢。

A6 级：单侧肘关节以上或单侧肘关节离断截肢。

A7 级：双肘关节以下，双腕关节以上或双腕关节离断截肢。

A8 级：单侧肘关节以下，单侧腕关节以上或单侧腕关节离断截肢。

A9 级：上肢和下肢均存在截肢。

（四）其他肢体残疾运动员医学分级

1 级：严重的四肢功能障碍。例如：脑脊髓多发性硬化症；肌营养不良；合并关节挛缩的风湿性关节炎。

2 级：严重三肢功能障碍或者四肢功能障碍但比 1 级轻。例如：严重的偏瘫；一肢瘫痪并有其他两肢畸形；较轻的多发性硬化症或类似的残疾。

3 级：至少两肢功能障碍。例如：轻偏瘫；一下肢髋关节和膝关节僵硬和一上肢畸形。

4 级：两肢或两肢以上功能障碍，但必须比 3 级轻。例如：一肢体关节挛缩或强直并另一肢体功能受限。

5 级：至少一肢功能受限或类似残疾。例如：髋关节或膝关节挛缩或强直；一上肢瘫；脊柱后凸侧弯。

6 级：功能轻度受限。例如：关节炎或骨质疏松；一膝关节强直。

（五）盲人运动员的视力评定和医学分级（IBSA）

1 级：双眼无光感，或仅有光感但在任何距离、任何方向均不能辨认手的形状。

2 级：视力为从能识别手的形状到 0.03 和/或视野小于 5°。

3 级：视力 0.03 以上到 0.1 和/或视野大于 5°而小于 20°。

（评定和分级时，应测试较好一侧眼睛的最佳校正视力，凡使用隐形眼镜或其他视力校正镜的运动员，在比赛时不管是否配戴，在评定和分级检查时均应配戴）

（六）医学分级中肢体运动功能的评定和肌力测试

肌力测试采用 Lovett 5 级肌力分级标准。

1. 上肢肌力测试范围

肩关节：屈肌、伸肌、内收肌、外展肌。

肘关节：屈肌、伸肌。

腕关节：背伸肌、掌屈肌。

掌指关节：屈肌、伸肌。

拇指：对掌肌、伸肌。

前臂：旋前肌、旋后肌。

2. 下肢肌力测试范围

髋关节：屈肌、伸肌、内收肌、外展肌。

膝关节：屈肌、伸肌。

踝关节：背伸肌、跖屈肌。

二、功能评定和分级

根据不同的运动项目对运动功能的要求，对残疾者进行功能评定和分级。

（一）田赛

1. 脑瘫残疾运动员功能评定和分级（F32～F38）

（1）坐姿

F32：脑瘫医学分级的 2 级（上肢）。

F33：脑瘫医学分级的 3 级，投掷主要靠上肢，躯干功能受限。

F34：脑瘫医学分级的 4 级，上肢和躯干功能基本正常。

（2）站姿

F35：脑瘫医学分级的 5 级，用力投掷时动态平衡功能受影响。

F36：脑瘫医学分级的 6 级，投掷时缺乏爆发力。

F37：脑瘫医学分级的 7 级，投掷时偏瘫一侧髋关节屈曲，躯干旋转运动欠流畅。

F38：脑瘫医学分级的 8 级，有良好的平衡功能。

2. 脊髓损伤、截肢和其他肢体残疾运动员功能评定和分级

（1）站姿（F40～F46）

F40：截肢的 A1 和 A9 级；其他肢体残疾者尽管能步行，但下肢有严重功能障碍或者平衡功能障碍合并投掷上肢功能降低。允许使用拐杖（原 LAF4）。

F41：下肢运动功能不多于 70 分。

F42：截肢的 A2 和 A9 级；其他肢体残疾者投掷上肢运动功能正常，下肢运动功能降低

或平衡功能障碍较重(原 LAF5)。

F43:截肢的 A3 和 A9 级;其他肢体残疾者投掷上肢运动功能正常,下肢运动功能降低或平衡功能障碍(原 LAF5)。

F44:截肢的 A4 和 A9 级;其他肢体残疾者投掷上肢运动功能正常,下肢运动功能降低或平衡功能障碍,但较轻(原 LAF5)。

F45:截肢的 A5 和 A7 级;

F46:截肢的 A6 和 A8 级;其他肢体残疾者投掷上肢运动功能正常,投掷上肢运动功能降低,下肢或躯干有轻微残疾(原 LAF6)。

(2)坐姿(F51～F58)

F51:可有肩关节功能弱,肘关节有功能性屈肘功能,腕关节有功能性背伸功能,肘关节伸展功能最多可达 3 级肌力,腕关节掌屈功能丧失,无坐位平衡功能,手无抓握功能。总的功能类似脊髓损伤者运动的医学分级中 1A 级。

投铁饼时,因手指不能运动,难以控制铁饼,因而只能以平行轨迹将铁饼掷出。

掷棒时,可以用拇指和示指或者中指和示指以及中指和环指夹住棒,向前或超过头部向后掷棒,向后掷棒是利用其屈肘的肌力。

在这一级的其他肢体残疾者,除下肢功能和坐位平衡功能差以外,主要是投掷上肢运动功能严重降低(原 LAF1)。

F52:肩部功能性肌力好,肘关节具有良好的屈曲、伸展功能,腕关节具有背伸、掌屈功能。手指可有某些伸、屈动作,但无功能。总的功能类似脊髓损伤者运动的医学分级中 1B 级,如果是 1A 级的不完全性脊髓损伤,则上肢功能障碍为 1A 级,但躯干可有屈、伸和旋转能力。

投铅球时,因手指抓握动作困难,手指无握拳功能,而以手指通常情况下不能接触到铅球,手指也无展开功能。

掷铁饼时,由于手指不能屈曲,所以手指很难抓住铁饼边缘,但是如果手指发生关节挛缩或屈曲痉挛,则手指可以抓住铁饼边缘。

掷标枪时,通常用示指和中指夹住标枪,也可用拇指和示指或中指和无名指夹住标枪。

在这一级的其他肢体残疾者,除下肢和坐位平衡功能丧失外,主要是投掷上肢运动功能降低(原 LAF1)。

脑瘫残疾者运动的医学分级中 3 级残疾比较重的归于这一级。

F53:除具备 F52 级上肢的功能外,手指具有充分的屈伸功能和基本正常抓握功能,但手内在肌无正常功能肌力,无坐位平衡功能。总的功能类似于脊髓损伤运动的医学分级中的 1C 级。如果是 1B 级的不完全性脊髓损伤,则上肢功能障碍为 1B 级,但躯干具有运动功能。

投铅球时,手通常有好的握力;手指也能展开(但无正常肌力),因而能握住铅球将其投出。

投铁饼时,手能很好地握住铁饼,并能使铁饼旋转起来,手指能展、收,但无正常肌力。

掷标枪时,通常用拇指和示指夹住标枪,因为手指具有展、收肌力,能够握住标枪。

在这一级的其他肢体残疾者,有以下二种情况:①坐位平衡功能丧失,投掷上肢运动功能轻度降低或功能正常(原 LAF1、2);②坐位平衡功能良好,但投掷上肢功能严重降低(原 LAF2)。

脑瘫残疾者运动的医学分级中 3 级残疾可归于这一级。

F54:在进行投掷时,无坐位平衡功能,通常需抓住坐椅。$T_1 \sim T_7$ 完全性脊髓损伤残疾者属这一级,因上肢功能正常,能正常地握持投掷物,但无功能性躯干运动,1C 级不完全性脊髓损伤者躯干有运动功能,但上肢功能类似于 F53。

在这一级的其他肢体残疾者,坐位平衡功能差,但投掷上肢功能正常,或者坐位平衡功能好,但投掷上肢功能降低(原 LAF2)。

脑瘫残疾者运动的医学分级中,4 级残疾比较重的分在这一级。

F55:躯干可有屈伸和旋转运动,坐位平衡功能良好,下肢无功能(髋关节也不能屈曲)。如脊柱强直,影响了脊柱的旋转功能,但增加了躯干平衡功能。投掷时可见躯干有前屈、前伸动作,掷铁饼时也可见躯干的旋转运动,功能情况类似 $T_8 \sim L_1$ 完全性脊髓损伤。

在这一级其他肢体残疾者,坐位平衡功能尚可,投掷上肢功能正常,或者坐位平衡功能好,投掷上肢功能轻度降低(原 LAF2)。如果坐位平衡好,投掷上肢功能正常,那双下肢无功能可归在这一级(原 LAF3)。

脑瘫残疾者运动的医学分级中,4 级残疾较轻的分在这一级。

F56:投掷时躯干前屈、后伸和旋转运动非常好,下肢髋关节具有屈曲、内收和膝关节伸直功能。膝关节内侧也可有屈曲功能,功能情况类似 $L_2 \sim L_5$ 完全性脊髓损伤。残肢短的 A1 级截肢也在这一级。

在这一级其他肢体残疾者,坐位平衡功能好,投掷上肢功能正常,但下肢有类似上述的功能障碍(原 LAF3)。

脑瘫残疾者运动的医学分级中 4 级能够站立或 5 级的分在这一级。

F57:投掷时,躯干除具有 F56 级功能外,通常可向一侧侧屈运动。一侧下肢通常髋关节有后伸、外展运动,踝关节有跖屈运动,即一下肢有蹬踩地面的功能和坐位时移动躯干和下肢的功能。A1 级截肢残肢长者也分在这一级。

在这一级的其他肢体残疾者,坐位平衡功能好,投掷上肢功能正常,但下肢有类似上述的运动功能障碍(原 LAF3)。

F58:此级下肢运动功能障碍最轻,但下肢运动功能障碍不能少于 10 分。残肢较长的 A2 截肢和 A3 截肢残疾在这一级。

(二)径赛

1. 脑瘫残疾运动员功能评定和分级(T30 ~ T37)

(1)坐姿

T31:脑瘫医学分级的 2 级(上肢),用上肢驱动轮椅。

T32:脑瘫医学分级的 2 级(下肢),用下肢不论向前还是向后能驱动轮椅。

T33:脑瘫医学分级的 3 级,驱动轮椅时手和躯干不能快速运动,或仅用一功能较好的上肢。

T34:脑瘫医学分级的 4 级,驱动轮椅时,手、上肢和躯干功能比较好。

（2）站姿

T35：脑瘫医学分级的 5 级，下肢跑的功能较好。

T36：脑瘫医学分级的 6 级，下肢移动多样，起跑时功能差但跑起来后功能比较好。

T37：脑瘫医学分级的 7 级，下肢行走、跑时顺势动作良好。

T38：脑瘫医学分级的 8 级，下肢跑的功能接近正常。

2. 脊髓损伤、截肢和其他肢体残疾运动员功能评定和分级

（1）站姿（T42～T46）

T42：截肢的 A2 和 A9 级。

T43：截肢的 A3 和 A9 级。

T44：截肢的 A4 和 A9 级。其他肢体残疾者能够步行，但一下肢或双下肢运动功能降低。

T45：截肢的 A5 和 A7 级。

T46：截肢的 A6 和 A8 级。其他肢体残疾者，双下肢功能正常，但躯干和上肢有运动功能障碍。

（2）坐姿（T51～T55）

T51：四肢瘫，上肢肩关节功能较弱，肘关节无伸直和腕关节无掌屈功能，但肘关节具有屈肘和腕关节具有背伸功能。总的功能类似脊髓损伤者运动的医学分级中 1A 级（原 T1）。

起动和驱动轮椅主要靠肘关节屈曲，腕关节背伸和肩部的力量，这时手腕背侧可置于轮椅驱动圈上。

脑瘫者躯干可有些运动功能，但躯干不能快速或长距离有节率地运动，3 级归在这一级。

其他肢体残疾者一上肢或双上肢肌力或运动功能严重降低，以及存在严重肌痉挛。

T52：四肢瘫，上肢肩关节功能好，而且肘关节具有屈、伸功能，腕关节也具有背伸、掌屈功能，手指可有屈、伸功能，总的功能类似于脊髓损伤者运动的医学分级中 1B、1C 级（原 T2）。

驱动轮椅主要靠伸肘、腕背伸和上胸部肌肉的力量，另外也可利用屈肘的力量和颈部肌肉的力量（使头向上用力，躯干上部轻微运动）。脑瘫残疾者 4 级归在这一级。

A6 和 A8 级截肢者，同时脊柱和下肢应有功能障碍。

其他肢体残疾者一上肢或双上肢肌力或运动功能降低，以及存在肌痉挛（原 LAT1）。

T53：截瘫，上肢功能基本正常，但躯干无运动功能，腹肌无力，背部伸展力弱。功能类似 $T_1 \sim T_7$ 完全性脊髓损伤（原 T3）。

驱动轮椅时，躯干通常趴在大腿上，随着驱动轮椅的动作，躯干可以抬起，可以利用肩部的力量操纵轮椅转弯，但要影响驱动轮椅的动作。在急刹车时，躯干通常是处于驱动轮椅的体位。

脑瘫残疾中残疾较轻的 4 级和 5 级归在这一级，躯干运动功能基本正常，能长距离用力驱动轮椅，并且手具有快速握、松的功能。

其他肢体残疾者，双上肢功能正常，但躯干功能有障碍（原 LAT2）。

T54：躯干具有前屈、后伸及旋转功能，可以利用躯干的力量操纵轮椅转弯。转弯时，通常不影响驱动轮椅的节奏。急刹车时，躯干处于向前向上的体位。功能类似 $T_8 \sim S_3$ 完全性脊髓损伤，此级运动功能丧失最少 10 分（原 T4）。

A1、A2、A3、A4 级截肢者。

(三)轮椅篮球

1. 残障情况

1 级:$T_1 \sim T_7$ 平面完全性脊髓损伤,腹肌无运动功能。

儿麻后遗症有上肢运动功能障碍和躯干控制功能丧失。

2 级:$T_8 \sim L_1$ 平面完全性脊髓损伤。

儿麻后遗症者,下肢运动功能丧失。

3 级:$L_2 \sim L_4$ 平面完全性脊髓损伤,髋关节有屈曲内收功能,但外展后伸功能丧失。儿麻后遗症者,下肢有重度功能障碍。双髋关节离断和残肢非常短的双膝上截肢。

4 级:$L_5 \sim S_1$ 平面完全性脊髓损伤,至少一下肢髋关节有后伸、外展功能。

儿麻后遗症者,一下肢运动功能障碍。半骨盆离断,残肢短的一侧膝上截肢,大多数的双膝上截肢,双膝下截肢。

4.5 级:残肢长的一侧膝上截肢,单侧膝下截肢,某些双膝下截肢。

髋、膝、踝关节的骨科疾患。

儿麻后遗症者踝或足部有轻度功能障碍。

2. 运动功能

1 级:通常在轮椅侧方运球,躯干不稳,只能缓慢加速。如果躯干趴在抬高的膝部,可以在轮椅前方运球。

2 级:通常在轮椅的侧方运球,在开始运球时,躯干稳定性受到影响,也可以在轮椅前方运球,尤其是躯干趴在抬高的膝部时。

3 级:双手能交替地在轮椅前方运球,可一手运球,另一手同时用力驱动轮椅加速前进。躯干可以朝运球方向用力屈曲运动。

4 级:能一手驱动轮椅,一手在轮椅前方很好地运球。运球时能加速和改变方向,而不影响躯干的稳定性。

4.5 级:同 4 级。

3. 篮板球功能

1 级:用一手抓篮板球,总是同时另一手抓住轮椅维持身体平衡。用双手在头上方抓球时,躯干必须紧靠在椅背上,否则很容易失去稳定性。

2 级:用一手抓篮板球时,躯干稳定性有一定影响,双手在头上方抓篮板球时,躯干稳定性受影响较大,尤其是在抓球瞬间。

3 级:可用力在头上方抓篮板球,此时躯干向前方移动触球。从侧面抓篮板球时,躯干稳定性受到影响,常需用手握住轮椅一侧。

4 级:用双手在头上方抓篮板球时,躯干能向前和至少向一侧倾斜。

4.5 级:用双手在头上方抓篮板球时,躯干能向前和两侧倾斜。

4. 驱动轮椅功能

1 级:驱动轮椅时身体端坐位靠在椅背上,每次驱动轮椅时,头部前、后运动,也可弯腰趴在抬高的膝部驱动轮椅。

2 级:驱动轮椅时,躯干不需完全靠在椅背上。每次驱动轮椅,躯干上部向前运动,躯干下部的稳定性受影响。躯干下部无运动。

3 级:能用力驱动轮椅,躯干前后运动稳定性好。用力驱动轮椅时,躯干上、下为一个整体运动。驱动轮椅时,通常双下肢靠在一起。

4 级:能快速驱动和制动轮椅,躯干可充分向前运动。驱动轮椅时,通常双下肢分开。

4.5 级:同 4 级。

5. 传球功能

1 级:一手用力传球时,另一手需抓住轮椅以维持身体稳定。双手胸前传球时,躯干必须靠在椅背上或者趴在抬高的膝部。转动身体去接肩外侧的传球时,需手抓住轮椅或下肢。

2 级:传球时,躯干的稳定性有一定影响,需上肢扶住轮椅或下肢。端坐位接球时,身体稳定性尚好。躯干只需稍靠在椅背上,就能够转身用双手接肩外侧传球。

3 级:不需用手或椅背支撑维持身体稳定性来完成单手或双手传球。在用力屈曲躯干传球时,可先伸展躯干。双手接肩外侧传球时,无需椅背支持,躯干几乎能最大限度地旋转。

4 级:单手或双手传球时,躯干能充分地屈伸和旋转。并且至少能斜向一侧用双手传球。

4.5 级:传球时,躯干能在所有方向移动而且具有很好的稳定性。躯干可斜向任何一侧用双手传球。

6. 投球功能

1 级:上肢伸直在头上投球时,躯干稳定性明显丧失,因此投球时常常需上肢支撑。双手投球时,躯干需靠在轮椅椅背上,否则失去平衡。

2 级:上肢抬高和投球后,躯干下部稳定性一定程度地丧失,导致下腰部向远离篮筐的方向移动。双手投球时,可旋转躯干朝向篮筐。

3 级:端坐时,特别是投篮后,躯干稳定性很好。投球时,躯干可随着投球动作朝篮筐方向移动,而不失去稳定性。

4 级:投球后,躯干能随着投球动作有力地运动。双手持球举起时,躯干至少可向一侧倾斜、旋转(以避开防守队员)。

4.5 级:投球时,躯干可在所有方向用力。双手持球时,躯干可向侧方倾斜及向两侧旋转。

7. 轮椅中最佳体位

1 级:双膝高于髋部,膝束在一起,或将大、小腿束在轮椅上。椅背高达胸部中段的高度,并在背部放置松软填充物,以维持躯干稳定。将躯干上部束在椅背上,可明显增加稳定性。

2 级:双膝高于髋部。双膝束在一起,椅背高达腰部或再稍高一些。将躯干下部束在椅背上,有助于维持稳定。

3 级:双膝稍高于髋部,椅背高度在腰以下,便于躯干充分旋转。

4 级:双膝稍高于髋部有利于轮椅的运动和加速,而双膝和髋部等高则可获得最佳高度。轮椅靠背低,允许躯干充分旋转。下肢穿上假肢或支具,或者固定在轮椅上有助于增加身体的稳定性。

4.5 级:同 4 级。

(四)乒乓球

1 级:肘和手的伸展动作是由于肩部摆动而产生的,残疾上肢运动的协调性明显不同于正常上肢。躯干的活动是用非执拍手勾住轮椅或大腿,或者屈肘勾住轮椅靠背完成的。相当于脊髓损伤医学分级 1A 级。

2 级:除具有 1 级的功能外,主要是肘关节具有充分的伸展功能,手腕和前臂运动的协调性尚好,手的功能障碍,相当于脊髓损伤医学分级 1B 级。

3 级:除具有 2 级功能外,执拍手可有轻度功能丧失,但是不影响乒乓球技术的发挥,躯干的运动功能及动态平衡的维持功能差。因此躯干下部常紧靠轮椅椅背,躯干位置的轻度改变常借助于非持拍手勾、推、支撑轮椅或大腿等动作来完成,不能很随意地操纵轮椅运动。相当于脊髓损伤医学分级 1C 级和 2 级。

4 级:除具有 3 级的功能外,上肢功能正常,躯干的运动功能和动态平衡功能基本正常,能端坐在轮椅上而不要靠着椅背,但躯干活动范围扩大时,如躯干向前和向侧方运动时(打球时需接短球或侧方来球时)需要非执拍手抓住轮椅或大腿以稳定躯干,可以随意操纵轮椅运动。相当于脊髓损伤医学分级 3 级和 4 级。双下肢膝关节以上截肢,残肢长度短于 1/3 者也可分在这一级。

5 级:除具有 4 级功能外,躯干的运动功能和动态平衡功能完全正常,躯干能随意地屈伸运动,也能进行侧屈运动,操纵轮椅自如,甚至可用下肢驱动轮椅。相当于脊髓损伤医学分级 5 级和 6 级。双下肢膝关节以上的截肢也分在这一级。髋关节、膝关节、踝关节安装假体者放在这一级。

6 级:此级的主要特点是执拍手和下肢均有较重的残疾,执拍手的运动功能至少减去 30 分并且下肢运动功能最少也要减去 30 分。这样双下肢移动时有较严重的动态平衡功能障碍。双下肢膝上截肢的残疾者也可参加这一级。(配戴假肢)

7 级:这一级下肢功能正常,主要是执拍手有运动功能障碍,执拍手运动功能至少要减去 20 分。非执拍手也可同时有运动功能障碍。截肢残疾者医学分级中 A5、A6、A7、A8 级均在这一级。

8 级:这一级上肢功能正常,主要是下肢运动功能有较严重障碍,单侧或双侧下肢运动功能最少减去 30 分,这样双下肢移动时动态平衡功能差,截肢残疾者医学分级中 A2 级和 A3 级均在这一级。

9 级:这一级主要是下肢运动功能障碍,但比 8 级轻。如仅一下肢运动功能障碍,那至少运动功能减去 10 分;如双下肢均有运动功能障碍,则至少要减去 15 分。对于截肢者来讲,医学分级 A4 级在这一级。双下肢不等长相差 7 厘米也放在这一级。因下肢功能障碍较轻,故下肢移动时,动态平衡功能尚好。

10 级:这一级主要非执拍手有运动功能障碍,执拍手功能正常,非执拍手运动功能最少减去 35 分或非执拍上肢前臂截肢,但残肢长度不能超过正常的 1/3。对于非执拍上肢先天性短缩畸形者,其长度不应长于执拍上肢的上臂。

(以上为站姿)

最近,国际乒乓球联合会提议对6～10级(站姿)的分级标准做如下修订:

6 级:上下肢有严重功能障碍。

1) 严重脑瘫 - 偏瘫(包括执拍手)。

2) 严重脑瘫 - 双肢瘫(包括执拍手)。

3) 严重脑瘫 - 手足徐动(平衡差、运动差,无正常击球动作)。

4) 执拍手截肢 + 下肢截肢,或上下肢均截肢,或类似的肢体发育畸形。

5) 双膝上截肢(A1)。

6) 执拍手和下肢发育不全(关节挛缩)或双上肢和下肢发育不全。

7) 双上肢和躯干肌营养不良或其他神经肌肉类似障碍。

8) 类似功能障碍的不完全性脊髓损伤。

7 级:

(1) 下肢非常严重功能障碍(静态和动态平衡功能差)

1) 双肢严重儿麻后遗症。

2) A2 截肢 + A4 截肢。

3) 不全脊髓损伤类似功能障碍。

(2) 中～重度执拍手障碍

1) 执拍手肘上截肢或双上肢截肢。

2) 执拍手肘下截肢,残肢为正常的1/3。

3) 上肢发育不全(关节挛缩)。

4) 类似障碍的肢体发育畸形。

(3) 中度脑瘫(包括执拍手)

1) 执拍手轻度功能障碍和双下肢中度功能障碍。

2) 执拍手中度功能障碍和双下肢轻度功能障碍。

8 级:

(1) 下肢中度功能障碍

1) 一下肢无功能(儿麻、A2 截肢、髋和膝僵直)。

2) 双下肢中度功能障碍(儿麻、A3 截肢、不全脊髓损伤,脊柱裂相当 S1 平面脊髓损伤)。

(2) 执拍手中度功能障碍

1) A8 截肢残肢长度 > 正常 1/3,而且腕关节无功能。

2) 肘关节僵硬、屈、伸,和前臂旋前、旋后功能障碍。

3) 肩关节僵硬。

(3) 中度脑瘫(偏瘫或双肢瘫、执拍手功能好)执拍手好,中度下肢功能障碍。

9 级:

(1) 中度下肢功能障碍

1) 儿麻后遗症下肢功能障碍但移动功能好。

2) A4 截肢。

3) 髋僵硬。

4）膝僵硬。

5）严重髋或膝关节病（萎缩和关节活动度降低）。

6）脊柱裂合并不全脊髓损伤。

（2）执拍手轻度功能障碍

1）手或手指截指无抓握功能。

2）手腕和手僵直无抓握功能。

3）肩或肘关节功能中度降低。

（3）非执拍手严重功能障碍

1）A6 截肢残肢不超过正常的2/3。

2）上肢完全瘫的臂丛神经损伤。

（4）轻度脑瘫（偏瘫或单肢瘫）执拍手正常，下肢有轻度功能障碍。

10 级：

（1）非常轻的下肢功能障碍

1）一侧踝关节僵硬。

2）前足截肢（通过所有跖骨，1/3 足长）。

（2）执拍手非常轻的功能障碍

1）手指截肢或肢体发育畸形，有抓握功能。

2）腕僵硬但有抓握功能。

3）手或上肢一个关节力弱。

（3）中～重度非执拍手功能障碍

1）A8 截肢残肢不长于前臂的1/2。

2）臂丛神经损伤，保留一些功能。

3）肢体发育畸形或类似残疾，残留长度不超过前臂的1/2。

（五）射击

1A 级：具有站立功能的坐姿运动员，躯干功能正常，射击椅无靠背，可以选择站姿比赛。

1B 级：坐姿比赛运动员，双下肢无功能或严重功能障碍，但骨盆控制功能好（背、腹肌、腰方肌功能好），射击椅可以有低靠背。

1C 级：坐姿比赛运动员，双下肢无功能或严重功能障碍，躯干功能丧失或尚可，射击椅允许高靠背。

2A 级：坐姿运动员，一上肢无功能或双上肢严重功能障碍，躯干功能好，射击椅无靠背，可以选择站立比赛。

2B 级：坐姿运动员，双下肢无功能或严重功能障碍，骨盆控制功能好，射击椅可以有低靠背。

2C 级：坐姿运动员，双下肢无功能或严重功能障碍，躯干功能丧失或尚可，射击椅允许高靠背。

注：2 级射击时用射击台。

（六）硬地滚球

1 级：包括脑瘫医学分级 1 级和 2 级（下肢），可以有助手帮助，但助手必须位于运动员的后面至少2米距离,在运动员有明显需求时方可前去帮助,主要是调整和稳定轮椅和把球递给运动员。

2级:包括脑瘫医学分级2级(上肢),不能有助手帮助。

3级:四肢非常严重的运动功能障碍,可以用辅助具。运动者不能驱动轮椅,要依赖助手或电动轮椅,运动者手不能维持抓、松动作,上肢可以运动,无有效的功能持球和流畅的抛向场地。可以有一位助手位于运动员区,但必须背对场地,不能看投球。

4级:四肢严重的运动功能障碍,合并躯干平衡功能差,运动者能够很好地掌握和连贯地将球抛向场地,但是手的抓、松控制有障碍,抛球的速度和流畅性欠佳,不能有助手帮助。

(七)游泳

1. 功能评定及分级方法:评定分级时,分为S(自由泳、仰泳、蝶泳)、SB(蛙泳)和M(混合泳)进行,每种姿势分10级。评定分级在陆地和水中进行。

混合泳的级别根据运动者的S级别和SB级别标准推算出来,如某运动者S为8级,SB为5级,那其M为7级。其算法为$(3 \times 8 + 1 \times 5) \div 4 = 7.25 \approx 7$。

2. 功能评定的内容和标准

(1)肌力评分标准

0分:肌肉完全无收缩。

1分:肌肉能蠕动,但不能带动关节运动。

2分:肌力差,肌肉收缩能带动关节运动,但不能对抗肢体重力。

3分:肌力一般,能对抗肢体重力,但不能抗阻力充分活动关节。

4分:肌力好,能部分对抗阻力充分活动关节。

5分:肌力正常,能完全对抗阻力充分活动关节。

(2)功能障碍(不协调、痉挛、手足徐动、共济失调)评分标准

0分:功能性运动完全丧失。

1分:非常严重肌张力增高、僵硬和/或运动的协调性非常小,有非常严重的运动范围限制。

2分:严重痉挛,肌张力增高、僵硬和/或严重运动协调障碍,有严重的运动范围限制。

3分:中度痉挛,肌张力增高限制肢体运动和/或中度运动协调障碍,有中度的运动范围限制。

4分:轻度痉挛,肌张力轻度增高和/或轻度运动协调障碍,运动范围基本正常。

5分:正常。

(3)入水动作(S和B)

不能完成起跳入水	0分
掉入水中(非功能性)	1~2分
单腿起跳入水,动作完成差	3~4分
双腿起跳入水,动作完成差	5~6分
单腿起跳入水,动作完成好	7~8分
双腿起跳入水,动作完成好	9~10分
单侧上肢无功能或肘关节以上截肢者起跳入水	9分
双侧上肢无功能或肘关节以上截肢者起跳入水	7分

(4)转身蹬池壁(S 和 B)

不能用双腿蹬池壁	0 分
仅能用一个关节蹬池壁	1～2 分
单腿蹬池壁,动作完成差	3～4 分
双腿蹬池壁,动作完成差	5～6 分
单腿蹬池壁,动作完成好	7～8 分
双腿蹬池壁,动作完成好	9～10 分
双侧上肢无功能或肘关节以上截肢者转身	6 分
单侧上肢无功能或肘关节以上截肢者转身	8 分

(注:转身推离池壁时,双手无功能者,减 2 分)

3. 功能评定表(参下页)

4. 分级

(1)自由泳(S)

S1 级(40～65 分)

C_5 平面完全性脊髓损伤,或有类似功能障碍的小儿麻痹后遗症。

非常严重的四肢瘫,躯干、头部控制能力差,四肢推进运动严重受限。四肢严重发育不全(关节弯曲),上下肢运动和推进功能严重受限。

手:无划水功能。

上肢:可有不自主的或轻微的运动,运动范围受限,协调运动功能丧失。

躯干:在水中非常不稳。

下肢:无运动功能,通常严重拖曳。髋部不能维持在水面,下肢呈屈曲位,无控制能力,可有不自主运动。

其他:这一级通常只能用双上肢仰泳。因为头部不能控制。

出发和转身:在水中出发,需要外界帮助,均无蹬离力量。

S2 级(66～90 分)

C_6 平面的完全性脊髓损伤,四肢瘫(1A 级)或有类似功能障碍的小儿麻痹后遗症。

四肢瘫,C_7 平面完全性脊髓损伤同时合并有臂丛神经损伤所致残疾或一上肢功能障碍。

非常严重四肢瘫,并且双上肢推进范围严重受限。

严重的肌肉功能障碍,肩关节功能非常差类似于 C_6 平面完全性脊髓损伤患者。

手:无划水功能。

上肢:肌力差或丧失,运动范围受限,协调运动功能丧失。

躯干:在水中非常不稳。

下肢:无运动功能,通常严重拖曳。髋部位于水面下。脑瘫者可有动作。

其他:这一级通常也只能仰泳,上肢可有划水动作。

出发和转身:在水中出发。均无蹬离力量和推进力。

游泳功能评定表

陆上测试 上肢： 肩：			关节正常活动范围（度）	肌力测试		功能障碍测试	
				左	右	左	右
S	B	屈	170				
S	X	伸	40				
S	B	内收	40				
S	X	外旋	70				
S	B	内旋	70				

肘：				左	右	左	右
S	B	屈	150				
S	B	伸	10				
S	B	旋前	90				

腕：				左	右	左	右
S	B	屈	50				
S	X	伸	60				
S	B	尺偏	40				

指：				左	右	左	右
S	B	屈	90				
S	B	伸	10				
S	B	向中指收					

躯干：				左	右	左	右
S	B	屈背					
S	B	屈腰					
S	B	伸背					
S	B	伸腰					
S	B	旋转	60				

下肢： 髋：				左	右	左	右
S	B	屈	30				
S	B	伸	10				
X	B	外展	40				
S	B	内收	30				
X	B	外旋	50				
S	B	内旋	40				

膝：				左	右	左	右
S	B	屈	150				
S	B	伸	5				

踝：				左	右	左	右
S	B	背屈	30				
S	B	跖屈	50				
S	B	外翻	10				
S	B	内翻	50				

水中测试 S 功能 臂功能总计分		水中测试 B 功能 臂功能总计分	
左(65)	右(65)	左(55)	右(55)

躯干功能总计分		躯干功能总计分	
左(25)	右(25)	左(25)	右(25)

下肢功能总计分		下肢功能总计分	
左(50)	右(50)	左(60)	右(60)

总　分　S
上肢------------
躯干------------
下肢------------
入水------------
+转身------------
　总计

总　分　B
上肢------------
躯干------------
下肢------------
入水------------
+转身------------
　总计

总计 S		总计 B	
左	右	左	右

S3 级(91~115 分)

C_7 平面完全性脊髓损伤,四肢瘫(1B 级)或类似功能障碍的小儿麻痹后遗症。

C_6 平面不完全性脊髓损伤或类似功能障碍的小儿麻痹后遗症。

严重痉挛性四肢瘫,躯干和髋关节控制能力差,上肢推进动作不对称。

严重四肢瘫、有痉挛和手足徐动,头、躯干控制能力差,四肢推进动作欠协调。

无肢或严重的四肢短肢畸形或残肢非常短的四肢高位截肢。

四肢严重的肌肉萎缩。

四肢严重发育不全(关节弯曲),仅下肢有轻~中度推进力。

手:有微弱的屈曲功能,但不能有效地划水。

上肢:可划水,但推进力受限或运动不协调。脑瘫者运动范围受限。

躯干:可有轻微的控制能力,截肢除外。

下肢:拖曳。髋部位于水面下。髋部控制受限。

其他:能游自由泳。对于多处截肢,躯干可有海豚式运动,向前推进。

出发和转身:通常在水中出发,均无蹬离力量。

S4 级(116~140 分)

C_8 平面完全性脊髓损伤,四肢瘫(1C 级)或残疾类似的小儿麻痹后遗症。

C_7 平面不完全性脊髓损伤或残疾类似的小儿麻痹后遗症。

严重双肢麻痹,同时躯干和髋关节功能受影响,但肩和肘的推进功能尚可。

功能障碍类似 1C 级的肌肉损害。

严重的三肢短肢畸形。

四肢发育不全(关节弯曲),上肢有轻~中度推进力,下肢运动功能严重受限。

手:能控制手腕及手指的运动,有推进力。

上肢:划水动作不总是很流畅,推进力不充分。

躯干:可有轻微的控制能力,严重三肢短肢畸形者除外。

下肢:拖曳,髋部位于水面下。

其他:身体在水中的位置和上肢的功能比 3 级好。

出发和转身:通常在水中出发,也可坐在出发台上出发。蹬离力量非常有限或没有。

S5 级(114~165 分)

T_1~T_8 平面的完全性脊髓损伤,功能障碍类似的小儿麻痹后遗症。

C_8 平面不完全性脊髓损伤,有一定的躯干功能或功能障碍类似的小儿麻痹后遗症。

严重双肢麻痹,躯干控制能力尚可,肩、肘推进能力尚可。

重度偏瘫。

中度手足徐动和痉挛或中到重度共济失调。

功能障碍类似 C_8 平面不完全脊髓损伤的肌肉骨骼损害。

软骨发育不全,女性身高不超过 130 厘米,男性不超过 137 厘米并有其他残障而致推进能力有问题。

中度三肢短肢畸形。

四肢发育不全(关节弯曲),四肢有轻~中度推进力。

手:脑瘫运动员的划水动作不同程度地受到影响,没有足够的推进力。

截肢运动员可有足够的推进力。无手者除外。

上肢:划水动作不充分,不能完全被控制。

躯干:控制能力有限,下部功能丧失,上部可有某些功能,截肢和其他肢体残疾的运动员躯干功能存在。

下肢:髋部稍低于水面。下肢在水中呈"V"形。对于脑瘫运动员仅起到稳定的作用。而截肢和其他肢体残疾的运动员,可有轻微的推进力或起到稳定作用。

出发和转身:主要是在水中出发,没有蹬离力量。也有的坐在出发台上或站在出发台旁边出发。脑瘫、截肢、其他肢体残疾的运动员可有轻微的蹬离力量。

S6 级(166~190 分)

$T_9 \sim L_1$ 平面完全性脊髓损伤,下肢无游泳功能或类似功能障碍的小儿麻痹症。

严重的四肢瘫,躯干控制能力尚可,双肩和肘的推进功能尚可或良好。

中度偏瘫。

中度手足徐动症和/或共济失调。

双侧肘关节以上截肢,残肢短于正常的 1/4(A5 级)。

同侧肘关节以上,膝关节以上截肢(A9 级)。

先天性三肢短肢畸形。

软骨发育不全,女性身高不超过 130 厘米,男性不超过 137 厘米。

双上肢短肢畸形为正常的 2/3,并有单侧膝关节以上截肢。

在膝关节以上截肢的同侧合并严重肩关节僵硬。

手:游泳时,通常手能维持正确的划水动作。无手者除外。

上肢:通常有很好的划水动作,具有有效的推进力。无肢、短肢、截肢、脑瘫者除外。

躯干:下部功能丧失,上部可有某些功能。脑瘫者整个躯干控制能力尚好。侏儒、其他肢体残疾和截肢者躯干有充分的控制力。

下肢:髋部稍低于水面。下肢可摆动,在水中的位置比 S7 级低,但是不像 S5 级那样呈明显的"V"形。除脑瘫者以外,下肢的运动配合协调对称,还可以和躯干的运动联合起来。截肢和其他肢体残疾者具有有效的推进力和稳定性。

出发和转身:一些运动员在水中出发,而一些运动员可以从出发台出发,也可以坐着入水。可有轻度有效蹬离力量,脑瘫和某些其他肢体残疾者可以有适度的蹬离力量。

S7 级(191~215 分)

$L_2 \sim L_3$ 平面完全性脊髓损伤或功能障碍类似的小儿麻痹后遗症。

中度两肢瘫,上肢和躯干轻度功能障碍。

中度偏瘫。

双侧肘关节以下截肢(A7 级)。

双侧膝关节以上截肢(A1 级),残肢短于正常的 1/2。

一侧肘关节以上截肢,另一侧膝关节以上截肢(A9 级)。

一侧上肢麻痹,并同侧下肢功能严重受限。

手:通常手的功能正常,有很好的控制力,能完成划水的动作。

上肢:通常功能好,有很好的控制力,划水动作有力。上肢截肢、偏瘫除外。

躯干:仅有轻微的控制障碍。

下肢:髋部位于水面,双下肢不能保持并在一起,无功能,但能维持在水面。游泳时,下肢不能上下摆动。脑瘫者下肢有有效推进力,上肢截肢者下肢有充分的推进力。

出发和转身:可站着入水,但下肢肌力有限。也可坐着入水。在转身时蹬离力量有限,上肢截肢者除外。

S8 级(216~240 分):

$L_4 \sim L_5$ 平面脊髓损伤,或功能障碍类似的小儿麻痹后遗症。

轻度两肢瘫,轻微功能障碍。

轻度的四肢痉挛。

轻度偏瘫。

双膝关节以上截肢(A1 级),双侧残肢均长于正常的 1/2。

双膝关节以下截肢(A3 级),双侧残肢均不长于正常的 1/3。

一侧肘关节以上截肢(A6 级)或类似功能障碍的一侧全臂丛神经损伤。

双手截肢,残留 1/4 或残留手掌。

严重的双下肢功能受限。

手:能控制划水的动作获得推进力。

上肢:能控制和维持划水动作,上肢截肢和某些脑瘫者除外。

躯干:可仅有轻微的功能障碍。

下肢:髋部位于水面。双下肢能够保持并在一起,下肢有轻微的维持平衡的功能而无推进力。上肢截肢者,下肢有充分的推进力。

出发和转身:能站在出发台上跃入水中。如身体平衡障碍,可以站在出发台边入水,利用出发台维持平衡。转身时,有中度蹬离力量。截肢者转身时有好的蹬离力量。

S9 级(241~265 分)

能步行的截瘫,双下肢轻微功能障碍。

小儿麻痹后遗症,一下肢无功能。

全身轻度功能协调障碍或一肢瘫。

单侧膝关节以上截肢(A2 级)。

双侧膝关节以下截肢(A3 级),残肢长于正常的 1/3。

单侧肘关节以下截肢(A8 级)。

下肢部分关节僵硬,其中一侧下肢影响更大。

手:能够划水。有足够的推进力。A8 级截肢者除外。

上肢:能完全控制划水动作,有足够的推进力。

躯干:能完全控制。

下肢:具有踢水推进的功能,具有维持身体平衡的能力。

出发和转身：能从出发台上跃入水中，转身时也有有效的蹬离力量。

S10 级(266~285 分)

小儿麻痹后遗症和马尾神经损伤综合征(S_{1-2}脊髓损伤)、双下肢有轻微功能障碍。

有轻微痉挛和共济失调。

一下肢麻痹。

一侧髋关节严重僵硬。

单侧膝关节以下截肢(A4 级)。

双脚截肢。

一手截肢，残留 1/2。

手：尽管手有部分缺失，但剩余部分有正确的划水动作，有好的推进力。

上肢：对于截肢和儿麻后遗症，上肢功能正常。脑瘫者一上肢有轻度肌力降低或运动协调障碍。

躯干：能完全控制。

下肢：能保持比较强的踢水功能。儿麻后遗症，一下肢有轻微的肌力减退。至少有一髋关节运动轻微受限。

出发和转身：能从出发台上有效地跃入水中，能有效地完成转身动作。

(2)蛙泳(SB)

SB1 级(40~65 分)

C_6 平面完全性脊髓损伤(1A 级)或有类似功能障碍的小儿麻痹后遗症；C_2 平面完全性脊髓损伤，(1B 级)合并一上肢功能障碍；非常严重的四肢瘫，上肢推进功能受限严重痉挛性手足徐动性四肢瘫，躯干控制能力差，上、下肢推进运动范围非常有限。

类似 1A 级严重的肌肉骨骼损害，肩关节功能非常差；严重先天性四肢短缺或残肢很短的四肢截肢。

四肢严重的发育不全，上肢严重功能障碍

手：不能屈曲和失控，无划水动作。

上肢：有轻微的推进力。

躯干：控制能力丧失或差；而多处截肢和严重肢体短缺者躯干控制功能存在。

下肢：严重的拖曳，髋部沉在水面下。

出发和转身：在水中出发，无蹬离力量。

SB2 级(66~90 分)

C_7 平面的完全性脊髓损伤(1B 级)或有类似功能障碍的小儿麻痹后遗症。

某些 C_6 平面的不全脊髓损伤或有类似功能障碍的小儿麻痹后遗症。

中度四肢瘫，躯干控制力差，痉挛、手足徐动、共济失调、四肢有中度推进功能。

相当于 1B 级的肌肉骨骼损害。

四肢严重肌肉萎缩。

至少三肢严重短缺。

手：能维持腕关节在屈曲位，但是不稳，无有效的划水动作。

上肢:由于肌力丧失或控制功能障碍,推进力有限。

躯干:控制能力丧失或差。严重的肢体短缺者躯干控制功能存在。

下肢:拖曳,髋部位于水面下。

出发和转身:在水中出发,无蹬离力量。

SB3 级(91～115 分)

C_8 平面完全性脊髓损伤,手指能良好地伸开或有类似功能障碍的小儿麻痹后遗症。

T_1～T_5 平面的完全性脊髓损伤或有类似功能障碍的小儿麻痹后遗症。

C_7 平面的不完全性脊髓损伤或有类似功能障碍的小儿麻痹后遗症。

T_1～T_8 平面完全性脊髓损伤,手术固定从 T_4～T_6 到腰椎,髋关节严重挛缩影响平衡功能。

严重的双肢瘫,躯干功能障碍,肩、肘推进功能受限。

功能障碍类似 C_8 平面完全性脊髓损伤的严重的肌肉骨骼损害。

中度三肢短缺。

手:通常游泳时能维持正确的划水动作。肢体短缺者除外。

上肢:有较好的划水动作,具有推进力。

躯干:通常无稳定性或仅有轻微的功能。

下肢:拖曳但髋部位于水面。

其他:三肢短缺,但残肢具有一定的推进力。

出发和转身:在水中出发,无蹬离力量。某些肢体短缺者可跳入水中。

SB4 级(116～140 分)

T_6～T_{10} 平面的完全性脊髓损伤或有类似功能障碍的小儿麻痹后遗症。

T_9～L_1 平面完全性脊髓损伤,手术固定从 T_4～T_6 到腰椎,髋关节严重挛缩影响平衡功能。

C_8 平面不完全性脊髓损伤,躯干控制能力好或有类似功能障碍的小儿麻痹后遗症。

重度两肢瘫,躯干控制尚可,肩、肘有一定的推进功能。

中到重度手足徐动,共济失调和痉挛。

重度偏瘫。

功能障碍类似 C_8 平面脊髓损伤的肌肉骨骼损害。

软骨发育不全,女性不超过 130 厘米,男性不超过 137 厘米,同时有推进功能障碍。

四肢发育不全,但有轻～中度推进功能。

手:通常游泳时能维持划水的动作。肢体短缺者除外。

上肢:通常有较好的划水动作,具有有效的推进力。

躯干:有一定的稳定性。下部功能丧失,上部存在某些功能。

下肢:拖曳,髋部可维持在水面。

其他:对于肢体短缺和偏瘫者,这一级有相当于两个肢体的有效推进力。

出发和转身:通常从水中出发,无蹬离力量。一些脑瘫者,其他肢体残疾者和截肢者可跳入水中,有轻微的蹬离动作。

SB5 级（141～165 分）

T_{11}～L_1 平面的完全性脊髓损伤或有类似功能障碍的小儿麻痹后遗症。

L_2～L_3 平面完全性截瘫，手术固定从 T_4～T_6 到腰椎，髋关节严重挛缩影响平衡功能。

中度两肢瘫，躯干控制尚可，肩、肘有较好的推进功能。

中到重度手足徐动，共济失调。

中到重度偏瘫。

同侧膝上和肘上截肢。

双膝关节以上截肢（A1 级），残肢短于 1/2。

膝上截肢合并同侧肩关节严重功能障碍

软骨发育不全，女性不超过 130 厘米，男性不超过 137 厘米。

双上肢先天性短缺合并双下肢功能障碍。

手：通常游泳时能维持划水动作。

上肢：通常有较好的划水动作，具有有效的推进力。

躯干：下部功能丧失，上部存在某些功能。

下肢：无推进力。

出发和转身：通常在水中出发，无蹬离力量。有些运动员可以坐在出发台上入水。其他肢体残疾者、脑瘫和截肢者可有轻微的蹬离力量。有些运动员可以站在出发台上或靠近出发台站着入水。

SB6 级（166～190 分）

L_2～L_3 平面脊髓损伤所致的截瘫和小儿麻痹后遗症。

双肢瘫，双上肢和躯干轻度痉挛。

中度的偏瘫。

中度的手足徐动症，共济失调。

双膝关节以上截肢（A1 级），残肢长于正常的 1/2。

双上肢短肢畸形（正常 2/3），并有一膝关节以上截肢（A2）。

一侧上肢麻痹，同时对侧一下肢功能受限。

手：通常游泳时能维持划水动作。

上肢：通常有较好的划水动作，具有有效的推进力。

躯干：仅有轻微的功能障碍。

下肢：有轻微的推进力。也可能拖曳，但能够维持在流线形位置。

出发和转身：通常在水中出发，有中度蹬离力量。也可坐在出发台上入水。脑瘫者能够站着入水。

SB7 级（191～215 分）

L_4～L_5 平面脊髓损伤所致的截瘫和小儿麻痹后遗症。

轻度两肢瘫，躯干功能轻度受限。

中度偏瘫。

四肢轻度痉挛。

双侧肘关节以上截肢(A5级)。

双膝关节以下截肢(A3级),残肢短于正常的1/2。

一肘关节以上同时对侧膝关节以上截肢(A9级)。

双下肢严重功能受限。

手:能够控制划水动作。

上肢:能维持正确的划水动作。上肢截肢和某些脑瘫者除外。

躯干:有轻微的功能障碍。

下肢:轻微的推进力。在水中起到稳定身体的作用。上肢截肢者则有充分的踢水推进力。

出发和转身:一些运动员能站在出发台上入水。通常转身时有中度蹬离力量。上肢截肢者则有好的蹬离力量。

SB8级(216~240分)

肢体轻度功能障碍的能行走的截瘫者。

小儿麻痹后遗症,一下肢无功能。

轻微偏瘫。

轻微肢体协调功能问题或单肢瘫。

下肢部分关节功能受限,一侧较重。

双侧肘关节以下截肢(A7级)。

单侧肘关节以上截肢(A6级)或类似功能障碍的一侧全臂丛神经损伤。

双侧膝关节以下截肢(A3级),残肢长于正常的1/2。

单侧膝关节以上截肢(A2级)。

单侧膝关节以下截肢(A4级)残肢短于正常的1/4。

单侧肘关节以下截肢,残肢短于正常的1/4。

手:能够划水,有充分的推进力。上肢截肢者除外。

上肢:能完全控制划水动作,有充分的推进力、上肢截肢者除外。

躯干:能完全控制。某些脑瘫者除外。

下肢:至少一下肢有有效的蛙泳动作(一下肢截肢和偏瘫者),某些脑瘫者除外。

出发和转身:能从出发台上跃入水中,能有效地完成转身动作。

SB9级(241~275分)

下肢轻度功能障碍的小儿麻痹后遗症和马尾神经损伤综合征($S_{1~2}$脊髓损伤)。

轻度痉挛、共济失调。

单侧膝关节以下截肢(A4级),残肢长于正常的1/4。

单侧肘关节以下截肢(A8级),残肢长于正常的1/4。

不完全性欧勃麻痹(Erb-palsy)或臂丛神经损伤。

手截肢,残留少于正常的1/3。

足截肢。

髋关节功能严重受限并下肢还有其他功能障碍。

髋关节骨骺软骨病功能受限。

双踝关节僵硬并有轻度下肢功能力弱。

手:能够划水,有充分的推进力。肘下截肢者除外。

上肢:能完全控制划水动作,有充分的推进力。

躯干:能完全控制。

下肢:通常能完成正确的蛙泳动作。

出发和转身:能从出发台上跃入水中,能有效地完成转身动作。

注:蛙泳(B)评定时腰部功能满分为 40 分,因而满分总分为 290 分。

（丁伯坦）

主要参考文献

［1］Mehrholz J,Wagner K,Mei ner D. Reliability of the Modified Tardieu Scale and the Modified Ashworth Scale in adult patients with severe brain injury:a comparison study［J］. Clinical Rehabilitation,2005,19(7):751 - 759.

［2］Bizzini M,Mannion AF. Reliability of a new hand - held device for assessing skeletal muscle stiffness［J］. Clinical Biomechanics,2003:459 - 461.

［3］Aarrestad DD,Williams MD,Fehrer S,et al. Intra - and inter - rater reliabilities of the Myotonometer for assessing the spastic condition of children with cerebral palsy［J］. Journal of Child Neurology,2004,19(11):894 - 901.

［4］Gubler HC,Marx BJ,Leonard CT. Comparison of the Myotonometer with sEMG and Isokinetic Dynamometry as Measures of Muscle Strength During Isometric Knee Extension［J］. Journal of Orthopedic and Sports Physical Therapy,2005,35(1):85 - 86.

［5］Kato G,Andrew PD,Sato H. Reliability and validity of a device to measure muscle hardness［J］. Journal of Mechanics in Medicine and Biology,4(2):213 - 225.

［6］Leonard C,Deshner W,Romo J,et al. Myotonometer intra - and inter - rater reliabilities［J］. Arch Phys Med Rehabil,2003,84:928 - 932.

［7］sa Lidstr m et al. Intrarater and Interrater Reliability of Myotonometer Measurements of Muscle Tone in Children［J］. Child Neurol,2009,24:267 - 274.

［8］Melzack R. The short - form McGill Pain Questionnaire［J］. Pain,1987,30(2):191 - 7.

［9］Carol S,Burckhardt,Kim D Jones. Adult Measures of Pain:The McGill Pain Questionnaire(MPQ), Rheumatoid Arthritis Pain Scale(RAPS),Short - Form McGill Pain Questionnaire(SF - MPQ),Verbal Descriptive Scale(VDS), Visual Analog Scale(VAS), and West Haven - Yale Multidisciplinary Pain Inventory(WHYMPI)［J］. Arthritis & Rheumatism(Arthritis Care & Research),2003,49(5S):96 - S104.

［10］Von Korff M,Ormel J,Keefe FJ,et al. Grading the severity of chronic pain［J］. Pain,1992, 50(2): 133 - 149.

［11］Review Standard scales for measurement of functional outcome for cervical pain or dysfunction:a systematic review［J］. Spine,2002,27(5):515 - 22.

［12］Best JB. 认知心理学［M］. 黄希庭,主译. 北京:中国轻工业出版社,1998.

［13］黄秉宪. 脑的高级功能与神经网络［M］. 北京:科学出版社,2000.

［14］林庆,李松. 小儿脑性瘫痪［M］. 北京:北京医科大学出版社,2000.

［15］缪鸿石. 康复医学理论与实践［M］. 上海:上海科学技术出版社,2001.

［16］汤晓芙. 临床肌电图学［M］. 北京:北京医科大学中国医科大学联合出版社,1995:43 - 60,75 - 102.

［17］王纪佐．神经系统临床诊断学［M］．北京：人民军医出版社,2002.

［18］于兑生,恽晓平．运动疗法与作业疗法［M］．北京：华夏出版社,2002.

［19］恽晓平．康复评定学［M］．北京：华夏出版社,2004.

［20］恽晓平,S. Olney．股四头肌与腘绳肌在痉挛性偏瘫步态中拮抗收缩的动态肌电图研究［J］．中国康复理论与实践杂志,1996,2(2):70-75.

［21］恽晓平．平衡检测系统在康复医学中的应用［J］．引进国外医药技术与设备,1998,4(1):113-6.

［22］运动生理学教材编写组．运动生理学［M］．北京：高等教育出版社,1986:66-130.

［23］张培林．神经解剖学［M］．北京：人民卫生出版社,1999.

［24］郑建仲,田时雨．神经病诊断学［M］．上海：上海科学技术出版社,1991.

［25］朱镛连．神经康复学［M］．北京：人民军医出版社,2001:547-556.

［26］Michael J. Aminoff. Electromyography in clinical practice:Clinical and Electrodiagnostic Aspects of Neuromuscular Disease. 3rd ed. New York:Churchill living stone Inc,1998:63-112.

［27］Benton A. Visuoperceptual,visuospatial and visuoconstructive disorders//Heilman KM., Valenstein E. Clinical Neuropsychology［M］. 2nd ed. New York:Oxford University Press,1985.

［28］Benton A. Body-schema disturbances:Finger agnosia and right-left disorientation// Heilman KM, Valenstein E. Clinical Neuropsychology. 2nd ed. New York:Oxford University Press. 1985.

［29］Bobath B. Abnormal postural reflex activity caused by brain lesion. London:William Heinemann Medical Books,1965.

［30］Brunnstrom S. Movement Therapy in Hemiplegia. New York:Harper & Row Publishers,1970.

［31］Walter R Frontera,Alan M Jette,Gregory T Carter,et al. DeLisa 物理医学与康复医学理论与实践［M］. 励建安,译．北京：人民卫生出版社,2013.

［32］Joel A DeLisa,Bruce M Gans,William L Bockenek. Rehabilitation medicine:principles and practice. 3rd ed. Philadelphia:Lippincott-Raven Publishers,1998.

［33］Giannini S,Catani F,Benedetti MG,et al. Gait analysis:methodologies and clinical applications. IOS press,1994.

［34］Arnadottir G. The brain and behavior. ［S. L. ］:The C. V. Mosey Company,1990.

［35］Hislop HJ,Montgomery J. Maniels and Worthingham's Muscle Testing, Techniques of Manual Examination. 7th ed. Philadelphia:W. B. Saunders Company,2002.

［36］Hill J. Problem Oriented Approach to Physical Therapy Care-programmed Instruction. Alexandria:American Physical Therapy Association,1977.

［37］Jacobson GP. Handbook of balance function testing. ［S. L. ］:St. Louis Inc,1993.

［38］Kaupfermann I. Hemispheric asymmetries and the cortical localization of higher cognitive and affective functions//Kandel ER,Schwartz JH. Principles of neural science. 2nd ed. New York: Elsevier,2000.

［39］Kligyte I,Lundy-Ekman L,Mederios JM. Relationship between lower extremity muscle strength and dynamic balance in people post-stroke. Medicine,2003,39(2):122-8.

［40］Mao HF,Hsueh IP,Tang PF,et al. Analysis and comparison of the psychometric properties of three balance measures for stroke patients. Stroke,2002,33(4):1022-7.

［41］Melzack R. The short-form McGill pain questionnaire. Pain,1987,30:191-197.

［42］Melzack R, Katz J. Pain measurements in persons in pain//Wall PD,Melzack R. eds: Textbook of pain. 4th ed. New York:Churchill Livingstone,1999:409-417.

［43］Neistadt ME,Crepeau EB. Occupational Therapy. 9th ed. Philadelphia:Lippincott,1998.

［44］ Nolte J. The Human Brain:An Introduction to Its Functional Anatomy. New York:Mosby,1999.

［45］ O'Sullivan SB,Schmitz TJ,et al. Physical rehabilitation assessment and treatment. 3rd ed. Philadel-phia:F. A. Davis Company,1994.

［46］ Salbach NM,Mayo NE,Higgins J,et al. Responsiveness and predictability of gait speed and other disa-bility measures in acute stroke. Arch Phys Med Rehabil,2001,82(9):1204 – 12.

［47］ Mary Vining Radomski,Catherine A Trombly Latham. Occupational Therapy for physical dysfunction. 6th ed. Baltimore:Lippincott Williams & Wilkins,2007.

［48］ Whittle MW. Gait analysis:an introduction. Oxford:Butterworth – Heinmann Ltd,1991.

［49］ David A Winter. Biomechanics and motor control of human movement. 4th ed. [S. l.]:John Wiley & Sons,2009.

［50］ Vennila Krishnan,Mark L Latash,Alexander S Aruin. Early and late components of feed – forward pos-tural adjustments to predictable perturbations. Clinical Neurophysiology,2012, 123(5):1016 – 1026.

［51］ Santos MJ,Kanekar N,Aruin AS. The role of anticipatory postural adjustments in compensatory control of posture:1. Electromyographic analysis [J]. J Electromyogr Kinesiol, 2010,20(3):388 – 397.

［52］ Brown SH,Haumann ML,Potvin JR. The responses of leg and trunk muscles to sudden unloading of the hands:implications for balance and spine stability[J]. Clin Biomech,2003,18(9):812 – 820.

［53］ Yuri Agrawal,John P Carey,Hoffman HJ,et al. The Modified Romberg Balance Test:Normative Data in U. S. Adults. Otology & Neurotology,2011,32:1309 – 1311.

［54］ National Health and Nutrition Examination Survey. Balance Procedures Manual,2001.

［55］ Kathryn M Sibley,Sharon E Straus,Elizabeth L Inness,et al. Balance Assessment Practices and Use of Standardized Balance Measures Among Ontario Physical Therapists. Phys Ther,2011,91(11):1583 – 1591.

［56］ Kathryn M Sibley,Sharon E Straus,Elizabeth L Inness,et al. Clinical balance assessment:perceptions of commonly – used standardized measures and current practices among physiotherapists in Ontario,Canada. Imple-ment Sci,2013,8:33.

［57］ 吴惠群,恽晓平,刘晶京. 脑卒中康复功能性结局测量工具的 ICF 关联研究[J]. 中国康复理论与实践杂志,2013,19(1):8 – 12.

［58］ David H Perrin. Isokinetic Exercise and Assessment. Illinois:Human Kinetics Publishers,1993.

［59］ Helen J Hislop,Dale Avers,Marybeth Brown. Daniels and Worthingham's Muscle Testing:Techniques of Manual Examination and Performance Testing. 9th ed. Philadephia:W. B. Saunders Company,2013.

［60］ Claiborne TL,Timmons MK,Pincivero DM. Test – retest reliability of cardinal plane isokinetic hip torque and EMG. J Electromyogr Kinesiol,2009,19(5):345 – 52.

［61］ Baldon Rde M,Lobato D FM,Carvalho LP,et al. Relationships between eccentric hip isokinetic torque and functional performance. J Sport Rehabil. 2012,1(1):26 – 33.

［62］ Baldon Rde M,Lobato D FM,Carvalho LP,et al. Relationship between eccentric hip torque and lower – limb kinematics:gender differences. J Appl Biomech,2011,27(3):223 – 32.

［63］ 姚泰,吴博威. 生理学[M]. 北京:人民卫生出版社,2003:22 – 45.

［64］ 恽晓平. 康复疗法评定学[M]. 北京:华夏出版社,2005:309 – 327.

［65］ 恽晓平,刘永斌,Sandra J Olney. 股四头肌与腘绳肌在痉挛性偏瘫步态中拮抗收缩的动态肌电图研究[J]. 中国康复理论与实践,1996,2(2):70 – 75.

［66］ 吴文,黄国志,刘湘江. 表面肌电图用于腰椎间盘突出症疗效评定的研究[J]. 中华物理医学与康复杂志,2002,24(9):551 – 553.

[67] 燕铁斌, Hui – Chan WYC. 踝背伸和跖屈肌群的最大等长收缩:脑卒中急性期患者与同龄健康老人表面肌电图对照研究[J]. 中华物理医学与康复杂志,2003,25(4):212 – 215.

[68] 余洪俊,吴宗耀,刘宏亮. 急性下腰痛者竖脊肌和臀大肌功能变化的研究[J]. 中国康复医学杂志,2003,18(6):342 – 344.

[69] 刘世文,槐洪波,刘然,等. 早期脑卒中患者躯干屈伸肌群表面肌电研究[J]. 中国康复医学杂志,2006,21(1):57 – 60.

[70] 俞晓杰,吴毅,胡永善,等. 膝关节骨关节炎患者膝屈伸肌的表面肌电信号研究[J]. 中华物理医学与康复杂志,2006,28(6):402 – 405.

[71] 刘颖,李建军,华桂茹. C5 和 C6 水平脊髓损伤患者在伸肘活动中上肢和躯干肌肉的肌电活动分析[J]. 中华物理医学与康复杂志,2007,29(11):766 – 769.

[72] Sunnerbragen KS, Carlesson U, Sandberg A, et al. Electrophysiologic evaluation of muscle fatigue development and recovery in late polio. Arch Phys Rehabil Med,2000,81:770 – 776.

[73] Lewek MD, Rudolph KS, Snyder – Mackler L. Control of frontal plane knee laxity during gait in patients with medial compartment knee osteoarthritis. Osteoarthritis Cartilage,2004,12:745 – 751.

[74] Corrêa FI, Soaros F, Andrade DV, et al. Muscle activity during gait following stroke. Arq Neuropsiquiatr,2005,63:847 – 851.

[75] Christoph Anders, Hans – Christoph Scholle, Heiko Wagner, et al. Trunk muscle co – ordination during gait:Relationship between muscle function and acute low back pain. Pathophysiology,2005,12(4):243 – 247.

[76] Michael E Geisser, Mohammed Ranavaya, Andrew J. Haig, et al. A Meta – Analytic Review of Surface Electromyography Among Persons With Low Back Pain and Normal Healthy Controls. The Journal of Pain,2005,6(11):711 – 726.

[77] J Srinivasan, Venkatesh Balasubramanian. Low back pain and muscle fatigue due to road cycling – a sEMG study. Journal of Bodywork and Movement Therapies,2007,11(3):260 – 266.

[78] Peter Konrad. The ABC of EMG A Practical Introduction to Kinesiological Electromyography. Arizona:Noraxon USA Inc,2005.

图书在版编目（CIP）数据

康复疗法评定学/恽晓平主编.—2版.—北京:华夏出版社,2014.1(2022.3重印)
高等医学院校康复治疗学专业教材
ISBN 978 - 7 - 5080 - 7961 - 5

Ⅰ.①康…　Ⅱ.①恽…　Ⅲ.①医学康复－高等学校－教材　Ⅳ.①R493

中国版本图书馆 CIP 数据核字（2014）第 004493 号

康复疗法评定学

恽晓平　主编

出版发行	**华夏出版社有限公司**	
	（北京市东直门外香河园北里 4 号　邮编:100028）	
经　销	新华书店	
印　刷	三河市少明印务有限公司	
装　订	三河市少明印务有限公司	
版　次	2014 年 1 月北京第 2 版	
	2022 年 3 月北京第 9 次印刷	
开　本	787×1092　1/16 开	
印　张	38.25	
字　数	907 千字	
定　价	79.00 元	

本版图书凡有印刷、装订错误,可及时向我社发行部调换。